Gestão, Qualidade e Segurança em UTI
2ª Edição

Série CMIB - Clínicas de Medicina Intensiva Brasileira

- Volume Choque Circulatório
- Volume Gestão, Qualidade e Segurança em UTI
- Volume Terapia Nutricional no Paciente Grave
- Volume *Delirium* no Paciente Grave
- Volume Cuidados Perioperatórios no Paciente Cirúrgico de Alto Risco
- Volume Ecografia em Terapia Intensiva e na Medicina de Urgência
- Volume Sepse, 2ª Edição
- Volume Fisiologia e Farmacologia Aplicada à Medicina Intensiva: Estudo Baseado em Casos Clínicos
- Volume Cuidados Paliativos, Comunicação e Humanização em UTI
- Volume Cardiointensivismo
- Volume Doenças Cerebrovasculares
- Volume Ecografia em Terapia Intensiva e na Medicina de Emergência, 2ª Edição
- Volume Gestão, Qualidade e Segurança em UTI, 2ª Edição
- Volume Trauma

CMIB – Clínicas de Medicina Intensiva Brasileira
EDITOR
Marcos Antonio Cavalcanti Gallindo
Ano 28 – volume 31 – 2023

Gestão, Qualidade e Segurança em UTI

2ª Edição

EDITORES DO VOLUME
Paulo Cesar Pereira de Souza
Marcos Freitas Knibel

AMIB
ASSOCIAÇÃO DE MEDICINA INTENSIVA BRASILEIRA

Atheneu
Rio de Janeiro • São Paulo
2024

EDITORA ATHENEU

São Paulo —	*Rua Maria Paula, 123 – 13° andar* *Conjuntos 133 e 134* *Tel.: (11) 2858-8750* *E-mail: atheneu@atheneu.com.br*
Rio de Janeiro —	*Rua Bambina, 74* *Tel.: (21) 3094-1295* *E-mail: atheneu@atheneu.com.br*

CAPA: Paulo Verardo
PRODUÇÃO EDITORIAL: Alice Barducci

CIP-BRASIL. CATALOGAÇÃO NA PUBLICAÇÃO
SINDICATO NACIONAL DOS EDITORES DE LIVROS, RJ

G333
2. ed.

Gestão, qualidade e segurança em UTI / editores Paulo Cesar Pereira de Souza, Marcos Freitas Knibel ; Marcos Antonio Cavalcanti Gallindo. - 2. ed. - Rio de Janeiro : Atheneu, 2023.
il. ; 24 cm. (CMIB - Clínicas de Medicina Intensiva Brasileira)

Inclui bibliografia e índice
ISBN 978-65-5586-781-7

1. Unidade de tratamento intensivo - Gestão da qualidade total. 2. Unidade de tratamento intensivo - Controle de qualidade. 3. Hospitais - Medidas de segurança. I. Knibel, Marcos Freitas. II. Gallindo, Marcos Antonio Cavalcanti. III. Série.

23-85981 CDD: 658.562
CDU: 005.6:616-083.98

Gabriela Faray Ferreira Lopes - Bibliotecária - CRB-7/6643

05/09/2023 11/09/2023

Souza PCP, Knibel MF.
Série Clínicas de Medicina Intensiva Brasileira – Gestão, Qualidade e Segurança em UTI, 2ª Edição.

Editores

Paulo Cesar Pereira de Souza

Consultor do Instituto Americas – Ensino, Pesquisa e Inovação. Especialista em Medicina Intensiva pela Associação de Medicina Intensiva Brasileira (AMIB). MBA em Gestão Estratégica em Saúde pelo Instituto de Pesquisa e Pós-Graduação em Administração de Empresas da Universidade Federal do Rio de Janeiro (UFRJ/COPPEAD). Médico Intensivista atuante desde 1973.

Marcos Freitas Knibel

Head de Educação Médica no Hospital São Lucas DASA Educa. Mestre em Medicina Intensiva pela Universidade Federal do Rio de Janeiro (UFRJ). Especialista em Medicina Intensiva pela Associação de Medicina Intensiva Brasileira (AMIB). Médico Intensivista atuante desde 1976.

Colaboradores

ALESSANDRA TASSI ROMARIS

Enfermeira Pós-Graduada em Terapia Intensiva pelo Instituto Israelita de Ensino e Pesquisa Albert Einstein (IIEP).

ALEX BALDUINO

Biomédico pela Universidade Federal do Estado do Rio de Janeiro (UNIRIO). Mestre e Doutor em Ciências Morfológicas pela Universidade Federal do Rio de Janeiro (UFRJ). Professor Titular de Morfologia na Universidade Veiga de Almeida (UVA). Diretor de Pesquisa no United Health Group (UHG) Brasil.

ALFREDO GUARISCHI (*IN MEMORIAM*)

Cirurgião Oncológico do Hospital de Força Aérea do Galeão (HFAG) e do Instituto Nacional de Câncer (INCA). Assessor de Qualidade da Secretaria Estadual de Saúde e Defesa Civil do Rio de Janeiro. Membro da Câmara Técnica de Oncologia do Conselho Regional de Medicina do Estado do Rio de Janeiro (CREMERJ). Mestre em Cirurgia pela Universidade Federal do Rio de Janeiro (UFRJ). Organizador do Projeto Safety-GERHUS de Segurança do Paciente. Titular da Sociedade Brasileira de Videocirurgia (SOBRACIL) e do Colégio Brasileiro de Cirurgiões (CBC).

ANDRÉ MIGUEL JAPIASSÚ

Médico Intensivista do Instituto Nacional de Infectologia Evandro Chagas da Fundação Oswaldo Cruz (FIOCRUZ). Doutor em Ciências pela FIOCRUZ.

CARMEN SILVIA VALENTE BARBAS

Professora Livre-Docente na Área Insuficiência Respiratória e Ventilação Mecânica pela Faculdade de Medicina da Universidade de São Paulo (FMUSP). Médica Intensivista e Pesquisadora da UTI Adultos do Hospital Israelita Albert Einstein (HIAE).

CÁSSIA RIGHY

Médica Supervisora do CTI do Instituto Estadual do Cérebro Paulo Niemeyer (IECPN). Pesquisadora do Laboratório de Medicina Intensiva da Fundação Oswaldo Cruz (FIOCRUZ). Especialista em Medicina Intensiva pela Associação de Medicina Intensiva Brasileira (AMIB). Mestrado em Clínica Médica/Medicina Intensiva pela Universidade Federal do Rio de Janeiro (UFRJ). Doutorado em Pesquisa Clínica pela FIOCRUZ.

CHRISTIAN NEJM RODERJAN

Coordenador Médico das Unidades de Terapia Intensiva Clínicas do Hospital São Lucas no Rio de Janeiro – RJ. Médico do Setor de Clínica Médica do Hospital Universitário Clementino Fraga Filho da Universidade Federal do Rio de Janeiro (HUCFF/UFRJ). Título de Especialista pela Associação de Medicina Intensiva Brasileira (AMIB). Mestre em Medicina Intensiva pela UFRJ. Doutor em Medicina Intensiva pela UFRJ.

Chrystina Barros

Pesquisadora e Doutoranda em Administração no Centro de Estudos em Gestão de Serviços de Saúde no Instituto de Pesquisa e Pós-Graduação em Administração de Empresas da Universidade Federal do Rio de Janeiro (COPPEAD/UFRJ). Coach Ontológica pela Newfield Network e Profissional Certificada em Felicidade pela Universidade de Berkeley – Califórnia. Enfermeira e Mestre pela Universidade do Estado do Rio de Janeiro (UERJ). Prêmio Anna Nery da Saúde pela Assembleia Legislativa do Estado do Rio de Janeiro em 2021.

Cid Marcos N. David

Professor Titular de Medicina Intensiva na Escola Médica de Pós-Graduação da Pontifícia Universidade Católica do Rio de Janeiro (PUC-Rio). Professor Associado II da Faculdade de Medicina da Universidade Federal do Rio de Janeiro (FMUFRJ). Mestre em Pneumologia pela UFRJ. Doutor em Doenças Infectocontagiosas pela UFRJ. Coordenador do CTI do Hospital do Rio de Janeiro.

Ciro Leite Mendes

Especialista em Medicina Intensiva pela Associação de Medicina Intensiva Brasileira (AMIB). Chefe do Setor de Cuidados Especializados do Hospital Universitário Lauro Wanderley da Universidade Federal da Paraíba/Empresa Brasileira de Serviços Hospitalares (HULWUFPB/EBSERH), e Professor da Disciplina de Urgências, Emergências e Terapia Intensiva da Faculdade de Medicina Nova Esperança (Famene).

Clemente Nobrega

Físico, Escritor, Palestrante e Especialista em Inovação e Gestão.

Cristiano Gomes da Silva

Doutorando em Doenças Infecciosas pelo Instituto Nacional de Infectologia da Fundação Oswaldo Cruz (INI/FIOCRUZ). Especialista em Terapia Intensiva pelo Conselho Federal de Fisioterapia e Terapia Ocupacional e pela Associação Brasileira de Fisioterapia Cardiorrespiratória e Fisioterapia em Terapia Intensiva (COFFITO/ASSOBRAFIR). Diretor do Departamento de Fisioterapia da Sociedade de Terapia Intensiva do Rio de Janeiro (SOTIERJ). Pós-Graduado em Terapia Intensiva pelo Instituto de Ensino e Pesquisa Albert Einstein (IEPAE). MBA em Gestão em Saúde pela Fundação Getulio Vargas (FGV). Membro da Câmara Técnica de Fisioterapia Intensiva do Conselho Regional de Fisioterapia e Terapia Ocupacional (CREFITO 2). Coordenador da Fisioterapia no Hospital São Lucas no Rio de Janeiro. Coordenador da Pós-Graduação em Fisioterapia Hospitalar do Promovendo Conhecimento com Ensino, Pesquisa e Inovação (PROCEPI). Coordenador da Fisioterapia do Hospital Marcos Moraes no Rio de Janeiro.

Denizar Vianna

Professor Titular da Faculdade de Ciências Médicas da Universidade do Estado do Rio de Janeiro (UERJ).

Elenara Oliveira Ribas

Médica Intensivista, Especialista em Gestão em Saúde pela Escola de Administração da Universidade Federal do Rio Grande do Sul (UFRGS). Especialista em Melhoria pelo Institute for Healthcare Improvement e Faculty em Cursos e Projetos de Melhoria Contínua. Membro do Grupo de Especialistas da International Society for Quality in Health Care (ISQua). Tutora de TeamSTEPPS, Yellow Belt em Value Based Health Care.

Emmanuel Salgueiro
Médico Coordenador da UTI do Hospital Samaritano Barra. Especialista em Terapia Intensiva pela Associação de Medicina Intensiva Brasileira (AMIB). Mestre em Clínica Médica pela Universidade Federal do Rio de Janeiro (UFRJ). Chefe da UTI do Hospital Central da Polícia Militar do Rio de Janeiro – Secretaria do Estado de Polícia Militar (HCPM/SEPM).

Erick Cesar de Farias Albuquerque
Médico Especialista em Medicina Intensiva pela Associação de Medicina Intensiva Brasileira (AMIB). Diarista da UTI Adulto do Hospital Universitário da Universidade Federal da Paraíba (UFPB). Coordenador da UTI Clínica do Hospital Unimed, João Pessoa.

Felipe Koeller Rodrigues Vieira
Aviador. Piloto de helicópteros offshore. Oficial Aviador da Reserva da Força Aérea Brasileira. Instrutor de Voo em Aviões e Helicópteros. Investigador Sênior de Acidentes Aeronáuticos. Oficial de Segurança de Voo. Facilitador de treinamento de Gerenciamento de Recursos de Tripulação (Crew Resource Management [CRM]). Instrutor do Curso de Especialização em Medicina Aeroespacial (CEMAE). Instrutor do treinamento de Gerenciamento de Recursos Humanos em Saúde (GERHUS).

Fernando Augusto Bozza
Médico pela Universidade Federal do Rio de Janeiro (UFRJ). Especialista em Medicina Intensiva pela Associação de Medicina Intensiva Brasileira (AMIB). Doutor em Biologia Celular e Molecular pela Fundação Oswaldo Cruz (FIOCRUZ). Pós-Doutorado no Programa de Biologia Molecular e Genética Humana da Universidade de Utah. Pesquisador Titular e Chefe do Laboratório de Pesquisa Clínica em Medicina Intensiva do Instituto Nacional de Infectologia Evandro Chagas (INI), Fundação Oswaldo Cruz (FIOCRUZ). Coordenador de Pesquisa em Medicina Intensiva do Instituto D'Or de Pesquisa e Ensino (IDOR).

Fernando Borges Rodriguez
Médico Intensivista. Especialista em Medicina Intensiva pela Associação de Medicina Intensiva Brasileira (AMIB). Médico Rotineiro da Unidade Cárdio Intensiva do Hospital Pró-Cardíaco. Médico Intensivista do Instituto Nacional de Traumatologia e Ortopedia Jamil Haddad (INTO).

Haggéas da Silveira Fernandes
Diretor Médico de Qualidade e Práticas Médicas do Grupo Americas, United Healthcare Group Brasil. MBA em Gestão em Saúde pela University of California e Fundação Getulio Vargas (FGV). Especialista em Medicina Intensiva pela Associação de Medicina Intensiva Brasileira (AMIB).

Hugo Caire de Castro Faria Neto
Médico pela Universidade do Estado do Rio de Janeiro (UERJ). Doutor em Biologia Celular e Molecular pela Fundação Oswaldo Cruz (FIOCRUZ). Pós-Doutor pelo Programa de Biologia Molecular e Genética Humana da Universidade de Utah. Bolsista Cientista do Nosso Estado pela Fundação Carlos Chagas de Amparo à Pesquisa do Estado do Rio de Janeiro (FAPERJ). Pesquisador 1A do Conselho Nacional de Desenvolvimento Científico e Tecnológico (CNPq). Chefe do Laboratório de Imunofarmacologia do (FIOCRUZ).

João Andrade Sales

Médico Intensivista pela Associação de Medicina Intensiva Brasileira (AMIB). Mestre em Ciências Médicas pela Universidade Federal do Rio de Janeiro (UFRJ). Doutor em Bioética pela Fundação Oswaldo Cruz (FIOCRUZ). Médico no Instituto Nacional do Câncer (INCA IV), Cuidados Paliativos e Médico no Hospital Samaritano no Rio de Janeiro.

José Maria da Costa Orlando

Médico Especialista em Medicina Intensiva pela Associação de Medicina Intensiva Brasileira (AMIB). Especialização em Administração Hospitalar e Sistemas de Saúde pelo Programa de Estudos Avançados em Administração Hospitalar e de Sistemas de Saúde (PROAHSA) e pela Fundação Getulio Vargas (FGV). Presidente da AMIB nos Biênios 2003-2004 e 2005-2006. Secretário Adjunto de Saúde do Município de São Paulo, no Período de 2009-2012. Superintendente de Atenção à Saúde do SAS Seconci - Serviço Social da Construção Civil do Estado de São Paulo desde Setembro/2022.

Josiane Bughay Ribas

Enfermeira e Mestra pela Universidade Federal do Paraná (UFPR). Especialista em Direito Médico pela Faculdade Verbo Jurídico. Especialista em Qualidade e Segurança do Paciente pela Escola Nacional de Saúde Pública Sérgio Arouca da Fundação Oswaldo Cruz (ENSP-FIOCRUZ). Especialista em Terapia Intensiva pela Universidade Positivo. MBA em Gestão de Saúde pelo Centro Universitário Autônomo do Brasil (UniBrasil). Enfermeira do Núcleo da Qualidade e Segurança do Paciente do Complexo Hospitalar do Trabalhador.

Katya Masae Kitajima Borges

Mestre em Ciências pela Universidade Federal do Rio de Janeiro (UFRJ). Especialista em Psicologia Hospitalar e em Terapia de Família e Casal. Ex-Coordenadora do Departamento de Psicologia da Sociedade de Terapia Intensiva do Rio de Janeiro.

Kelly Cristina Rodrigues

CEO e Fundadora da Patient Centricity Consulting, Empresa Pioneira em Experiência do Paciente no Brasil. Membra do Centro FGVsaúde e Líder do Grupo de Trabalho Técnico em EP da Sociedade Brasileira para a Qualidade do Cuidado e Segurança do Paciente (SOBRASP). Professora de EP na Fundação Getulio Vargas (FGV), Fundação Dom Cabral (FDC) e Pontifícia Universidade Católica do Rio Grande do Sul (PUCRS). Autora do livro Experiência do Paciente: Como Criar, Implementar e Gerir Bem um Programa de Excelência em EP – Primeira Publicação do Brasil.

Laiane de Oliveira Silva

Gerente de Produto de Segurança do Paciente na Epimed Solutions. MBA em Gestão da Qualidade Total pela Universidade Federal Fluminense (UFF). MBA em Gestão de Projetos pela Universidade de São Paulo (USP).

Lara Goulart Barbosa

Bacharel em Administração pela Universidade Estácio de Sá (UNESA). Especialista em Gestão Hospitalar pela Escola Politécnica de Saúde Joaquim João Venâncio/ FIOCRUZ. Especialista em Pesquisa Clínica e Assuntos Regulatórios pela (INVITARE). Psicanalista pela Escola de Psicanálise do Rio de Janeiro.

Louise B. Lelli Tominaga
Graduada em Enfermagem pela Universidade Federal do Paraná (UFPR). Mestre em Gerenciamento de Serviços de Saúde-Enfermagem (UFPR). Especialista em Oncologia - Programa de Residência Multiprofissional em Cancerologia – Área de Concentração em Saúde/Enfermagem no Hospital Erasto Gaertner.

Lucas Garcia
Diretor de Serviços ao Cliente na Epimed Solutions. Professor Adjunto de Terapia Intensiva na Faculdade de Enfermagem da Universidade do Estado do Rio de Janeiro (UERJ). Enfermeiro Intensivista pela UERJ. MBA em Gestão da Qualidade em Saúde pelo Hospital Israelita Albert Einstein (HIAE).

Márcio Soares
Pesquisador do Departamento de Medicina Intensiva e Docente do Programa de Pós-Graduação em Ciências Médicas do Instituto D'Or de Pesquisa e Ensino (IDOR). Diretor de Pesquisa e Desenvolvimento da Epimed Solutions. Doutor em Clínica Médica pela Universidade Federal do Rio de Janeiro (UFRJ). Especialista em Medicina Intensiva pela Associação de Medicina Intensiva Brasileira (AMIB).

Marcos Freitas Knibel
Head de Educação Médica no Hospital São Lucas DASA Educa. Mestre em Medicina Intensiva pela Universidade Federal do Rio de Janeiro (UFRJ). Especialista em Medicina Intensiva pela Associação de Medicina Intensiva Brasileira (AMIB). Médico Intensivista desde 1976 até os dias atuais.

Mirella Oliveira
Médica Intensivista. Diretora Clínica da UTI do Hospital do Trabalhador e do Hospital Marcelino Champagnat da Pontifícia Universidade Católica do Paraná (PUCPR). Diretora do Centro de Estudos e Pesquisa em Emergências Médicas e Terapia Intensiva (CEPETI). Diretora tesoureira da Associação de Medicina Intensiva Brasileira (AMIB).

Moyzes Damasceno
Head de Educação Médica do Complexo Hospitalar de Niterói. Médico Plantonista do CTI do Instituto Nacional de Traumato-Ortopedia do Ministério da Saúde – RJ. Especialista em Medicina Intensiva pela Associação de Medicina Intensiva Brasileira (AMIB). Mestre em Terapia Intensiva pela Universidade Federal do Rio de Janeiro (UFRJ). Ex-Presidente da Sociedade de Terapia Intensiva do Estado do Rio de Janeiro (SOTIERJ).

Murillo Santucci Cesar de Assunção
Médico Coordenador da Unidade de Terapia Intensiva da Disciplina de Anestesiologia, Dor e Terapia Intensiva da Escola Paulista de Medicina da Universidade Federal de São Paulo (EPM/UNIFESP). Médico Intensivista do Centro de Terapia Intensiva adulto do Hospital Israelita Albert Einstein (HIAE). Membro do Comitê de Trombose, Hemostasia e Transfusão da Associação de Medicina Intensiva Brasileira (THT/AMIB).

Nelson Akamine
Médico pela Escola Paulista de Medicina da Universidade Federal de São Paulo (EPM/UNIFESP). Especialista em Medicina Intensiva pela Associação de Medicina Intensiva Brasileira (AMIB). Especialista em Informática em Saúde pela Sociedade Brasileira de Informática em Saúde (SBIS). Consultor em Ciências de Dados no Grupo Fleury.

Paulo Cesar Pereira de Souza
Consultor do Instituto Americas – Ensino, Pesquisa e Inovação. Especialista em Medicina Intensiva pela Associação de Medicina Intensiva Brasileira (AMIB). MBA em Gestão Estratégica em Saúde pelo Instituto de Pesquisa e Pós-Graduação em Administração de Empresas da Universidade Federal do Rio de Janeiro (UFRJ/COPPEAD). Médico Intensivista atuante de 1973 até os dias atuais.

Pedro Cougo
Médico pela Faculdade de Ciências Médicas da Universidade do Estado do Rio de Janeiro (UERJ). Residência em Neurologia no Hospital das Clínicas da Faculdade de Medicina de Ribeirão Preto da Universidade de São Paulo (HCFMRP/USP). Doutor pela FMRP/USP.

Pedro Tulio Rocha
Médico Especialista em Medicina Intensiva pela Associação de Medicina Intensiva Brasileira (AMIB). Médico Especialista em Nefrologia pela Sociedade Brasileira de Nefrologia (SBN). Nefrologista/Intensivista da Universidade Federal do Rio de Janeiro (UFRJ). Nefrologista/intensivista do Hospital São Lucas.

Raquel Pusch de Souza
Psicóloga Cognitiva/Hospitalar pelo Conselho Federal de Psicologia (CFP). Membro do Comitê de Terminalidade e Cuidados Paliativos da Associação de Medicina Intensiva Brasileira (AMIB). Mestre em Políticas Públicas na Área da Saúde pela FAE Business School, Centro Universitário, Curitiba-PR. Lato Sensu em Saúde Mental, Psicopatologia pela Pontifícia Universidade de Católica. Lato Sensu em Filosofia Clínica (ITECNE). Lato Sensu em Psicologia Positiva pela PUC-RS. Coordenadora do Curso de Pós-Graduação em Psicologia Intensiva – AMIB/IBCMED - São Paulo.

Roberto Manara Victorio Ferreira
Médico Anestesiologista com Título Superior de Anestesia pela Sociedade Brasileira de Anestesiologia (SBA). Mestre em Ciências da Saúde pela Universidade Federal de São Paulo (UNIFESP). Gerente Médico de Práticas Médicas do Américas Serviços Médicos United Health Group (UHG/BRASIL). Coordenador do Programa de Residência e do Programa de Especialização em Medicina Intensiva (PEMI) do Hospital de Brasília e do Instituto de Cardiologia do Distrito Federal (ICDF).

Rodrigo Santos Biondi
Médico Especialista em Medicina Intensiva pela Associação de Medicina Intensiva Brasileira (AMIB). Mestre em Ciências Médicas pela Universidade de Brasília (UnB). Fellow do American College of Critical Care Medicine. Coordenador da UTI Adulto do Hospital de Brasília. Membro da Rede de Pesquisa em Terapia Intensiva (BRICNet). Presidente da AMIB-DF Biênio 2020-2021. Diretor Científico da AMIB-DF Biênio 2022-2023.

Rosane Goldwasser
Coordenadora das Unidades de Terapia Intensiva Superintendência de Unidades Próprias – SAS Secretaria Estadual de Saúde e Defesa Civil do Rio de Janeiro. Mestra em Terapia Intensiva pela Universidade Federal do Rio de Janeiro (UFRJ).

Rubens C. Costa Filho
Fundador da Terapia Intensiva do Hospital Pró-Cardíaco. Médico Intensivista Especialista pela Associação de Medicina Intensiva Brasileira (AMIB). Cardiologista com Residência pelo Instituto Nacional de Cardiologia (INC). MBA em Marketing pela Fundação Getulio Vargas (FGV) e Gestão pelo Instituto Brasileiro de Mercado de Capitais (IBMEC). Doutorando da Medicina Tropical e Laboratório de Imunofarmacologia - Fiocruz/IOC.

SÉRGIO GELBVAKS

Médico Anestesiologista, Título Superior em Anestesiologia (TSA) e MBA. Especialista em Educação Médica Baseada em Simulação pela Stanford University e pelo Centro de Simulação de Israel (MSR). Mestrando em Tecnologias Inovadoras em Processos Perioperatórios pela Universidade de São Paulo (USP).

VICTOR CRAVO

Residência Médica em Infectologia pela Universidade Federal do Rio de Janeiro (UFRJ). MBA em Gestão em Saúde pelo Instituto de Pós-Graduação e Pesquisa em Administração da Universidade Federal do Rio de Janeiro (COPPEAD/UFRJ). Especialista em Medicina Intensiva pela Associação de Medicina Intensiva Brasileira (AMIB).

WILLIAM N. VIANA

Diretor Médico do Hospital Glória D'Or. Clínica Médica pelo Hospital Universitário Pedro Ernesto da Universidade do Estado do Rio de Janeiro (HUPE/UERJ). Intensivista com Título de Especialista pela Associação de Medicina Intensiva Brasileira (AMIB). Mestre em Clínica Médica e Terapia Intensiva pelo Hospital Universitário Clementino Fraga Filho da Universidade Federal do Rio de Janeiro (HUCFF/UFRJ). MBA em Gestão Empresarial pela Fundação Getulio Vargas (FGV).

Dedicatórias

Aos meus pais, Milton Joel e Maria Candida.
À Flávia, por tantos anos de convivência, sempre com amor, afeto, estímulos, empatia e cuidado.
Aos meus queridos filhos, Daniel, Marília e Isabela, fontes permanentes de muitas alegrias.
Aos meus grandes mestres, incentivadores e amigos, José Marcos Fisz,
Antônio Jorge Kropf, Charles Souleyman Al Odeh e Edson Bueno.
A todos que colaboraram para a realização desta obra.
A todos os profissionais das equipes multidisciplinares com quem convivi e convivo e com quem sempre aprendi mais do que ensinei.

Paulo Cesar P. de Souza

Aos meus pais, Moacyr e Hercília.
À Marcia, por todo esse tempo juntos com sua paciência e carinho.
Aos meus filhos, Cela, Fre e Lipe.
Aos meus grandes mestres, incentivadores e amigos, Júlio Polisuk e Edson Bueno.
A todos que colaboraram para a realização desta obra.
A todos os membros de equipes – enfermeiros, médicos, fisioterapeutas, psicólogos – das quais fiz parte, por tudo que me ensinaram.

Marcos Knibel

Prefácio

Nos últimos 25 anos, vivemos grandes transformações no sistema de saúde e, consequentemente, na Medicina Intensiva. Neste "quarto de século" vimos os termos "gestão", "qualidade" e "segurança" saírem dos seus nichos para permear as discussões e o cotidiano das unidades de terapia intensiva (UTIs). E isso é um grande avanço, uma jornada.

Migrar de um modelo centrado no médico para um modelo "centrado no paciente" é uma jornada que passa por compreendermos o impacto das decisões rotineiras não só no indivíduo doente, na sua família, nas equipes de saúde e, por que não, no sistema e na sociedade em que estamos inseridos? Passa por gerir de forma mais racional os recursos finitos que temos à disposição. Passa por fazê-lo de forma eficiente, transparente e, sobretudo, humana. Para isso, a compreensão de aspectos técnicos e indicadores será fundamental, e sempre acompanhado de uma visão do indivíduo, de sua história antes e depois de uma enfermidade e de sua família. Por fim, essa jornada seria incompleta se não fizéssemos uma profunda reflexão acerca de nossas próprias limitações, entre as quais a de que errar é humano. E essa conclusão tão simples quanto fundamental deflagrou todo o movimento ligado à segurança do paciente após a publicação do *To err is human* pelo Institute of Medicine em 1999.

Este livro tem a felicidade de ter como editores dois profissionais que não apenas vivenciaram, mas escreveram parte significativa da história de "gestão, humanidades e segurança" na Medicina Intensiva brasileira. Por meio da visão dos Drs. Marcos Knibel e Paulo Cesar de Souza, todos acompanhamos a criação dessa área de conhecimento e apredemos com ela. Esses verdadeiros gurus de tantos intensivistas conseguiram, no decorrer dos anos, além de nos ensinar sobre o tema, mostrar que não devemos ter barreiras ou fronteiras quando se trata de "gestão, humanidades e segurança". Uma visão ampla, multidisciplinar e, sobretudo, a visão de que uma integração dos temas no dia a dia é muito mais poderosa do que silos de excelência técnica. Knibel e PC (permitindo-me usar essa intimidade e aqui expressar a honra e o prazer de ser próximo de pessoas tão especiais) quebraram os silos. Fizeram, nas suas trajetórias profissionais, parecer fácil que a ciência estivesse integrada à assistência e, por sua vez, melhorasse os desfechos. Para eles, para que haja "gestão, humanidades e segurança", não pode haver "ciência para acadêmicos", "gestão para administradores", "indicadores para qualidade". E é essa visão integrada, mas sempre permeada pela qualidade e robustez da evidência científica, que vemos neste belo livro.

Um livro inspirador, em que toda essa visão é delineada com clareza ao longo de seus 32 capítulos. Um livro no qual o cuidado e, porque não dizer, o carinho que seus editores têm com o tema refletem-se na escolha dos tópicos e dos autores. Aqui, economia da saúde, pesquisa translacional, felicidade na UTI e bioética coexistem e dialogam. Um excelente ponto de partida e um livro "de cabeceira" fundamental aos que se iniciam no tema, aos que desejam reciclar seus conhecimentos e àqueles que pretendem transformar a gestão não somente em melhores resultados financeiros e clínicos, mas num futuro melhor para nosso sistema de saúde por intermédio do prisma das UTIs.

Jorge Salluh
Médico intensivista (TE-AMIB)
Pesquisador do Instituto D'OR de Pesquisa e Ensino
Fundador da Epimed Solutions
Membro da Brazilian Research in Intensive Care Network (BRICNet)

Primeira Apresentação

É com grande honra e entusiasmo que apresentamos este livro, a segunda edição de sucesso, abrangente e indispensável sobre *Gestão, Qualidade e Segurança em UTI*, uma obra que surge em um momento em que a terapia intensiva desempenha um papel crucial no cenário da saúde moderna.

A Associação de Medicina Intensiva Brasileira (AMIB) tem o orgulho de apresentar aos profissionais da área de cuidados intensivos esta coletânea de conhecimento, elaborada por especialistas renomados e experientes que dedicaram suas carreiras à busca constante da excelência no cuidado ao paciente crítico.

Neste volume, você encontrará um mergulho profundo nas complexidades da gestão hospitalar e da qualidade assistencial aliada à premissa inegociável da segurança do paciente. As unidades de terapia intensiva, cenários em que a vida e a morte se entrelaçam, demandam um olhar minucioso e uma abordagem multidisciplinar para garantir que os mais elevados padrões de atendimento sejam alcançados com metas objetivas de segurança e qualidade.

Desde as melhores práticas em protocolos clínicos até as estratégias de liderança que sustentam o funcionamento harmonioso de uma unidade de terapia intensiva, este livro abrange um vasto espectro de tópicos, todos com o objetivo de aprimorar a qualidade da assistência prestada aos pacientes mais vulneráveis. A segurança do paciente, um pilar fundamental, é explorada em detalhes, destacando a importância de reduzir riscos, prevenir erros e promover uma cultura de aprendizado contínuo.

Nossos autores, todos com notável trajetória na medicina intensiva, compartilham suas experiências, *insights* e conhecimentos atualizados. Esta segunda edição do volume de *Gestão, Qualidade e Segurança em UTI* é destinada a ser uma referência constante para médicos, equipes multiprofissionais, administradores hospitalares e todos os profissionais que trabalham incansavelmente para preservar vidas e proporcionar conforto em tempos de maior fragilidade.

A AMIB saúda este projeto como um passo significativo em direção à evolução constante da terapia intensiva no Brasil.

Convidamos você a explorar cada capítulo, a absorver os ensinamentos e a aplicar as melhores práticas apresentadas aqui, contribuindo, assim, para o avanço contínuo dos cuidados intensivos em nosso país.

Esta edição faz parte da coleção da série *Clínicas de Medicina Intensiva Brasileira* (CMIB), uma parceria entre a Associação de Medicina Intensiva Brasileira e a Editora Atheneu.

Dr. Marcelo de Oliveira Maia
Diretor Presidente da Associação de Medicina Intensiva Brasileira (AMIB)
Coordenador médico do complexo de UTIs do Hospital Anchieta, Rede KORA/DF
Mestre em Ciências da Saúde pela Escola Superior de Ciências da Saúde

Segunda Apresentação

A Associação de Medicina Intensiva Brasileira (AMIB) apresenta mais um volume da sua série de sucesso em parceria com a Editora Atheneu: *Clínicas de Medicina Intensiva Brasileira* (CMIB). Trata-se da segunda edição do volume *Gestão, Qualidade e Segurança em UTI*, cujos editores são os grandes amigos Marcos Freitas Knibel e Paulo Cesar Pereira de Souza, ambos com inquestionável bagagem teórica e prática sobre o tema, o que é fundamental para que as unidades de terapia intensiva (UTIs) do nosso país possam perseguir excelência nos cuidados prestados, otimização dos recursos disponíveis e redução dos riscos.

Os editores recrutaram um time de ouro para esta revisão, de modo a abordar inicialmente a "ciência da gestão" aplicada à UTI, destacando capítulos que abordam questões econômicas e de competitividade. A incorporação de tecnologias não ficou de fora. Em seguida, temos uma seção que envolve o uso de protocolos, diretrizes e *checklists*, que apresenta as ferramentas da qualidade (fundamentais para os ciclos de melhoria contínua) e o uso de indicadores: "sem indicadores não há controle e sem controle não há gestão"! Trabalho em equipe, treinamento e a busca pela interdisciplinaridade também são abordados. De forma muito interessante, os modelos de acreditação hospitalar são abordados com as visões do intensivista e do gestor. Temos ainda capítulos que abordam pesquisa clínica e translacional. A comunicação, um grande gargalo para a redução dos riscos e melhoria dos cuidados, também recebe destaque. O livro ainda nos convida a refletir sobre o *burnout* e a busca pela felicidade no nosso trabalho com pacientes graves. Finalmente, temos uma seção com vários capítulos abordando segurança e redução de riscos na UTI, com foco na prevenção de eventos adversos: "tratar sem lesar" é o lema escolhido.

Estamos certos de que os leitores encontrarão neste volume as ferramentas e informações capazes de auxiliá-los no processo de melhoria contínua da qualidade e da segurança sem perder de vista a eficiência, a competitividade e a saúde financeira das UTIs do nosso país.

Marcos Gallindo

Sumário

1

A Gestão como Ciência, a Ciência como Gestão

Clemente Nobrega

Teorias científicas predizem certas respostas e o mundo natural confirma ou não a teoria dependendo da resposta que dá.

Ciência é diálogo com a "realidade" do mundo natural.

Gestão é diálogo com a "realidade" de um mercado.

No decorrer do século XX, ficou bastante claro que não existe mais uma teoria correta para se falar sobre o mundo natural. Existem formas de se dialogar com o mundo que provocam melhores respostas, mas é comum encontrarmos mais de uma maneira de falar que gera respostas "certas". Qual é a verdadeira?

Demorou um pouco para que se aceitasse essa maneira de entender a ciência: como uma narrativa que, em geral, descreve (e não que necessariamente explica) o mundo e as coisas.

A aceitação disso foi forçada por um terremoto no campo das ideias científicas que ocorreu durante as primeiras décadas deste século e que levou à constatação de que ciência não poderia ser aquilo que se acreditava que fosse desde os tempos de Newton.

A nova física, que foi tomando forma a partir de 1900 e acabou se impondo como uma visão muito mais completa que a que Newton havia formulado, apresentou-nos a um mundo que jamais poderemos desvendar, uma realidade que não se deixa capturar por nossa vontade de entender; a um mundo louco, imprevisível, sem leis rígidas, sem identidades definidas, cheio de imprecisões, dualidades. Apresentou-nos, de certa forma, a impossibilidade de certezas como a única certeza possível.

Ao mesmo tempo, entretanto, e por mais paradoxal que possa parecer, ensinou-nos que, apesar de tudo, é possível gerar resultados – fazer predições corretas – no meio de tanta perplexidade. A física da perplexidade – a física quântica – tornou-se a mais espetacular e triunfante linguagem para descrever a realidade. Subitamente, o universo de Newton, que era ordenado e coerente, começou a desmoronar. Os físicos sabiam, há quase três séculos, que a física newtoniana era a "verdadeira" física. Ela fora uma construção espetacular na história do pensamento humano. Resolvera o eterno quebra-cabeça de se entender a "mente" de Deus – o que ele pretendera ao criar o mundo; pouco a pouco, todos os Seus segredos começaram a ser desvendados e de uma forma brilhante, elegante, concisa e simples.

O cientista começara a ganhar o jogo de "esconde-esconde" com Deus. Enigmas com que a humanidade se debatia havia séculos foram sendo explicados e resolvidos.

Até que algo aconteceu e as coisas mudaram.

À medida que avançamos, temos de ir aprendendo a mudar a linguagem que vínhamos usando. É como se houvesse uma verdade para cada fase, para cada escala de complexidade. Tem sido assim nas ciências exatas. Também em ciências sociais e economia (a rapidez com que o comunismo desmoronou chega a assustar). Tem sido assim na vida das empresas.

A mentalidade gerencial – que gosto de chamar "mentalidade gestão" – está chegando ao setor da saúde. A razão é simples: *mentalidade gestão* é essencial para que se obtenham resultados, e os responsáveis pela administração da saúde, mundo a fora, percebem que, sem gestão, os custos continuarão subindo sem que os resultados melhorem.

É realmente estranho, como Peter Drucker notou, que tenha demorado tanto para que as teorias da gestão se fizessem sentir em um setor que representa 7% a 15% do produto interno bruto (PIB) na maior parte dos países desenvolvidos.

O foco da gestão é um resultado que se deseja obter.

Isso significa que os critérios segundo os quais medimos o sucesso de qualquer coisa têm que se relacionar com o que essa "coisa" entrega como resultado. Essa única característica pragmática une os domínios da ciência e da gestão. Foco no resultado, não em ideologias, não em autoridades, não em tradições.

Sucesso é associado a medições em ambos os domínios. A métrica essencial, tanto da ciência como da gestão, é resultado. Métrica é aquilo que você tem que medir para saber se teve sucesso ou não.

Você não pode gerenciar sem métricas. Sam Walton não deixava que as despesas de compradores da Walmart em viagens fossem maiores que 1% do que se estava comprando. Jack Welch estabeleceu a famosa regra para as unidades de negócio da GE: "se você não é número 1 ou número 2, conserte, feche ou venda". Depois, em meados de 1990, pediu aos gestores que redefinissem seus mercados em termos mais amplos, de modo que não tivessem mais de 10% deles, e que, em seguida, traçassem um plano para aumentar essa participação. Ele sabia que as pessoas tendem a inventar maneiras "criativas" para demonstrar que seus desempenhos são melhores do que realmente são.

Medir só faz sentido quando há propósito claro. Qual a missão de um museu? Bem, tem sido a de guardião da cultura, depósito de obras de valor. Mas que tal definirmos museus como promotores de cultura, responsáveis por aumentar o número de visitantes? Muda tudo. As medidas de desempenho serão outras. Hoje, para desespero de alguns, não são incomuns desfiles de moda e até exposições de carros e motos em saguões de museus.

O que é sucesso para o setor de emergência de um hospital? Será o número de pessoas que sobrevivem a ataques do coração? Ou a rapidez com que são atendidas? Ou alguma métrica que combine os dois? Já reparou como, no setor público, a falta da mentalidade gestão faz que sempre se coloque o foco no esforço, e não no resultado pretendido? Um novo crime chocante e lá vem a lenga-lenga: "vamos aumentar o efetivo; já abrimos concurso" – mas quanto se pretende de diminuição de crimes? Ninguém diz. Não interessa saber que criaram mais uma comissão ou que estão trabalhando noite e dia. Isso é irrelevante do ponto de vista gerencial. É *input*. Em gestão, o que interessa são resultados. Para isso temos de traduzir propósito em medidas de desempenho. É sempre mais fácil medir o que você põe no sistema do que o que você quer obter como resultado de seu esforço. É mais fácil, mas é medíocre. No sistema educacional, enfatiza-se o número de salas de aula ou bibliotecas, ou horas de aula – mas não se fala do tipo de pessoa que você quer que o sistema produza. Se o resultado que se espera do sistema é um cidadão produtivo, como você mede o sucesso do sistema educacional? Se o que se deseja na luta contra a segregação é o aumento de participação dos negros, como eu meço? Obter resultado em qualquer coisa implica primeiro concordar sobre aquilo que você está tentando obter e, depois, em traduzir essa coisa em medidas concretas de desempenho.

Empresas também têm que aprender novas linguagens a cada fase de sua evolução. Sempre foi assim, mas hoje a confusão é tamanha – são tantos os agentes envolvidos e suas interações são tão intrincadas, que quem tem de decidir entrou em crise. Os físicos do início do século só conseguiram superar os impasses gerados pela complexidade do mundo que tentavam investigar (o interior da matéria: o mundo atômico) depois que formularam uma nova linguagem para lidar com esse mundo. Essa nova linguagem era radicalmente diferente da que eles estavam acostumados. A física quântica foi essa linguagem.

Nós, executivos de empresas, também vamos ter de inventar algo análogo no nosso mundo. Uma "linguagem" nova.

Os cientistas tiveram de abandonar um modo de pensar estabelecido há séculos e que vinha dando certo; certíssimo. Tiveram de abrir mão de uma arrogância "científica" que tivera todos os motivos para se estabelecer.

Isso doeu. Em física e em *business*, o processo da mudança nesse nível é algo que exige uma enorme mobilização de energia, um processo extenuante de entrega pessoal. Ambos os empreendimentos têm essa característica.

A capacidade de se adequar, de ter uma "mente mutante", uma cabeça evolucionária, sem esquemas que supostamente devam valer para sempre, é a habilidade que o *manager* – esse animal que decide – precisa ter hoje para garantir a entrega de resultados continuamente. Ele tem de assumir que o que existe é a mudança. Só.

Nada há de novo nisso. Enquanto a taxa de mudança foi "razoável", enquanto as coisas evoluíam em um ritmo em que pessoas normais conseguiam acompanhar, não era tão difícil ser competente. Hoje... a necessidade de desconstruir o que se construiu é contínua; a necessidade de se mudar o que "sempre deu certo" é o imperativo maior. Nossas construções têm de ser mutantes por princípio. Elas têm de ser feitas não "para durar", mas para mudar.

É mediante experimentos que os cientistas qualificam seu diálogo com a natureza.

Experimentos são a forma que usam para testar a validade de suas hipóteses, conjeturas, formas de tentar entender o mundo. É por meio deles que os cientistas testam a validade do modo de falar que escolheram para descrever algo na natureza. O fato de ela – a natureza – responder confirmando que aquela forma de falar está correta, não significa que o cientista descobriu um segredo dela. Significa apenas que o vocabulário escolhido é um bom vocabulário, apenas isso.

E, então, depois de muitas experiências que confirmam repetidamente a validade do tal vocabulário, ele é considerado científico. Foi formulada uma teoria científica.

Quando vários vocabulários coexistem, quando várias teorias são propostas para descrever algo, quem determina qual delas vai predominar?

É a própria comunidade dos cientistas, por intermédio das universidades, das publicações tradicionais no mundo acadêmico, do conjunto de "cabeças" que determinam a tradição pensante naquele campo do conhecimento. É assim que funciona. Ciência é "consenso informado".

É um processo lento, sem qualquer organismo central que o controle ou autoridade que o coordene. Às vezes esse processo leva a certas injustiças e distorções, mas uma coisa boa na ciência é que ela embute no seu próprio processo os mecanismos para a correção dos desvios. Às vezes demora, mas a correção vem. Sabemos que Einstein, o grande Einstein, não foi aceito de imediato. Era muito respeitado pelos seus colegas cientistas, mas o novo vocabulário que ele propôs com a Teoria da Relatividade não foi logo aceito. Passaram-se anos até que fosse. O prêmio Nobel que ele ganhou em 1921 foi pelo efeito fotoelétrico, que ele descobrira anos antes, e não pela Teoria da Relatividade.

A comunidade científica é intrinsecamente conservadora no que se refere à adoção de novas ideias (não na ousadia para procurar novas ideias). Talvez nós, executivos, devêssemos imitá-la nisso. Certamente descartaríamos liminarmente muitas bobagens que se pretendem revolucionárias e que são apenas isso mesmo: bobagens.

Ciência e gestão: o que decide é o teste no mundo real

Qualquer cientista que acredite ter uma teoria científica (a respeito de qualquer coisa) tem de se expor à sua comunidade pensante. Precisa ter a coragem de defendê-la e comprovar – sempre mediante experimentos – que ela é válida. Quanto mais revolucionária for a ideia, mais tempo demorará para ser aceita como realmente científica, pois a própria precisão dos experimentos é sempre questionada. É isso que a história da ciência mostra.

A ciência só evoluiu por meio de inovações que foram sendo aceitas e assumidas pela comunidade, muitas vezes com muita dificuldade, apesar das evidências. Não existe ciência oculta. Ciência tem que ser pública, exposta. Quando as ideias passam a ser aceitas – compradas pela comunidade pensante –, a linguagem usada – a teoria científica – vira um sucesso. Sucesso significa: ser adotado.

Geralmente o processo é longo. As cabeças pensantes nunca abrem mão facilmente dos seus padrões, pela ótima razão de que eles "dão certo".

A física de Newton fez um sucesso estrondoso, basicamente pela mesma razão de a Coca-Cola ser um sucesso estrondoso: as pessoas compram, compram e continuam comprando. Na China. Na Arábia. No Afeganistão.

O teste é empírico. Pragmático. Tanto para a gestão quanto para a ciência – funciona ou não?

É por isso que muitas ideias, muitíssimas ideias, nunca se tornam ciência. Há cada vez mais ideias curiosas, esotéricas, diferentes. Científicas, não. Não passam no teste. Meus amigos que gostam de coisas *new age*, tipo "poder das pirâmides", não precisam se zangar. Não estou dizendo que essas coisas não têm valor; só estou dizendo que isso não é ciência.

E mais: foi ao longo dos séculos que os físicos aprenderam que, a partir de certa escala, não existe essa coisa de decifrar a natureza. Existem somente formas de descrever a natureza; falar sobre ela; contar histórias a seu respeito.

Há muito tempo – quase 100 anos – os cientistas tiveram de cair na real a esse respeito: a realidade objetiva não é acessível de forma geral. A partir de certo nível de complexidade das coisas, é impossível conhecê-la.

Só níveis relativamente banais da realidade se deixam capturar e explicar. Só os níveis, digamos, humanos da realidade. Os mais complexos, aqueles realmente desafiadores para nossa imaginação e nosso espírito, estão para sempre fora do nosso alcance objetivo. Podemos falar sobre eles, mas, na verdade, essa verbalização só tem valor se produz resultados da forma como já vimos (confirmação e predição de resultados de experimentos).

É o fato de produzir resultados que confere o valor extraordinário que tem uma teoria como a física quântica, e não o fato de ela explicar a natureza. Na realidade, ninguém entende a física quântica, mas apenas sabe usá-la operacionalmente, ou seja os físicos inventaram uma forma de falar sobre o mundo que "funciona", mas que ninguém entende (nem eles próprios).

Isso é esquisito, mas não deve nos incomodar. Só incomoda enquanto não perdemos o vício de achar que as coisas têm uma realidade que tem de ser explicitada, e que nossas mentes são equipadas para isso. Uma grande conquista da física foi entender que isso é falso.

A mente humana é produto da evolução, e ela – a mente – não se tornou o que é (ao longo dos milhões de anos em que veio evoluindo) para responder a questões filosóficas sobre a natureza da realidade. A mente (o cérebro humano) evoluiu para dar conta de desafios naturais: ela foi moldada para nos ajudar a ficar vivos o suficiente para copular e gerar crias. Isto é: para propagar nossos genes pelo futuro. O fato de termos adquirido consciência, linguagem e inteligência foi uma espécie de "acidente" da evolução. Ganhamos "de graça" mais do que precisaríamos para garantir a mera propagação de genes. Dominamos o planeta, mas isso não nos autoriza a achar que todas as perguntas que fazemos têm de ter uma resposta. O fato de podermos formular essas perguntas não garante que elas tenham que ter respostas. A ciência, vista nesse contexto, é um processo extremamente limitado. Ela não trata de todas as perguntas que possamos achar importantes (como "há vida depois da morte?"), ela só trata de questões para as quais possamos obter evidência empírica. Para essa categoria de perguntas, nenhum outro método mostrou-se tão bem-sucedido. Mas só para esse tipo de pergunta. Para as outras, ela nada tem a declarar.

O trabalho do cientista é articular linguagens – narrativas – que possam prever como o mundo e as coisas responderão aos nossos experimentos. Ciência só "explica" no sentido em que produz uma narrativa que leva a resultados.

Gestão, essência do mundo do *business*, também está ligada a produzir resultados, e não necessariamente a "entender" o mercado.

Sim, é possível produzir resultados sem "entender" o mercado. O "entender" aqui resume-se simplesmente a ser capaz de provocar uma resposta positiva dele (compra-se o que nós temos para vender).

Assim como a visão de Newton não estava (e não está!) errada, mas é aplicável somente a uma dimensão relativamente simples da realidade, isso também acontece com o *marketing*. O chamado *marketing* de massas triunfou, e o tipo de organização empresarial que lhe dá suporte, deu e dá certo enquanto o mercado é relativamente padronizado, pouco complexo, com papéis sociais e comportamentos relativamente bem definidos e predizíveis.

Com a enorme complexidade a que tende a sociedade hoje – largamente induzida pela revolução das tecnologias digitais, a sociedade de massas vai morrendo. O *marketing* de massas vai, mais e mais, perdendo a eficácia. À medida que avançamos em complexidade social, em variedade, em multiplicidade de escolhas, em pluralidade de comportamentos, em liberdade individual para se fazer essa ou aquela escolha, temos de arranjar outro quadro mental para nossa atuação no mercado. O "*marketing* newtoniano" não funciona mais.

Mas ele tem funcionado tão bem! O que colocar no seu lugar? O que vai substituí-lo?

O mundo da ciência e o mundo dos negócios: a essência do empreendimento

Acho importante que você compreenda a analogia entre os processos que se desenrolam nos dois campos – ciências e gestão. Tanto o empreendimento científico como o do *business* têm a ver com a ideia evolucionária. Nos dois campos, o que permanece é o que resiste melhor às pressões do ambiente. Seja uma teoria científica ou uma empresa. Na verdade, estar vivo hoje não é o ponto – o principal é plantar as sementes que garantam a existência de nossas empresas amanhã. Cada vez há mais modelos de excelência do passado lutando para não submergir. Ser capaz de manter-se evoluindo criativamente é outra característica dos dois mundos – o da ciência e o dos negócios.

Temos de mudar continuamente de linguagem – inventar novas formas de falar – para tornar possível que outros fatos relevantes apareçam.

Inovar é ser capaz disso.

Trazemos profundamente arraigada a intuição de que sempre é possível analisar as coisas, isto é: separar os efeitos de cada causa que influencia uma certa ocorrência, verificar qual é o efeito que cada causa individual faria isoladamente e, depois, somar tudo para obter o efeito global que realmente é observado. Só entendemos analisando.

A vitória do modo newtoniano de ver as coisas tem a ver com isso.

Um exemplo simples é o seguinte: a Lua é atraída tanto pela Terra como pelo Sol. Se a Terra atuasse sozinha, a Lua descreveria uma determinada órbita; se o Sol atuasse sozinho, a Lua descreveria outra órbita; a órbita real se calcula quando conhecemos os efeitos que a Terra e o Sol produziriam se atuassem sozinhos.

Como não conseguimos explicar tudo de uma vez, temos que separar – analisar – para depois juntar de novo e tentar entender e explicar.

Também é assim uma organização empresarial constituída por departamentos separados, cada um fazendo "a sua parte".

Muita coisa se explica e se prevê realmente com a análise, mas não tudo. Não há razão, *a priori*, para se dizer que tudo tem que ser assim. Isso não é parte do método científico. Por que diabos o efeito de duas causas, atuando simultaneamente, tem de poder ser calculado a partir dos efeitos que elas produzem isoladamente?

O fato de que vários efeitos podem ser separados e depois recombinados para gerar um resultado final tem sido essencial para a ciência por meio dos tempos. Mas isso é por causa da nossa inabilidade em considerar os efeitos em conjunto, e não por qualquer característica da natureza íntima das coisas. No final do século XX, percebeu-se que isso realmente tem sido um preconceito. Um hábito da mente.

Para mim, um exemplo notável dessa nossa incapacidade de enxergar o todo, sem fragmentar, é o debate entre gene e cultura. Sabemos que o comportamento humano é, em geral, o resultado de uma interação entre fatores determinados por nossa herança genética e fatores determinados pelas influências culturais que recebemos (educação etc.), e isso está estabelecido acima de qualquer dúvida. Porém, quando se tentam entender comportamentos que, por alguma razão, consideram-se fora do padrão (hiperagresividade em um *serial killer*; ou homosexualidade...), a tendência é se procurar quantos por cento desse comportamento seriam determinados por uma suposta influência genética e quanto viria da cultura, como se fosse possível separar o comportamento assim, em parcelas. Essa é uma questão atual para a qual ainda não se conseguiu uma forma adequada de abordagem. É errado falar em genes + cultura, como se houvesse duas parcelas independentes que se somam em um resultado final. O que há é uma espécie de dança entre os dois aspectos, um influenciando o outro continuamente. Nunca se conseguirá decompor o comportamento humano em uma parcela gene mais uma parcela cultura que "penetra" em uma máquina genética já pronta. O ser humano não é isso. Mesmo que se venha a determinar inequivocamente a existência de um gene gay, por exemplo, isso não implicará que, necessariamente, todos os seus portadores terão de manifestar desejo homossexual.

De repente, com a crescente capacidade das tecnologias digitais, uma série de problemas que antes não se sabia tratar, passou a ser tratável.

E mais: descobrimos também, com surpresa, que essa ideia tão arraigada de que uma causa pequena produzirá sempre um efeito pequeno nem sempre é verdadeira. Nem sempre podemos desprezar "causas pequenas" - como nos acostumamos a fazer - para resolver nossos problemas. O vício de achar o contrário foi plantado em nós ao longo do tempo.

É também uma herança do passado. "Antigamente" dava certo.

A física de Newton deu certo porque, de alguma forma, encaixou-se perfeitamente na escala humana. Nossa escala natural. Aquela de mesas, cadeiras, bolas de bilhar, educação das crianças, conta no banco...

Nosso mundinho do dia a dia; nossa experiência sensorial imediata. Aí ela é perfeita.

Como a escala humana é a única que conhecemos, nossa mente é "naturalmente" newtoniana, se o leitor me permite falar assim. Foi graças à visão newtoniana que obtivemos grande parte do nosso progresso: as viagens espaciais, o avião, os antibióticos. Toda a engenharia. O motor a explosão. A revolução industrial... Porém, toda vez que a imaginação humana tenta se aventurar por domínios novos, para eventos e coisas fora do contexto em que está habituada, aparece a necessidade de se inventar novas linguagens para descrever e entender a realidade com que se está lidando.

A bela e perigosa herança de Newton

Até mais ou menos a virada do século XIX para o século XX, o entendimento do mundo era totalmente newtoniano.

Ninguém tinha dúvida: sua visão da natureza era tão clara, tão simples, tão elegante... Tudo se encaixava tão bem, que não havia dúvida de que a mente de Deus fora decifrada - aquilo que Ele pretendeu ao criar o mundo.

Uma construção tão bela e consistente certamente tivera um grande criador por trás. Para Newton, foi Deus que disse: "os objetos colocados em movimento permanecerão em movimento em linha reta e sem variar a velocidade, a menos que uma força externa atue sobre eles".

Era como se Deus, ao criar o mundo, tivesse espalhado as peças de um quebra-cabeça sobre a mesa. Todos os esforços para montar esse quebra-cabeça haviam falhado, ou, no máximo, levado a formulações muito incompletas, não científicas. Newton foi capaz de montá-lo.

Sua física tem essa dimensão quase de revelação religiosa. Um sentido quase sobrenatural.

É comum lermos coisas como: "as leis do movimento foram descobertas por Newton", como se suas leis fossem o resultado do levantar de um véu que cobria a nossa visão e, com isso, um segredo íntimo da natureza que colocado lá por Deus tivesse sido desvendado.

Por isso todas as outras ciências se inspiraram nesse chamado "paradigma newtoniano", adotando a mesma atitude à procura de respostas aos problemas de cada área. Até a psicologia, com Freud, tem uma concepção da *psyché* humana que podemos chamar de "newtoniana".

Newton é importante por uma razão simples: funciona.

Ou melhor: porque o conjunto de suas ideias produz resultados; gera respostas e (em física, lembre-se) permite-nos fazer previsões que sempre se confirmam. É isso o que quero dizer com "funciona". Só isso, o que é muito. Porém, vamos ver que só funciona em escalas que poderíamos chamar de pouco complexas, onde as coisas têm identidades definidas. Se podemos vê-las, tocá-las, aí Newton funciona. A visão do mundo e da natureza que ele nos trouxe é, antes de tudo, uma visão disso que eu chamei de "escala humana" das coisas, e por isso encaixa-se naturalmente com nossa forma de ser. Tem a ver com relações de causa e efeito. Com "faça isso" e "provoque aquilo".

Tem a ver com mecanismos. Com Newton começa a era da máquina, ou melhor, do mecanismo. Tudo tem que ter um mecanismo.

Mecanismos de máquinas e de comportamento humano, de educação de filhos e de causas de doenças. Mecanismos de funcionamento de tudo. Faça isso e obtenha aquilo. Empresas, consumidores, mercados, economias... Todas essas coisas têm seus comportamentos determinados por certas "forças". Os especialistas sabem sempre "a coisa certa a fazer" em cada um desses campos. É para isso que existem especialistas, certo?

É a visão newtoniana que sustenta, ou justifica, uma porção de coisas que sabemos que funcionam: os antibióticos e as viagens espaciais, as pontes e arranha-céus, o motor a explosão e a lei da oferta e da procura.

Toda a engenharia é newtoniana.

Conceitos de força, espaço, tempo, energia são concepções newtonianas quase naturais, encaixam-se intuitivamente em nossa forma de pensar, de falar, de ver o mundo. Esse encaixe, esse clique, é fascinante. É isso que durante séculos fez do edifício newtoniano a obra mais espetacular da engenharia do pensamento humano. A vaidade e o orgulho dos cientistas foram se tornando enormes. A sociedade os valorizava de forma que fazia inveja aos religiosos, até então os monopolizadores da respeitabilidade social.

Por volta da virada do século XIX para o XX, e após mais de 200 anos de reinado absoluto, começaram a aparecer os primeiros sinais de que a coisa talvez não fosse bem assim. Primeiro com um cidadão chamado Albert Einstein, depois com um grupo de físicos – todos europeus (alemães, dinamarqueses, franceses e ingleses), nenhum americano, curiosamente – que, até 1930 mais ou menos, arrasou o orgulho newtoniano de uma vez.

Quando se muda para escalas mais complexas – para fora da escala "naturalmente humana das coisas" –, a situação começa a fugir do controle; quando se caminha do simples para o complexo, em todos os campos da atividade humana, Newton fraqueja em um primeiro momento e fracassa totalmente em seguida.

E nós, acostumados com a simplicidade do mundo e dos padrões newtonianos, com a autoridade do engenheiro, do médico, do padre ou do professor, ficamos sem parâmetros, sem gurus, sem orientação – até que nossas cabeças se acomodem a uma nova maneira de ver o mundo. Essa mudança nunca é indolor.

Nunca um tema como liderança, por exemplo, atraiu tanto a atenção. É a necessidade de gente que seja capaz de articular o caminho que leve a essa nova visão do mundo.

Também nunca se viu uma proliferação tão exagerada de bobagens, superstições, crendices – veiculadas em livros, seminários, vídeos etc.

No mundo empresarial então, isso chega a níveis inacreditáveis.

O medo faz que as pessoas se apeguem a qualquer coisa na tentativa de recuperar a segurança perdida. Isso sempre acontece em épocas de mudança. No Renascimento, houve uma tendência a substituir o catolicismo, que perdera força, pela astrologia e pela necromancia. O ser humano não falha.

Ciência, gestão e pessoas

Ninguém discorda: em um mundo em que coisas – produtos, objetos, artefatos... – tendem a virar *commodities*, a criatividade humana é decisiva. Ainda assim, gente é o "ativo" menos cientificamente gerenciado nas organizações. Por que será que isso é assim se são pessoas que fazem as coisas acontecerem e, apesar de tudo, as coisas acontecem? As coisas acontecem a um custo humano muito alto. Esse custo pode ser reduzido por meio do entendimento de suas causas e da subsequente adoção de medidas para reduzi-lo com base nesse entendimento.

Entender é sempre o primeiro passo para quem quer obter resultado no mundo real, e este livro se apoia na melhor maneira de entender que existe: a maneira da ciência.

Falta ciência à gestão de pessoas.

A boa notícia é que, nas últimas décadas do século XX, um conjunto de descobertas em vários campos começou a nos apontar uma forma original para gerenciarmos pessoas e encararmos o problema da fricção nas organizações. Essas descobertas definem uma "física das relações humanas", se você quiser. São coisas que vêm da teoria econômica, da psicologia evolucionária, da ciência da complexidade, da biologia molecular, da antropologia.

Gestão de organizações é gestão de pessoas.

Já houve tempo em que se pensava que gestão era sobre finanças, tecnologia, logística, fabricação, mas essas coisas se compram. Gestão é sobre gente. Gestão é difícil porque "gente" é desenhada (e mal desenhada) pela biologia para pensar primeiro em si, e não no "grupo". Gente é falha no pensar. Gente (sem trocadilho!) é um problema, pessoal! Quer resultado por meio de pessoas? Implante um sistema que contorne o que a biologia nos impõe. Gestão de pessoas devia ser essencialmente sobre isso.

Shakespeare é eterno porque trata justamente desses comportamentos e fala de um ser humano com quem todos nós nos identificamos. Fala de nós.

Gestão não exorta à colaboração nem pede mudança. Gestão "engenheira" a colaboração e a mudança.

Ela programa essas coisas no sistema de operação da organização, porque sabe que, se deixar por conta de cada um, elas não acontecem. É que esse "cada um" não é confiável individualmente, ele só é confiável em um grupo gerenciado para tornar seus membros confiáveis.

- Essa é uma descoberta recente, que está na base de um conjunto de práticas inegavelmente vitoriosas no sentido pragmático que interessa às empresas: elas dão resultado. Chamam essas práticas de gestão.
- Gestão de pessoas é o nome que damos a vários tipos de intervenções no "fluxo natural" das coisas que os humanos fazem naturalmente. Fazem por instinto.

As intervenções da gestão têm um único objetivo: manter "as pessoas" (e, portanto, a organização) em um certo rumo. No rumo "certo". O "fluxo natural" é invariavelmente medíocre. Junte um punhado de pessoas e o que haverá "naturalmente" é fricção, calor, por mais "especiais" que essas pessoas sejam.

- O que minimiza o calor na empresa é a gestão. Bons sistemas de gestão nunca tentam mudar "as pessoas", pois isso é inútil. O que eles fazem, é bom repetir, é enquadrá-las (ok, sei que soa mal) – direcioná-las para o desempenho adequado à empresa. Nada a ver com apelos à colaboração; nada a ver com retórica ou sermão moralizante. Exortação é para o Papa, não para um gestor.

O compromisso do Papa é com ideias, o de um gestor é com resultados. O Papa é contra a camisinha porque sua prioridade é preservar uma norma, gestores têm que ser a favor da camisinha porque priorizam um resultado concreto no mundo real: impedir que pessoas adoeçam e morram.

- Então, a gestão organiza aqueles "chimpanzés interesseiros" – nós – via método e disciplina e com um propósito em mente.

Ela parte de um entendimento real, sem mistificações, daquilo que leva as pessoas a agirem e, depois, põe em prática os mecanismos que as levam a agir na direção que importa para a empresa.

Uma gestão de pessoas (empresas/organizações) que parta das premissas certas provê foco, rumo e ilumina o cenário.

Traz luz.

Considere a ciência. Ciência inegavelmente funciona (naquele sentido pragmático em que estou usando esse termo: gera resultados concretos no mundo real).

Ela só funciona porque "enquadra" o cientista, nunca confiando *a priori* nele. Cientistas, como indivíduos, não são confiáveis. Pessoas, em geral, não o são. Ser cientista não torna alguém nem um pouquinho melhor.

Damos tanto valor ao que é "científico" porque sabemos que a disciplina de sua profissão obriga o cientista a operar de um modo tal, que fica impossível que seus vieses e emocionalismos contaminem seus resultados.

A história da ciência está cheia disso. A objetividade do olhar científico é totalmente antinatural, mas, pensando bem, como diz Alan Cromer no brilhante livro *Uncommon Sense,* a monogamia, a honestidade, o governo democrático também são.

"Nossa espécie foi moldada a partir de material muito ruinzinho. Nossa única glória é que, de vez em quando, nós vamos contra nossa natureza egocêntrica e conseguimos forjar uma visão mais elevada do mundo".

Egocentrismo, como Cromer explica, é diferente de egoísmo. Egocentrismo significa que acho que o mundo "lá fora" é de alguma maneira uma extensão do meu eu "aqui dentro". Não quero ficar elaborando uma ideia com a qual não tenho intimidade (acho, porém, que Kahneman concordaria com isso. Muitos dos vieses que ele identificou têm a ver com essa inabilidade natural que temos de olhar o mundo objetivamente).

Um outro psicólogo famoso - Jean Piaget - já havia mostrado que nossa visão intuitiva do mundo é essencialmente egocêntrica - não é natural para nós aceitarmos que exista um mundo separado da gente. Suspeito de que essa tendência moderna a misticismos, autoajudas, anjos-da-guarda-pessoais, vibrações cósmicas é parte dessa mesma coisa.

Sentimo-nos naturalmente ligados a forças supranaturais que fariam o mundo mover-se de acordo com nossos desejos e interesses (na verdade, a "turma" é um pouquinho mais ambiciosa: não é só o mundo que se comportaria assim, não, e sim o universo inteiro!).

É essa a razão pela qual, mesmo aquelas pessoas que vencem na vida por pura chance, sempre acham que mereceram aquilo. O cosmos estaria apenas prestando homenagem às qualidades intrínsecas que elas possuiriam.

- Por isso (egocentrismo) também é fácil entender por que a ciência não o é muito popular (gestão também não é).

Seres humanos, afinal de contas, adoram acreditar em espíritos e deuses, mas a ciência exige que eles vejam as coisas como elas são, e não como sentem que são ou gostariam que fossem. As várias formas de ocultismo são "divertidas"; grande parte dos paranormais e gurus de vários matizes é *entertainer,* engraçada, espetaculosa. Um cético racional é, normalmente, considerado chato.

Essencialmente, a popularidade do "oculto" e do mágico vem da profunda necessidade egocêntrica de acreditarmos que estamos ligados ao mundo lá fora de um modo pessoal. O viés "sou um predestinado", tão comum, reflete isso perfeitamente.

"Muita gente que até entende a parte técnica da ciência ainda assim recusa-se a admitir que ela proíba o subjetivo... Há muita gente intelectualmente bem formada que gostaria que a ciência se tornasse algo mais intuitivo, subjetivo, direto. Algo que admitisse que o conhecimento possa ser obtido com base em intuição ou sensibilidade, algo em que o egocentrismo ainda representasse um papel. Isso, apesar dos enormes triunfos da ciência, é mais uma prova de que pensar objetivamente não é uma coisa natural para os humanos. Talvez tenhamos chegado à ciência por pura sorte... Em toda sociedade, quem é cético tem muita chance de ouvir um 'cala a boca' ou até de ser apedrejado pela massa de crentes... Todos os sistemas não científicos aceitam a intuição, ou *insight* pessoal, como fonte válida de conhecimento. A ciência, não".

E como a ciência consegue ter sucesso se o cientista é humano, falho?

Como sempre, por meio de um protocolo que detecta e bloqueia automaticamente os vieses do cientista, sem que alguma autoridade, sem que alguém "especial" precise fazer algo. A ciência é importante, o cientista, não.

É um tipo análogo de protocolo que se deve usar na gestão das empresas. Gestão é o nome desse protocolo.

Se você acha que tem algo a declarar em ciência, prepare-se para ser impiedosamente investigado. Não importa se você se chama Albert Einstein ou Isaac Newton.

No exame oral para a obtenção de um título de Ph.D., o pobre diabo que está defendendo a tese é bombardeado por perguntas especificamente formuladas para tentar revelar furos no que ele está apresentando.

Como dizia Carl Sagan: "os encontros científicos vivem cheios de disputa. Há reuniões científicas em que o conferencista mal falou 30 segundos, e lá vêm comentários e perguntas devastadoras da plateia".

Tente publicar algum trabalho em uma revista científica de primeira linha. Se chegar a tomar conhecimento dele, o editor vai mandá-lo para juízes anônimos que têm a única obrigação de passar um pente fino no que você fez, procurando deliberadamente furos e inconsistências.

É tudo anônimo. O autor não sabe quem é que está criticando seu trabalho.

Ninguém gosta disso, claro, mas esse é o método que a ciência tem para bloquear a alta conta em que todos nós temos. Não adianta dizer: "eu sinto que meus resultados são consistentes, por que vocês recusaram meu trabalho?". Ou: "olhem minha história, meu passado, vocês têm de me dar um crédito de confiança. Acreditem em mim".

Nada feito. A ciência não dá a menor bola para o cientista.

- O método da ciência parte da constatação de que somos imperfeitos, cheios de vieses. Vivemos tendo "sentimentos" e "intuições". Achamos que temos uma conexão especial com o universo. Adoramos pensar que se "desejarmos profundamente alguma coisa, o universo conspirará a nosso favor".

A ciência sabe que somos assim por natureza, não por "maldade", mas não permite que nossos vieses dirijam o espetáculo. A regra, dura, mas justa, é: funciona?

Se não funciona tem que ser descartado. Como lembra Carl Sagan, os prêmios mais valorizados da ciência são frequentemente concedidos àqueles que convincentemente refutam crenças estabelecidas.

Eu nunca vi um líder religioso admitir que algo em sua crença possa estar errado. Sagan pergunta: "que líderes dos principais credos reconhecem que suas crenças talvez estejam incompletas e criam procedimentos para revelar possíveis deficiências doutrinárias? Que prêmios os céticos religiosos ganham das religiões estabelecidas?"

Um gestor tem de ser bom em duas coisas:

1. Entender muito bem o ambiente em que a empresa está (o "fora" da empresa: concorrentes, clientes, mercado, regulação...).

2. Entender o que motiva gente (dentro) a fazer o que tem de ser feito para que a organização esteja "adequada" a esse ambiente.

O comportamento das pessoas dentro tem de ser "desenhado", gerenciado, engenheirado, senão, nada ocorre.

- Gestão de pessoas se faz adequando-se as atividades que elas têm de desempenhar à estratégia que a empresa escolheu e alocando as pessoas certas para realizá-las. Para gerar luz, atividades e pessoas têm que estar *fit* – "encaixadas" – senão, haverá fricção. Calor. Você sabe do que estou falando.
- Vimos que é essa entidade a que chamamos de mercado que viabiliza (arghh...) que pessoas "estranhas" transacionem, troquem umas com as outras (logo ficará mais claro por que enfatizo tanto esse negócio de "estranhos"). Essas transações são intermediadas por empresas.

É uma multidão de estranhos que torna possível a existência de uma empresa, garantindo o capital de que ela precisa para investir e crescer. É outra multidão de estranhos que, ao comprar os produtos que essa empresa vende, garante o dinheiro de que ela necessita para remunerar seus acionistas e investir em inovação.

Por outro lado, a empresa moderna é, em si mesma, uma tecnologia. Ela fornece o meio adequado para que estranhos colaborem internamente nas atividades que têm de ser executadas, para que o cliente lá fora perceba que vale a pena comprar algo dela.

Dentro da empresa tem que haver planejamento, hierarquia, controles... Coisas que não existem no mercado fora. Empresas são ilhas de planejamento e coordenação centralizada boiando em um oceano de transações não coordenadas (mercados). Mas dentro das empresas também existe a necessidade de mecanismos que garantam a confiança (*trust*), porque a natureza do animal humano é a mesma fora e dentro.

Sucesso no mundo da empresa (assim como no da ciência) exige que tenhamos nosso natural egocentrismo sob controle. Exige que conheçamos nossos vieses e partamos deles no desenho da gestão.

Quem conhece uma empresa moderna sabe que a luta pelo poder lá dentro, a ambição e o desejo de crescer e controlar uma grande corporação condicionam a vida das pessoas. Mas o que traz sucesso não é isso.

Também não tem nada a ver com essa baboseira de "deseje intensamente que o universo conspirará a seu favor" – 100% pensamento mágico, egocêntrico. Nada a ver com a mentalidade gestão.

O economista Paul Seabright diz: "...[todos conhecemos] a sede dos executivos para chegarem a postos de comando e as explosões de ressentimento por terem que se submeter ao comando de outros. Colaboradores mais jovens às vezes têm de passar por uma espécie de 'adolescência prolongada' tendo de viver em contínua deferência a seus chefes".

Há ampla evidência de que decisões importantíssimas, como a de comprar uma empresa, são frequentemente tomadas com base em ambição, vaidade, ânsia de poder, desejo de dirigir uma empresa maior... Nada disso pode surpreender quem esteja familiarizado com a matéria-prima da natureza humana.

Ainda Seabright: "...mas nada disso também importa muito. Por quê?

Porque, apesar de nossas emoções teatrais serem as que estão recitando as falas, são forças econômicas maiores que escrevem o *script*. Realmente, ambição, vaidade, desejo de poder sempre foram um motivador importante a mover o homem na tentativa de conquista de seu ambiente natural. Porém, essa tentativa de conquista frequentemente foi malsucedida.

"Aqueles que foram bem-sucedidos não foram os mais maliciosos nem os mais vaidosos ou desejosos de poder... Quem foi bem-sucedido sempre adaptou essas motivações às possibilidades do ambiente, e esse ambiente inclui o ambiente criado pelas motivações de outras pessoas. É a mesma coisa no mundo empresarial. Não é o desejo de dirigir uma grande corporação que torna você capaz de fazê-lo. Não é a sede de comprar uma empresa competidora, ou de diversificar sua estratégia entrando em outros mercados, que faz isso ser possível. Como na natureza, as estratégias têm de se adequar às possibilidades que o ambiente (o fora) apresenta".

Portanto, leitor, esqueça esse negócio de "se você pode sonhar, você pode fazer". Em gestão isso não tem nada a ver. O Universo não estará nem aí para seus sonhos se eles não se adequarem a uma oportunidade real no ambiente.

- Um *designer* (p. ex., pense em um projetista de automóvel) tem sempre de lidar com restrições (eficiência, materiais, economia de combustível, preço...) e tem de trabalhar com essas restrições de modo a produzir o "encaixe" mais harmônico possível dos recursos que tem à disposição. Só assim ele obtém o melhor carro possível (dadas as restrições) a um custo adequado.

O trabalho de um gestor é análogo.

Mas, ao contrário do *designer* de um produto, o gestor nunca opera apenas racionalmente, e já sabemos por que: a incerteza no ambiente das decisões de um gestor (a forma pela qual o acaso se estrutura) é muito mais "incerta".

Além disso, a ideia de que gestores são profissionais da eficiência e da racionalidade é um mito. Eles decidem humanamente, não tecnicamente, grande parte das vezes. São sentimentais, emocionais, preconceituosos, interesseiros... Estão longe da frieza de um olhar descomprometido. Eles saberiam, tecnicamente, o que fazer. Estudaram seus *cases*, fizeram seus MBAs, mas, muito mais vezes do que seria razoável, optam por não fazer o que precisaria ser feito e assumem agendas individuais, estreitas, paroquiais, que nada têm a ver com o suposto interesse da empresa. Chame isso de paradoxo do gestor, se quiser.

- O componente técnico da gestão é sempre subordinado ao humano. Todo bom gestor tem que ser especialista na alma humana; tem que partir do entendimento do que motiva pessoas e, a partir desse entendimento, alinhar *drives* pessoais – às vezes inconfessáveis (Dinheiro! Poder! Status!) – com os interesses da empresa.

Para isso precisamos de protocolos na gestão como os da ciência, como os dos mercados.

- Nossos processos de decisão são condicionados pelos mecanismos que moldaram nossa psicologia ao longo dos tempos. Simplesmente não temos equipamento mental para lidar com os problemas principais da gestão.

É por isso que fazemos cursos, MBAs, especializações, frequentamos seminários, lemos tudo e... não aprendemos.

É porque gestão não se aprende, gestão se exercita.

Para colocar método nesse exercício (para que o exercício possa nos ensinar algo), devemos partir de um entendimento correto das restrições que vamos encontrar no ambiente da gestão, e essas restrições são, digamos, shakespeareanas.

Se quisermos entender o porquê de tanta confusão no mundo empresarial – tanto CEO sendo demitido, tanta insegurança, medo, tensão, calor –, é melhor procurarmos os motivos em Shakespeare, e não em um guru ou especialista qualquer desses aí.

- Gestão é difícil porque lida com a matéria-prima do convívio humano antes de qualquer outra coisa.

Gerentes de verdade são os que fazem acontecer, mas esse "fazer acontecer" hoje (era do conhecimento etc.) é saber lidar com aspectos muito sutis da psicologia humana. Aspectos cuja origem está, literalmente, em vidas passadas, em ambientes remotos e convivências ancestrais que moldaram nossas mentes então e estão por trás de nossas decisões e ações hoje.

Também estão por trás da nossa incapacidade de fazer o que precisa ser feito mesmo sabendo o que deveríamos fazer. Gestão de empresas é gestão de pessoas.

Quem quer entender de gestão deveria ler Shakespeare antes de fazer um MBA.

Shakespeare nos pega pela mão e nos leva ao ponto de partida correto – ao "humano", que é o que tem de ser entendido e "aceito", e não transformado. Gestão de pessoas tem de ser sobre as pessoas que estão aí.

Nossa matéria-prima aqui, o leitor já notou, é o primata ancestral que evoluiu para o caçador da época pré-agricultura. Nós. Eu e você somos ele.

"Ele" é alguém em busca de poder e *status*, dilacerado por dúvidas, paralisado por paixões, impulsionado por ambições várias, geralmente muito pouco nobres.

É na empresa moderna que esse animal encontrou seu hábitat mais recente.

É como diz um personagem de Eduardo Giannetti em seu livro *Felicidade*.

"O primeiro passo para se chegar a um melhor entendimento [...] é tratar o ser humano não como anormalidade metafísica, mas como um fenômeno natural, isto é, como um animal mamífero dotado de características peculiares... O animal humano firmemente com os quatro membros bem plantados no mundo natural ao qual pertence...".

Atenção, gestores de RH: partam disso ao desenhar seus sistemas de gestão de pessoas.

Os humanos evoluíram dentro de hierarquias sociais, e nossas mentes estão programadas para negociar nossa participação nelas. Poder e *status* andam juntos desde sempre. O homem, shakespeareano como é, tenta sempre aumentar seu valor social por meio de ostentação para impressionar os outros. Homens pré-históricos já valorizavam essas coisas. Na hora de fechar o cerco a um mamute ou girafa, alguém assumia a liderança e, talvez, pudesse ficar com um pedaço melhor da caça.

Pode apostar que os melhores caçadores tinham mais facilidade para obter favores sexuais, *status* e poder.

A ideia de gestão, muito mais recente do que a de empresa, pressupõe um entendimento, digamos, shakespeareano das pessoas que a fazem funcionar. Shakespeare é eterno porque trata de temas que se conectam imediatamente com o que conhecemos. Trata de um ser humano que nunca mudou.

Citando Matt Ridley: "Existe uma natureza humana universal, presente em toda parte e independente de cultura ou grau de desenvolvimento... Se não houvesse, encontraríamos sociedades em que as mulheres cometeriam assassinato mais frequentemente que os homens; sociedades em que os velhos seriam considerados mais bonitos que pessoas de vinte anos; sociedades em que riqueza material não traria poder, em que as pessoas não discriminariam estranhos em favor de seus amigos e parentes; sociedades em que os pais não amariam seus próprios filhos... Não existem sociedades assim... Uma peça de Shakespeare trata de motivações, preconceitos, sentimentos humanos, que são familiares a todos. A esperteza de Iago, o ciúme de Leonte, a vergonha de Malvolio – nada disso mudou em 400 anos. Shakespeare escreveu sobre a mesma natureza humana que conhecemos hoje. Quando assistimos a *Antonio e Cleópatra*, estamos diante de uma interpretação escrita há 400 anos de uma história de dois mil anos. O amor não era diferente do que é hoje. Não é preciso explicar por que Antonio sucumbe aos encantos de uma bela mulher. Os fundamentos da natureza humana não mudaram nem no tempo nem no espaço".

Mas, por alguma perversão, esse ser humano real está totalmente ausente do mundo da gestão.

Ninguém, rigorosamente ninguém, nega hoje a importância "das pessoas" para o resultado, mas de que "pessoas" estamos falando?

Aquelas shakespeareanas que conhecemos não são, e era delas que deveríamos partir.

Uma das razões para isso é o fato de que grande parte das diretorias de RH nas empresas é domínio quase exclusivo de gente com mentalidade, digamos, "não *business*".

Como está cada vez mais claro, a formação profissional básica dos profissionais é, hoje, irrelevante para quem quer fazer carreira como gestor, e tende a ser cada vez mais (você pode ser formado em engenharia, medicina, psicologia, direito... o que for). Agora, a ausência de mentalidade de negócios e a não sensibilidade aos fundamentos do capitalismo em um mundo global que é o mundo da grande empresa são fatais.

- Esse é o problema básico da mentalidade que domina a cena quando o assunto é "gestão de pessoas".

Diz um *survey* da revista *Economist*:

"Por muitos anos a psicologia, assim como a antropologia, tem operado em um estranho vácuo

intelectual. Os psicólogos não negam o passado evolucionário do animal humano, mas também não o levam em conta. Muita gente nessa área parece acreditar que, de alguma forma, a humanidade transcendeu a evolução".

A isso se soma a influência da academia nessas áreas assim chamadas "humanas" (psicologia inclusive). Boa parte do pensamento dominante ali é "de esquerda" e pressupõe que o "ser humano" seja aperfeiçoável de uma forma que não leva em conta sua história evolucionária. Exatamente como escreveu o colunista Tales de Alvarenga na revista *Veja* (21/12/2005):

"A universidade tende à esquerda. Pode-se comparar a ilusão política da esquerda a um impulso em direção ao primitivismo. O intelectual esquerdista acredita na pureza original do ser humano. Dispondo dessa matéria-prima intocada... [ ] pode-se construir uma sociedade livre de compulsões como a ganância, o egoísmo e a inveja. O esquerdista, mesmo que não tenha consciência desse fenômeno (e em geral não tem) imagina que o capitalismo é o pecado original da humanidade, aquele vício tenebroso que torna o homem incapaz de cooperar com seus semelhantes... Essa pastoral retro continua se esgueirando por aí, entre saudosistas da velha bússola marxista".

Continuamos apegados a discussões acadêmicas sobre se "as pessoas" são fundamentalmente boas ou não; se nascemos "bons" e é a sociedade que nos estraga ou não. Continuamos pregando uma modificação fundamental naquilo que as pessoas são para que os problemas da sociedade possam ser resolvidos. Nas empresas, continuamos acreditando que exortações à colaboração resolverão.

O que resolve é a mentalidade científica da gestão.

2

Gestão em Terapia Intensiva

Haggéas da Silveira Fernandes
Paulo Cesar Pereira de Souza

Introdução

O conceito de terapia intensiva surgiu no conflito da Crimeia, quando Florence Nightingale, em Scutari (Turquia), atendeu, junto a 38 enfermeiras, soldados britânicos seriamente feridos, agrupados e isolados em áreas com medidas preventivas para evitar infecções e epidemias, como disenteria e tétano. Desse modo, a redução de mortalidade foi marcante.

O objetivo principal de uma unidade de terapia intensiva (UTI) não mudou. Continua sendo o de manter uma estrutura capaz de fornecer suporte para pacientes graves, com potencial risco de morte. Entretanto, as atuais UTIs são vítimas da moderna Medicina.[1] O envelhecimento populacional, assim como os pacientes que sobrevivem a doenças previamente fatais tornam-se doentes crônicos e gravemente enfermos, é um desafio para o equilíbrio entre a oferta adequada de serviços e uso racional de recursos.

O sistema de gestão utilizado pela UTI deve ser sistêmico e respeitar fundamentos, como valorização de pessoas, visão estratégica, qualidade centrada no cliente, foco em resultados, comprometimento da alta administração, visão de futuro, valorização das pessoas, ação proativa e aprendizado contínuo.[2]

Conceitos básicos

Sistemas

Um sistema pode ser definido como um conjunto de partes interagentes e interdependentes que, conjuntamente, formam uma unidade com determinado objetivo e efetuam determinada função.[3] Os componentes básicos de um sistema são:

- Seus objetivos.
- As entradas, caracterizadas por material, informação e energia para operação ou processo, gerando determinadas saídas que devem estar em sintonia com os objetivos estabelecidos.
- O processo de transformação do sistema.
- As saídas do sistema, que correspondem aos resultados do processo de transformação.
- Controles e avaliações do sistema, principalmente para verificar se as saídas estão condizentes com os objetivos estabelecidos.
- Retroalimentação, ou reintrodução, de uma saída sob forma de informação.

Essas noções teóricas são fundamentais para compreender as complexas organizações hospitalares dos dias de hoje, que devem ser administradas segundo critérios absolutamente racionais.

Organização

Trata-se de funções administrativas, como, por exemplo, o planejamento da estratégia de uma empresa, mas também pode ser entendida como uma instituição, entidade ou empresa com responsabilidade, autoridade e relações definidas. Uma UTI pode ser uma organização com vida própria atrelada ao centro principal administrativo, que é o hospital.

Gestão

São atividades coordenadas para dirigir e controlar uma organização. Organização refere-se ao ato de reunir elementos em um todo metódico e funcional.[4] A gestão é a revisão contínua e a renovação dessa organização cuidadosamente reunida para enfrentar alterações. O gerenciamento vai além da implementação de normas e rotinas, controle de orçamento e organização de educação continuada. Envolve inovação, mudança e perseverança às resistências naturais do sistema.

Sistemas de gestão

São sistemas criados para estabelecer políticas para atingir os objetivos. O conhecimento básico dessas estruturas conceituais de gestão em negócios, recursos humanos, *marketing*, planejamento estratégico, sistema de informações, produção/operação e qualidade diferencia o médico comum de um líder capacitado para exercer o cargo de diretor de uma UTI.

Qualidade

Grau sob o qual um conjunto de características inerentes satisfaz a requisitos.[6]

Definir qualidade é uma tarefa difícil.[7] De qualquer forma, relaciona-se a adequação ao propósito, ausência de defeitos, conformidade com especificações, que todos os dias buscam-se na oferta de serviços em Medicina Intensiva.[8] Em decorrência de ações e documentos do Institute of Medicine, da Joint Commission on Accreditation of Healthcare Organizations e do National Quality Forum, existe atualmente uma busca pela melhor maneira de mensurar e implementar sistemas de aprimoramento de qualidade.

O modelo de Donabedian define três domínios em qualidade:

- Estrutura.
- Processo.
- Desfecho (evolução, resultado).

Apesar da variação do conceito de qualidade, algumas características devem ser observadas:[6]

- Foco no cliente.
- Foco na melhoria contínua da imagem da organização.
- Foco no envolvimento de todos no processo de melhoria.

Em 1999, o Institute of Medicine publicou *To Err is Human*,[9] que versa sobre a preocupação crescente com a qualidade e a segurança do paciente e o atendimento médico. Uma década após, a comunidade global de saúde ainda procura uma resposta definitiva para esse problema. Mais ainda, objetiva-se relacionar esse modelo de melhor prática, disseminado, não apenas restrito a uma ou outra instituição, promovendo uma medicina "enxuta", em que os custos sejam justificados pela possibilidade de desfecho positivo.[7]

A complexidade do atendimento faz das UTIs unidades de negócio que consomem muitos recursos e geram muitos gastos, refletindo o grande desafio universal da gestão moderna na área da saúde, que é: melhorar a qualidade do atendimento e reduzir, ou ao menos, conter seu crescente custo. Isto é, ser mais eficiente.[5]

Estratégia

No mundo coorporativo, a estratégia é o caminho escolhido para alcançar os objetivos da organização. A partir da década de 60 o conceito se popularizou, sendo usado conjuntamente com o planejamento. Alguns autores consideram estratégia como sua teoria para obter vantagens competitivas.[10] Numa UTI, o planejamento estratégico deve ser feito levando-se em consideração a estratégia global da instituição, com a missão e os objetivos harmoniosamente equilibrados entre ambos.

Gestão estratégica

A base da estratégia de gestão de um serviço complexo como uma UTI é o conhecimento, não só das exigências legais dos diversos órgãos e conselhos relacionados, mas também a garantia da assistência prestada.[11]

A estratégia é a base do modelo de gestão, proposto por Fernandes *et al.*,[7] em que, em conjunto com a qualidade, garante a sustentabilidade por meio do sucesso financeiro, satisfação do cliente, melhoria contínua, retenção de talentos, além de prevenir efeitos da atuação da equipe multidisciplinar no ambiente da UTI, principalmente no que se refere a profilaxia de infecções por germes multirresistentes e o aparecimento de úlceras de pressão, resultado do tratamento prolongado a que se submetem grande parte dos pacientes internados em ambiente de Terapia Intensiva.

Pena *et al.*[11] consideram a estrutura organizacional como o passo inicial do processo estratégico, tendo alguns princípios básicos:

- Enfoque multidisciplinar, com a liderança de um médico intensivista.
- Processo decisório compartilhado.
- Orientação da estratégia para o cliente.

Os benefícios desse enfoque incluem desde a integração dos diversos profissionais de saúde, até a maior eficiência e efetividade nas decisões clínicas. A equipe multidisciplinar tem condição de tomar decisões estratégicas com base em opiniões que exprimem as diferentes realidades profissionais, o que provoca impacto na melhoria do atendimento e na adequação do orçamento da unidade.

A utilização de visitas diárias, que envolvem uma equipe com vários profissionais voltados para a melhoria do atendimento do paciente, tem relação com a redução de mortalidade.[12]

A formulação do processo de estratégia é proveniente de uma análise situacional. O planejamento determina o caminho a ser seguido até se definirem resultados desejados e se conduzirem esforço para a concretização desses resultados por meio da gestão estratégica.

A primeira atividade do processo de planejamento estratégico consiste em refletir sobre a intenção estratégica da organização em torno de algumas questões centrais:[13]

- Missão: qual é o negócio da organização?
- Visão: como o negócio da organização será no futuro?
- Valores institucionais: o que é importante para a organização?
- *Stakeholders* ou públicos de interesse: a quem interessa chegar a esses resultados? Quem são os públicos estratégicos da organização?
- Proposta de valor: quais são os clientes e o que eles consideram valioso na organização, em seus produtos e serviços?
- Objetivos organizacionais: quais serão os resultados esperados da organização?

A estratégia leva em consideração a análise do ambiente externo e de suas oportunidades. Mudanças rápidas, profundas e descontínuas afetam pessoas, organização e sociedade, e são provocadas por vários agentes que, indiretamente, afetam o hospital e, consequentemente, sua UTI. Dados são levantados e classificados conforme sua relevância. Pela própria natureza da informação, é necessário que seu processamento ocorra em uma base contínua e esteja em constante evolução por meio de quatro etapas bem identificadas: rastreamento, monitoração, previsão e avaliação. Com isso, a organização identifica oportunidades e ameaças que surgem do ambiente analisado e que vão impactar no futuro. Esse estudo direcionado para uma UTI leva em consideração não só o ambiente do hospital, como também o macroambiente em que esse está inserido. Esses dados são importantes para a situação atual do setor, para a análise do eventual aumento do número de leitos e na capacitação de profissionais em um possível cenário de aumento do quadro de funcionários, tendo sempre indicadores concretos da situação demográfica, econômica, jurídica e política antes de qualquer decisão estratégica final.

A análise do ambiente interno ou relacional envolve o mapeamento das relações internas da organização, de onde são retirados os insumos e colocados seus produtos e serviços. Esse ambiente envolve um conjunto de fatores competitivos: a ameaça de novos entrantes, fornecedores e poder de barganha dos compradores, produtos substitutos e o grau de intensidade da rivalidade entre concorrentes.

Com base nessas variáveis, Porter[14] criou o chamado modelo das cinco forças para a análise estratégica da competição em qualquer setor produtivo. A avaliação pormenorizada mediante as forças competitivas permite a criação de um *checklist* onde o planejamento estratégico é definido.

Uma vez analisado o macro e microambiente, o gestor da estratégia volta-se para a compreensão da organização e de suas potencialidades. Avalia sua capacidade competitiva e diferenciações no mercado, recursos e competências, entende profundamente a arquitetura organizacional, mecanismos operacionais, detecta as barreiras verticais (níveis hierárquicos) e horizontais (nichos departamentais) e, por fim, gera processos por meio dos quais se atinge o resultado desejado. O foco em processos recebeu um grande impulso com a ISO 9000-2000, que define a gestão por processos como criação de dinâmica de melhoria contínua e permite ganhos significativos às organizações em termos de desempenho, eficiência, eficácia e custo. A identificação de competências essenciais capacita uma organização a desenvolver sua gestão mediante processos bem definidos. Segundo Prahalad,[15] a identificação de competências essenciais deve levar em consideração:

- Acesso a grande variedade de mercados.
- Deve representar a contribuição para os benefícios percebidos pelos clientes do produto final.
- Deve ser de difícil imitação para os concorrentes.

Gerar valor ao paciente, atingindo os objetivos da estratégia da UTI, só é possível por meio do controle estratégico. A implementação do desenvolvimento de modelos vencedores é uma tarefa desafiadora. Setenta porcento dos erros cometidos por presidentes de empresas foram resultados de má execução e não da estratégia em si.[16]

Não são poucos os exemplos, em Medicina Intensiva, de processos bem descritos ou mesmo protocolos para uso de modelos de melhor prática que não conseguem aderência no dia a dia de uma UTI, quer por falta de comunicação, falta de entendimento ou envolvimento de profissionais da equipe multidisciplinar.

Cabe ao gestor da UTI fazer a estratégia do setor acontecer. Vários modelos de implementação da estratégia são propostos para a promoção do controle estratégico.

O *Balanced Scorecard* (BSC), desenvolvido na década de 1990 por Kaplan e Norton com base no pensamento de que os métodos existentes de avaliação do desempenho empresarial estavam tornando-se ineficazes, foi aperfeiçoado posteriormente, conectando os *scorecards* (painéis indicadores) com a estratégia organizacional.

O BSC tem como conceito básico as relações causa/efeito entre vários indicadores de cada enfoque, o que permite a integração completa entre os indicadores qualitativos e quantitativos. As quatro perspectivas do BSC são:

- Finanças.
- Processos internos.
- Cliente.
- Aprendizagem/inovação.

A Figura 2.1 representa o modelo básico do BSC proposto por Kaplan e Norton.

Propusemos a utilização do BSC em unidades de terapia intensiva,[7] alinhando indicadores locais com metas institucionais, permitindo a monitoração compartilhada com diversos profissionais em reuniões frequentes, com revisão de indicadores, análise dos mesmos e sua relação com os objetivos traçados para a unidade. O mapa estratégico gerado define objetivos, medidas, iniciativas, prazos de implementação e execução, além da obtenção de resultados.

Gestão da qualidade

A gestão da qualidade representa uma série de atividades que incluem políticas e objetivos para planejamento, controle e garantia de melhoria contínua e sustentada.

Donabedian sustenta que o conceito de qualidade em saúde pode ser agrupado em sete atributos:[18]

- Eficácia.
- Efetividade.
- Eficiência.
- Otimização.
- Aceitabilidade da assistência.
- Legitimidade.
- Equidade.

O processo organizacional é o conjunto de atividades relacionado como o objetivo último de qualquer empresa: entregar um produto ou serviço para o cliente.

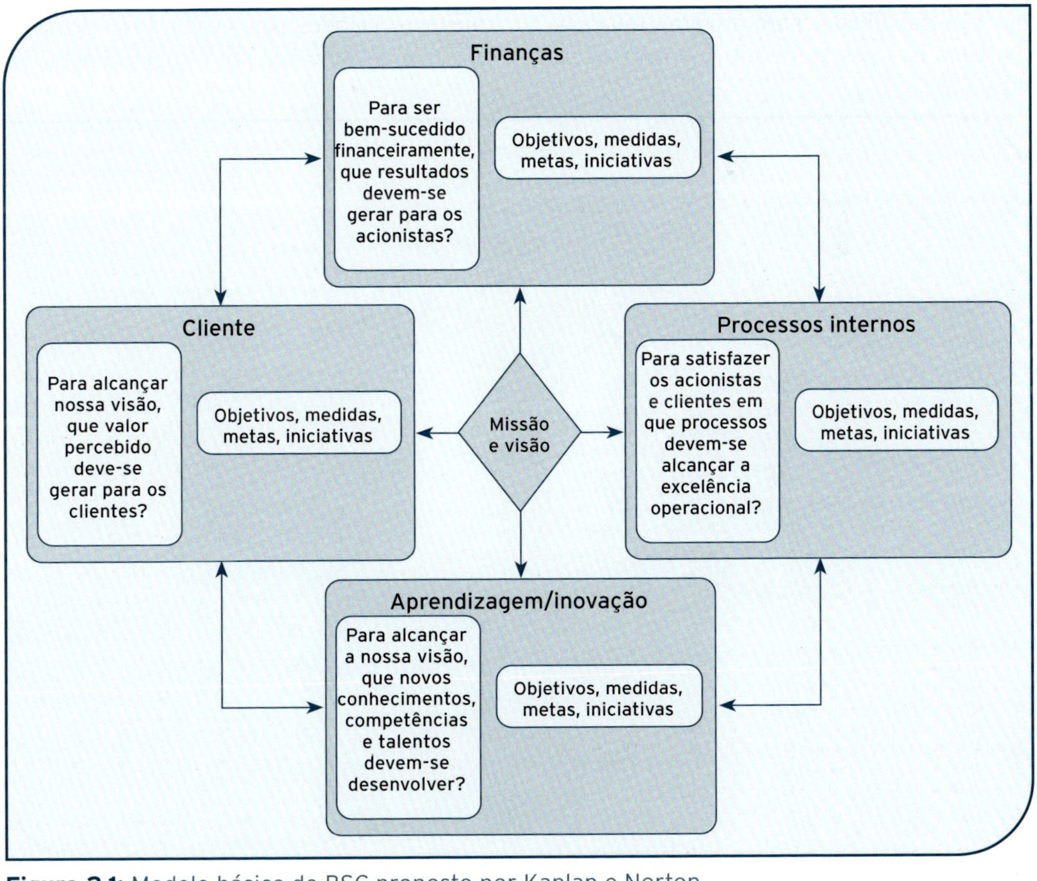

Figura 2.1: Modelo básico do BSC proposto por Kaplan e Norton.

Os hospitais são sistemas complexos, constituídos de diferentes áreas que interagem e servem de suporte ao atendimento de pacientes e clientes internos.[18] A UTI é um subsistema dentro do hospital, podendo ser considerado um dos setores de maior complexidade da organização. Apresenta-se como um cliente de várias áreas e presta serviços para médicos do corpo clínico e externos, centro cirúrgico, pronto atendimento, setores de internação incluindo maternidades, tendo como cliente externo mais importante o paciente, clínico e/ou cirúrgico. O mapeamento de processos torna-se fundamental na análise de valor gerada ao cliente.

Processos são tarefas organizadas de forma a tornarem-se interligadas, utilizando recursos da instituição para gerar resultados e objetivos definidos.

Todos os processos possuem entradas, que são trabalhadas para produzir uma saída. Uma boa gestão de processos assegura que essas saídas sejam o melhor resultado desejado ao menor custo. O reconhecimento da evolução de um processo poderá permitir sua remodelação e a manutenção de sua eficiência e eficácia.

Algumas ferramentas são citadas para aplicação na gestão da qualidade e avaliação periódica de processos. O ciclo PDCA (*plan-do-check-act*) gera etapas de planejamento da melhoria de um processo (Figura 2.2).

O ciclo PDCA é um instrumento de avaliação interna. O modelo de avaliação externa é normalmente proposto por uma organização especializada, formada por um grupo de profissionais que estabelecem um padrão a ser seguido, para atingir um melhor desempenho de gestão.

A acreditação hospitalar é caracterizada por uma visita realizada por técnicos especialmente preparados, para avaliação e orientação seguida de cobrança por estabelecimento de

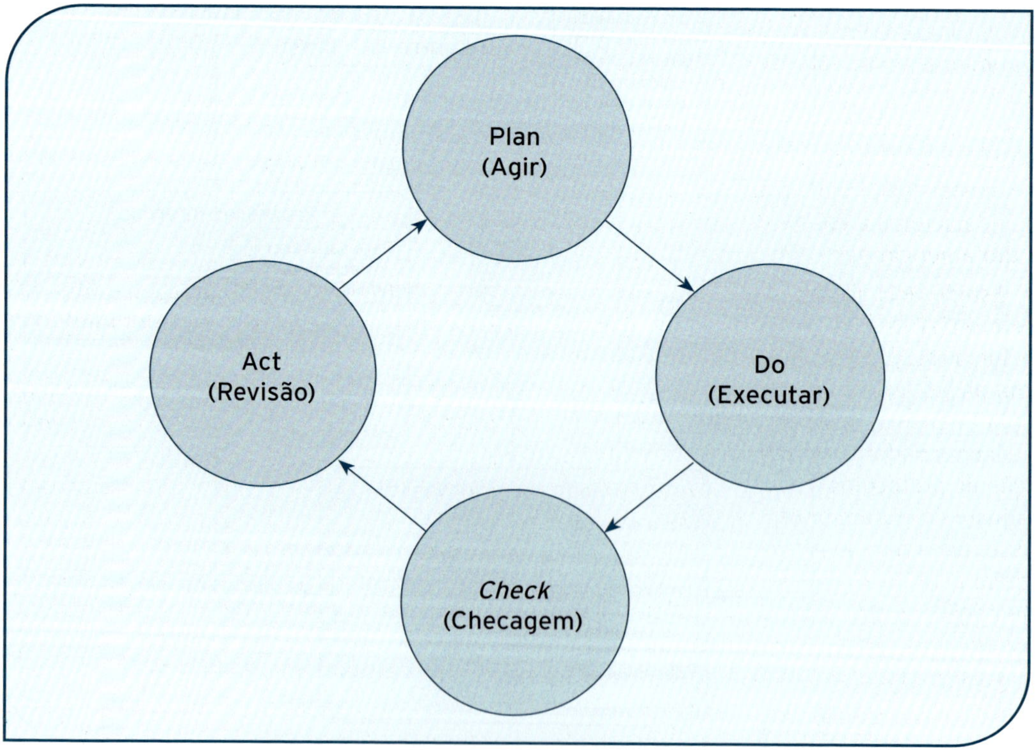

Figura 2.2: Etapas de planejamento da melhoria de um processo.

modelos de melhor prática nas diferentes áreas de um hospital.

Na UTI, a atenção é voltada para a prática clínica com base em evidências, observando a existência, execução e controle de protocolos assistenciais fundamentados em condutas mundialmente consagradas, voltadas para a prevenção de eventos adversos, profilaxia de infecções adquiridas em ambiente hospitalar, atendimento em áreas consolidadas como doenças isquêmicas do coração e abordagem do doente séptico.

A Organização Nacional de Acreditação (ONA) disponibiliza um manual, seguido por vários hospitais brasileiros, para o planejamento de ações futuras de melhoria.

O uso do manual para autoavaliação pode representar o primeiro passo em direção à obtenção do certificado de habilitação de organizações acreditadas.

Gestão de custos

Os custos com Terapia Intensiva continuam aumentando desde que foram calculados pela primeira vez nos anos 1970. Em 2005, nos Estados Unidos, foram estimados em U$ 81,7 bilhões, contabilizando 13,4% dos custos hospitalares, 4,1% dos gastos de saúde nacional e 0,66% do produto interno bruto americano.[19]

Estudos e conceitos para controle de custos em UTI foram amplamente divulgados. Incluem racionamento de recursos, cuidados com pacientes em outras áreas que não Terapia Intensiva, regionalização de cuidados, mudanças na força de trabalho da UTI, imposição de protocolos e pacotes de tratamento e ajuste de tratamentos clássicos.[20] Alguns desses programas mostraram algum benefício, porém geraram gastos inesperados. A documentação de custos também é difícil, uma vez que a transferência de valores de outros setores para a UTI também pode ocorrer, porque programas para seu controle podem ser tão caros que desequilibram essa busca. Além do que, comprovadamente algumas propostas até aqui existentes podem trazer prejuízos para a sociedade.[20]

A gestão voltada à redução de custos, sem busca de valor, é um modelo ultrapassado.[21] A análise do investimento em um paciente é complexa e envolve valores intangíveis. A pergunta "quanto custa uma vida?" pode soar como superficial e idealista, mas faz parte da vida real em UTIs. Se por um lado casos terminais necessitam de protocolos de cuidados paliativos, e isso não envolve apenas conforto e suporte clínico, mas também uma negociação amigável com familiares e até mesmo, quando possível, com o próprio paciente, os casos de trauma, infecções graves agudas e de coronariopatias são situações corriqueiras na prática da medicina intensiva, que necessitam de investimento pleno e, muitas vezes, bastante dispendioso.

O tratamento de um doente com choque séptico é complexo, pois envolve uma série de medidas terapêuticas e, muitas vezes, é seguido de um desfecho desfavorável. Talmor *et al.*[22] mostraram que a implementação de um protocolo para sepse resultou em redução de mortalidade absoluta de 9,1%. Esse protocolo foi responsável por um aumento do custo por paciente de U$8.800. Entretanto, a expectativa e a qualidade de vida medidas por indicadores estatísticos foi maior no grupo tratamento. Os autores concluíram que embora o protocolo não seja *cost-saving* (promova redução de custos), aparenta ter um custo efetivo e oferece qualidade de atendimento ao paciente.

O conceito de custo efetividade é o que melhor se aplica à área de medicina intensiva. As análises de custo efetividade têm por objetivo identificar a opção terapêutica que consegue obter o melhor resultado clínico por unidade monetária aplicada. O conceito de rendimento do processo (razão entre a quantidade de matéria-prima utilizada e a quantidade de produto final obtida) ajuda a entender melhor esse conceito. Seria desejável que todos os tratamentos fossem associados a menor custo e maior efetividade, porém nem sempre é possível. A opção por maior efetividade com maior custo pode ser necessária, principalmente se traz valor ao cliente.

A experiência descrita por Talmor *et al.*[22] mostra que a matemática dos custos em medicina intensiva requer atenção para outras tarefas que possam reduzi-los e não limitar tratamentos. Novamente, a medicina com base em evidências auxilia em doenças conhecidas com seus protocolos estabelecidos, reduzindo a variabilidade. A utilização de leitos em UTI pode ser racionalizada, promovendo-se redução do tempo de permanência para casos com resolução adequada, por meio de sistemas de controle de altas e critérios adequados de internação, sempre com a discussão do fluxo de pacientes sendo feita por equipe multidisciplinar. A decisão nunca deve ser de um médico apenas. Protocolos de prevenção de infecções relacionadas a cateteres e pneumonia associada à ventilação mecânica, uso racional de sedação e analgesia em UTI, acoplado a desmame ventilatório é o modelo de melhor prática e reduz o tempo de uso de ventilação mecânica e de internação em UTI.

Podemos então deduzir que, pacotes clínicos podem não conter custos (o exemplo do choque séptico), mas convivem num contexto maior, com outros protocolos estabelecidos que previnam complicações, determinam um tempo menor de ocupação de leitos e alta mais rápida para unidades de internação. Estamos, então, diante de uma proposta que agrega valor ao paciente, ao hospital, ao médico e a fonte pagadora. Em alguns locais isso já é realidade,[23] pelo menos para algumas situações corriqueiras da prática clínica.

Entretanto, na terapia intensiva atual, assim como na saúde como um todo, persistimos com o modelo de concorrência de soma zero. Vinte por cento das infecções tratadas são adquiridas em ambiente de UTI.[24] A utilização inadequada de antibióticos e suporte nutricional mal realizado são exemplos de fatores relacionados ao aumento significativo e alarmante de infecções por germes multirresistentes, o que não é acompanhado do aparecimento de novos fármacos antimicrobianos, e não há adesão a condutas e protocolos por partes dos médicos.[25] Muitas unidades continuam a manter seus pacientes com períodos longos de sedação e ventilação mecânica invasiva, causando vários efeitos deletérios. Discussões acadêmicas infindáveis, sem objetivos claros, são levadas em congressos da especialidade e a atenção para a implantação de modelos de melhor prática sempre é secundária.

O círculo vicioso se fecha, voltando-se ao raciocínio inicial onde é necessária reinvenção dos atores que fazem parte do processo. O médico deve mudar paradigmas que regem sua profissão. Os profissionais de apoio (p. ex., enfermeiros, fisioterapeutas, nutricionistas, farmacêuticos, fonoaudiólogos e psicólogos) devem entender que a partir de agora fazem parte de um grupo multidisciplinar, em que cada um tem seu papel, sua parcela de contribuição no valor atribuído ao paciente. Rastreabilidade, redução de variabilidade e diretrizes a serem seguidas são a nova realidade da medicina e, por conseguinte, da Terapia Intensiva.

Barreiras devem ser ultrapassadas e essa tarefa não é só do médico assistente, mas, principalmente, do gestor da UTI, capacitado para prover sua equipe de informação, quebrar a inércia provocada por anos de prática tradicional, avaliar problemas externos e resolvê-los, garantindo qualidade para o atendimento da equipe multidisciplinar.

Ao mesmo tempo, a remuneração adequada da equipe é fator fundamental para o sucesso do modelo. A utilização de profissionais especializados em medicina intensiva melhora os processos de cuidados ao paciente, aumenta a satisfação da equipe multidisciplinar, reduz complicações clínicas em UTI e diminui o tempo de internação hospitalar.[26] Modelos consagrados de gestão de recursos médicos em UTI já foram demonstrados[27] e têm total relação com redução de custos. Programas bem desenhados de pagamento por desempenho (*pay for performance* [P4P]), onde metas são estabelecidas, mensuradas e, se atingidas, recompensadas, podem ser alternativa à adequação ao modelo proposto de melhor prática. Incentivos associados como suporte a treinamentos e educação continuada, além de prêmios por inovações devem ser incentivados.[28]

Gestão da unidade de terapia intensiva: proposta do gerenciamento do ciclo de vida do produto

A prestação de serviços é sujeita a uma série de fatores que podem contribuir para o insucesso da empreitada. Falta de comunicação, dificuldade no manuseio de dados, diálogo pobre entre diferentes setores de direção e ausência de planejamento estratégico são apenas algumas das explicações que podemos achar nos diferentes serviços que necessitaram de mudanças, por conta de insatisfação do cliente e da falha na obtenção de resultados financeiros.

O planejamento deve ser contemplar as necessidades da organização e, consequentemente, da UTI, preferencialmente antes do início dos trabalhos. A análise jurídica, contábil, adequação da Unidade às normas e legislação vigente, discussão clara sobre o modelo de remuneração, missão, visão e valores do setor devem ser de conhecimento da equipe multidisciplinar.

Não existe hoje metodologia que faça essa abordagem ampla de gestão em unidades de terapia intensiva.

A busca por conhecimento em outras áreas do conhecimento humano pode gerar ideias que, adaptadas à gestão em saúde, suprem essa necessidade.

A análise de uma ferramenta administrativa que usa *softwares* para controle do ciclo de vida de um produto na área de engenharia de produção foi avaliada por Haggéas Fernandes *et al.* com o intuito de produzir um modelo de gestão global da prestação de serviços, do início até a sua maturidade, procurando sempre a inovação e a criatividade para estar à frente da concorrência.

Conclusão

Diante de um mercado restrito cuja expansão é progressiva, porém lenta, a inovação na gestão garante vantagem competitiva. É fato que modelos de implementação de serviços médicos na área de Terapia Intensiva são escassos na literatura. As sociedades da especialidade promovem a criação de protocolos com base em evidências clínicas para fins terapêuticos, pacotes de medidas visando a redução de mortalidade, conforto em situações de final de vida, competências para exercer a especialidade, mas não existe uma ferramenta que ajude um médico intensivista a avaliar a viabilidade de uma UTI como negócio para sua equipe, para o hospital na qual a unidade está inserida, ao mesmo tempo que preza pela excelência do serviço prestado, agregando valor ao cliente e, por consequência, ao acionista. Em outras palavras, como associar, de forma eficiente, o conhecimento científico, a medicina com base em evidências, a qualidade e a segurança de uma paciente crítico, com modelos de gestão de unidades de terapia intensiva?

Eis um desafio para a especialidade nos próximos anos. O treinamento da liderança em gestão, por meio de cursos de pós-graduação, aproximação da direção de uma unidade de terapia intensiva ao grupo gestor do hospital, incluindo a administração financeira, para o conhecimento e orientação quanto aos objetivos da instituição, é parte do planejamento.

A utilização de recursos de conhecimento a distância (e-UTIs) e treinamento com simulação realística constituem o desfecho ideal na administração vitoriosa de uma Unidade de Terapia Intensiva, custo efetiva.

Não existem soluções "mágicas ou milagrosas" para gerenciar um setor complexo e caro. Pelo contrário, um conjunto de medidas simples e efetivas pode ser a reposta para o futuro da terapia intensiva.

Referências bibliográficas

1. Amaral AC, Rubenfeld GD. The future of critical care. Curr Opin Crit Care. 2009 Aug;15(4):308-313.
2. Knobel E, Kuhl SD, Lopes RF *et al.* Organização e funcionamento das UTIs em: Condutas no Paciente Grave. 3 ed. São Paulo, Atheneu; 2006.
3. Oliveira J. Gestão sistêmica hospitalar: uma abordagem contextual em: Gestão Administrativa e Financeira de Organizações de Saúde. 1. ed. São Paulo: Atlas; 2009.
4. Higgins T, Steinbrug JS. Organização e Gerenciamento da Unidade de Tratamento Intensivo em: Terapia Intensiva. 6. ed. vol. 2. Rio de Janeiro: Guanabara Koogan, 2010. p. 1989-1995.
5. Bohmer R. Na linha de frente, a solução para a saúde. Harvard Bus Rev Brasil. 2010; 88: 34-41.
6. Sabará S. Gestão Organizacional e Estratégia da Qualidade em: Gestão por Processos. 2 ed. Rio de Janeiro: Qualitymark,2006. p. 23-44
7. Fernandes H, Pulzi Jr S, Costa Filho R. Qualidade em terapia intensiva. Rev. Bras. Clin Med. 2010; 8: 37-45.
8. Pronovost A, Rubenfeld G. Quality in Critical Care in: Patient Safety and Quality of Care in Intensive Care Medicine. 1st ed. MedizinischWissenschaftilicheVerlagsgesellschaft: Berlin:2009. p. 127-139.
9. Kohn LT, Corrigan JM, Donaldson MS. To err is human: building a safer health system. Institute of Medicine report. Washington DC: National Academies Press (US), 1999.
10. Drucker PF. The theory of business. Harvard Bus Rev. 1994; 75: 95-105.
11. Pena FPM, Branco M, Akamine N, et al. Gestão Estratégica em UTI. In: Knobel E. Condutas no Paciente Grave. 3. ed. São Paulo: Atheneu: 2006. p. 1953-1967.
12. Kim M, Barnato A, Angus D, et al. The effect of multidisciplinary care teams on Intensive Care Unit mortality. Arch Intern Med. 2010; 170(4): 369-376.
13. Chiavenato I, Sapiro A. Intenção estratégica. In: Chiavenato I, Sapiro A. Planejamento estratégico. 2. ed. São Paulo: Elsevier: 81-96, 2010.
14. Porter MA. Estratégia competitiva: Técnicas Para Análise de Indústrias e da Concorrência. Rio de Janeiro: GEN, 1986. p. 23.
15. Hamel G, Prahalad C. A Competência essencial da corporação In: Montgomery CA, Porter ME. Estratégia: a busca da vantagem competitiva. 6. ed. Rio de Janeiro: Campus, 1998. p. 302-305.
16. http://www.qualitymeasures.ahrq.gov/about/inclusion.aspx
17. Pena FP, Knobel E, Kuhl D, et al. Gestão de Qualidade em UTI em: Condutas no Paciente Grave. In: Knobel E. 3. ed. São Paulo: Atheneu,2006. p. 1937-1952.
18. Pedrosa T, Couto R. Mapeamento de processos. In: Couto R, Pedrosa TM. Hospital, Acreditação e Gestão em Saúde. 2. ed. Rio de Janeiro: Guanabara Koogan: 2007.
19. Halpern NA, Pastores SM. Critical care medicine in the United States 2000-2005: An analysis of bed numbers, occupancy rates, payer mix, and costs. Crit Care Med. 2010; 38: 65-71.
20. Halpern N. Can the costs of critical care be controlled? Curr Opin Crit Care. 2009; 15: 591-596.
21. Porter M, Teisberg E. Uma nova competição no setor de saúde. Harvard Bus Rev. 2004 Jun; 55-67.
22. Talmor D, Greenberg D, Howell M, et al. The costs and cost-effectiveness of an integrated sepsis treatment protocol. Crit Care Med. 2008; 36: 1168-1174.
23. Marra A, Cal RG, Silva C, et al. Successful prevention of ventilator-associated pneumonia in an intensive care setting. Am J Infect Control. 2009; 37: 619-625.
24. Petrosillo N, Capone A, Di Bella S, et al. Management of antibiotic resistance in the intensive care unit setting. Expert Rev Anti Infect Ther. 2010; 8: 289-302.
25. Cabana M, Rand C, Power N. Why don't physicians follow clinical practice guidelines? A framework for improvement. JAMA. 1999; 282: 1458-1465.
26. Gajic O, Afessa B, Hanson A. Effect of 24-hour mandatory versus on-demand critical care specialist presence on quality of care and family and provider satisfaction in the intensive care unit of a teaching hospital. Crit Care Med. 2008; 36: 36-44.
27. Pronovost P, Needham D, Waters H. Intensive care unit physician staffing: Financial modeling of the Leapfrog standard. Crit Care Med. 2004; 32: 1247-1253.
28. Egol A, Shander A, Kirkland L, et al. Pay for performance in critical care: An executive summary of the position paper by the Society of Critical Care Medicine. Crit Care Med. 2009; 37: 2625-2631.

3

Economia da Saúde Aplicada à Terapia Intensiva

Denizar Vianna

Introdução

Cada indivíduo está constantemente fazendo escolhas entre alternativas que competem. Escolhas envolvem *trade-offs*, isto é, optar por gastar mais em alguma coisa nos deixa com menos para gastar em outra. Os *trade-offs* são consequências da escassez e limitação dos recursos na sociedade. Ao fazer escolhas, as pessoas respondem a incentivos. Num contexto econômico, incentivos são benefícios (p. ex., mudança no modelo de remuneração) que motivam o tomador de decisão a fazer determinada opção. Para fazer as melhores escolhas precisamos ter acesso às informações e analisá-las. Por fim, essas escolhas determinarão a distribuição de riquezas e renda na sociedade.[1]

No mundo real, os recursos são escassos para atender a todas as demandas da sociedade, principalmente as necessidades de saúde. Esse panorama conflitante tem despertado o interesse da comunidade acadêmica na busca de soluções. A Economia da Saúde é uma área do conhecimento interdisciplinar que pode auxiliar médicos, gestores e formuladores de políticas de saúde na difícil tarefa de tomar decisões em ambiente de escassez de recursos.

Conceitos econômicos

Eficácia: atributo de uma intervenção que funciona em condições ideais, atingindo o máximo possível de benefício. A eficácia de um medicamento é mensurada, normalmente, na fase III dos ensaios clínicos, controlados, randomizados. Nessas condições o paciente é selecionado pela capacidade de aderir ao protocolo de tratamento e utiliza o medicamento de forma correta. Os médicos que participam do estudo são treinados para maximizar a adesão dos pacientes ao protocolo.

Efetividade: propriedade de uma intervenção que funciona no mundo real, isto é, na prática do dia a dia. Nessas condições, o paciente não está sob rígido controle para otimizar a aderência ao tratamento.

Eficiência: na teoria econômica, eficiência é a produção de um bem ou serviço com o menor custo possível. Na área da saúde, eficiência implica que as escolhas deverão ser feitas para obter o máximo de benefício dos recursos utilizados.

Conceitos da economia da saúde

A Economia da Saúde engloba alguns tipos específicos de estudos, entre eles o estudo do custo da doença e a análise econômica em saúde. A farmacoeconomia, por exemplo, é um tipo específico de análise econômica em saúde.

Estudo do custo da doença

O estudo do custo da doença representa um método econômico descritivo que, associado aos dados de prevalência, incidência, morbidade e mortalidade auxilia na mensuração do impacto para a sociedade decorrente de uma doença específica.

O estudo do custo da doença não é categorizado como análise econômica, pois não compara intervenções e não avalia desfechos em saúde. O objetivo é estimar a carga ou impacto de uma doença para priorizar alocação de recursos em políticas públicas de saúde, orientar fundos para pesquisa e identificar as doenças que mais comprometem o orçamento da saúde.

O estudo do custo da doença pode ser visualizado em duas dimensões: os possíveis pontos de vista desse estudo e os diferentes tipos de custo que devem ser observados. O ponto inicial da estimativa do custo da doença é definir a perspectiva do estudo. Os diferentes custos que incidem em decorrência de uma doença dependem da perspectiva do estudo. Existem potenciais conflitos de interesse entre os vários participantes do sistema de saúde: médicos, pacientes, operadoras de planos de saúde, governo e sociedade. Adota-se, sempre que possível, a perspectiva da sociedade, na qual todos os custos incorridos são computados, independente de quem financia. Por exemplo, na perspectiva do pagador (operadora de plano de saúde), o custo direto (hospitalização e honorários médicos) relacionado com a doença é mensurado, porém o custo indireto resultante da improdutividade e do absenteísmo não é computado, pois não é contemplado por esse pagador. Na perspectiva da sociedade, tanto custo direto quanto indireto possui importância na análise e, por este motivo, ambos são coletados e estimados.

Os custos específicos são identificados e calculados para o estudo do custo da doença. É importante diferenciar "custo" de "preço", assim como as distintas categorias. Custo é definido como os recursos físicos e humanos consumidos na provisão de um serviço ou produto. O preço é estabelecido pelo mercado, e inclui margem de lucro, mas não reflete o custo real para o fornecimento do serviço ou produto.

Custos diretos

Os custos diretos são aqueles diretamente resultantes das intervenções. Os custos diretos são divididos em médicos e não médicos. Exemplos de custos diretos médicos são: diárias hospitalares, exames complementares, medicamentos, próteses e órteses, e honorários médicos. Exemplos de custos diretos não médicos são: transporte do paciente ao hospital, honorários oriundos da contratação de um "cuidador" temporário para o período de convalescença do paciente.

Custos indiretos

Os custos indiretos, também chamados de custos sociais, resultam da perda de produtividade associada ao absenteísmo ou à mortalidade precoce. Exemplos de custos indiretos são: o referente à falta de produtividade de um trabalhador que se encontra internado ou em consulta ambulatorial, e o do acompanhante do paciente, temporariamente impedido de trabalhar.

Duas abordagens podem ser utilizadas para avaliar os custos diretos e indiretos de uma doença. A primeira é com base na prevalência, estimando os custos para um determinado período de tempo de todos os casos novos e antigos prevalentes na população em questão. Esse método é útil para a tomada de decisão em políticas de saúde, quando se faz necessário o conhecimento dos custos do tratamento de uma determinada doença para a sociedade. A segunda abordagem é com base na incidência, focalizando apenas nos custos associados aos da doença no período em estudo. Está indicada para avaliações de programas de prevenção a escolha entre duas ou mais alternativa de tratamento para se conhecer o padrão de utilização de recursos de uma doença.

Análise econômica em saúde

Definição: análise das opções de escolha na alocação dos recursos escassos destinados à área de saúde, entre alternativas que competem pelo seu uso.

Todas as formas de análise econômica envolvem tanto os *inputs* (uso de recursos) quanto o nível de *outputs* (benefícios de saúde) dos programas de saúde. Estas análises proporcionam a comparação entre as alternativas e facilitam o processo de escolha do uso apropriado dos recursos escassos.[2]

Tipos de análises econômicas em saúde

Os tipos de análises para auxílio na tomada de decisão são as análises de custo-efetividade, custo-benefício, custo-utilidade (*cost-utility)* e custo-minimização (Tabela 3.1).

Em todas as análises o numerador representa a quantidade de recursos envolvidos com a intervenção e o denominador uma medida do benefício, que define o tipo de análise.

Análise de custo-efetividade

A análise de custo-efetividade mensura o custo em unidades monetárias dividido por uma unidade não monetária, chamada unidade natural, por exemplo, anos de sobrevida após uma determinada intervenção em saúde. A análise de custo-efetividade (Tabela 3.2) é a melhor opção quando comparamos duas ou mais intervenções para um mesmo desfecho em saúde. A sua limitação é não permitir análise de intervenções para desfechos diferentes. Trata-se da análise econômica mais utilizada nos estudos em saúde pela melhor compreensão dos desfechos obtidos, por exemplo, anos de vida salvo ou eventos mórbidos evitados.

Além disso, permite estimar o custo por unidade de efetividade. Uma intervenção em saúde é dita custo-efetiva se produz um benefício clínico justificável para o seu custo.

A determinação do quanto de efetividade adicional justifica o custo extra é tomada

TABELA 3.1 — MÉTODOS PARA REALIZAÇÃO DE UMA ANÁLISE ECONÔMICA EM SAÚDE

Método	Custos diretos	Custos indiretos	Desfechos mensurados
Custo-efetividade	Sim	Frequentemente	Desfechos em saúde*
Custo-benefício	Sim	Sim	Dólares ou reais
Custo-utilidade	Sim	Ocasionalmente	Mensuração de preferências**
Custo-minimização	Sim	Ocasionalmente	Desfechos semelhantes em saúde

Fonte: adaptada de Meltzer, 2001.
*Exemplo de desfecho em saúde: "anos de vida salvo".
**Exemplo de mensuração de preferência (*utility*): *Quality-Adjusted Life Years* (QALY).

pela sociedade e depende de valores sociais e da disponibilidade de recursos. Embora a quantificação explícita do custo aceitável para determinada efetividade ("benefício clínico") seja difícil de definir, níveis de referência valiosos são as intervenções médicas que a sociedade escolhe implementar. A Organização Mundial da Saúde (OMS) recomenda o valor de três vezes o produto interno bruto (PIB) *per capita* do país onde a análise foi realizada como limite de custo-efetividade justificável para aquele contexto.[3]

A observação da matriz anteriormente divulgada identifica a alternativa que proporciona maior benefício com menor custo, chamada "dominante". Essa é a condição ideal, porém pouco frequente na prática médica. A condição mais comum de um novo tratamento é proporcionar maior efetividade, porém com maior custo. Essa é a situação em que a análise farmacoeconômica mais contribui, quantificando o benefício para cada unidade de custo, permitindo uma comparação entre alternativas de tratamento.

Análise de custo-benefício

Na análise de custo-benefício, todos os custos incorridos e os benefícios resultantes são expressos em unidades monetárias. A análise de custo-benefício pode ser utilizada para comparar tratamentos para diferentes indicações clínicas, ao contrário da análise de custo-efetividade. Ao final da análise, a intervenção onde o benefício é maior que o custo define uma alternativa vantajosa pela visão econômica.

Análise de custo-utilidade

A análise de custo-utilidade (*cost-utility analysis*) é uma forma especial de análise de custo-efetividade, na qual o custo por unidade de utilidade (unidade que está relacionada ao bem-estar do indivíduo) é calculado. Trata-se de análise que estima as preferências do indivíduo, contemplando um componente qualitativo para a tomada de decisão, ao contrário das demais categorias de análises, que são apenas quantitativas. As unidades mais comumente usadas QALY e *Disability-Adjusted Life Years* (DALY). Existem três métodos básicos para a obtenção dos valores de utilidade de um estado definido de saúde: a opinião de *experts*, valores usados em estudos prévios e questionários.[4]

Análise de custo-minimização

A análise de custo-minimização é um tipo especial de análise de custo-efetividade utilizada quando duas ou mais intervenções em saúde têm o mesmo desfecho. Caracteriza-se como método de comparação de custos entre alternativas de tratamento onde se assume

TABELA 3.2 — POSSÍVEIS RESULTADOS DA ANÁLISE DE CUSTO-EFETIVIDADE

		Custo	
		Maior	**Menor**
Efetividade	Maior	Avaliar RCEI*	Estratégia dominante
	Igual	Não recomendada	Recomendada
	Menor	Estratégia dominada	Necessidade de análise

*RCEI: razão de custo-efetividade incremental.

um efeito clínico equivalente entre as modalidades terapêuticas comparadas. O objetivo é identificar a forma menos dispendiosa de atingir o desfecho desejado.

Análise de impacto no orçamento

A análise econômica é uma ferramenta eficiente de alocação de recursos para os financiadores do sistema de saúde (públicos e privados), porém não é capaz de responder as questões específicas de financiamento para o objeto da análise. Por isso, além de maximizar a eficiência na alocação dos recursos, o financiador deverá analisar se a inclusão da nova terapêutica é compatível com o seu orçamento. Existem modelos econômicos específicos para análise de impacto no orçamento, onde o financiador (operadora de plano de saúde ou secretaria de saúde) estima a partir do número de pessoas beneficiadas, e da prevalência da doença em questão, qual será o comprometimento no seu orçamento. Essa análise permite complementar a tomada de decisão sobre a incorporação da nova terapêutica.

Etapas da análise econômica em saúde

As etapas para operacionalização da análise econômica em saúde exigem rotinas sistemáticas, similares aos rigorosos padrões da pesquisa clínica tradicional. A seguir é descrito o passo a passo da análise de custo-efetividade:

- 1º Avaliar o melhor desenho de estudo como premissa da análise.

O uso da metodologia de revisão sistemática da literatura é o ponto de partida para a qualidade e acurácia da análise de custo-efetividade. No cenário de análise comparativa entre medicamentos devemos utilizar as revisões sistemáticas de ensaios clínicos controlados randomizados, com cegamento como padrão-ouro da análise. A alternativa na ausência dos grandes *trials* é a utilização de metanálise que combina os resultados de estudos independentes para obter poder estatístico com a somatória de amostras e quantificação do tamanho do efeito terapêutico.

- 2º Definir a perspectiva (ponto de vista) da análise.

Os desfechos e os custos de se utilizar uma intervenção dependem da perspectiva da análise. Existem potenciais conflitos de interesse entre os vários participantes do sistema de saúde: médicos, pacientes, operadoras de planos de saúde, governo e sociedade. Adota-se, sempre que possível, a perspectiva da sociedade, na qual todos os custos e desfechos incorridos são computados, independente de quem financiou ou de quem se beneficiou de determinada intervenção. Por exemplo, na perspectiva do pagador (operadora de plano de saúde), o custo direto (hospitalização e honorários médicos) relacionado à intervenção é mensurado, porém o custo indireto resultante da improdutividade e absenteísmo não é computado, pois não é contemplado por esse pagador. Na perspectiva da sociedade, tanto o custo direto quanto o indireto possui importância na análise e, por este motivo, ambos são coletados e estimados.

- 3º Incluir todos os custos e desfechos relevantes.

Operacionaliza-se esta etapa pela revisão sistemática da literatura para definição das probabilidades de desfechos (melhor evidência disponível) e pela coleta, preferencialmente, de dados primários, de todos os custos para estimativa da utilização de recursos com valoração dos mesmos.

- 4º Definir a taxa de desconto (*discounting*).

Muitas análises ocorrem em diferentes momentos no horizonte de tempo do estudo. Para realizar comparação direta entre custos e desfechos em diferentes momentos no período de tempo estudado, é necessário realizar o chamado "desconto".

Desconto é a técnica que permite esta comparação. É particularmente importante em saúde, onde o custo pode ocorrer imediatamente enquanto o desfecho ocorre tardiamente, por exemplo, em programas preventivos como vacinação ou para tratamentos de doenças crônicas.

Trata-se da aplicação de uma taxa de desconto para obter o valor presente de todos os custos que acontecem em diferentes momentos no tempo. Os textos clássicos em Economia da Saúde e a diretriz da OMS abordam o racional para definição da taxa de desconto para análises de custo-efetividade em saúde. Os autores apresentam as divergências entre pesquisadores para definição da taxa de desconto mais adequada, inclusive que permita a comparabilidade entre análises realizadas em diferentes contextos. Com exceção do Washington Panel, que advoga taxas de desconto distintas para custos e efeitos na saúde (6% e 1,5%, respectivamente), há consenso entre os autores de que o caso-referência (*base case*) deve situar-se entre 3% e 5%, com análise de sensibilidade variando entre 0% e 7%. Esses valores são sugeridos também no Panel on Cost-Effectiveness in Health and Medicine,[5] porém a estimativa de taxas de desconto para países emergentes e países em outros estágios de desenvolvimento econômico ainda não está estabelecida, apesar da sugestão da OMS, ao qual sugere que situe-se acima das recomendações atuais.[6] As diretrizes metodológicas para estudos de avaliação econômica de tecnologias para o Ministério da Saúde recomendam 5%.[7] A fórmula a seguir é uma versão simplificada para se obter o valor presente dos custos futuros.

$$C_{at} = \frac{C}{(1+d)^a}$$

C_{at} = custo atual (valor presente)

C = custo futuro

d = taxa de desconto

a = período (anos)

Exemplo:

O valor atual de R$100 despendidos em dois anos a partir de agora seria (com taxa de desconto de 5%):

R$100 ÷ $(1+ 0{,}05)^2$= R$ 91

- 5º Estimar a razão de custo-efetividade.

A etapa seguinte é a comparação entre a diferença dos custos (no numerador) entre as alternativas analisadas, divididas pela diferença da efetividade (no denominador) obtida com as alternativas analisadas. Com essa operação obtemos a razão de custo-efetividade da intervenção e a possibilidade de mensurar o benefício para cada unidade de custo. Podemos comparar duas intervenções subtraindo o custo da intervenção "A" pelo custo da intervenção "B", dividido pela efetividade "A" menos a efetividade "B". O resultado demonstrará a razão de custo-efetividade incremental (RCEI) da alternativa "A" em comparação a alternativa "B".

Interpretação dos resultados da análise de custo-efetividade: Existem alguns resultados possíveis para análise de custo-efetividade na comparação entre duas tecnologias.

Primeiro cenário: o novo tratamento, quando comparado ao tratamento existente, apresenta custo menor com maior efetividade (chamado de cenário dominante, ou *cost saving* na literatura inglesa); nessa condição, o novo tratamento deve ser incorporado.

Segundo cenário: o novo tratamento tem custo maior, mas apresenta menor efetividade (chamado cenário dominado); nessa condição, o novo tratamento deve ser descartado.

Terceiro cenário: o novo tratamento proporciona custo maior, porém com maior efetividade; nessa condição deve-se analisar a razão de custo-efetividade incremental (RCEI) para avaliar se o novo tratamento é custo-efetivo, isto é, apresenta um custo incremental que se justifica pelo benefício de saúde que proporciona.

- 6º Realizar análise de sensibilidade

É o processo de testar a estabilidade da conclusão do estudo por meio da variação de algumas premissas (p. ex., incidência da doença, capacidade instalada de leitos, percentual de cobertura de imunização da população, custo da vacina etc.). Caso ao término da realização de uma análise de sensibilidade os resultados quantitativos do estudo sejam insensíveis às alterações ensaiadas, afirma-se que as conclusões da análise são robustas. A análise de sensibilidade é muito importante na avaliação de fenômenos que se podem caracterizar por um comportamento probabilístico. A ideia é conseguir formar uma amostra significativa do comportamento de um sistema pelo sorteio de situações e respectiva análise, a fim de se avaliar o valor médio dos resultados e deduzir o comportamento global do sistema a partir do comportamento da amostra. Os eventos no tempo para cada paciente são obtidos pela geração de números randômicos em programas computacionais específicos (p. ex., Simulação de Monte Carlo). Com essa análise podemos definir o intervalo de confiança do estudo.

Aspectos econômicos da organização e gestão da UTI

A terapia intensiva é um componente da linha de cuidado dos pacientes de alto custo nos países desenvolvidos.[8] Uma estimativa nos Estados Unidos da América (EUA) é de que 2% da população receba cuidados intensivos todos os anos[9] e, em geral, a porcentagem de pacientes que recebem cuidados intensivos antes de morrer está aumentando.[10,11] As projeções da necessidade de ventilação mecânica indicam um crescimento exponencial nos próximos anos devido ao envelhecimento da população.[12] Esse aumento na necessidade de ventilação mecânica está associado ao aumento dos custos dos cuidados intensivos.[13,14] Grande parte do foco da terapia intensiva está em melhorias na tecnologia para suporte de órgãos e ressuscitação, no entanto cuidados de saúde de qualidade também envolvem organização adequada de recursos, com potencial para impactar tanto os resultados dos pacientes quanto os custos dos cuidados prestados. É provável que essas considerações econômicas se tornem cada vez mais importantes à medida que a demanda por cuidados intensivos aumente diante dos recursos limitados.

As questões econômicas de organizar a prestação de cuidados intensivos pode se concentrar na gestão de recursos humanos e custos operacionais dentro de uma própria UTI, ou no uso de recursos de UTI dentro de um sistema de saúde. Este capítulo se concentrará na primeira perspectiva, enfatizando questões relacionadas com a alocação ideal do capital humano e as consequências econômicas das diferentes escolhas de pessoal.[15]

Perspectiva em relação aos custos – Os custos de prestação de cuidados intensivos podem ser considerados em horizontes de tempo de curto e longo prazos e são incorridos em graus variados por pacientes, hospitais, seguradoras, governo e a sociedade como um todo. Assim, a primeira pergunta a ser feita ao avaliar o impacto econômico de qualquer mudança organizacional que afete a UTI é qual parte realmente arca com uma mudança de custo.[16] Neste capítulo, vamos nos concentrar principalmente nas potenciais implicações econômicas da organização e gestão das escolhas do ponto de vista do hospital, como prestador de cuidados de saúde.

Custos fixos *versus* custos variáveis na UTI – Os custos hospitalares são compostos por custos fixos e custos variáveis. Em resumo, os custos fixos permanecem constantes e independem de pequenas variações no número de pacientes atendidos no hospital. Geralmente, eles refletem os custos operacionais necessários para fornecer cuidados.[17] Exemplos de custos fixos na UTI incluem os salários dos funcionários, o dinheiro pago para comprar ventiladores mecânicos e a manutenção necessária no prédio. Custos variáveis são os custos hospitalares associados ao atendimento de pacientes individuais e irão flutuar com o volume de pacientes. Exemplos de custos variáveis são os custos de medicamentos específicos que o paciente recebe ou o custo de um cateter venoso central adicional inserido.[18] A maioria dos custos associados aos cuidados no hospital é de custos fixos, frequentemente estimados em mais de 80% dos custos totais.[19] Independentemente dos leitos do hospital (ou UTI) estarem ocupados ou não, o hospital continua a pagar os custos fixos do atendimento e, portanto a maior parte das reduções de custos associadas a qualquer mudança no sistema será pequena devido apenas a mudanças nos custos variáveis.

As questões econômicas da terapia intensiva sob a perspectiva do hospital também dependem de como um hospital é reembolsado pelo sistema de saúde.[20] Por exemplo, em um tipo de sistema de pagamento, um hospital recebe uma determinada quantia pelo atendimento de todos os pacientes, independentemente do número que são efetivamente admitidos. Outra opção é um nível fixo de reembolso ao hospital para cuidar de cada paciente internado com um diagnóstico ou procedimento cirúrgico específico. Nessas situações, os componentes reais do tratamento fornecidos a um paciente individual não são reembolsados separadamente, mas o hospital recebe um valor fixo com base nos custos esperados. Em um modelo de *per diem*, o hospital recebe uma quantia adicional para cada dia que um paciente permanece internado. Os hospitais também podem ser pagos usando um modelo de taxa por serviço, recebendo uma quantia por cada exame, procedimento, medicamento etc., configurando um pagamento adicional fornecido a cada paciente. Dentro de cada um desses esquemas de pagamento há oportunidades para o hospital mudar o sistema para maximizar a receita. Neste capítulo foi considerado, principalmente, os custos reais de fornecer tratamento ao discutir estratégias para reduzir os custos totais, em vez de estratégias para melhorar as perspectivas econômicas do hospital com base em diferentes esquemas de pagamento.

Custos dentro da UTI

Diminuição do tempo de internação – Muitos estudos em terapia intensiva objetivam reduções no tempo de internação na UTI e igualam esse resultado a uma "economia de custos". Na realidade, grandes economias de custos só serão realizadas se as reduções no tempo de internação na UTI resultarem em um número reduzido de internações, total de internações e consequente redução do número de leitos de UTI e custos fixos assistenciais.[21] Além disso, deve-se estar ciente do conceito de "mudança de custo", no qual reduções de custos em uma área são acompanhadas por aumentos de custos em outras áreas, a fim de atender às necessidades clínicas. Na maioria das situações, a economia de custo real associada à diminuição do tempo de internação na UTI compreende, portanto, apenas uma pequena fração dos custos totais.

Por outro lado, se normalmente houver alta demanda por recursos de UTI (e o número absoluto de pacientes na UTI permanecer relativamente constante), reduzir o tempo de permanência na UTI pode, paradoxalmente, aumentar os custos variáveis, porque pacientes de maior gravidade que requerem tratamentos mais intensivos e de alto custo substituem os pacientes de menor gravidade que recebem alta.[22] Além disso, o efeito econômico geral de acomodar um paciente adicional na UTI pode ser diferente, dependendo do tipo de UTI e do tipo de paciente. Por exemplo, se qualquer diminuição no tempo de internação de um paciente na UTI ajuda a evitar o cancelamento de uma cirurgia eletiva, como a revascularização do miocárdio para outro paciente, o custo econômico real do impacto no hospital pode ser diferente da internação de um paciente adicional com pneumonia, mas também dependerá de como o hospital é reembolsado, conforme descrito anteriormente. Neste capítulo serão abordados os aspectos organizacionais específicos da UTI, focando nos custos reais incorridos com a prestação de cuidados diretos e, sempre que possível, evitar as inferências com base nas implicações econômicas da redução do tempo de internação na UTI. No entanto, é desejável as intervenções que diminuem o tempo de internação na UTI pela maior rotatividade e disponibilidade de leito.

Recursos humanos – Os maiores custos fixos de uma UTI são os salários dos trabalhadores, que representam mais de 50% dos custos fixos para todos os pacientes hospitalizados nos EUA[23] e 33% a 69% dos custos totais da UTI em outros países.[24-31] Os padrões de pessoal na UTI variam acentuadamente entre as UTIs e entre os sistemas de saúde, com variações na especialidade dos médicos, na proporção de enfermeiros por paciente e na presença de outros profissionais de saúde na equipe. No entanto, a grande proporção de custos na UTI assumida pela remuneração de sua equipe parece ser relativamente consistente em muitos países, apesar dos diferentes padrões de pessoal e sistemas de saúde.

Enfermagem – Os enfermeiros são um componente integral, se não o mais vital, de todas as equipes de UTI, mas, talvez paradoxalmente, a proporção de profissionais de enfermagem para paciente e outras questões relacionadas à prestação de cuidados de enfermagem em UTI diferem de país para país, de região para região, podendo até diferir entre as UTIs de um determinado hospital. Estudos conduzidos fora da UTI mostraram que proporções mais altas de enfermeiros para pacientes e equipes de enfermagem mais bem treinadas estão associadas a menos eventos adversos[32] e possivelmente à diminuição da mortalidade hospitalar.[33] Poucos dados estão disponíveis para informar a proporção enfermeiro-paciente mais econômica em uma UTI, embora alguns estudos tenham sugerido que proporções mais altas de enfermagem diminuem as taxas de eventos adversos e levam a melhores resultados para os pacientes.[34,35] Obviamente, manter uma proporção maior de enfermeiros por paciente aumenta os custos fixos de cuidados intensivos e representa uma grande barreira para fornecer enfermagem individual na maioria das UTIs. Também é possível que a economia associada à redução de eventos adversos para os pacientes possa compensar os custos fixos mais altos com taxas de enfermagem mais altas, mas essa possibilidade permanece especulativa. Algumas UTIs adotaram um sistema "flexível" que agenda flexivelmente os enfermeiros com base na carga de trabalho prevista na unidade naquele momento, em vez de dimensionar pessoal com base no número de pacientes internados. Essa estrutura pode ser financeiramente benéfica para o hospital e também pode melhorar a satisfação da enfermagem ao adequar a equipe às demandas de carga de trabalho,[36] no entanto esse modelo também pode resultar em horários de trabalho e salários imprevisíveis para enfermeiros individualmente.

Intensivistas – Muita atenção é dada ao papel dos intensivistas no tratamento de pacientes gravemente enfermos, particularmente nos Estados Unidos, onde há uma mistura de sistemas de pessoal com apenas aproximadamente um terço das UTIs cobertas por intensivistas.[37] No geral, a maioria dos estudos demonstra que a equipe intensivista na UTI melhora os resultados clínicos, e tanto o American College of Critical Care quanto a Society of Critical Care Medicine recomendam a cobertura do intensivista.[38] No entanto, esses estudos têm variado na definição de uma UTI "fechada" ou "aberta" e no número de horas de cobertura intensivista, sendo prejudicados por possíveis vieses de seleção associados a quais pacientes receberam cobertura intensivista, bem como outros fatores, como o tipo de UTI, equipe concomitante, padrões e cultura de UTI.[39,40] Poucos estudos consideraram o custo-efetividade da equipe intensivista. Uma simulação de implementação intensivista demonstrou economia de custos (para o hospital), dependendo do tamanho da UTI, mas envolveu grandes suposições para tirar conclusões sobre o impacto dos intensivistas no sistema hospitalar como um todo.[41]

Equipes multidisciplinares – Os membros não médicos da equipe têm um grande papel na UTI.[42,43] Os dados sugerem que as equipes multidisciplinares podem potencialmente reduzir a mortalidade[44] e o tempo de permanência dos pacientes na UTI,[45] no entanto, ampliar a adesão da equipe multidisciplinar, principalmente dos profissionais da saúde não enfermeiros, também pode aumentar os custos fixos em uma UTI.

Padronização da prática assistencial – As tecnologias de saúde na UTI, como ventiladores mecânicos, cateteres de artéria pulmonar e outros dispositivos de monitoramento podem representar custos fixos ou variáveis. Muitas dessas tecnologias de UTI têm uma base de evidências limitada que suporta seu uso e podem ser considerados alvos de estratégias de redução de custos. Foi demonstrado que o uso da tecnologia de terapia intensiva varia amplamente entre diferentes intensivistas que trabalham na mesma UTI, sem variação perceptível nos resultados dos pacientes. Em um estudo, os custos diários discricionários de cuidados variaram em 43% entre diferentes intensivistas, com uma diferença média de US$ 1.003 por internação e sem diferenças no tempo de internação na UTI ou mortalidade hospitalar.[46] A redução do uso de tecnologia e equipamentos que não estão associados a melhores desfechos para os pacientes provavelmente diminuirá os custos,[47] mas pode demorar a ocorrer se os médicos considerarem que isso é parte integrante dos cuidados na UTI. Um exemplo recente de mudança na prática é o uso de cateteres de artéria pulmonar; depois que vários estudos falharam em demonstrar qualquer benefício clínico associado ao seu uso sistemático em diferentes populações de UTI, a frequência de inserção caiu drasticamente nos Estados Unidos.[48]

A padronização das abordagens de tratamento e o uso de protocolos para ajudar a organizar os cuidados na UTI podem ajudar a reduzir o uso de tratamentos não comprovados e de alto custo (ou pelo menos garantir que sejam usados apenas em situações que são apoiadas por fortes níveis de evidência) e também podem levar a aumento do uso de terapias com base em evidências e melhores resultados para os pacientes. Existem muitas maneiras de abordar a padronização dos cuidados, que incluem a adição de equipe multidisciplinar, a implementação de listas de verificação,[49] solicitação e uso de lembretes clínicos[50] e adoção de protocolos clínicos e "pacotes" de tratamento.[51] Algumas dessas opções foram examinadas como componentes individuais (como listas de verificação[52]) e outras como "pacotes" de cuidados a serem prestados em conjunto.[53] A combinação de listas de verificação nas rodadas com um *prompter* para garantir que os elementos da lista de verificação foram abordados foi associada em um estudo de centro único com uma diminuição na mortalidade e no tempo de internação na UTI, diminuindo potencialmente os custos variáveis associados ao cuidado.[54] No entanto, os custos fixos de exigir pessoal adicional para atuar como *prompter* pode compensar o benefício econômico potencial desta intervenção.

Conclusão

A UTI é um sistema complexo e as implicações econômicas da alteração dos padrões de atendimento na UTI podem ser difíceis de desvendar. Embora o impacto clínico de muitos aspectos da organização e do gerenciamento tenha sido estudado na UTI, poucos estudos examinaram especificamente a economia da implementação de mudanças organizacionais e gerenciais. Menos ainda, reconheceram os muitos interesses econômicos concorrentes do paciente, do hospital, do pagador e da sociedade. Parece, no entanto, que para certos aspectos da organização da UTI (p. ex., a inclusão de um farmacêutico em uma equipe multidisciplinar da UTI) pode haver um alinhamento de metas clínicas e financeiras para todas as partes. Com o aumento contínuo dos custos de saúde, há uma grande necessidade de mais estudos focados na economia para informar a melhor organização da UTI. Idealmente, esses estudos não devem focar apenas na redução do tempo de internação na UTI, mas devem se esforçar para medir os verdadeiros custos do cuidado dentro de um determinado sistema de saúde.

Referências bibliográficas

1. Stiglitz JE, Walsh CE. Teoria Econômica e Nova Economia. In: Stiglitz JE, Walsh CE; Introdução à microeconomia. 3. ed. Rio de Janeiro: Campus; 2003. p. 8-13.
2. Kobelt G. Health Economics: An Introduction to Economic Evaluation. 2. ed. London: Office of Health Economics, 2002.
3. WHO commission on macroeconomics and health: investing in health for economic development. Report of the commission on macroeconomics and health. Geneva: World Health Organization, 2001.
4. Subak LL. Análise de Custo-efetividade. In: Friedland DJ. Medicina Baseada em Evidências - Uma Estrutura para a Prática Clínica. Rio de Janeiro: Guanabara Koogan; 2001.
5. Drummond M, McGuire A. Economic Evaluation in Health Care. Merging theory with practice. New York: Oxford University Press, 1996. p. 236-255.
6. Tan-Torres ET, Baltussen R, Adam T, Hutubessy R, Acharya A, Evans DB, et al. Guide to Cost-Effectiveness Analysis. World Health Organization: Geneva, 2003. p. 67-72.
7. Vianna CMM, Caetano R. Diretrizes metodológicas para estudos de avaliação econômica de tecnologias para o Ministério da Saúde. Disponível em: http://portal.saude.gov.br/portal/arquivos/pdf/diretrizes_metodologias_ave.pdf. Acesso em outubro de 2009.
8. Wunsch H, Angus DC, Harrison DA, et al. Variation in critical care services across North America and Western Europe. Crit Care Med. 2008; 36(10): 2787-2789.
9. Kersten A, Milbrandt EB, Rahim MT, et al. How big is Critical Care in the U.S.? Crit Care Med. 2003; 31(Suppl): A8.
10. Barnato AE, McClellan MB, Kagay CR, Garber AM. Trends in inpatient treatment intensity among Medicare beneficiaries at the end of life. Health Serv Res. 2004; 39(2): 363-375.
11. Angus DC, Barnato AE, Linde-Zwirble WT, et al. Use of intensive care at the end of life in the United States: an epidemiologic study. Crit Care Med. 2004; 32(3): 638-643.
12. Carson SS, Cox CE, Holmes GM, Howard A, Carey TS. The changing epidemiology of mechanical ventilation: a population-based study. J Intensive Care Med. 2006; 21(3):173-182.
13. Fisher ES, Bynum JP, Skinner JS. Slowing the growth of health care costs -lessons from regional variation. N Engl J Med. 2009; 360(9): 849-852.
14. Sutherland JM, Fisher ES, Skinner JS. Getting past denial - the high cost of health care in the United States. N Engl J Med. 2009; 361(13): 1227-1230.
15. Wunsch H, Gershengorn H, Scales DC. Economics of ICU organization and management. Crit Care Clin. 2012 Jan; 28(1): 25-37.
16. Kahn JM. Understanding economic outcomes in critical care. Curr Opin Crit Care. 2006; 12(5): 399-404.
17. Roberts RR, Frutos PW, Ciavarella GG, et al. Distribution of variable vs fixed costs of hospital care. JAMA. 1999; 281(7): 644-649.
18. Rossi C, Simini B, Brazzi L, et al. Variable costs of ICU patients: a multicenter prospective study. Intensive Care Med. 2006; 32(4): 545-552.
19. Roberts RR, Frutos PW, Ciavarella GG, et al. Distribution of variable vs fixed costs of hospital care. JAMA. 1999; 281(7): 644-649.
20. Kahn JM. Understanding economic outcomes in critical care. Curr Opin Crit Care. 2006; 12(5): 399-404.
21. Luce JM, Rubenfeld GD. Can health care costs be reduced by limiting intensive care at the end of life? Am J Respir Crit Care Med. 2002; 165(6): 750-754.
22. Kahn JM, Rubenfeld GD, Rohrbach J, Fuchs BD. Cost savings attributable to reductions in intensive care unit length of stay for mechanically ventilated patients. Med Care. 2008; 46(12): 1226-1233.
23. Roberts RR, Frutos PW, Ciavarella GG, et al. Distribution of variable vs fixed costs of hospital care. JAMA. 1999; 281(7): 644-649.
24. Noseworthy TW, Konopad E, Shustack A, Johnston R, Grace M. Cost accounting of adult intensive care: methods and human and capital inputs. Crit Care Med. 1996; 24(7): 1168-1172.
25. Dickie H, Vedio A, Dundas R, Treacher DF, Leach RM. Relationship between TISS and ICU cost. Intensive care medicine. 1998; 24(10): 1009-1017.
26. Rechner IJ, Lipman J. The costs of caring for patients in a tertiary referral Australian Intensive Care Unit. Anaesthesia and intensive care. 2005; 33(4): 477.
27. Moran JL, Peisach AR, Solomon PJ, et al. Cost calculation and prediction in adult intensive care: a ground-up utilization study. Anaesthesia and intensive care. 2004; 32(6):787–797.

28. Tan SS, Hakkaart-van Roijen L, Al MJ, et al. Review of A Large Clinical Series: A Microcosting Study of Intensive Care Unit Stay in the Netherlands. Journal of intensive care medicine. 2008; 23(4): 250-257.
29. Graf J, Graf C, Janssens U. Analysis of resource use and cost-generating factors in a German medical intensive care unit employing the Therapeutic Intervention Scoring System (TISS-28). Intensive care medicine. 2002; 28(3): 324-331.
30. Moerer O, Plock E, Mgbor U, et al. A German national prevalence study on the cost of intensive care: an evaluation from 51 intensive care units. Critical care. 2007; 11(3): R69.
31. Martin J, Neurohr C, Bauer M, Weiss M, Schleppers A. Cost of intensive care in a German hospital: cost-unit accounting based on the InEK matrix. Anaesthesist. 2008; 57(5): 505-512.
32. Heinz D. Hospital nurse staffing and patient outcomes: A review of current literature. Dimensions of Critical Care Nursing. 2004; 23(1): 44.
33. Needleman J, Buerhaus P, Pankratz VS, et al. Nurse staffing and inpatient hospital mortality. N Engl J Med. 2011; 364(11): 1037-1045.
34. Amaravadi RK, Dimick JB, Pronovost PJ, Lipsett PA. ICU nurse-to-patient ratio is associated with complications and resource use after esophagectomy. Intensive Care Med. 2000; 26(12): 1857-1862.
35. Binnekade JM, Vroom MB, de Mol BA, et al. The quality of intensive care nursing before, during, and after the introduction of nurses without ICU-training. Heart & lung. 2003; 32(3): 190-196.
36. Cho SH, June KJ, Kim YM, et al. Nurse staffing, quality of nursing care and nurse job outcomes in intensive care units. Journal of clinical nursing. 2009; 18(12): 1729-1737.
37. Angus DC, Shorr AF, White A, et al. Critical care delivery in the United States: distribution of services and compliance with Leapfrog recommendations. Crit Care Med. 2006; 34(4): 1016-1024.
38. Haupt MT, Bekes CE, Brilli RJ, et al. Guidelines on critical care services and personnel: Recommendations based on a system of categorization of three levels of care. Critical Care Medicine. 2003; 31(11): 2677-2683.
39. Levy MM, Rapoport J, Lemeshow S, wt al. Association between critical care physician management and patient mortality in the intensive care unit. Ann Intern Med. 2008; 148(11): 801-809.
40. Pronovost PJ, Jenckes MW, Dorman T, et al. Organizational characteristics of intensive care units related to outcomes of abdominal aortic surgery. JAMA. 1999; 281(14): 1310-1317.
41. Pronovost PJ, Needham DM, Waters H, et al. Intensive care unit physician staffing: financial modeling of the Leapfrog standard. Crit Care Med. 2006; 34(3 Suppl): S18-S24.
42. Curtis JR, Cook DJ, Wall RJ, et al. Intensive care unit quality improvement: A "how-to" guide for the interdisciplinary team*. Critical Care Medicine. 2006; 34(1): 211-218.
43. Nguyen YL, Wunsch H, Angus DC. Critical care: the impact of organization and management on outcomes. Current opinion in critical care. 2010; 16(5): 487-492.
44. Kim MM, Barnato AE, Angus DC, Fleisher LA, Kahn JM. The effect of multidisciplinary care teams on intensive care unit mortality. Arch Intern Med. 2010; 170(4): 369-376.
45. Smyrnios NA, Connolly A, Wilson MM, et al. Effects of a multifaceted, multidisciplinary, hospital-wide quality improvement program on weaning from mechanical ventilation. Crit Care Med. 2002; 30(6): 1224-1230.
46. Garland A, Shaman Z, Baron J, et al. Physician-attributable differences in intensive care unit costs: a single-center study. Am J Respir Crit Care Med. 2006; 174(11): 1206-1210.
47. Scales DC, Laupacis A. Health technology assessment in critical care. Intensive care medicine. 2007; 33(12): 2183-2191.
48. Wiener RS, Welch HG. Trends in the use of the pulmonary artery catheter in the United States, 1993-2004. JAMA. 2007; 298(4): 423-429.
49. Pronovost P, Needham D, Berenholtz S, et al. An intervention to decrease catheter-related bloodstream infections in the ICU. N Engl J Med. 2006; 355(26): 2725-2732.
50. Weiss CH, Moazed F, McEvoy CA, et al. Prompting physicians to address a daily checklist and process of care and clinical outcomes: a single-site study. Am J Respir Crit Care Med. 2011 Sep 15; 184(6): 680-6.
51. Girard TD, Kress JP, Fuchs BD, et al. Efficacy and safety of a paired sedation and ventilator weaning protocol for mechanically ventilated patients in intensive care (Awakening and Breathing Controlled trial): a randomised controlled trial. Lancet. 2008; 371(9607): 126-134.
52. Haynes AB, Weiser TG, Berry WR, et al. A Surgical Safety Checklist to Reduce Morbidity and Mortality in a Global Population. N Engl J Med. 2009; 360(5): 491-499.
53. Dellinger RP, Carlet JM, Masur H, et al. Surviving Sepsis Campaign guidelines for management of severe sepsis and septic shock. Crit Care Med. 2004; 32(3): 858-873.
54. Weiss CH, Moazed F, McEvoy CA, et al. Prompting physicians to address a daily checklist and process of care and clinical outcomes: a single-site study. Am J Respir Crit Care Med. 2011 Sep 15; 184(6): 680-6.

4

Gestão Econômica da UTI: Importância para a Competitividade da Organização Hospitalar

Emmanuel Salgueiro
Victor Cravo

Os economistas não são unânimes em definir o seu objeto de estudo. Entre as definições possíveis, escolhemos a que julgamos ser uma das mais relevantes na contemporaneidade, que diz que economia é o estudo de como a sociedade administra a escassez de recursos. A economia da saúde, por sua vez, pode ser conceituada como o uso otimizado de recursos aplicados no cuidado de indivíduos doentes e na promoção de saúde.[2] Os gestores desta área, portanto, têm como meta primordial avaliar a eficiência da organização de serviços da saúde e sugerir melhorias. A definição mais generalista de economia chama nossa atenção para o fato de que os recursos em qualquer campo de ação são finitos, enquanto o conceito de economia voltada para a saúde serve de alerta para que os médicos usem os recursos finitos que lhes são disponibilizados de forma sustentável e racional.

Até um terço dos custos hospitalares são atribuídos às unidades de terapia intensiva (UTIs). Nos EUA, estima-se que a terapia intensiva consuma cerca de 0,5% a 1% do produto interno bruto (PIB) do país. É necessário um significativo aporte financeiro para a compra e manutenção de equipamentos usados nas UTIs e para a remuneração da equipe de saúde especializada no cuidado dos pacientes críticos. A UTI é, portanto, uma das áreas do hospital onde a reflexão acerca do uso inteligente dos recursos e das oportunidades de redução dos custos em saúde mais deve se fazer presente.[3] Para tanto, é necessário conceituar custo.

Custos em terapia intensiva

Custo é o valor de bens e serviços a ser investido para a obtenção de novos bens e serviços. Os custos contábeis em todos os setores do hospital, e as UTIs não fogem à regra, são classificados em custos fixos e variáveis.[3] Os custos fixos refletem os custos operacionais necessários aos cuidados de saúde, e permanecem constantes a despeito do número de pacientes internados no hospital. São exemplos desse tipo de custo o salário dos trabalhadores e o dinheiro investido para a compra de equipamentos e para a manutenção predial.[4,5] Os custos variáveis estão relacionados aos cuidados dos pacientes e flutuam com o volume de internações.[6] São exemplos os custos de medicamentos e de dispositivos usados no tratamento de um paciente.[5] Estima-se que 80% dos custos hospitalares correspondem aos custos fixos.[4]

Este custo permanece inalterado mesmo que os leitos do hospital e da UTI não estejam ocupados. Quando ocorrem mudanças exclusivas nos custos variáveis, que constituem uma proporção pequena do total, o impacto no custo hospitalar será pequeno.[5]

Os custos em uma UTI variam de acordo com a quantidade de dias que o paciente permanecerá na unidade. Os primeiros dias, nos quais dispositivos são instalados e maior quantidade de exames realizados é feita, são os mais caros; os dias subsequentes, quando menos procedimentos são realizados e predomina um tratamento de suporte, consequentemente custam menos.[7] O custo médio de um dia de UTI leva em consideração todos os dias de internação na unidade. Quando o primeiro dia, que é o mais custoso, é retirado do cálculo, é obtido o custo marginal, considerado o custo médio de cada dia adicional na UTI após o D1.[3]

Não menos importante, porém menos tangível, é o custo de oportunidade, que pode ser definido como o valor de um bem no seu melhor uso alternativo ou o verdadeiro valor dos recursos sacrificados pela sociedade.[8] Como exemplo podemos citar o quanto um familiar de um paciente deixa de ganhar ou produzir por faltar ao trabalho para estar no hospital e participar de decisões junto à equipe de saúde.[3] Cuidar de pessoas debilitadas que sobreviveram a uma doença crítica pode ser um grande fardo para a sociedade.

Os custos investidos no tratamento de qualquer paciente têm por objetivo lhe trazer benefícios e podem ser medidos em unidades naturais, como, por exemplo, eventos cardiovasculares prevenidos ou anos de vida ganhos. O benefício de uma intervenção também pode ser medido em unidades utilitárias, como sensação de bem-estar em decorrência do uso de um medicamento, o que pode ser avaliado por meio de medidas de qualidade de vida.[9]

Um hospital, ao investir recursos financeiros para produzir esses benefícios, espera ser reembolsado pelo sistema de saúde. A economia da UTI, da perspectiva do hospital, depende da forma como se dá esse reembolso.[5] No pagamento do tipo *fee-for-service* (FFS), um dos mais praticados, cada serviço é pago separadamente; quanto maior a quantidade de serviços, como exames complementares e procedimentos, maior o pagamento.[10] Nessa forma de pagamento não é levado em consideração o impacto dos serviços prestados sobre os desfechos obtidos. O pagamento FFS não incentiva os hospitais a reduzir custos, a não ser que o dinheiro reembolsado seja menor que os custos variáveis. Mudanças do modelo de pagamento para incentivar os provedores a usar os recursos de forma mais racional vêm sendo praticadas.[10] Uma possibilidade é o pagamento por pacote, no qual o reembolso se baseia no episódio do cuidado. Os componentes individuais do tratamento não são reembolsados separadamente, e o pagamento é calculado com base nos custos totais esperados do tratamento a ser executado, por exemplo, como uma cirurgia cardíaca.[5,10] É possível que o valor pago ao hospital seja menor do que os custos variáveis, na eventualidade do paciente evoluir com maior gravidade do que o esperado e necessitar de mais recursos para um bom desfecho.

Uma outra forma de estimular a redução dos custos hospitalares é o pagamento por valor do cuidado. Valor em saúde é definido como a razão entre os desfechos que importam para o paciente e os custos necessários para alcançar tais desfechos.[11] Nessa situação, os hospitais são reembolsados em um modelo semelhante ao do pagamento por pacote, mas podem receber prêmios adicionais ou serem penalizados no intuito de manter ou aumentar a qualidade do cuidado. Reduzir ou encurtar o uso da UTI para pacientes cujos desfechos não serão modificados com a internação naquela unidade é uma forma de reduzir custos por eliminar uma prática de baixo valor agregado.[10]

Avaliação econômica da terapia intensiva

Há tipos de análises econômicas em saúde que podem ser aplicadas em terapia intensiva, mas sempre com ressalvas, tendo em vista os vieses impostos pelas particularidades dessa especialidade. A terapia intensiva é uma especialidade intrinsecamente cara, já que cuidar de pacientes críticos exige alta tecnologia e uma equipe multidisciplinar especializada. Além disso, as evidências dos benefícios de muitas das práticas em uma UTI, inclusive a própria indicação de internação em UTI, são limitadas.[12]

Nas análises de custo-benefício, são atribuídos aos impactos da ação em saúde um valor monetário. Os resultados são expressos em benefícios líquidos, ou seja, os benefícios obtidos menos os custos da intervenção.[8] A aplicabilidade desse tipo de análise em saúde, de uma forma geral, é questionada, já que transforma em valores monetários um benefício clínico, que pode ser, no fim das contas, a vida de uma pessoa. Profissionais da terapia intensiva tomam decisões de acordo com a lei do resgate, ou seja, usam todos os recursos disponíveis para salvar uma vida, mesmo que esses recursos pudessem ter uma aplicabilidade melhor, com desfechos mais previsíveis, em outros setores do hospital.[13]

Uma outra forma de análise é a de custo-efetividade. Efetividade é uma medida comumente utilizada em termos de mortalidade, taxas de complicações ou anos de vida ganhos. Na análise de custo-efetividade não são atribuídos valores monetários aos impactos de uma intervenção.[3,9] Quando uma intervenção que está sendo comparada com outra gera desfechos clínicos iguais ou melhores e custa menos, ela é classificada como dominante e deve ser implementada. Se a intervenção estudada gera melhores desfechos que uma outra, mas custa mais caro, sua implementação deve ser avaliada à luz da razão incremental de custo-efetividade (RICE), definida como a diferença de custo entre as duas intervenções dividida pela diferença entre seus resultados em termos de saúde (efetividade).[3,8] Avaliar o resultado dessa razão é uma tarefa difícil e especialmente arbitrária, já que a interpretação do ganho em efetividade está sujeita a uma avaliação subjetiva do gestor.[8] A RICE pode ter significados diferentes de acordo com o pagador, podendo ser aceitável para uma seguradora de saúde, mas inaceitável logisticamente quando o pagador é o governo.[3]

Há, adicionalmente, a análise de custo-utilidade, na qual a medida dos efeitos de uma intervenção incorpora a qualidade de vida relacionada com a saúde. A unidade de medida usada é a expectativa ou anos de vida ajustada para qualidade (AVAQ) ou QALY, do inglês, *quality-adjusted-life-year*. Os AVAQs são calculados pela quantificação da sobrevida multiplicada pela qualidade de vida, obtida por meio de questionários específicos.[8] Neste tipo de análise também há a limitação da ausência de um valor monetário de corte para os AVAQs salvos.[9] Da mesma forma como a RICE é calculada, pode ser feita uma comparação da utilidade de duas intervenções por meio da razão incremental de custo-utilidade (RICU), na qual a diferença dos custos das intervenções é dividida pela diferença dos AVAQs.[13]

Os desafios das análises de custo-efetividade e custo-utilidade começam com a forma como os custos são medidos. Tipicamente são usadas duas abordagens, o custeio bruto ou o microcusteio. Na primeira abordagem, o custo total para o cuidado da população que recebe a intervenção é medido e é dividido pelo número de pacientes, sendo obtido o custo médio do tratamento[3]. A principal desvantagem desse método é a baixa precisão, pois não permite o rastreamento dos custos diretamente ao paciente. É um método pobre de análise econômica, sobretudo quando as diárias de internação são o único componente de custo, uma vez que o diagnóstico do paciente tem um efeito importante sobre a utilização de recursos. No caso do microcusteio, o custo de cada componente do tratamento é tabulado e somado, o que permite o agrupamento desses itens individuais por subgrupos de pacientes e por diagnóstico, permitindo análises pormenorizadas. As limitações desse método são a dificuldade da coleta de dados sem violar a confidencialidade dos dados dos pacientes, o fato de ser oneroso e demorado, e de exigir uma padronização da coleta para que os resultados obtidos possam ser usados como ferramenta de *benchmarking*.

No âmbito da terapia intensiva, a aplicabilidade dos estudos de custo-utilidade ainda é bem limitada. Uma revisão sistemática avaliou 80 análises de custo-utilidade em UTI publicadas entre os anos 1995 e 2000, com o objetivo de compreender a qualidade metodológica dessas análises e identificar oportunidades de melhoria. Houve uma grande variabilidade na qualidade metodológica entre os estudos; em muitos deles as análises se embasaram em dados incompletos, e os AVAQs e os custos frequentemente foram estimados ao invés de serem efetivamente medidos. Muitas das publicações incluídas nessa revisão sistemática não reportaram a RICU, dificultando adicionalmente comparações de custo-utilidade dos tratamentos praticados em terapia intensiva.[13,14]

As análises de custo-utilidade se fundamentam no princípio do utilitarismo, que afirma que os recursos devem ser alocados para a obtenção do maior benefício para o maior número de pessoas.[13] Elas fazem uso de técnicas matemáticas que geram comparações de desfechos aplicáveis em escala populacional, e não em casos particulares. Em nossa especialidade, tomamos decisões com base em valores e preferências dos pacientes e familiares. As estratégias de alocação de recursos com base no utilitarismo vão de encontro a essa prática decisória por não levar em conta o valor que a sociedade atribui ao resgate de vidas em perigo iminente, algo comum na UTI.[12] Um estudo que investigou os desfechos do quadro clínico de 315 pacientes sob ventilação mecânica (VM) prolongada mostrou que dois terços daqueles que receberam alta livres de VM estavam vivos ao fim de um ano; em seis meses após a alta, 78% possuíam força muscular necessária para executar atividades cotidianas de forma independente; dois terços não tinham memórias desagradáveis do tempo em que estavam em VM, e 84,7% diziam que voltariam a receber esse recurso se necessário.[15] Esses resultados servem de alerta aos profissionais que trabalham em UTI que, muitas vezes, têm a percepção de que o sofrimento imposto aos pacientes críticos durante o tratamento e os custos envolvidos no cuidado não são justificáveis.

Estratégias para redução de custos em UTI

Custos em UTI são frequentemente inferidos pelo tempo de permanência na UTI (TP-UTI).[12] Isso é fruto da prática corrente de usar o custo médio por dia de UTI e não o custo marginal. Um estudo estimou o potencial da redução de custos atribuível à diminuição no TP-UTI avaliando 1.778 pacientes que receberam VM por mais de 48 horas e que sobreviveram à internação. Os autores observaram que o custo variável médio do último dia de UTI era discretamente superior ao custo do primeiro dia de enfermaria, o que resultou em uma redução de 0,2% de todos os gastos hospitalares para cada paciente.[16] Na verdade, uma real economia determinada pela redução do TP-UTI só ocorrerá se isso resultar em um menor número de internações na unidade, com consequente diminuição do número de leitos de UTI e cortes nos custos fixos.[5] No entanto, se houver uma alta demanda por serviços de UTI, e o número de pacientes internados na unidade permanecer constante, a diminuição no TP-UTI pode levar ao aumento paradoxal dos custos variáveis devido à admissão de pacientes com maior acuidade que requerem mais recursos, em detrimento dos pacientes de menor acuidade que foram liberados.[5] Apesar de influenciar muito pouco na contenção de custos, limitar o TP-UTI, oferecendo esse recurso somente para quem precisa, é desejável.

Os salários da equipe da UTI são responsáveis pelo maior montante dos custos fixos da unidade.[4] Um olhar acurado sobre o padrão do *staffing*, portanto, pode ser uma estratégia para redução de custos. Não existe uma evidência científica robusta para estabelecer qual a relação enfermeiros/pacientes mais custo-efetiva na UTI. Alguns estudos apontam que quando essa relação é maior, há uma menor taxa de eventos adversos e melhores desfechos.[17] Pode-se especular que a redução dos custos fixos por meio da diminuição do quantitativo da enfermagem venha a ser neutralizada pela elevação dos gastos associados ao aumento de eventos adversos.[5]

Há dados que demonstram que a presença de um intensivista 24/7 na UTI está associada à redução da mortalidade, do TP-UTI e do tempo de VM.[18] A não equiparação dos salários dos intensivistas em relação a outras especialidades médicas, nas quais há uma margem maior para o aumento da produtividade, como forma de conter os custos fixos, pode levar à escassez desses especialistas e comprometimento da *performance* econômica global da UTI.[19]

A variabilidade na prestação de cuidados na UTI também pode ter influência sobre o custo. Um estudo realizado em uma UTI em um hospital universitário nos EUA procurou quantificar o impacto da variação do cuidado de saúde e do uso de recursos entre os médicos da unidade.[20] Os autores construíram modelos multivariados para avaliar os custos variáveis médios diários, o TP-UTI e a mortalidade hospitalar, ajustando para as características e condições clínicas dos pacientes e carga de trabalho. A identidade do médico intensivista foi um preditor significativo de custos diários, mas não de TP-UTI e nem de mortalidade. Os intensivistas tiveram mais influência nos custos do que todas as outras variáveis, exceto o tipo e a gravidade da doença aguda.[20] Essa é uma evidência de que a redução do uso de recursos é uma estratégia fundamental para a diminuição de custos e que não afeta negativamente os desfechos dos pacientes. Médicos "gastadores" sabem que o são e o uso de estratégias de aconselhamento e *feedback* não alteram esse padrão comportamental. Uma solução para a redução da variabilidade do cuidado e contenção de custos é fazer com que os médicos sigam os protocolos de tratamento aplicáveis em UTI e deixem de encará-los como receitas de bolo ou como uma restrição a sua liberdade de prescrição.[21] Protocolos de sedação, analgesia, *delirium*, controle glicêmico e ajustes da ventilação mecânica, quando aplicados plenamente, levam à redução de custos por minimizar a incidência de complicações na UTI.[22] Para a implementação bem-sucedida dos protocolos, é necessário que o gestor da UTI empodere todos os integrantes do time multidisciplinar, retirando das mãos de uma única pessoa as decisões relacionadas ao cuidado. É por meio do modelo multidisciplinar de trabalho, com *rounds* e *checklists* diários, que pode ser alcançada a redução da variabilidade do cuidado e a contenção de custos em UTI.

Fazer com que o médico saiba o custo do que prescreve e usar essa informação foi aventado como um caminho para controle de gastos em UTI.[23] No entanto, a magnitude da economia alcançada com essa prática tende a ser pequena (já que 80% dos custos em UTI são fixos), enquanto os riscos potenciais para os desfechos dos pacientes são grandes.[24] O que é mais caro deve ser executado se essa ação agregar valor ao paciente. A justificativa para eliminar práticas de baixo valor agregado não é porque elas são caras, mas sim porque não são benéficas.[24]

Conter a solicitação de testes laboratoriais na UTI já foi abordada como estratégia de redução de custos. A implementação dessa prática é saudável por não agregar valor, mas o impacto econômico só seria significativo se a redução da solicitação de exames fosse grande o suficiente para minimizar a quantidade de pessoas que trabalham no laboratório e tornar desnecessária a aquisição de mais equipamentos.[12]

O exposto anteriormente pode gerar uma frustração aos praticantes da terapia intensiva, nos fazendo acreditar que há pouca margem para a redução de custos na nossa prática profissional. No entanto, algum otimismo pode ser despertado se levarmos em consideração o fato de que as boas ações executadas na UTI, com eliminação de tudo o que não agrega valor, por mais que não leve a uma considerável contenção de custos na unidade, pode ser salutar para os demais setores do hospital, inclusive do ponto de vista financeiro. Dar alta a pacientes que não precisam de UTI, abrindo espaço aos pacientes graves que estão na emergência, diminuirá a sobrecarga naquele setor, permitindo que os profissionais que lá trabalham tenham condutas mais acertadas e benéficas para os usuários do sistema. Aderir aos protocolos de tratamento, como retirada de dispositivos invasivos que não têm mais utilidade, traz benefícios que se perpetuarão para além da UTI, evitando desfechos negativos que poderiam impactar negativamente a trajetória do paciente no hospital. O gestor da UTI deve se preocupar não somente com os indicadores de sua unidade, mas estar atento aos indicadores veiculados pelos outros gestores em reuniões aprazadas; a melhoria da *performance* das demais unidades pode ser o resultado da implementação de boas práticas na terapia intensiva.

Não devemos nos iludir, acreditando que a implementação consistente dos protocolos na UTI será alcançada por meio de uma ordem do gestor. Os profissionais da terapia intensiva, assim como em qualquer área, só aderirão aos protocolos se entenderem os motivos pelos quais devem executar tais ações. Outra estratégia fundamental do gestor para atingir esse objetivo é deixar evidente para a equipe os resultados de suas ações, por meio da publicação e discussão dos indicadores da unidade e do hospital. Fazer com que cada profissional entenda seu papel na cadeia do cuidado, como um elo fundamental para o alcance de bons resultados, é um gesto simples do gestor que não custa nada, mas que pode promover uma redução significativa dos custos variáveis.

Há evidências de que não é necessariamente a gravidade do paciente o determinante de sua internação em UTI. Tal conduta resulta da combinação de políticas institucionais, escolhas pessoais do médico e a disponibilidade de leitos de terapia intensiva.[25] Em um modelo de elasticidade da demanda, as características dos pacientes que internam na UTI mudam de acordo com a disponibilidade de leitos. Quanto maior o número de leitos, maior a internação de pacientes que não são graves o suficiente e com baixa probabilidade de uso de recursos exclusivos de uma UTI. Com a maior oferta de leitos, também será maior a internação de pacientes extremamente críticos e com baixa probabilidade de sobreviver a despeito dos cuidados na UTI.[26,27] Uma forma real e poderosa para reduzir custos em UTI é prevenir internações desnecessárias. O financiamento de programas para uniformizar decisões acerca do uso de recursos de saúde pode ser a única estratégia possível para limitar o gasto com tratamentos que não são custo-efetivos, como internações desnecessárias em UTI, retirando as decisões de custo das mãos dos médicos e as colocando nas mãos da sociedade.[24]

Referências bibliográficas

1. Backhouse RE, Medema SG. Retrospectives: On the Definition of Economics. J Econ Perspect. 2009; 23(1): 221-33.
2. Mushkin SJ. Toward a definition of health economics. Public Health Rep. 1958; 73(9): 785-94.
3. Kahn JM. Understanding economic outcomes in critical care: Curr Opin Crit Care. 2006; 12(5): 399 404.
4. Roberts RR. Distribution of Variable vs Fixed Costs of Hospital Care. JAMA. 1999; 281(7): 644.
5. Wunsch H, Gershengorn H, Scales DC. Economics of ICU Organization and Management. Crit Care Clin. 2012; 28(1): 25 37.

6. Rossi C, Simini B, Brazzi L, et al. Variable costs of ICU patients: a multicenter prospective study. Intensive Care Med. 2006; 32(4): 545-52.
7. Dasta JF, McLaughlin TP, Mody SH, et al. Daily cost of an intensive care unit day: The contribution of mechanical ventilation: Crit Care Med. 2005; 33(6): 1266-71.
8. Polanczyk CA, Toscano CM. Avaliação econômica em saúde: desafios para gestão no Sistema Único de Saúde. Brasilia (DF): Ed. MS, 2008.
9. Pittoni GM, Scatto A. Economics and outcome in the intensive care unit. Curr Opin Anaesthesiol. 2009; 22(2): 232-6.
10. Khandelwal N, Brumback LC, Halpern SD, et al. Evaluating the Economic Impact of Palliative and End-of-Life Care Interventions on Intensive Care Unit Utilization and Costs from the Hospital and Healthcare System Perspective. J Palliat Med. 2017; 20(12): 1314-20.
11. Porter ME. What Is Value in Health Care? N Engl J Med. 2010; 363(26): 2477-81.
12. Rubenfeld G. Cost-Effective Critical Care: Cost Containment and Rationing. Semin Respir Crit Care Med. 2012; 33(04): 413-20.
13. Kahn JM. The Utility of Cost-Utility Analyses in Critical Care. Crit Care Med. 2021; 49(4): 702-4.
14. Lau VI, Xie F, Basmaji J, Cook DJ, et al. Health-Related Quality-of-Life and Cost Utility Analyses in Critical Care: A Systematic Review*. Crit Care Med. 2021; 49(4): 575-88.
15. Jubran A, Grant BJB, Duffner LA, et al. Long-Term Outcome after Prolonged Mechanical Ventilation. A Long-Term Acute-Care Hospital Study. Am J Respir Crit Care Med. 2019; 199(12): 1508-16.
16. Kahn JM, Rubenfeld GD, Rohrbach J, et al. Cost Savings Attributable to Reductions in Intensive Care Unit Length of Stay for Mechanically Ventilated Patients. Med Care. 2008; 46(12): 1226-33.
17. Needleman J, Leibson CL, Harris M. Nurse Staffing and Inpatient Hospital Mortality. N Engl J Med. 2011; 364: 1037-45.
18. The ORCHESTRA Study Investigators, Zampieri FG, Salluh JIF, et al. ICU staffing feature phenotypes and their relationship with patients' outcomes: an unsupervised machine learning analysis. Intensive Care Med. 2019;45(11): 1599-607.
19. Erixon F, Erixon F. An Inquiry into the Nature and Causes of the Cost Disease. What is driving the rise in health care expenditures? Ecipe Working Paper. 2011;(5).
20. Garland A, Shaman Z, Baron J, et al. Physician-attributable Differences in Intensive Care Unit Costs: A Single-Center Study. Am J Respir Crit Care Med. 2006; 174(11): 1206-10.
21. Kahn JM, Angus DC. Reducing the Cost of Critical Care: New Challenges, New Solutions. Am J Respir Crit Care Med. 2006; 174(11): 1167-8.
22. Soares M, Bozza FA, Angus DC, et al. Organizational characteristics, outcomes, and resource use in 78 Brazilian intensive care units: the ORCHESTRA study. Intensive Care Med. 2015; 41(12): 2149-60.
23. Hernu R, Cour M, de la Salle S, et al. Cost awareness of physicians in intensive care units: a multicentric national study. Intensive Care Med. 2015; 41(8): 1402-10.
24. Du B, Kahn JM. Should cost considerations be included in medical decisions? No. Intensive Care Med. 2015; 41(10): 1841-3.
25. Myers LC, Escobar G, Liu VX. Goldilocks, the Three Bears and Intensive Care Unit Utilization: Delivering Enough Intensive Care but Not Too Much. A Narrative Review. Pulm Ther. 2020; 6(1): 23-33.
26. Gooch RA, Kahn JM. ICU Bed Supply, Utilization, and Health Care Spending: An Example of Demand Elasticity. JAMA. 2014 Feb 12; 311: 567-568.
27. Stelfox HT. Intensive Care Unit Bed Availability and Outcomes for Hospitalized Patients with Sudden Clinical Deterioration. Arch Intern Med. 2012; 172(6): 467.

5

Avaliação Tecnológica em Medicina Intensiva: "Inteligência Natural e Artificial"

Nelson Akamine
Alessandra Tassi Romaris

Introdução

As novas tecnologias estão se disseminando em todos os campos de atividade. As características da inovação possível atualmente são desafiadoras e causam perplexidade por conterem uma forma de inteligência própria e por estarem conectadas ao conjunto de recursos existentes, como uma máquina: completa, imediata, cumulativa e conectada. Na edição anterior de *Gestão, Qualidade e Segurança em UTI*, manifestamos uma preocupação concentrada na escolha de tecnologias erradas como principal determinante de custos na medicina intensiva.[1] Nesses poucos anos que se seguiram, o foco passou a ser o impacto da inteligência de máquina. O amadurecimento da infraestrutura de *clouds*, o desenvolvimento em *big data* e o domínio da complexidade de *machine learning* proporcionaram a criação de sistemas cuja inteligência participa da concepção, implantação, monitorização, desenvolvimento e avaliação de tecnologias. Pela primeira vez nos vemos diante da participação de máquinas em tomadas de decisão em nível estratégico, até agora uma exclusividade de especialistas humanos.[2] O futuro ainda desconhecido causa estranheza, desconforto e dúvidas. Nos parágrafos que se seguem indicaremos possíveis participações para a construção ética e produtiva dos próximos passos da Medicina Intensiva.

Cenário tecnológico

Nós e nossas UTIs continuamos os mesmos, ainda com poucas inovações eficientes. A gravidade e complexidade dos pacientes favorecem a predisposição por quaisquer novas soluções. Continuamos incorporando novas tecnologias sem analisarmos de modo racional a qualidade, os riscos e a efetividade. Como era previsível, a incorporação desmedida de recursos coloca as UTIs sob a suspeição de terem uma efetividade muito desfavorável. Assistimos diversos casos de inviabilidade econômica diante da incapacidade do financiamento da demanda infinita criada pela pressão de profissionais, associações, órgãos de comunicação e diversos componentes da sociedade.

É importante assumir que tecnologias são mais que equipamentos eletromédicos: monitores, ventiladores, dialisadores, bombas de infusão e outros. Devemos assumir que tecnologias englobam: medicamentos, equipamentos e, sobretudo, processos. A "tecnologia" considerada anteriormente era aquela contida em medicamentos e equipamentos. O ponto crítico atual é a compreensão que existe uma tecnologia de inteligência a ser incorporada dentro de processos: avaliação, incorporação, inovação, monitorização, difusão, descarte, substituição e regulação.[3] A maior novidade do tema incorporação tecnológica em saúde passou a ser: como agregar inteligência de máquina nos processos de análise.

Em que a inteligência de máquina se distingue da inteligência de especialistas humanos? O que se espera da inteligência incremental constituída pela inteligência humana somada à inteligência de máquina na produção de mudanças na análise de tecnologias? De modo simples, as máquinas conseguem processar dados em grande quantidade, com grande diversidade e em múltiplas dimensões simultâneas; muito além de qualquer mente humana. Os recentes recursos somados de *cloud*, *big data* e *machine learning* conseguem analisar trilhões de dados, armazenados com formatos diversos (números, textos, cores, gráficos, documentos e sinais elétricos isolados ou combinados) e interpretados em mais que três dimensões simultâneas. Podemos esperar um enorme incremento de complexidade nas análises tecnológicas nunca viabilizado pela metodologia tradicional de especialistas humanos. O controle da complexidade contida em análises obrigou que matemáticos desenvolvessem a estatística de aprendizado (ou *statistical learning)* para produzir ferramentas de inferência e predição muito diferentes dos testes estatísticos tradicionais. Interpretar os resultados de uma análise tornou-se muito difícil e exigiram a criação de interfaces gráficas (ou *graphic interfaces)* para permitir a visão de relacionamento multidimensional entre variáveis complexas.[4]

Não estamos abordando em profundidade a inteligência em sua variedade humana. Ela tem propriedades e particularidades cujo emprego é bastante importante na fase atual de desenvolvimento de inteligência de máquinas e seu posicionamento conceitual como participante do que chamamos de inteligência incremental. A questão de supremacia da inteligência de máquinas não atingiu ainda um ponto prático na assistência em saúde, mesmo na terapia intensiva onde seu emprego é mais evidente. Nesse momento, podemos entender que humanos e máquinas possuem mecanismos distintos de inteligência, e o emprego simultâneo dessas duas faculdades tem proporcionado grandes avanços nas análises de diversos cenários da medicina intensiva e o desenvolvimento de intervenções mais efetivas quando comparadas com as alternativas tradicionais.

Avaliação tecnológica

Sistematizar o processo de avaliação tecnológica deve ser o primeiro e principal passo para a melhoria de qualidade na assistência à saúde nas UTIs. Estabelecer uma rotina com os gatilhos para iniciar a convocação de pessoas que desencadeiam uma sequência de eventos coordenados que permitem tomadas de decisões racionais é uma meta importante. Esses passos iniciais são habitualmente desenvolvidos pelo analista de tecnologia, que cria um comitê de tecnologia responsável pela governança institucional. Além do analista e do comitê é comum que as instituições nomeiem especialistas de diversas áreas que servem como referências de boas práticas em saúde.

Os membros do comitê de tecnologia devem ter capacitação para a coleta de dados e domínio das metodologias para processamento e tomada de decisão. A avaliação tecnológica propriamente dita constitui-se no processo de análise formal de um item proposto: sua natureza, indicações, contraindicações, vantagens, desvantagens, infraestrutura de suporte, alternativas, financiamento, custeio, manutenção, vida útil e projeções de impacto. Na inovação tecnológica, o item analisado constitui-se num recurso inédito e a avaliação deve incluir o custo de oportunidade e possíveis retornos para a instituição. A incorporação tecnológica acrescenta na avaliação outros componentes como fornecedores, transporte, armazenagem, instalação e depreciação do recurso incorporado. Difusão tecnológica é o conjunto de medidas necessárias para que um recurso conhecido seja instalado em outros setores ou unidades da instituição, pressupondo ganhos derivados da experiência inicial adquirida, dos ganhos de escala e pela negociação agrupada de contratos de aquisição ou manutenção. Monitorização, substituição e descarte tecnológico são processos que supõem um acompanhamento interno da evolução de um produto incorporado e externo dos aperfeiçoamentos e novas ofertas que surgem ao longo do tempo de vida útil de uma tecnologia. A monitorização pode indicar uma substituição precoce vantajosa de tecnologias superadas ou até mesmo seu descarte por depreciação completa das vantagens oferecidas por um item incorporado. O descarte costuma ser esquecido na análise tecnológica, mas é sempre bom lembrar que alguns recursos possuem elevado custo de descarte: equipamentos de grande volume e peso, bem como recursos que utilizam material radioativo ou contaminante podem consumir mais recursos financeiros no encerramento de atividades do que no momento de sua implantação. A regulação tecnológica possui um componente governamental que atua na garantia do interesse público em termos de segurança, equidade e acesso e pode ter um componente interno institucional quando a organização quer controlar de modo privado e complementar o perfil de uso de um recurso tecnológico.[5]

Nos diversos processos citados anteriormente, existem quatro aspectos dominantes na análise da promoção da saúde:

- Segurança: cuida da avaliação em termos de riscos nas perspectivas biológicas, tóxicas, taxas esperadas de eventos, ergonômicas e ambientais. Que riscos são esperados e como anular ou mitigar seus efeitos.
- Eficácia: traduz o grau de desempenho dentro de condições ideais. Oferecidas todas as condições ótimas de operação, qual o impacto esperado de uma oferta tecnológica? Qual o melhor grau de impacto positivo possível com o emprego de um produto?
- Efetividade: neste item estamos avaliando a *performance* de uma intervenção no mundo real, onde as condições de operação nem sempre são as ideais. Operando em condições habituais e comuns no ambiente de trabalho, qual o impacto que podemos estimar? Qual a faixa de efeitos positivos e qual o impacto médio esperado com o uso de uma intervenção?
- Eficiência: estamos investindo e custeando os recursos adequados? Existem outros produtos alternativos capazes de oferecer vantagens semelhantes? Os impactos estão sendo centrados na população-alvo ideal?

Um quinto aspecto, analisado de modo independente são os custos. Costuma-se chamar de análise econômica o processo em que uma tecnologia é avaliada em termos de seu custo e dos impactos econômicos resultantes de seu emprego. Temos, assim quatro tipos principais de análise econômica:[6]

- Custo-minimização: quando a forma de emprego de uma tecnologia é suscetível de modificações que determinam menor custo sem perda na *performance*. Uma tecnologia pode ser escolhida porque oferece desfechos semelhantes, mas é possível aplicar diversas metodologias que reduzem o custo operacional sem perda de efetividade. O custo-minimização pode ser referido como a quantidade monetária reduzida por uma unidade operacional ou por um intervalo de tempo.
- Custo-benefício: quando o custo total de um recurso tecnológico é comparado com o custo total de seus benefícios aferidos como unidades monetárias. É a comparação entre duas quantidades monetárias. Exemplo: custo total de vacinação

contra gripe/custo total de tratamento + absenteísmo por gripe.

- Custo-efetividade: comparando-se diversas opções tecnológicas, quais são os custos e quais os impactos de cada possibilidade? Chamamos de razão de custo-efetividade quando se compara duas intervenções, colocando-se os valores de seus custos numa fração projetando o valor necessário para obter uma mesma unidade de benefício. Outro termo comum neste tipo de análise é a taxa incremental de custo-efetividade. Esta é o valor adicional de incremento nos custos dividido pelo incremento de benefícios quando se compara duas intervenções concorrentes.
- Custo-utilidade: o termo utilidade é uma tradução (imprópria) do termo *utility*, da língua inglesa. Neste conceito, os anos de sobrevida proporcionado por um recurso é corrigido pela qualidade de vida proporcionada. Desta forma, o benefício da quantidade de anos de sobrevida é reduzido quanto pior é o grau de sequela ou a limitação funcional, de acordo com um critério padronizado.[7]

Os diversos processos de sistematização e a análise padronizada nos diversos fatores e aspectos anteriormente relacionados têm como objetivo reduzir a subjetividade na avaliação tecnológica em saúde. O propósito final de uma avaliação tecnológica é tomar uma decisão racional. O processo de escolha é sempre difícil e cercado de vários fatores de interferência emocionais e psicológicos que podem induzir a uma escolha prejudicial à população-alvo direcionada. Relacionamos a seguir alguns cenários de avaliação tecnológica real como forma de estímulo ao cumprimento de padrões sistematizados de análise:

- Qual é o melhor ventilador para pacientes em insuficiência respiratória aguda grave e submetidos a ventilação por mais de 72 horas?
- Os pacientes portadores de duas ou mais falências orgânicas podem fazer hemodiálise fora da UTI?
- Com os valores de investimentos conseguidos regularmente nos últimos anos é melhor trocar os monitores vitais ou contratar mais um profissional?
- A taxa de complicações em pós-operatório de neurocirurgia parece ser baixa. Podemos promover a alta destes pacientes após 12 horas de observação na UTI?
- O tempo de formação e experiência institucional deve guiar a composição da equipe de trabalho no período noturno e fins de semana?

Perspectivas da avaliação tecnológica

A análise tecnológica tradicional, conforme descrita nos parágrafos anteriores, continua integralmente válida. Devemos incentivar a sua prática, até mesmo porque ainda não é exercida regularmente na maioria das instituições brasileiras. Adicionalmente, devemos ressaltar que a adição de novos componentes derivados da tecnologia de informação na avaliação tradicional tem proporcionado um novo horizonte de possibilidades. A heterogeneidade das UTIs pode fazer com que boas práticas consideradas universais não tenham impacto significativo em todos os hospitais. A complexidade da interação entre variáveis clínicas pode tornar intervenções secundárias combinadas muito importantes. Uma intervenção única indicada para toda população-alvo pode ser desdobrada em intervenções distintas para subgrupos quando analisadas como *big data* e *statistical learning*.[8]

Da mesma forma que não existe uma oposição lógica entre inteligência humana e inteligência de máquina, estamos postulando a inexistência de uma contraposição entre a estatística clássica e a *statistical learning*. Somado ao cenário tradicional, clássico e humano, a incorporação de grandes volumes de dados, grande diversidade de tipos de dados e a interpretação simultânea de múltiplas dimensões traz novas perspectivas além da capacidade de abstração comum e a lógica racional humana. Muito aquém de uma supremacia da inteligência artificial, agregar recursos de inteligência de máquina atuais com a inteligência natural humana já é obrigatório. Como veremos, só abarcando mais complexidade conseguiremos entender e predizer a diversidade de desfechos típicos da assistência em saúde.[9]

A Figura 5.1 mostra um processo de avaliação tecnológica numa perspectiva atual.

Diante de uma hipótese, segue-se um encadeamento de processos que pode extinguir, reformular, responder ou automatizar a solução do problema contido na formulação da hipótese.

O conjunto de dados necessário para uma análise adequada é muito maior que na abordagem tradicional. Em compensação, estimula-se a incorporação das mais diversas fontes de variáveis, visto que podem ter caráter determinante isolado não óbvio ou quando combinado com outras variáveis. A completude e a consistência dos dados podem não ser as mesmas exigidas em amostras pequenas e ganhar significância suficiente quando em grande volume ou quando associadas a outras variáveis. Ao tratamento e processamento de uma *big data* com ferramentas de *statistical learning* chamamos resumidamente de *analytics*, o que corresponde a uma ampliação da estatística descritiva tradicional. Esse processo inicial é cíclico e a cada rodada pode-se deduzir pela necessidade de mais dados, limpeza ou modalidades de processamento. A visão lógica, analítica e interpretativa ao fim dessa etapa inicial já pode ser suficiente para permitir interpretações e propor intervenções, condição conhecida como *hindsight*.

Os dados processados são agora submetidos a visões diferentes condicionadas por características clínicas, particularidades do

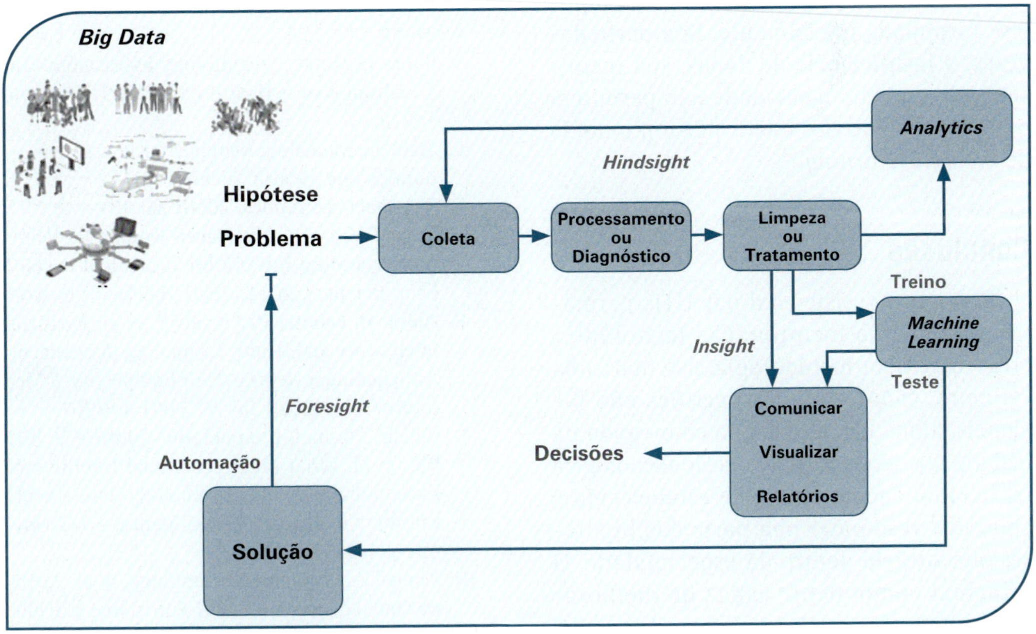

Figura 5.1: Processo de avaliação tecnológica atual.
Fonte: elaborada pelos autores.

ambiente assistencial ou condicionantes socioeconômicas. É nessa fase de processamento que as regras de análise tradicionais condicionam as interpretações: segurança, eficácia, efetividade, eficiência e custos. Novas modalidades de ferramentas estatísticas permitem identificar associações entre múltiplas e diferentes variáveis. As interfaces gráficas permitem uma avaliação multidimensional que geram novas visões interpretativas, fenômeno conhecido como *insights*. Boa parte das vezes, o processo pode ser encerrado neste passo por permitir escolhas e tomadas de decisão suficiente.

Em algumas ocasiões, o cenário dos dados, suas associações e fatores de inferência são complexos ou dinâmicos, não permitindo estimativas ou predições consistentes de modo fixo. Nesse contexto, um fluxo de dados é submetido de modo dinâmico a um modelo de *machine learning*, possibilitando a predição de desfechos ajustados para cada conjunto de dados oferecidos. Esse ajuste dinâmico de oferecer a melhor resposta para cada diferente conjunto de dados viabiliza a automação da melhor solução para a hipótese formulada inicialmente. Boa parte das vezes, a insuficiência de dados, sua inconsistência ou heterogeneidade não permitem o processamento dos dados por um modelo de *machine learning*.[10]

Conclusão

O cenário assistencial das UTIs permanece propício à incorporação tecnológica crescente. Uma metodologia sistematizada rotineira, capaz de inibir decisões não racionais, ainda não está sendo empregada na maioria dos serviços. A avaliação tecnológica tradicional encontra-se bem estabelecida e consegue responder boa parte das hipóteses que surgem dentro da especialidade. O principal componente capaz de melhorar a qualidade das análises ao agregar maior complexidade na avaliação é incrementar a opinião de especialistas com recursos de inteligência de máquina. Os resultados preliminares com metodologia atualizada mostram um panorama completamente diverso da simplicidade de estudos tradicionais. As escolhas de tecnologias constituem-se em processos complexos e pouco intuitivos, condicionados por fatores determinantes numerosos, com associações dinâmicas e complexas. Agregar inteligência de máquina à avaliação tecnológica pode ser o principal fator no controle de custos em UTIs.

Referências bibliográficas

1. Stiglitz JE, Walsh CE. Teoria econômica e nova economia In: Stiglitz JE, Walsh CE. Introdução à microeconomia. 3. ed. Rio de Janeiro: Campus, 2003. p. 8-13.
2. Lovejoy CA, Buch V, Maruthappu M. Artificial intelligence in the intensive care unit. Crit Care. 2019; 23(7).
3. Sibbald W, Inman K. Problems in Assessing the Technology of Critical Care Medicine. International Journal of Technology Assessment in Health Care. 1992; 8(3): 419-443.
4. Rajpurkar P, Chen E, Banerjee O, et al. AI in health and medicine. Nat Med. 2022 Jan; 28: 31-38.
5. Banta D. What is technology assessment? Int J Technol Assess Health Care. 2009; 25 Suppl 1: 7-9.
6. Stahl JE. Modelling Methods for Pharmacoeconomics and Health Technology Assessment. Pharmacoeconomics. 2008; 26: 131-148.
7. Cutler DM, Ly DP. The (paper) work of medicine: understanding international medical costs. J Econ Perspect. 2011; 25(2): 3-25.
8. Alami H, Lehoux P, Auclair Y, et al. Artificial Intelligence and Health Technology Assessment: Anticipating a New Level of Complexity. J Med Internet Res. 2020 Jul; 7; 22(7): e17707.
9. Bélisle-Pipon J, Chapdelaine-Couture V, Roy MC, et al. What Makes Artificial Intelligence Exceptional in Health Technology Assessment? Frontiers in Artificial Intelligence. 2021 Nov; 4: 2624-8212.
10. Ahmed Z, Mohamed K, Zeeshan S, et al. Artificial Intelligence with Multi-Functional Machine Learning Platform Development for Better Healthcare and Precision Medicine. J Biol. Databases Curation. 2020; 2020.

6

Protocolos, Diretrizes, *Checklist* e *Huddle*: Melhoram a Qualidade e Segurança?

Moyzes Damasceno
André Miguel Japiassú

Introdução

A Medicina Hospitalar, e em especial a Medicina Intensiva, apresenta a busca pela qualidade e a atenção para com a segurança do paciente entre suas atuais prioridades. Desde a publicação de *To Err is Human – Building a Safer Health System,* em 2000,[1] começou-se a colocar luz sobre os erros médicos e o quanto eles impactavam o resultado do tratamento dos pacientes.

Enquanto publicações científicas diversas apresentavam progressivamente um maior número de relatos de erros médicos e eventos adversos, alguns pesquisadores começavam a chamar a atenção para práticas e ferramentas que poderiam ser utilizadas com o intuito de prevenir tais ocorrências. Entre essas destacam-se as diretrizes, os protocolos, os *checklists* e, mais recentemente, o *huddle*.

Conceitos fundamentais

Protocolo é um plano detalhado e preciso para o estudo de um problema médico ou biomédico e/ou para um regime terapêutico. As orientações nele contidas costumam ser específicas para decisões clínicas individuais.[2]

Diretriz consiste em uma declaração sistemática de política de regras ou princípios para a condução diagnóstico-terapêutica de uma doença. Apresenta uma linha geral de ideias e conceitos, como se buscasse o panorama conceitual, fornecendo poucas instruções sobre decisões clínicas específicas. Sua principal função é dar uma direção no que deve ser feito quanto ao cuidado do paciente em um determinado contexto clínico. Muitas vezes "diretrizes práticas" surgem como o termo sob o qual os termos protocolo, padrão de trabalho e algoritmo se instalam, sendo todos interpretados com a mesma definição em relação aos cuidados para com o paciente.

O *checklist* é uma lista de checagem que organiza uma relação de tarefas que estão previstas para serem feitas no cuidado dispensado ao paciente, e que devem ser conferidas quanto a sua execução. Trata-se de um instrumento de apoio à memória da equipe de saúde, que visa assegurar que foi prescrito ou indicado o que será realmente realizado.

Os três instrumentos são diferentes, porém guardam uma relação entre si. Se, por um lado, temos as diretrizes com uma dimensão mais ampla de cuidado ao paciente, muitas vezes com enfoque multidisciplinar, temos no protocolo maior objetividade e especificação de propósito, podendo estar contido dentro da diretriz. Geralmente o protocolo é construído apenas por uma visão médica. O *checklist* tem como objetivo poder checar o quanto de cumprimento está sendo alcançado com o protocolo, ou mesmo a diretriz, buscando assim garantir um mínimo de segurança e qualidade no atendimento ao paciente (Figura 6.1).

O *huddle* consiste em um momento de reunião para passar informações resumidas, necessárias a desempenhar o trabalho a seguir. Comumente são encontros curtos, no início dos turnos de plantão, com o objetivo de repassar informações, rever eventos, fazer e compartilhar planos para garantir um cuidado coordenado ao paciente, reunindo os profissionais multidisciplinares de beira-leito.[3]

Diretrizes e Protocolos

Em 1992, o Institute of Medicine (IOM) atestava que organizações profissionais vinham desenvolvendo diretrizes há pelo menos meio século[4]. O que chamava atenção nesta época era a ênfase que passava a ser dada às diretrizes sistemáticas com base em evidências científicas.

O IOM, em 1990, havia definido diretrizes práticas como declarações sistematicamente desenvolvidas para auxiliar o médico e o paciente na tomada de decisões sobre o apropriado cuidado de saúde em circunstâncias clínicas específicas. A despeito desta tomada de decisões ter propósito norteador, a busca por melhor qualidade assistencial e o desenvolvimento de políticas de pagamento também passaram a ser considerados como outros propósitos válidos para a existência das diretrizes.

Cinco propósitos maiores foram então identificados:

- Ajudar os médicos e pacientes na tomada de decisões clínicas.
- Educar os indivíduos ou grupos.
- Auxiliar e garantir a qualidade do cuidado.

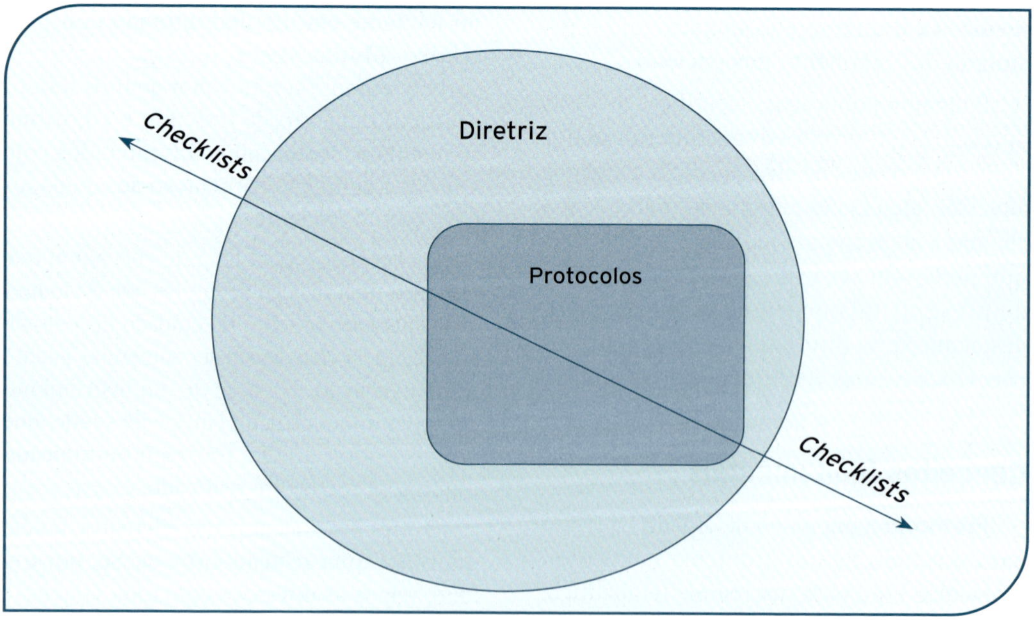

Figura 6.1: Representação esquemática da abrangência de diretrizes, protocolos e *checklists*.

- Orientar a alocação de recursos para os cuidados com a saúde.
- Reduzir o risco de responsabilidade legal por assistência negligente.

A produção de informações e conhecimento na área da saúde apresenta-se de forma volumosa, por isso a busca de um padrão organizador se faz muito necessária. A cada nova publicação científica disponibilizada aos médicos, novas propostas diagnósticas e terapêuticas são apresentadas, e todos se sentem impelidos a fazer uso imediato, na maioria das vezes sem que haja qualquer avaliação crítica, seja da efetividade clínica junto ao paciente, seja pelo custo envolvido. Como se isso não bastasse, este número crescente de opções diagnósticas e terapêuticas promove uma maior variabilidade junto ao paciente, dificultando a análise do resultado de todas estas opções. Isso pode resultar em inadequada conclusão do que possa ser melhor para o paciente, implicando assim em múltiplas condutas, que ao serem variáveis, impedem o alcance de uniformidade de ações.

A formulação de diretrizes por profissionais competentes e responsáveis objetiva organizar esse conhecimento produzido, visando a alcançar os propósitos anteriormente explicitados. Diretrizes costumam ser realizadas por sociedades médicas de especialidades ou grupos de *experts* em suas áreas. São reunidas evidências de literatura sobre um determinado assunto, sendo organizadas de modo compreensivo para o leitor. Se não houver evidências conclusivas sobre determinado tópico, as opiniões destes *experts* são reunidas e colocadas como recomendações.

Ao observarmos algumas diretrizes na área da Medicina Intensiva, podemos tomar como exemplos diretrizes de sedação e de uso de bloqueadores neuromusculares, assim como orientações desenvolvidas para o atendimento da sepse e do choque séptico.

Em 2002, uma força-tarefa do American College of Critical Care Medicine da Society of Critical Care Medicine elaborou, junto a outras associações, diretrizes de prática clínica para sedação, analgesia e uso de bloqueadores neuromusculares em pacientes de unidade de tratamento intensivo (UTI), especialmente os de tempo prolongado e em ventilação mecânica.[5,6] Tais diretrizes vinham em substituição às publicadas em 1995, e posteriormente foram revisadas e atualizadas para publicações em 2013 e 2018, consistindo em publicações mais bem estruturadas e com escopo mais amplo, envolvendo, por exemplo, a prevenção e o controle do *delirum*.[7,8]

Nessas diretrizes, percebe-se a preocupação em normatizar o uso de grupos específicos de fármacos. A variedade deles em cada grupo, com princípios farmacológicos distintos, e a possibilidade de diferentes interações e diferente efetividade clínica junto aos pacientes justificavam uma ação que buscasse definir um modelo de acompanhamento clínico desses pacientes conforme um padrão de resposta clínica esperada determinada pelo que foi apresentado nas diretrizes. Quanto menos variabilidade na forma de tratar, maior a capacidade de análise da resposta terapêutica, bem como maior possibilidade de comparações dos resultados alcançados por diferentes UTIs.

Em 2003, intensivistas e infectologistas se juntaram representando 11 organizações internacionais, objetivando desenvolver diretrizes para a conduta na sepse grave, conceito existente na época, e no choque séptico.[9] Nascia, então, a Campanha de Sobrevivência à Sepse, um esforço internacional para aumentar a conscientização e melhorar os resultados clínicos dos pacientes com sepse grave.

Quarenta e seis recomendações compuseram as diretrizes para pacientes adultos, enquanto 16 perfizeram as considerações pediátricas. A sepse grave (que significava que o paciente tinha sepse e disfunção[ões] orgânica[s] causadas pela infecção) começava a ser vista como uma síndrome na qual quanto mais precoces e acertadas as medidas terapêuticas fossem empregadas, melhores resultados seriam obtidos. Antibioticoterapia venosa até 1 hora do reconhecimento e ressuscitação volêmica imediata ao se constatar hipoperfusão tissular são pelo menos duas das recomendações elaboradas.

Um exemplo de como as diretrizes avançam e se atualizam é o tratamento hemodinâmico da sepse nos últimos 20 anos. Rivers *et al.* realizaram um estudo[10] no qual o propósito foi avaliar a eficácia de uma terapia dirigida por metas precoces antes da admissão de pacientes na UTI. Seu estudo alcançou grande impacto com os resultados clínicos obtidos com os pacientes submetidos ao protocolo de terapia guiada por metas precoces, não só por ter sido realizado em uma Unidade de Emergência de um hospital, mas, principalmente, por ter apresentado um senso de organização e propósito aos dados obtidos com a monitorização. Quantas vezes não se veem, nas UTIs, pacientes monitorizados em que os dados apresentados vão evoluindo e se alterando durante o período de plantão, e os médicos responsáveis pelos pacientes não têm um roteiro do que fazer ou nem imaginam que deveriam tê-lo. A presença de um protocolo nestas situações, em que opções terapêuticas se apresentam conforme resultados clínicos ou laboratoriais que surgem, não só organizam melhor a forma de tratamento do paciente, como podem promover sua maior eficácia. Porém, após três atualizações das diretrizes (disponibilizadas a seguir), surgiram evidências de que o protocolo proposto por Rivers *et al.* não é melhor do que o tratamento comum, sem procedimentos invasivos como o cateter central de monitoramento da saturação de oxigênio e débito cardíaco (pelo menos de forma rotineira).[11]

Outra mudança que ocorreu com o crescimento das diretrizes foi estratificar o peso de cada tópico segundo o grau das evidências; ou seja, evidências mais robustas indicam recomendações enquanto evidências mais fracas indicam sugestões. Diretrizes servem para indicar condutas de diagnóstico e tratamento de pacientes com síndromes ou doenças e são estratificadas para dar ao leitor uma ideia de magnitude de cada tópico segundo as evidências vigentes naquele momento; a priorização de condutas quando se está à frente do paciente vai depender da organização mental do médico ou se existe um protocolo para organizar o passo a passo entre triagem, diagnóstico e primeiras medidas de tratamento. No caso da sepse e do choque séptico, as diretrizes foram atualizadas em 2008, 2012, 2016 e, mais recentemente, em 2021, com um maior aprofundamento, tornando-se mais numerosas, e passaram por mudanças na força de recomendação.[12-15] Os pacientes pediátricos passaram a ter suas diretrizes separadas.[16]

Nas diretrizes definidas para os adultos, o número de recomendações subiu para 93, dividindo-se em 10 para triagem e ressuscitação inicial, 21 para infecções, 14 para hemodinâmica, 12 para ventilação, 16 para terapias adicionais e 20 para objetivos de cuidados em curto e longo prazos. Surpreendentemente, o número de recomendações fortes permaneceu estável (n = 15) mesmo com o crescimento numérico dos tópicos abordados nas diretrizes; 54 tópicos são sugestões (evidências mais fracas), 15 são de consenso entre especialistas e nove tópicos permaneceram sem recomendações. A avaliação e classificação destas recomendações foram produzidas em função da qualidade de evidências utilizadas, seguida por avaliação do balanço entre riscos e benefícios, custo e sobrecarga para profissionais de saúde e pacientes. Explicitando melhor, uma recomendação forte a favor de uma intervenção reflete que os efeitos desejáveis de adesão a uma determinada recomendação (resultados benéficos de saúde, menor sobrecarga para o *staff* e pacientes e economia de custos) irão sobrepujar claramente os efeitos indesejáveis (mais danos, maior sobrecarga e custos). Na recomendação considerada fraca, os efeitos desejáveis provavelmente serão maiores que os indesejáveis, mas aqui não há grande confiança na recomendação, seja por haver evidências científicas de baixa qualidade, ou por haver equilíbrio muito próximo entre benefícios e malefícios em uma determinada intervenção.

Entre as recomendações contidas nas diretrizes de sepse para os adultos, exemplificam-se como fortes o início imediato de ressuscitação hemodinâmica em pacientes com hipotensão ou lactato sérico maior que 4 mmol/L e manutenção de pressão arterial média ≥ 65 mmHg; entre os exemplos de recomendações fracas pode-se citar a administração de hidrocortisona venosa para choque séptico a um adulto quando a hipotensão arterial responde pobremente a uma adequada ressuscitação volêmica e vasopressores.

Diretrizes e protocolos, como anteriormente citados, estão presentes na atual prática médica, mas não há garantias de que eles sejam efetivamente utilizados. Por mais que possa haver um entendimento comum da sua utilidade, barreiras existem à adesão médica. Cabanas *et al.* estudaram essas barreiras, demonstrando a importância das dimensões de conhecimento, atitudes e comportamento na prática profissional.[17] Situações como falta de familiaridade, de concordância e de motivação com as diretrizes, assim como alguns fatores ambientais como falta de tempo, de recursos e dificuldades organizacionais foram evidenciadas, entre outras, como razões que dificultavam a adesão médica. Há profissionais de saúde, principalmente os médicos, que se colocam contra o princípio das diretrizes por acreditar que elas não sejam relevantes aos seus pacientes e não possam abranger todas as situações clínicas. Outros acreditam na diminuição de autonomia médica com o uso das diretrizes. Contudo, a existência destas é melhor do que não tê-las, realçando que as diretrizes nunca substituirão o pensamento crítico no cuidado ao paciente.[18]

Checklist

Erros ocorrem principalmente em situações estressantes e conflituosas. São mais frequentes à medida que os níveis de fadiga e estresse aumentam. Esse ambiente é particularmente típico das UTIs, onde são importantes decisões de julgamento e complacência à protocolos padrão de atendimento aos pacientes.

Várias estratégias têm sido propostas para reduzir erros e aumentar a aderência a protocolos. Entre essas estratégias, a utilização de instrumento de controle de processos (*checklist*), é definido como uma lista de tarefas arranjadas de uma maneira sistemática, de modo que o respondedor selecione respostas simples, como positivo/negativo e números.[19] Estes instrumentos vêm sendo adotados em diferentes ambientes complexos e sujeitos a erro, como aviação e indústria de manufaturados. A prática com *checklists* é comum e ajuda a reduzir erros e aumenta a segurança e a precisão dos serviços oferecidos. Na aviação, a checagem de diversos itens age como mecanismos de redundância para pinçar erros que possam passar despercebidos. Usa-se o *checklist* em diversos momentos, como decolagem, procedimentos de ejeção, falhas de sistema, pouso, entre outros. Essa área também foi pioneira em transformar os *checklists* manuais em eletrônicos, o que reduziu a ocorrência de erros em quase 50%.[20] Indústrias também adotam *checklists* para confeccionar produtos de maneira uniforme, com garantia de alta qualidade nas áreas de medicamentos ou alimentação, de acordo com as recomendações da Agência Americana de controle de Alimentos e Medicações (Food and Drug Administration [FDA]).[21]

A implementação de medidas de qualidade e segurança na Medicina, especialmente nas UTIs, deve ser com base em evidências de nível elevado na literatura internacional, como preconizado pelo Institute for Healthcare Improvement.[22] O acrônimo FAST HUG, criado pelo Dr. JL Vincent, em 2005, agrupa a ideia de fatores preventivos de complicações para o paciente grave.[23] Ele agrupou uma série de medidas como alimentação (*feeding*), analgesia, sedação, profilaxia contra tromboembolismo pulmonar (*thromboembolic prophylaxis*), cabeceira da cama elevada (*head of the bed*), profilaxia contra úlcera de estresse gástrico (*stress ulcer prophylaxis*) e controle da glicemia (*glycemic control*). Talvez o maior benefício de todas essas estratégias seja a redução de infecções nosocomiais, como a adoção de medidas contra pneumonia associada à ventilação mecânica (PAV) e bacteremias associadas a cateteres venosos ou arteriais. Essas estratégias reunidas reduziram a incidência de infecções nosocomiais, além de reduzir a utilização de dispositivos invasivos, levando até a redução pequena do tempo de permanência e de letalidade na UTI.[24]

A educação continuada também pode levar à redução de infecções nosocomiais, como a PAV, mediante treinamento e conscientização em longo prazo dos diversos aspectos de protocolo de prevenção contra essa infecção. Um programa de treinamento instituído durante quatro anos foi capaz de reduzir PAV em quase 60% e houve, inclusive, queda dos custos de hospitalização de pacientes internados em UTI clínica.[25] O trabalho de educação e implementação de *checklist* contra bacteremia associada a cateteres (BSI) é custo-efetivo e funcionou na eliminação desta infecção em um prazo de dois anos.[26]

Esse estudo americano mostrou que estratégias de *checklist* para a técnica de punção venosa profunda ou arterial reduziu de maneira significativa a BSI. Porém, quando se deu poder às enfermeiras para interromper o processo de punção se houvesse violação da técnica correta, foi necessário zerar a ocorrência desta infecção por um tempo mais prolongado. Associada à técnica de punção, a anotação diária com a pergunta sobre a possível retirada do dispositivo invasivo nas folhas de visita médica foi destacada também como fundamental para o sucesso da estratégia.[26]

O *checklist* pode ser elaborado de acordo com as estratégias de prevenção de complicações, com eficácia comprovada na literatura (Tabela 6.1):

- Alimentação precoce, preferencialmente, nas primeiras 48 horas na UTI.[27]
- Controle da glicemia até 150/180 mg/dL para prevenção de bacteremia, insuficiência renal e hipoglicemia.[28]
- Uso de heparina para prevenção de trombose venosa profunda (TVP).[29]
- Uso de inibidor de bomba de prótons para prevenção de sangramento por úlcera de estresse gástrico.[30]
- Tolerância dos níveis de hemoglobina (Hb) entre 7 e 9 g/dL para prevenção de reações transfusionais, infecções nosocomiais e mortalidade.[31]
- Cabeceira da cama elevada a 45 graus para prevenção de PAV.[32]
- Anotação da posição do tubo traqueal em relação aos dentes incisivos para prevenção de extubação acidental.[33]
- Protocolo de desmame ventilatório para redução do tempo de ventilação mecânica e PAV.[34]
- Presença de choque séptico e necessidade de corticoterapia para reversão do choque.[35]
- Manutenção das pressões de platô abaixo de 30 cmH_2O nos casos de SARA para prevenção de barotrauma e volutrauma (lesão pulmonar induzida pela ventilação).[36]
- Aspecto e necessidade do uso de acessos venosos e cateter vesical para prevenção de infecções nosocomiais.[37]

Essas estratégias devem apresentar o formato de tabela, com lacunas para respostas tipo SIM/NÃO ou números simples. Existe a possibilidade de se colocar nos impressos de evolução diária dos médicos ou enfermeiros, a fim de que as anotações sejam periódicas. O costume de se anotar todos estes aspectos diariamente funciona como os *checklists*, que também são usados na área de aviação e indústrias, e pode reduzir a variação individual da frequência com a qual as pessoas se lembram de aplicá-los.

TABELA 6.1	ESQUEMATIZAÇÃO DE PROBLEMAS COMUNS, PERGUNTAS RELACIONADAS E ESTRATÉGIAS DE PREVENÇÃO PARA DOENTES GRAVES	
Qual é o problema?	**Qual é a pergunta?**	**O que estou prevenindo, com base em boas evidências?**
Desnutrição[27]	*O paciente pode iniciar dieta oral/enteral?*	Dieta plena o mais rápido possível
Cabeceira baixa do leito[32]	*A cabeceira está elevada > 30 graus? Foi realizado o controle de resíduo gástrico?*	Pneumonia associada a ventilação mecânica; broncoaspiração de maior volume
Hiperglicemia[28]	*Protocolo de controle glicêmico - a glicemia ficou controlada < 150-180 mg/dL? Quanto se usou de insulina?*	Infecções secundárias, hiperosmolaridade, polineuromiopatia, hipoglicemia
Sedação: falta ou excesso[33]	*Necessita de sedação contínua? Qual é o nível de sedação (Ramsay/RASS)?*	Tempo prolongado de ventilação mecânica; Pneumonia associada a ventilação mecânica
Analgesia[38]	*O paciente tem dor? Necessita de analgesia?*	Dor aguda, estresse adrenérgico; constipação (associada a opioides)
Trombose venosa profunda (TVP)[29]	*Há profilaxia contra TVP?*	Tromboembolismo pulmonar
Sangramento por úlcera de estresse gástrico[30]	*Necessita de profilaxia? (ventilação mecânica, choque, discrasia, doença péptica)*	Hemorragia digestiva alta
Anemia aguda[31] (Hébert)	*Qual é o nível de hemoglobina? É crítico para realizar transfusão?*	Hb entre 7-9 g/dL (exceto cardiopatia); hipervolemia, reações transfusionais, infecções nosocomiais
Acessos venosos e arteriais[37]	*Há necessidade de manutenção?*	Com a retirada precoce, evitam-se obstruções e infecções - bacteremia
Altas pressões do balonete de tubos traqueais[39]	*Qual é a pressão do balonete? Deve-se manter < 25-30 mmHg*	Traqueomalacia, estenose ou granuloma de traqueia

Continua...

...Continuação

TABELA 6.1	ESQUEMATIZAÇÃO DE PROBLEMAS COMUNS, PERGUNTAS RELACIONADAS E ESTRATÉGIAS DE PREVENÇÃO PARA DOENTES GRAVES	
Qual é o problema?	**Qual é a pergunta?**	**O que estou prevenindo, com base em boas evidências?**
Desposicionamento de tubo traqueal[39]	*Qual é a posição do tubo orotraqueal? Conferir com raio X de tórax (3-7 cm da carina)*	Extubação acidental
SARA[36]	*Qual é a relação PaO_2/FiO_2? A pressão de platô está mantida < 30 cmH_2O?*	Barotrauma, lesão pulmonar induzida por ventilação
Uso de ventilação mecânica[34]	*O desmame ventilatório pode ser iniciado?*	Tempo prolongado de ventilação mecânica
Retirada de aminas vasoativas[35]	*O paciente merece tratamento com corticosteroides (até 7 dias)?*	Choque séptico refratário
Uso de antibióticos de largo espectro[40]	*Há necessidade de manutenção de antibióticos? Pode haver descalonamento baseado em culturas?*	Resistência microbiana

RASS: escala de agitação e sedação de Richmond; SARA: síndrome da angústia respiratória aguda.

A Tabela 6.2 fornece uma sugestão de roteiro para a implantação de protocolos e *checklist*.

Huddle

Sua origem é o futebol americano. As reuniões curtas que acontecem durante o jogo, onde os jogadores se abaixam agrupados em uma roda, para combinarem qual será a jogada a ser executada na sequência, inspiraram as organizações de alta confiabilidade (OAC) a executarem esse tipo de reunião, focando em qualidade e segurança.

Alguns hospitais que assumiram os *huddles*, inclusive, passaram a chamá-los de rondas ou reuniões de segurança. Tomando as OAC como modelo, instituições como o Cincinnati Children's Hospital Medical Center desenvolveram um sistema de *huddles* inter-relacionados em três níveis, em que a consciência situacional funciona como ponto de partida.[3]

O nível 1 aconteceria dentro das unidades assistenciais, envolvendo os profissionais que cuidam diretamente dos pacientes. O nível 2 ocorreria entre os representantes das unidades assistenciais, envolvendo também profissionais de áreas operacionais e de apoio à assistência. No nível 3, haveria o envolvimento de lide-

TABELA 6.2	PASSOS SUGERIDOS AO SE IMPLEMENTAR PROTOCOLOS/*BUNDLES* E *CHECKLIST*
Atenção para o problema; reunião de possíveis líderes	Reunir os interessados na resolução do problema e delinear o que precisa ser feito
Determinar o time de líderes	Envolver os interessados na questão e estratificar aqueles que serão responsáveis por cada ponto do processo
Pesquisar o campo de ação - pesquisa da cultura local	Estudar os dados existentes em relação ao problema e caracterizar o setor onde será aplicada a ferramenta de sua resolução
Financiamento do projeto	Avaliar junto aos administradores o quanto custa a manutenção do problema *versus* quanto custará a sua resolução (relação custo-benefício); determinar se é necessário agregar recursos humanos e/ou materiais à equipe do protocolo/*checklist*
Procurar por estudiosos na área, de preferência com experiência na ação	Profissionais experientes na questão podem mostrar "atalhos" para otimizar o processo e as ferramentas de resolução do problema
Reunião com os setores envolvidos	Reuniões periódicas de planejamento e auditoria são necessárias para unificar as ideias e avaliações em relação ao processo
Implementação do protocolo/*checklist*	Profissionais líderes passam aos diversos setores os objetivos e a metodologia das ferramentas do processo/*checklist*; Realizar auditoria periódica do processo; Fornecer *feedback* aos líderes e setores onde a ferramenta foi aplicada
Desenvolver a cultura de segurança	Desenvolver o comprometimento e avaliação pelos diversos profissionais envolvidos no processo para o seu aperfeiçoamento; promover melhorias que perdurem prolongadamente

ranças maiores, como diretores da instituição, junto a representantes do nível 2. Em cada um desses níveis, a consciência situacional daquele segmento estaria sendo debatida entre a equipe interdisciplinar, conhecendo-se as condições do ambiente, ganhando compreensão do que era importante e procurando antecipar possíveis consequências futuras em função da situação atual.[41,42]

O uso das OACs como modelo inspirador advém de sua capacidade para desempenhar, de forma confiável e segura, em face da complexidade e do dinamismo, como acontece na aviação militar e na indústria nuclear. O sistema descrito como *huddles* inter-relacionados permite o compartilhamento de preocupações, situações correntes e erros, envolvendo os profissionais de diferentes níveis no debate, no encaminhamento de soluções estratificadas por nível e na elaboração de estratégias que impeçam eventos futuros.

Weick e Sutcliffe[43] apresentam cinco marcos que referendam as OACs como modelos a serem buscados para aqueles que prezam pela qualidade e segurança do paciente, e como eles podem se relacionar com a prática do *huddle*:[3]

1. Preocupação com a falha: fórum diário para revisão e reflexão em todos os eventos inesperados.
2. Impedimento de interpretações simplificadas: uso das múltiplas perspectivas dos participantes, com suas respectivas disciplinas e experiências.
3. Sensibilidade às operações: avaliação contínua do nível de estresse da unidade, trazendo os recursos da organização para dar suporte ao seu funcionamento.
4. Comprometimento com a resiliência: plano para detecção e mitigação de potenciais situações de risco.
5. Estruturas de decisão flexíveis que se defiram à *expertise*: quando do enfrentamento de circunstâncias infrequentes ou difíceis para o *staff* da unidade, havendo necessidade de consulta aos mais experientes.

A Tabela 6.3 fornece uma sugestão de roteiro para a implantação de rondas de segurança (*huddle*).

TABELA 6.3	ROTEIRO PARA IMPLANTAÇÃO DE *HUDDLE* NA UTI
Participantes da ronda	Recomenda-se que um ou dois componentes de cada categoria profissional participe da ronda: Medicina, Enfermagem, Fisioterapia, Nutrição, Farmácia, Fonoaudiologia, Serviço Social e Psicologia
Ocupação e disponibilidade de leitos	Citar número de pacientes internados e a quantidade de leitos vagos ou bloqueados
Movimentação de pacientes: altas, transferências internas ou externas	Citar possíveis altas do setor durante o plantão (para quarto ou transferências externas) e os pedidos de vagas
Pacientes que merecem maior atenção: gravidade/instabilidade clínica, agitação, procedimentos especiais, medicações não habituais	Listar os pacientes que apresentam algo que não é usual e merece atenção da equipe, a fim de focar e alinhar a visão da equipe em relação a um(a) determinado(a) paciente
Eventos no plantão anterior: óbitos, outros eventos adversos	Citar ou revisar eventos ocorridos, como queda, efeitos colaterais de medicamentos, deterioração clínica inesperada
Uso de ventilação mecânica e sedativos	Antecipar eventos ou necessidades adicionais para estes pacientes, como estratégia de ventilação ou desmame
Pacientes em hemodiálise	Antecipar eventos ou necessidades de material suplementar para o procedimento

Continua...

...Continuação

TABELA 6.3	ROTEIRO PARA IMPLANTAÇÃO DE *HUDDLE* NA UTI
Pacientes em cuidados paliativos	Atenção para proporcionar conforto aos pacientes com limitação terapêutica ou cuidados de fim de vida
Alergias	Presença de alergias de cada paciente (citar em voz alta, além do que já está no prontuário do paciente)
Suporte nutricional em risco	Pacientes que estão em dieta zero ou com aporte incompleto do valor total necessário
Programações do plantão	Citar exames de imagem fora do setor, transportes para centro cirúrgico, procedimentos invasivos a serem realizados (punções venosas ou arteriais, por exemplo)

Conclusão

A despeito de algumas controvérsias, principalmente entre os médicos, diretrizes, protocolos, *checklists* e *huddles* demonstram ter importante utilidade na conduta clínica e na segurança dos pacientes.

Ambientes complexos como as UTIs, com muitos profissionais de diversas áreas envolvidos, pacientes graves, opções terapêuticas com evidências científicas questionáveis e médicos com nível técnico bastante variável, produzem um ambiente em que as ferramentas aqui apresentadas funcionarão como um bom alicerce para a sua organização. Mas só isso não basta, e a literatura médica segue nos mostrando. Dois estudos grandes mostraram que a mortalidade de pacientes não é reduzida simplesmente pela presença ou pela quantidade de protocolos e *checklists* presentes em determinada UTI. Sevransky *et al.*[44] viram que o número de protocolos de cuidados e tratamento não tinha relação com a mortalidade em UTIs americanas, enquanto Cavalcanti *et al.*[45] mostraram que a implementação de *checklists* para o cuidado com pacientes graves também não influenciaram a mortalidade, embora tenham melhorado a aderência a protocolos de uso de ventilação mecânica, sedação e infecções urinárias associadas ao uso de cateter vesical.

Enfim, a presença do conhecimento médico e a capacidade de saber usá-lo, levando-se em conta a experiência profissional e o raciocínio clínico, continuarão a contribuir sobremaneira para que a qualidade assistencial e segurança para o paciente se mantenham presentes na assistência hospitalar.

Referências bibliográficas

1. Kohn LT, Corrigan JM, Donaldson MS, et al. To err is human: building a safer health system. Washington, DC: National Academies Press, 2000.
2. Morris AH. Treatment algorithms and protocolized care. Curr Opin Crit Care. 2003; 9: 236-40.
3. Goldenhar LM, Brady PW, Sutcliffe KM, et al. Huddling for high reliability and situation awareness. BMJ Qual Saf. 2013; 22: 899-906.
4. Field MJ, Lohr KN. Guidelines for Clinical Practice: From Development to Use; 1992 [cited 2011 Jul 24]. Disponível em: http://www.nap.edu/catalog/1863.html.
5. Jacobi J, Fraser GL, Coursin DB, et al. Clinical practice guidelines for the sustained use of sedatives and analgesics in the critically ill adult. Crit Care Med. 2002; 30: 119-41.
6. Murray MJ, Cowen J, DeBlock H, et al. Clinical practice guidelines for sustained neuromuscular blockade in the adult critically ill patient. Crit Care Med. 2002; 30: 142-56.
7. Barr J, Fraser GL, Puntillo K, et al. Clinical Practice Guidelines for the Management of Pain, Agitation, and Delirium in Adult Patients in

the Intensive Care Unit. Crit Care Med. 2013; 41: 263-306.
8. Devlin JW, Skrobik Y, Gélinas C, et al. Clinical Practice Guidelines for the Prevention and Management of Pain, Agitation/Sedation, Delirium, Immobility, and Sleep Disruption in Adult Patients in the ICU. Crit Care Med. 2018; 46: e825-e873.
9. Dellinger RP, Carlet JM, Masur H, et al. Surviving Sepsis Campaign guidelines for management of severe sepsis and septic shock. Crit Care Med. 2004; 32: 858-73.
10. Rivers E, Nguyen B, Havstad S, et al. Early goal-directed therapy in the treatment of severe sepsis and septic shock. N Engl J Med. 2001; 345: 1368-77.
11. Angus DC, Barnato AE, Bell D, et al. A systematic review and meta-analysis of early goal-directed therapy for septic shock: the ARISE, ProCESS and ProMISe Investigators. Intensive Care Med. 2015; 41:1549-60.
12. Dellinger RP, Levy MM, Carlet JM, et al. Surviving Sepsis Campaign: International guidelines for management of severe sepsis and septic shock: 2008. Intensive Care Med. 2008; 34: 17-60.
13. Dellinger R, Levy M, Rhodes A, et al. Surviving Sepsis Campaign: international guidelines for the management of severe sepsis and septic shock 2012. Crit Care Med. 2013; 41: 580-637.
14. Rhodes A, Evans LE, Alhazzani W, et al. Surviving Sepsis Campaign: International Guidelines for Management of Sepsis and Septic Shock: 2016. Intensive Care Med. 2017; 43: 1-74.
15. Evans L, Rhodes A, Alhazzani W, et al. Surviving Sepsis Campaign: International Guidelines for Management of Sepsis and Septic Shock 2021. Crit Care Med. 2021; 49(11): e1063-e1143.
16. Weiss SL, Peters MJ, Alhazzani W, et al. Surviving Sepsis Campaign International Guidelines for the Management of Septic Shock and Sepsis-Associated Organ Dysfunction in Children. Pediatr Crit Care Med. 2020; 21: e52-e106.
17. Cabana MD, Rand CS, Powe NR, et al. Why Don't Physicians Follow Clinical Practice Guidelines? A Framework for Improvement. JAMA. 1999; 282: 1458-65.
18. Powers JH. Practice Guidelines - Belief, Criticism, and Probability. Arch Intern Med. 2011; 171: 15-17.
19. Hales BM, Pronovost PJ. The checklist - a tool for error management and performance improvement. J Crit Care. 2006; 21: 231-5.
20. Boorman D. Today's electronic checklists reduce likelihood of crew errors and help prevent mishaps. ICAO. 2001; J 1: 17-36.
21. US Food and Drug Administration. Quality System Audits. Disponível em http://www.fda.gov/MedicalDevices/DeviceRegulationandGuidance/PostmarketRequirements/QualitySystemsRegulations/MedicalDeviceQualitySystemsManual/ucm122726.htm, acesso em 2 de maio de 2011.
22. Berenholtz SM, Milanovich S, Faircloth A, et al. Improving Care for the Ventilated Patient. Jt Comm J Qual Saf. 2004; 30: 195-204.
23. Vincent JL. Give your patient a fast hug (at least) once a day. Crit Care Med. 2005; 33: 1225-29.
24. Japiassú AM, Coscia AP, Longo AG, et al. A Redução de Infecções Nosocomiais e Letalidade com o Uso de Checklist de Cuidados ao Paciente Grave. Rev Bras Terap Intens. 2007; Supl 1: A4.
25. Apisarnthanarak A, Pinitchai U, Thongphubeth K, et al. Effectiveness of an Educational Program to Reduce Ventilator-Associated Pneumonia in a Tertiary Care Center in Thailand: A 4-Year Study. Clin Infect Dis. 2007; 45: 704-11.
26. Pronovost P, Needham D, Berenholtz S et al. An Intervention to Decrease Catheter-Related Bloodstream Infections in the ICU. N Engl J Med. 2006; 355: 2725-32.
27. Heyland DK, Dhaliwal R, Drover JW, et al. Canadian clinical practice guidelines for nutrition support in mechanically ventilated, critically ill adult patients. J Parenter Enteral Nutr. 2003; 27: 355-73.
28. Van den Berghe G, Wouters P, Weekers F, et al. Intensive insulin therapy in the critically ill patient. N Engl J Med. 2001; 345: 1359-67.
29. Attia J, Ray JG, Cook DJ, et al. Prophylaxis of venous thromboembolism in the critically ill. Arch Intern Med. 2001; 161: 1268-79.
30. Cook DJ, Fuller HD, Guyatt GH, et al. Risk factors for gastrointestinal bleeding in critically ill patients. N Engl J Med. 1994; 330: 377-81.
31. Hébert PC, Wells G, Blajchman MA, et al. A multicenter, randomized, controlled clinical trial of transfusion requirements in critical care. N Engl J Med. 1999; 340: 409-17.
32. Drakulovic MB, Torres A, Bauer TT, et al. Supine body position as a risk factor for nosocomial pneumonia in mechanically ventilated patients: A randomised trial. Lancet. 1999; 354: 1851-8.
33. Kress JP, Pohlman AS, O'Connor MF, et al. Daily interruption of sedative infusions in critically ill patients undergoing mechanical ventilation. N Engl J Med. 2000; 342: 1471-7.
34. Brattebo G, Hofoss D, Flaatten H, et al. Effect of a scoring system and protocol for sedation on duration of patients' need for ventilator support in a surgical intensive care unit. BMJ. 2002; 324: 1386-9.

35. Salluh JI, Bozza FA, Japiassú AM, et al. Corticosteroids in sepsis: pathophysiological rationale and the selection of patients. Endocr Metab Immune Disord Drug Targets. 2010; 10: 266-73.
36. The Acute Respiratory Distress Syndrome Network. Brower RG, Matthay MA, Morris A, et al. Ventilation with Lower Tidal Volumes as compared with traditional Tidal Volumes for Acute Lung Injury and the Acute Respiratory Distress Syndrome. N Engl J Med. 2000 May; 4;342:1301-8.
37. DePalo VA, McNicoll L, Cornell M, et al. The Rhode Island ICU collaborative: a model for reducing central line-associated bloodstream infection and ventilator-associated pneumonia statewide. Qual Saf Health Care. 2010; 19: 555-61.
38. Puntillo KA, Wild LR, Morris AB, et al. Practices and predictors of analgesic interventions for adults undergoing painful procedures. Am J Crit Care. 2002; 11: 415-29.
39. Jerre G, et al. Fisioterapia no paciente sob ventilação mecânica. J Bras Pneumol. 2007 Jul; 33(Supl 2): S142 - 50.
40. Chastre J, Wolff M, Fagon JY, et al. Comparison of 8 vs 15 days of antibiotic therapy for ventilator-associated pneumonia in adults: a randomized trial. JAMA. 2003; 290: 2588-98.
41. Endsley MR. Toward a Theory of Situation Awareness in Dynamic Systems. Human Factors. 1995; 37(1): 32-64.
42. Endsley MR. Measurement of Situation Awareness in Dynamic Systems. Human Factors. 1995; 37(1): 65 - 84.
43. Weick K, Sutcliffe K. Managing the unexpected: resilient performance in an age of uncertainty. 3rd ed. Hoboken: John Wiley & Sons, 2015.
44. Sevransky JE, Checkley W, Herrera P, et al. Protocols and Hospital Mortality in Critically Ill Patients: The United States Critical Illness and Injury Trials Group Critical Illness Outcomes Study. Crit Care Med. 2015; 43: 2076-84.
45. Cavalcanti AB, Bozza FA, Machado FR, et al. Effect of a Quality Improvement Intervention With Daily Round Checklists, Goal Setting, and Clinician Prompting on Mortality of Critically Ill Patients: A Randomized Clinical Trial. JAMA. 2016; 315(14): 1480-90.

Leituras sugeridas

- Ben-Menachem T, Fogel R, Patel RV, et al. Prophylaxis for stress-related gastric hemorrhage in the medical intensive care unit: A randomized, controlled, single-blind study. Ann Intern Med. 1994; 121: 56875.
- Cade JF. High risk of the critically ill for venous thromboembolism. Crit Care Med. 1982; 10: 448-50.
- Cook DJ, Guyatt G, Marshall J, et al. A comparison of sucralfate -and ranitidine for the prevention of upper gastrointestinal bleeding in patients requiring mechanical ventilation. N Engl J Med. 1998; 338: 791-7.
- Cook DJ, Meade MO, Hand LE, et al. Toward understanding evidence uptake: Semirecumbency for pneumonia prevention. Crit Care Med. 2002; 30: 1472-7.
- Faisy C, Guerot E, Diehl JL, et al. Clinically significant gastrointestinal bleeding in critically ill patients with and without stress ulcer prophylaxis. Intensive Care Med. 2003; 29: 1306-13.
- Hart EM, Owen H. Errors and Omissions in Anesthesia: A Pilot Study Using a Pilot's Checklist. Anesth Analg. 2005; 101: 246-50.
- Haynes AB, Weiser TG, Berry WR, Lipsitz SR, Breizat AHS, Dellinger EP, et al. A Surgical Safety Checklist to Reduce Morbidity and Mortality in a Global Population. N Engl J Med. 2009; 360: 491-9.
- Helmreich RL. On error management: lessons from aviation. Brit Med J. 2000; 320: 781-5.
- Silva E, Bugano DDG. Developing guidelines - The example of the Surviving Sepsis Campaign. Em Patient Safety and Quality of Care in Intensive Care Medicine. 2009; 237-47.
- Singer M. Should care be homogenized? Em Patient Safety and Quality of Care in Intensive Care Medicine. 2009; 201-09.
- Wolff AM, Taylor SA, McCabe JF. Using checklists and reminders in clinical pathways to improve hospital inpatient care. Med J Austr. 2004; 181: 428-31.
- Gawande A. Checklist: Como fazer as coisas bem-feitas. Rio de Janeiro: Sextante, 2023.

7

Ferramentas da Qualidade – Quais as Principais, sua Importância e Exemplos Práticos

Paulo Cesar Pereira de Souza
Fernando Borges Rodriguez

Introdução

A cada época que vivemos, os desafios no setor da saúde aumentam de forma impressionante.

Os gastos com o setor da saúde e sua relação percentual com o produto interno bruto (PIB) são usados como métricas para comparar os investimentos nesse setor entre os países.

Geralmente, nos países desenvolvidos, os gastos com o setor da saúde representam uma das principais despesas da economia, estando acima das do setor de defesa e mesmo do setor educação, e comumente acima dos investimentos de países em desenvolvimento. O percentual de investimento nesse setor varia ao redor de 10% do PIB, mas pode atingir cifras de até 20%. Como se isso não bastasse, a necessidade de investimento na saúde vem subindo acima da capacidade de os países gerarem recursos (PIB).

Esse aumento de gastos se deve a uma série de fatores, incluindo aumento dos preços dos serviços de saúde, a proporção de pessoas com cobertura privada (sistema suplementar no Brasil) e a procura elevada por serviços especializados.

No Brasil, apesar de, constitucionalmente, o sistema de saúde ser público e de acesso universal, os gastos do sistema suplementar (privado) superam os do público e sua soma corresponde a aproximadamente 8,5% do PIB nacional. Analisando o impacto deste custo no bem-estar da sociedade e acesso aos serviços de saúde, o desembolso direto como proporção do gasto em saúde para as famílias brasileiras gira ao redor de 25%, contra menos de 10% em países com maior financiamento público como a França e o Reino Unido.[1]

Assim, entre os grandes desafios do setor de saúde, possivelmente o maior, ou um dos maiores, é a sua sustentabilidade em longo prazo. A sustentabilidade tem que caminhar junto a outro dos grandes desafios, que é a entrega aos clientes de um serviço de alto valor que gere melhores desfechos e maior satisfação.

O objetivo é a entrega de serviços de alta qualidade, sendo uma definição possível de qualidade a utilizada pelo National Health System (NHS), que fraciona em domínios ou dimensões tanto para usuários quanto para provedores. Essas dimensões passam por segurança, eficácia e melhor experiência possível para os usuários, além disso, devem ser bem conduzidos interna e externamente, sustentáveis e que garantam equidade para seus provedores.[2]

O paradigma da gestão em saúde vem evoluindo substancialmente e podemos citar como marco o *Triple aim* (melhorar a saúde populacional, melhorar a experiência do usuário e reduzir os custos), publicado por Berwick *et al.* em 2008,[3] e sua constante evolução, sendo adicionada a dimensão do prestador dos serviços de saúde no *Quadruple aim*, em 2014, e mais recentemente advogado o *Quintuple aim*, dando relevância a equidade na prestação dos serviços.[4]

Nesse sentido, as práticas de gestão dos ambientes de saúde passam a ter imensa relevância e passam a ser não apenas um dever, mas uma obrigação de todos aqueles que cuidam de pacientes, de instituições ou sistemas de saúde.

Gestão é uma ciência que funciona por meio de atributos (Clemente Nóbrega em *A Ciência da Gestão*[5]) e que visa, essencialmente, a apresentar resultados. A gestão opera por intermédio de ferramentas.

Um modelo conceitual de gestão está explicitado na Figura 7.1, na qual se observa que as ferramentas têm um papel crucial, pois ajudam, a partir de um ponto inicial, a chegar ao ponto desejado ou planejado.

Como apresentado anteriormente, gestão tem como objetivo maior dar resultados. Se houver esforço, empenho, desejo, comprometimento e trabalho intenso, mas não gerar resultados (desfechos), isso significa que a

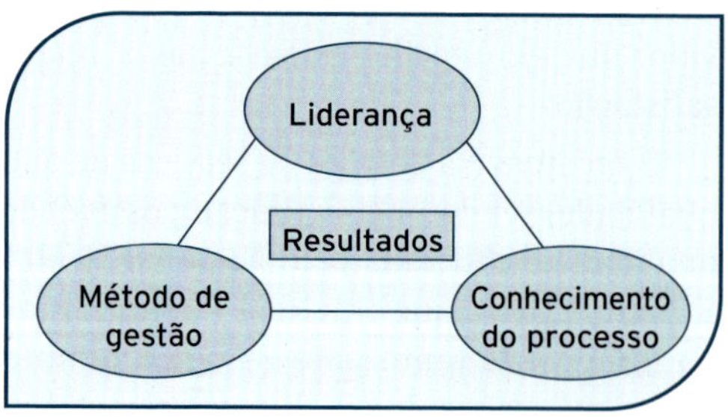

Figura 7.1: Modelo conceitual de gestão para resultados.

gestão falhou, por isso o modelo posicionou no centro os resultados.

Para que se faça gestão e se alcancem resultados, é necessário que haja liderança (o líder será o responsável pelo projeto e coordenará a equipe e os esforços), conhecimento do processo a ser mudado ou implantado (sem conhecimento, a chance de erro ou equívoco aumenta muito) e um método validado de gestão. É nesse ponto que entram as ferramentas. Elas nos ajudam a sair do ponto zero e chegar onde desejamos – os resultados. Mas não são uma panaceia, são apenas (e não é pouco) um meio de se alcançar o planejado.

As ferramentas da qualidade são métodos de abordagem de problemas existentes em um cenário corporativo. Virtualmente, todos os problemas podem ser resolvidos, ou melhor, compreendidos por meio do uso destas técnicas. Cada uma tem sua própria utilização e não há um modelo fechado que indique qual delas deve ser utilizada em uma determinada fase, sendo esse processo dependente da questão a ser resolvida, das informações obtidas e da experiência do grupo que as maneja.

A Tabela 7.1 apresenta as principais ferramentas e um pequeno resumo de suas utilizações.

O ciclo *Plan, Do, Check, Adjust/Act* (PDCA), que significa, em português, *Planejamento, Ação ou Execução, Checar ou Verificar* e *Ajustar/Agir*, é uma proposta de abordagem organizada para qualquer tipo de problema e pode compreender múltiplas ferramentas da qualidade. Essa metodologia, assim como as ferramentas descritas anteriormente, será detalhada a seguir.

Metodologia PDCA

O ciclo PDCA[6] do inglês *Plan, Do, Check, Adjust/Act,* que significa em português *Planejamento, Ação ou Execução, Checar ou Verificar* e *Ajustar/Agir,* foi idealizado por

TABELA 7.1 PRINCIPAIS FERRAMENTAS E SUAS UTILIZAÇÕES

Ferramentas	Resumo
Folha de verificação	Planilha para coleta de dados pertinentes a um problema
Diagrama de Pareto	Diagrama em barras que ordena ocorrências; prioriza os poucos mas, vitais
Diagrama de causa e efeito (Ishikawa)	Estrutura simples que expressa uma série de causas para um efeito (problema)
Fluxograma	Representação gráfica que mostra todos os passos de um processo
Gráficos de controle/acompanhamento	Fornece uma visão dinâmica do comportamento do processo
Brainstorming	Método utilizado para ampliar a quantidade de opções a serem analisadas
4Q1POC	Documento organizado para identificar as ações e responsabilidades de cada um

Shewhart, na década de 1920, e divulgado e efetivamente aplicado por Deming, em 1950, tem por princípio tornar mais claros e ágeis os processos envolvidos na execução da gestão, como na gestão da qualidade, por exemplo, sendo dividida nos quatro principais passos que nomeiam a sigla:

Planejamento – estabelece a missão, visão e as metas, assim como as metodologias para alcançá-los. Neste passo, três pontos importantes devem ser considerados:

- Definir os itens de controle e os objetivos a serem alcançados.
- Decidir os métodos a serem utilizados.
- Estabelecer prazos.

Execução – coloca o plano em ação. Aqui, devemos destacar o treinamento da equipe em questão na metodologia a ser aplicada e a execução do plano exatamente como o previsto no planejamento.

Checagem – monitora frequentemente os processos e os resultados, confrontando-os com o planejado, gerando dados para confecção de relatórios.

Agir – de acordo com a informação gerada pelos relatórios e resultados podem-se tomar medidas corretivas ou serem feitos aprimoramentos, mitigando eventuais falhas de processo ou execução do plano.

Outra maneira de visualizar o ciclo PDCA é subdividi-lo em oito etapas, podendo ser denominado também como Metodologia de Análise e Solução de Problemas (MASP), como o demonstrado na Figura 7.2.

Como pode ser percebido, o ciclo PDCA pode ser utilizado tanto para melhoramentos quanto para manutenção de resultados.[7] Este segundo caso se refere ao processo que é repetitivo e o plano é manter os resultados dentro de uma faixa aceitável de valores, utilizando um Procedimento Operacional Padrão (POP). Dessa forma, podem-se entremear ciclos para melhorias com ciclos de manutenção, buscando aprimoramento contínuo (Figura 7.3).

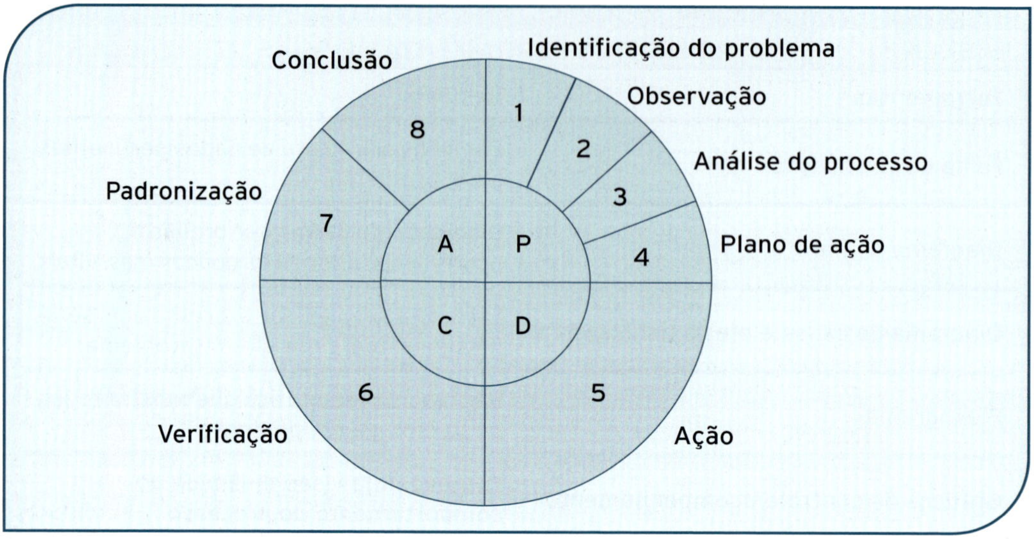

Figura 7.2: Ciclo PDCA para melhorias.

Folha de verificação

Consiste em um formulário simples e bem planejado para a coleta organizada de dados. Essas folhas "questionam" o processo e são fundamentais para se alcançar a qualidade, permitindo identificação de itens de um processo que apresentam falhas, quais são as mais comuns e o período ou turno em que são mais frequentes.

Para formular uma folha de verificação é necessário se atentar aos seguintes itens:

- Estabelecer o evento a ser estudado.
- Definir o período de coleta de dados.
- Estipular a quantidade de dados por amostra.
- Decidir como serão coletados os dados: quem fará a coleta? Em que turno/horário? Qual o local da coleta? Qual a frequência?

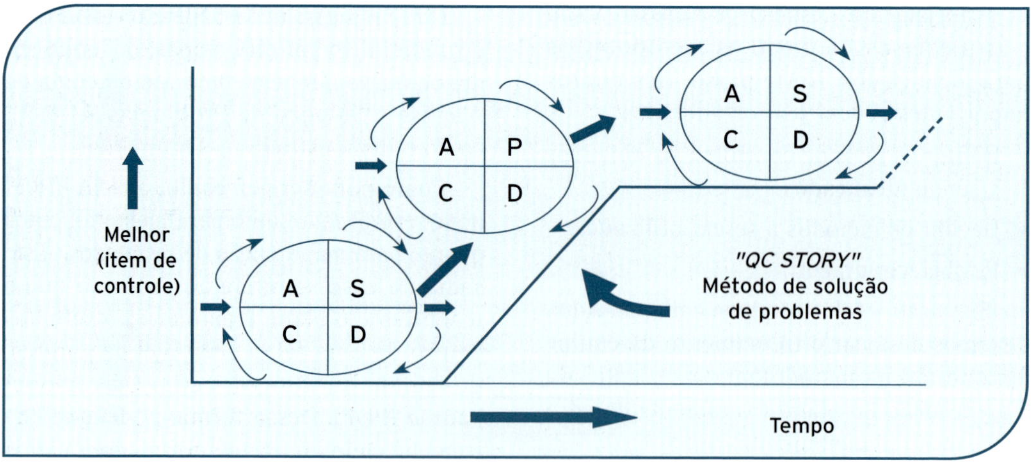

Figura 7.3: Intercalar ciclos visando ao aprimoramento contínuo.
Fonte: Campos, Vicente F. (1992 p. 94).

- Definir os critérios de medição ou os eventos a serem registrados de forma clara para que signifique o mesmo a toda equipe.
- Utilizar equipamentos adequados para as medições, caso necessário.

Um bom exemplo de uso de folha de verificação simples é a utilizada para o registro de adesão aos *bundles* (feixes) de prevenção a infecção na corrente sanguínea e pneumonia associada à ventilação mecânica promovidos pelo Institute for Healthcare Improvement (IHI).[8]

Nesse exemplo (Quadro 7.1), a folha de verificação foi utilizada para aferir adesão às quatro medidas de prevenção de pneumonia associada à ventilação mecânica, permitindo que saibamos em quais dias não houve adesão completa ao feixe de medidas e qual foi o item falho.

Essa ferramenta tem como vantagens ser de simples realização, exigir pouca concentração e, dependendo da amostra, ser de rápida execução, além de gerar dados no momento em que ocorrem os fatos. Ela também se relaciona com várias outras ferramentas, servindo de ponto base em que serão encontrados os dados que alimentarão gráficos e diagramas.

Diagrama de Pareto[6]

É uma forma especial de representar um gráfico em barras verticais que permite determinar quais são as condições ou itens prioritários a serem trabalhados na resolução de um problema. A informação disposta na forma do diagrama de Pareto também possibilita que sejam estabelecidas metas numéricas viáveis. Dessa forma, obtêm-se melhores resultados atuando mais firmemente nas barras mais altas do que nas mais baixas.

O princípio de Pareto, ou princípio 20/80, foi descrito pela primeira vez por Vilfredo Pareto, economista italiano, que identificou um forte desequilíbrio entre causas e efeitos, esforços e resultados, ações e objetivos alcançados. Dito de outra forma, uma minoria de eventos (20%) gera a maioria das consequências (80%). Como exemplos pode-se citar que normalmente 80% dos lucros de uma empresa advêm de 20% de seus produtos, ou que em 80% do tempo usamos 20% de nossas roupas. Dessa maneira, se priorizarmos nossas ações ou esforços nos 20% de maior interesse, gerenciaremos melhor a questão a ser resolvida, "atacando" inicialmente a porção que leva a 80% dos resultados.

Para se construir um diagrama de Pareto, é necessário selecionar os itens que

QUADRO 7.1 EXEMPLO DE COLETA DE DADOS PARA CONTROLE DE INFECÇÕES EM CTI

Dia de VM Adesão	Dia 1	Dia 2	Dia 3	Dia 4	Dia 5	Dia 6	Dia 7	Dia 8	Dia 9
Bundle completo?	sim	não	sim	sim	sim	não	não	sim	não
Cabeceira 45 graus?		sim				não	sim		não
Despertar diário?		sim				sim	não		não
Profilaxia TVP?		sim				sim	sim		sim
Profilaxia HDA?		não				sim	sim		sim

contribuem para o problema (p. ex., por meio de um *brainstorming*). Posteriormente, devem-se avaliar as unidades de medidas e o tempo de aquisição dos dados, construir uma tabela com o número de falhas por item (frequência), o seu percentual total de falhas para cada item e uma frequência e percentuais acumulados. Finalmente, coloque os dados no gráfico de barras, sendo a barra da esquerda o item com maior percentual de falhas e a barra mais à direita o item com menor percentual.

Por exemplo, em um CTI foi iniciado um programa de controle de infecções da corrente sanguínea associadas ao cateter venoso profundo e decidiu-se adotar as cinco medidas do IHI para este fim. Para que fossem priorizados os itens de maior falha em processos educativos, o gestor da unidade optou por avaliar a adesão aos cinco itens durante um mês em confeccionar um diagrama de Pareto para criar o cronograma de treinamento de sua equipe.

Após um mês de observação foi constatado o que mostra a Tabela 7.2. Com os dados da tabela foi construído o gráfico de Pareto (Gráfico 7.1).

TABELA 7.2 DADOS OBTIDOS APÓS UM MÊS DE OBSERVAÇÃO

Itens do *bundle*	Falhas	Percentual	Falhas acumulado	Percentual
Lavagem das mãos adequada	25	50	25	50
Punção em subclávia	15	30	40	80
Retirada precoce	5	10	45	90
Barreira máxima	3	6	48	96
Uso de clorexidina	2	4	50	100

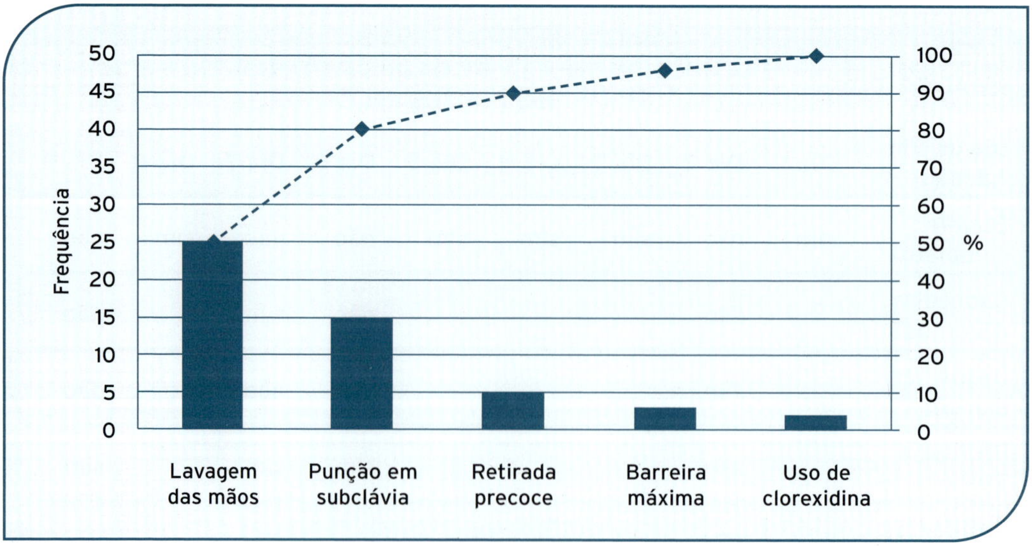

Gráfico 7.1: Gráfico de Pareto.

Dessa forma, foi decidido que a ordem do treinamento seria a lavagem das mãos seguido da punção em subclávia e os demais itens.

Espera-se que, assim, sejam obtidos melhores resultados de forma mais ágil em comparação ao treinamento dos itens de forma aleatória.

Diagrama de causa e efeito (Ishikawa)[6,7]

O Diagrama 7.1 ilustra o diagrama de causa e efeito, também chamado de diagrama de espinha de peixe ou diagrama 6M, criado e desenvolvido por Kaoru Ishikawa, em 1953, na Universidade de Tóquio. Trata-se de uma técnica simples de enunciar as possíveis causas e subcausas de um problema, facilitando sua visualização de forma organizada. Para elaborá-lo é necessária a participação de todos os envolvidos no processo em questão, e a técnica de *brainstorming* pode ser usada para serem atribuídas as causas ao problema.

Fluxograma[9]

É a representação gráfica com todos os passos sequenciais de um processo. Dessa forma, fica compreensível quais são as atividades que devem ser realizadas a cada etapa e quais são os agentes a cumpri-las. Tem como vantagem o fato de definir, de forma objetiva, os limites do processo, permitindo visão global, oferecendo soluções a alternativas criadas, tornando-se útil no treinamento de novos funcionários.

O Fluxograma 7.1 se utiliza de uma série de símbolos para representar as etapas do processo.

Gráficos de controle/ acompanhamento[9]

Uma das mais difundidas, essa ferramenta fornece uma visão dinâmica do comportamento do processo E se baseia em métodos estatísticos para determinar as variações do processo ao longo do tempo, informando se os resultados estão variando dentro dos limites esperados ou não, facilitando o entendimento do significado dos números.

É simples e eficaz, porém não revela o motivo das variações, somente sinalizando um possível desvio do esperado.

Para se construírem gráficos de acompanhamento, é necessário coletar dados do tema pertinente, calcular parâmetros estatísticos (que variam de acordo com o gráfico) e plotar as medidas em um dos vários tipos de gráfico (linha, barras, pizza etc.).

Note, no exemplo da Gráfico 7.2, que, no terceiro mês, ocorreu um desvio do padrão. É importante investigar as causas desse desvio a fim de evitá-lo futuramente.

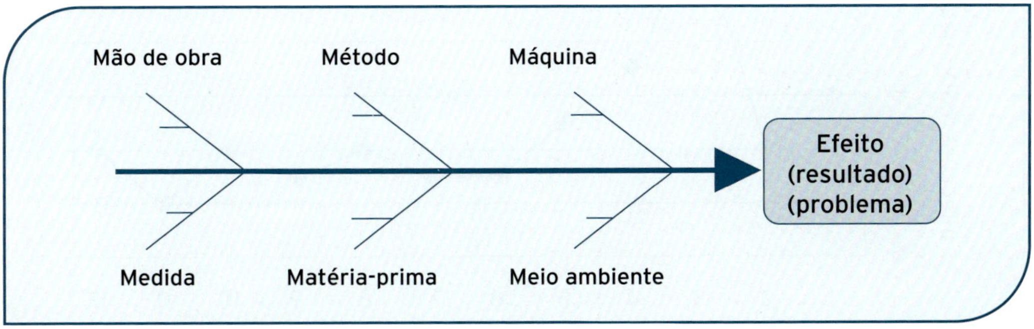

Diagrama 7.1: Diagrama de Espinha de Peixe ou diagrama 6M.
Fonte: Campos VF (1992, p.18).

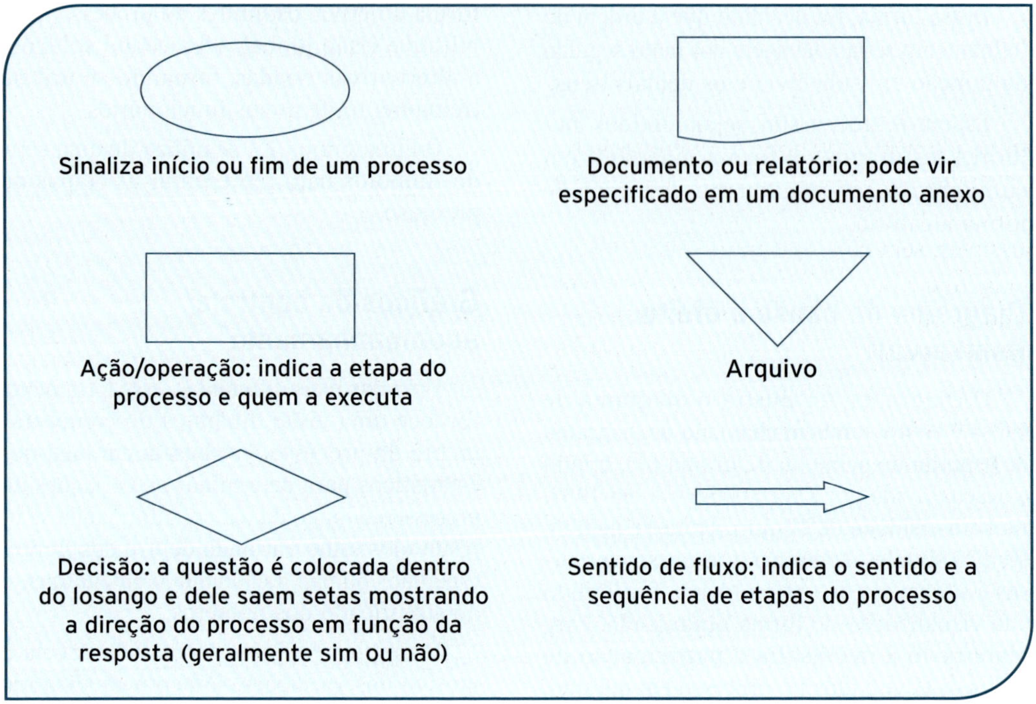

Fluxograma 7.1: Símbolos para representar as etapas do processo.

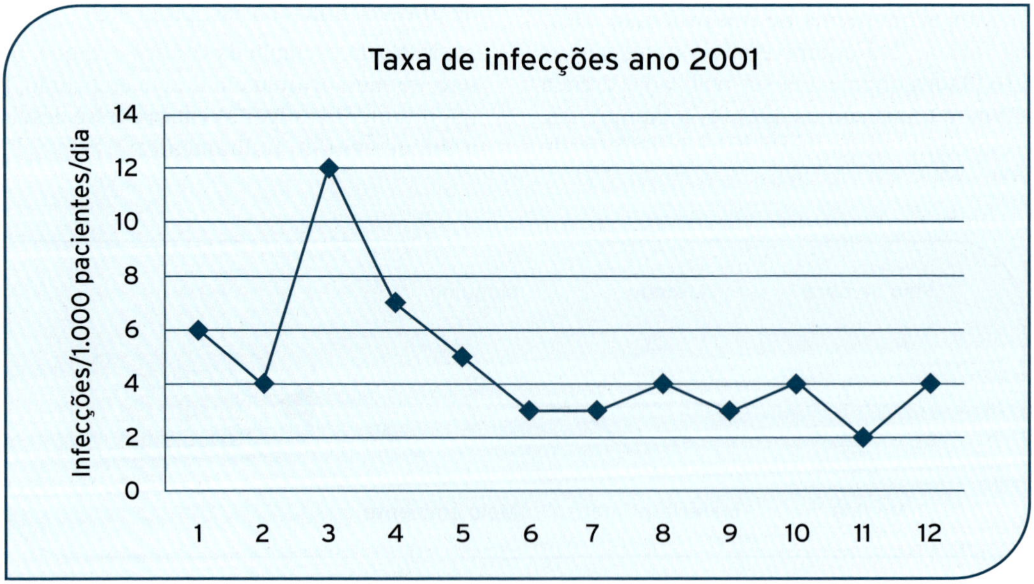

Gráfico 7.2: Taxa de infecções ano 2021.

Brainstorming[10]

Brainstorming, que significa "tempestade cerebral", é uma das técnicas mais conhecidas para a geração de ideias. Originalmente desenvolvida por Osborn, em 1938, sua filosofia básica é deixar vir à tona todas as ideias possíveis, sem críticas durante a exposição. O objetivo é buscar soluções criativas e inovadoras ou um grande número de ideias em um curto espaço de tempo. Essa ferrramenta pode ser aplicada em várias etapas de processo de resolução de problemas.

Para se fazer um *brainstorming* são necessários:

- Um grupo de pessoas que participam do processo em questão.
- Um líder para coordenar o grupo.
- Folha de verificação para registrar as ideias.
- Eliminar qualquer crítica em um primeiro momento.
- Apresentar as ideias da forma como surgem na cabeça, sem elaborações.
- A quantidade gerará a qualidade, de forma direta ou por associação de ideias.

A sessão deve ser iniciada com a orientação das regras aos participantes. Todos devem saber os objetivos e a questão a ser discutida e se deve enfatizar um clima de descontração, facilitando a participação de todos.

Existem dois tipos de *brainstorming*:

- Estruturado – cada participante gera uma ideia a cada rodada ou "passa" até que chegue sua próxima vez. Esse modelo pode gerar pressão sobre os mais tímidos.
- Não estruturado – os membros do grupo dão ideias conforme elas surgem, sem ordenação. Nesse modelo, a atmosfera se torna mais relaxada, porém há risco de dominação pelos mais extrovertidos.

Após a geração de ideias, o grupo deve escolher as que são mais relevantes e, posteriormente, agrupá-las em conjuntos distintos, criando um consenso ou ideia central.

Finalmente, deve ser promovida a priorização das ideias, solicitando que cada participante escolha as três mais importantes. Caso não haja consenso do grupo quanto a lista final, faz-se uma votação.

4Q1POC[10]

Com base na sigla em inglês 5W2H (*What, Where, Why, When, Who, How, How Much*), essa ferramenta é um documento organizado para identificar as ações e responsabilidades de cada um dos participantes de um processo. Estruturada em forma de um quadro que permite rápida identificação dos elementos necessários à implantação de um projeto, apresenta sete questões básicas:

- O que – qual ação a ser realizada?
- Quando – quando a ação será realizada?
- Por que – qual motivo da ação (resultado esperado)?
- Onde – qual a abrangência (setor)?
- Como – quais os passos a seguir (método)?
- Quem – quem será o responsável por cada ação?
- Quanto – qual será o gasto/custo?

Para a confecção desse quadro é sugerida uma reunião com o grupo de pessoas responsáveis pelo projeto, na qual cada participante ficará ciente de suas ações e prazos.

Observe o Quadro 7.2.

Exemplo prático

A experiência que será descrita aqui é a de um processo de melhoria de resultados no que diz respeito as taxas de pneumonia associada a ventilação mecânica (PAVM) em um dos CTIs do Hospital de Clínicas de Niterói.[11,12] Nesse processo foram utilizadas algumas das ferramentas de qualidade descritas ao longo deste texto.

QUADRO 7.2

O que	Por que	Quem	Como	Quando	Onde	Quanto
Cabeceira dos pacientes ventilados a 45 graus	Reduzir risco de broncoaspiração	Rotina de enfermagem	Mensuração com esquadro a beira do leito	Início em dezembro de 2007, sem prazo final	CTI	30 minutos de trabalho do enfermeiro por dia
Desligamento diário da sedação	Facilitar o desmame da ventilação mecânica	Rotina médica e de enfermagem	Protocolo elaborado pela rotina médica e executado pela rotina de enfermagem	Início em dezembro de 2007, sem prazo final	CTI	Faz parte do atendimento do paciente sob ventilação mecânica
Checklist do bundle ventilatório	Verificar as medidas de adesão acima e das profilaxias para TVP e HDA	Rotina médica	Realizando diariamente o checklist nos pacientes sob ventilação mecânica	Início em dezembro de 2007, sem prazo final	CTI	30 minutos de trabalho do enfermeiro ou médico da rotina por dia
Reuniões semanais das rotinas do CTI com a chefia	Melhor controle do processo de tratamento dos pacientes sob ventilação	Chefia do CTI	Discussão com enfoque na ventilação mecânica	Início em dezembro de 2007, sem prazo final	CTI	uma hora de reunião por semana - quarta-feira

O problema identificado foi o elevado índice de pneumonias associadas a ventilação mecânica (VM), com taxas de 21,1/1.000 dias de VM, sendo que 23% dos pacientes sob VM adquiriam pneumonia.

Em novembro de 2007, iniciou-se o plano para uma redução acentuada nas taxas de PAVM, com uso da metodologia PDCA.

- Plano - nesta etapa foram decididos como itens de controle a taxa percentual de pacientes que adquiriam PAVM e a taxa corrigida por 1.000 dias de VM, além do tempo de VM. Como método, ficou decidido que três itens deveriam ser controlados após a realização de um *brainstorming* com a participação da chefia, rotina médica e de enfermagem do CTI. Esses três itens principais foram dispostos em um diagrama de causa e efeito para melhor compreensão das raízes do problema e suas subcausas, sendo, posteriormente, confeccionado um fluxograma para o diagnóstico de PAVM[13-15] e adotado o *bundle*"ventilatório do IHI. A meta inicial estabelecida foi queda inicial de 23% para 15% e de 21,1/1.000 para 15/1.000 em seis meses e, posteriormente (mais seis meses a um ano), uma taxa de PAVM ao redor de 7/1.000 dias de VM. Uma reunião semanal sobre as rotinas do CTI (médica, de enfermagem e da fisioterapia) junto a chefia passaria a ser realizada a fim de discutir o processo de tratamento dos pacientes sob VM e o plano de ação. Um quadro 4Q1POC foi desenhado para organizar as responsabilidades e facilitar a identificação das ações (Quardro 7.2).
- Execução - No final de novembro de 2007 toda equipe de enfermagem foi treinada, assim como os fisioterapeutas e médicos envolvidos. A execução do plano teve início em dezembro de 2007.
- Checagem - foi realizada por meio de folha de verificação (Quadro 7.1) dos itens do *bundle* ventilatório e pelas taxas de PAVM divulgadas pela Comissão de Controle de Infecção Hospitalar (CCIH) do hospital.
- Ação/correção - medidas corretivas e reforços em treinamento foram sendo realizados ao longo do processo nas reuniões semanais e após a liberação das taxas mensais de infecção pela CCIH.

Resultados do programa de prevenção de PAV ao longo de 27 meses.

- Foram feitas 1.235 aferições dos "*bundles*" da ventilação pelo *checklist* realizado durante as tardes. Houve aderência de 88,82% (1.097/1.235) da cabeceira a 45 graus, 97,81% (1.208/1.235) ao item da sedação, 99,27% (1.226/1.235) a profilaxia de úlcera péptica e de 99,27% (1.226/1.235) a profilaxia de trombose venosa profunda.
- Risco de PAV de 6,41% (15 pacientes em 234), com taxa média de 6,21/1.000 dias de VM. Sendo a taxa de 0/1.000 dias de VM e o risco de 0% (0 paciente em 59) nos últimos 6 meses.
- Apresentamos, também, uma queda significativa do tempo de ventilação mecânica (tempo médio de ventilação de 11,4 dias de novembro, de 6 a novembro de 7, para 7,48 dias de 7 de dezembro a 10 de fevereiro; sendo de 6,68 nos últimos seis meses).

Além das ferramentas básicas da qualidade já apresentadas e exemplificadas em cenários reais, existem metodologias estruturadas de abordagens de problemas (que se utilizam dessas ferramentas) que almejam reduzir erros, eliminar desperdicios e aprimorar os processos em uma série de cenários, incluindo os sistemas de saúde.

A metodologia Seis Sigma tem por objetivo minimizar a variabilidade dos processos e, com isso, aumentar sua performance. Ela é fundamentada na abordagem DMAIC (definição do projeto e seus objetivos, mensuração dos indicadores-chave, análise de dados, melhorias por meio de soluções propostas pelo time responsável e controle futuro).

Outra metodologia ou filosofia aplicada com o intuito de melhoria contínua é a Lean, que, no cenário da saúde, enfatiza a posição

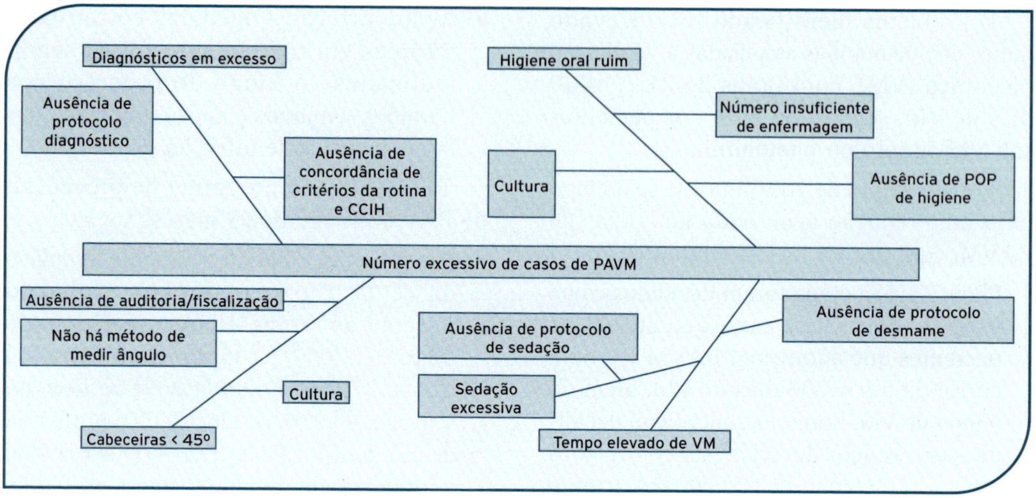

Diagrama 7.2: Causa e efeito.

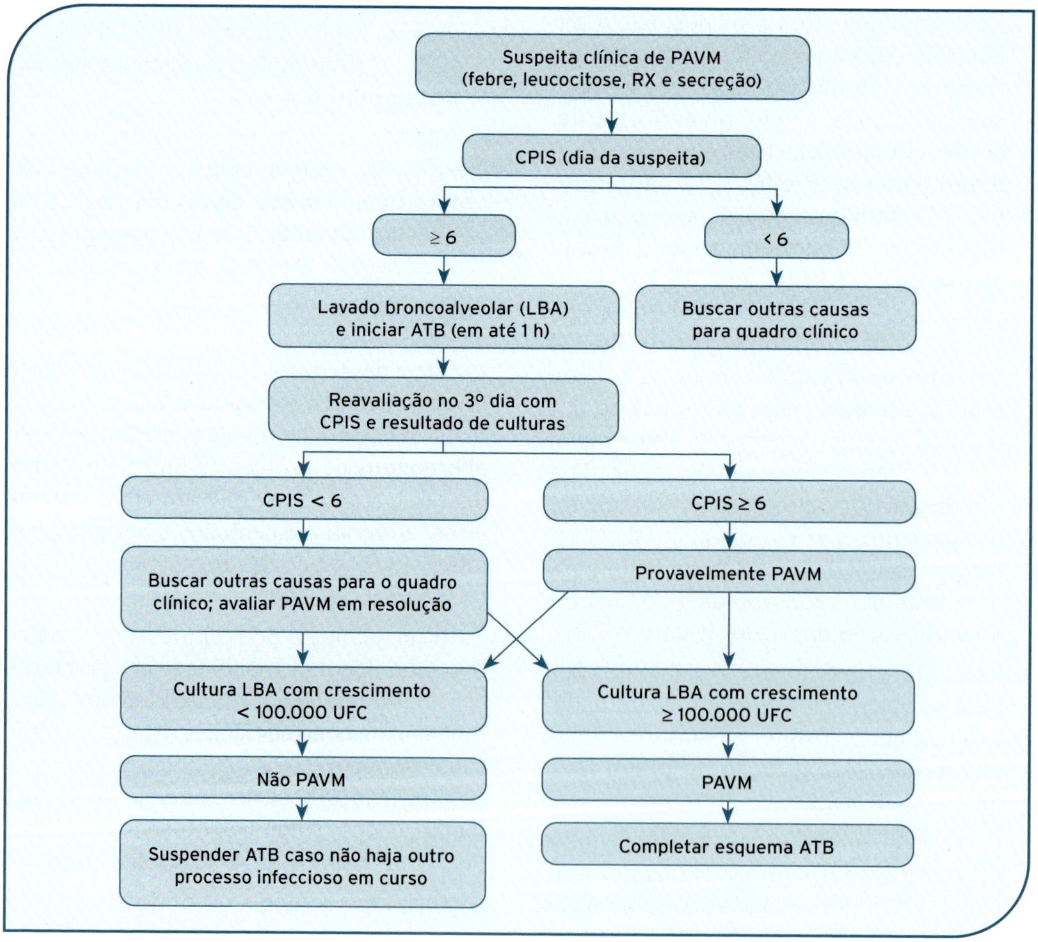

Fluxograma 7.2: Diagnóstico de pneumonia associada à ventilação mecânica (PAVM).

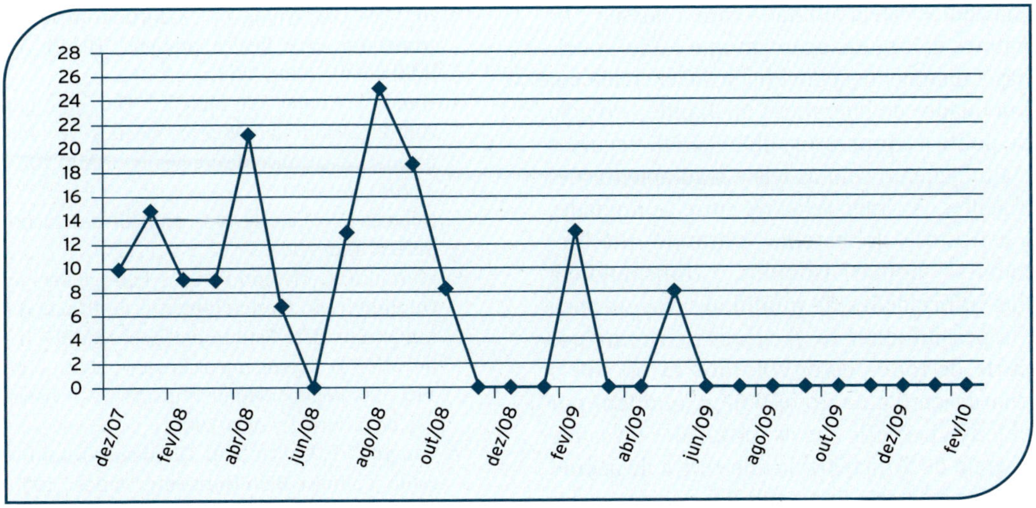

Gráfico 7.3: Taxa de pneumonia associada à ventilação mecânica (PAVM)/1.000 dias de ventilação mecânica ao longo do tempo.

central do paciente e visa a minimizar ou eliminar qualquer atividade que não adicione valor ao paciente. A aplicação do Lean é baseada em cinco passos para a operacionalização de seus princípios:[2]

1. Definir o que adiciona valor aos pacientes.
2. Mapear as linhas de cuidados dos pacientes.
3. Adicionar valor as linhas de cuidados permitindo que não haja interrupções, atrasos, desperdícios ou duplicações.
4. Responder às demandas dos pacientes, permitindo que seu cuidado atinja suas demandas.
5. Buscar perfeição como objetivo contínuo.

Uma das ferramentas usadas na metodologia Lean é o Kanban, que consiste no uso de sinalização visual por cores de tarefas envolvidas em um determinado processo. Essa ferramenta permite controlar, de forma fluida, os fluxos de trabalho, priorizando etapas mais urgentes, diminuindo a chance de sobrecarga e identificando possíveis gargalos ou obstáculos à sequência de tarefas necessárias de um determinado fluxo.

Na prática diária, em ambientes de alta complexidade como hospitais e, mais especificamente, unidades de terapia intensiva, onde a demanda por múltiplos profissionais executando inúmeras tarefas diariamente, é imperativo que dados confiáveis sejam gerados com intuito de extrair informações que norteiem eventuais correções de rumo por meio do uso das ferramentas da qualidade. A compreenção dos processos em curso deve ser capilarizada por todos os níveis da equipe de maneira enxuta, clara e compreensível. Os *rounds* multidisciplinares e os *safety huddles* são momentos em que um determinado time multidisciplinar se reúne e uniformiza as informações sobre condições pregressas, atuais e futuras ações no que diz respeito a condução dos cuidados aos pacientes e as questões concernentes a itens de segurança. Nesses encontros, importantes conceitos e decisões podem ser capilarizados por toda equipe.

A governança de um hospital, e de forma mais específica, dentro da terapia intensiva, é quem guia as decisões e ações de forma estruturada, mostrando as suas equipes o porquê de certas escolhas, sendo responsável por garantir que a estratégia de operação de sua equipe esteja alinhada com a missão e os valores da organização em que estão inseridas. Comumente, a governança é exercida por um quadro de lideranças mediante a criação de políticas, processos, liberação de recursos e alinhamento com as leis e regulamentações vigentes. As inter-relações entre as unidades e estruturas do sistema, evitando que formem-se "bolhas" isoladas, a transparência das informações de qualidade e segurança e a possibilidade de *feedbacks* e *inputs* por parte de todos os envolvidos estão sob o guarda-chuva da governança, que tem por objetivo permitir que as intituições de saúde operem de forma eficaz, eficiente e de acordo com os melhores interesses dos pacientes, das equipes e dos seus financiadores.

Conclusão

Em todo o processo de melhorias ou manutenção de resultados, principalmente em cenários complexos, como em um ambiente de terapia intensiva, o uso das ferramentas apresentadas neste capítulo estruturadas na forma do ciclo PDCA traz maior organização, melhor entendimento das etapas do processo e maior comprometimento do grupo de pessoas envolvidas, dessa forma, aumentando a chance de sucesso, mitigando desperdícios e adicionando valor aos pacientes, foco central dos sistemas de saúde.

Referências bibliográficas

1. Figueiredo JO, Prado NMBL, Medina MG, et al. Gastos público e privado com saúde no Brasil e países selecionados. Saúde Debate. 2018; 42(2).
2. Quality improvement made simple, published by the Health Foundation, 8 Salisbury Square, London EC4Y 8AP ISBN: 978-1-911615-56-9 © 2021 The Health Foundation
3. Berwick DM, Nolan TW, Whittington J. The triple aim: care, health, and cost. Health Aff (Millwood). 2008; 27(3): 759-769.
4. Nundy S, Cooper LA, Mate KS. The Quintuple Aim for Health Care Improvement: A New Imperative to Advance Health Equity. JAMA. 2022; 327(6): 521-522.
5. Nóbrega C. A Ciência da Gestão. Rio de Janeiro: SENAC Rio, 2004.
6. Mariani CA. Método PDCA e Ferramentas da Qualidade no Gerenciamento de Processos Industriais: Um Estudo de Caso. INMR – Innovation & Management Review; 2005; 2(2): 110-126. Recuperado de https://www.revistas.usp.br/rai/article/view/79051.
7. Campos VF. Controle da Qualidade Total (no estilo japonês). Belo Horizonte. Várias , 1990, 1992 e 1999.
8. Consultar o site www.ihi.org/ .
9. Neyestani, B. Seven Basic Tools of Quality Control: The Appropriate Techniques for Solving Quality Problems in the Organizations. SRRN. 2017. Disponível em: https://doi.org/10.5281/zenodo.400832.
10. SEBRAE. Manual de Ferramentas da Qualidade. Brasílis: SEBRAE, 2005.
11. Rodriguez FB, Monteiro CA, Isidoro JL, et al. Impact of ventilator bundle in VAP. 21st ESICM Annual Congress- Lisbon, Portugal; 2008.
12. Rodriguez FB, Monteiro CA, Isidoro JL, et al. A three-sept approach to reduce ventilator-associated pneumonia. 5th International Symposium on Intensive Care and Emergency Medicine for Latin America. São Paulo; 2009.
13. Pugin J. Diagnosis of ventilator-associated pneumonia by bacteriologic analysis of bronchoscopic and nonbronchoscopic "blind" bronchoalveolar lavage fluid. AM Ver Respir Dis. 1991; 143: 1121-1129.
14. Damasceno MPCD, Rodriguez FB, Pillar RB, et al. Diagnostic accuracy of CPIS in patients with ventilator-associated pneumonia. 19th Annual Congress. Barcelona, Spain; 2006.
15. Antoni T, El-Ebiary M. Bronchoscopic BAL in the diagnosis of Ventilator-associated Pneumonia. Chest. 2000; 117: 198S-202S.

8

Indicadores em Tempos Digitais: Controle para Gestão e Boa Informação

Chrystina Barros
Marcos Freitas Knibel

O que são indicadores?

Os desafios sempre renovados frente ao contexto econômico-social, a dinâmica do Sistema de Saúde e as práticas de gestão que buscam o tempo todo se reinventarem para alcançar os objetivos propostos requerem o uso de indicadores para a avaliação do desempenho, da qualidade e da segurança nos hospitais e em todos os serviços de saúde.

Para que os indicadores possam ser base para a gestão da assistência é necessária uma cultura de valorização das informações clínicas e administrativas, compartilhadas por todos, com a existência de registros adequados, além de sistemas de informações hospitalares eficientes que garantam segurança, disponibilidade e plasticidade – possibilitando o uso de dados como cubos, com diferentes perspectivas para um mesmo aglomerado, em óticas diferentes.

As boas práticas de gestão preconizam que as atividades sejam orientadas por processos e não por resultados, garantindo assim a repetição de uma tarefa com êxito, sem que o mesmo seja fruto apenas do acaso. É nesse sentido que o indicador surge como referência. O resultado mensurável de um processo é o que identifica o êxito e baliza a avaliação de como foi feito.

O indicador é parte fundamental do ciclo planejar, executar, controlar e avaliar (PDCA).

Nesse ciclo fundamental do processo de gestão, como um *design* do trabalho, o indicador garante parâmetro para que se avalie a correção da estratégia adotada ou mesmo das informações utilizadas como base para o planejamento, permitindo que seja construída uma série histórica comparável ao longo do tempo, ou sua referência a outro indicador, de alguém que consegue uma prática mais eficiente, referencial – o *benchmarking* (Figura 8.1).

Mas só há sentido em se mensurar o que efetivamente propicie uma tomada de decisão. Por isso, devemos adotar indicadores que realmente contribuam para a melhoria da prática e, por conseguinte, dos resultados alcançados.

Como surgiram os primeiros indicadores

Os sistemas de saúde, assim como qualquer negócio, devem garantir a sua viabilidade e sustentabilidade social e econômica. Para

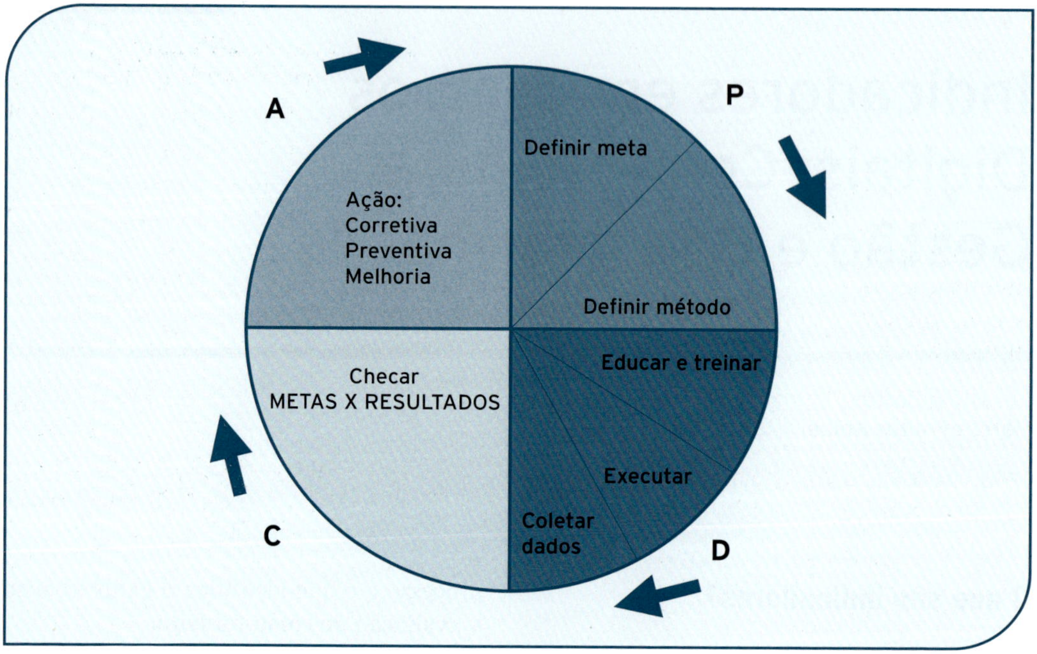

Figura 8.1: Indicadores no ciclo PDCA.

isso, precisam demonstrar o seu desempenho quanto aos requisitos esperados pelas partes interessadas com vistas à perenidade: gestores, profissionais que realizam a assistência, clientes e a sociedade como um todo.

Sendo assim, é necessário conhecer cada parte do sistema, monitorar processos e resultados assistenciais, ter informações confiáveis, atualizadas e pertinentes, pois estes são elementos essenciais para a definição e avaliação dos processos da cadeia de prestação de serviços da saúde. A prática necessita ser refletida, assim como a reflexão precisa ser espelho da prática. É a articulação permanente entre "conhecer" e "agir".

Ao lado da efetividade e eficiência da atenção, aumentou a preocupação com a segurança dos pacientes, potencializada pelo desenvolvimento tecnológico acentuado e pelo crescente potencial de intervenção sobre os processos biológicos. Não há *recall* para a saúde.

A identificação de eventos adversos associados ao uso inadequado de procedimentos diagnósticos e terapêuticos constitui uma questão essencial na gestão dos serviços de saúde. Entenda-se aqui por evento adverso aquele indesejado, que ocorre durante a prestação da assistência, mas que tem grave impacto na saúde e integridade do paciente.

Hoje, somam-se a esse cenário as preocupações com o respaldo legal necessário ao processo de judicialização que se estabelece tanto na relação de consumo da saúde suplementar quanto nas relações entre profissionais e clientes no que diz respeito às responsabilidades civil e criminal.

Como parte dos processos de gestão hospitalar, existem diversas propostas de sistemas de avaliação que incluem indicadores, como a taxa de mortalidade, utilização de procedimentos e a epidemiologia dos setores/ população atendida, além dos mais recentes, que tratam da experiência do cliente. Além do uso interno nos hospitais, esses sistemas almejam se constituir em instrumentos que permitam análises comparativas entre hospitais quanto ao padrão de qualidade dos serviços, seja em perspectiva local, regional, nacional ou até mesmo internacional.

A informatização dos serviços de saúde, a internet e a disponibilidade de portais governamentais de livre acesso aumentam as possibilidades de monitoramento e comparação. Esse *benchmarking* permite diferenciar os desempenhos dos serviços analisados. Informações são importantes para os gestores e consumidores na decisão de conduta e na utilização de serviços.

A informação nos hospitais: sem ela, não há indicadores

Os processos de produção de registros e dados gerados por um serviço de saúde dizem respeito a todas as equipes envolvidas nas diversas etapas de trabalhos técnicos e organizacionais: médicas, enfermagem, fisioterapia, administração e gestores.

Independente, entretanto, do grau de maturidade e do sistema de gestão adotados, o prontuário constitui-se na principal fonte de dados clínicos. É o documento que deve estar registrado todos os atendimentos aos pacientes, de qualquer natureza e tipo de profissional.

É obrigatório registrar no prontuário hospitalar o problema que motivou a busca ao serviço de saúde, história clínica, exame físico, resultados dos procedimentos, diagnósticos, terapêuticas e respostas clínicas do paciente durante toda a internação.

Esta obrigatoriedade é resultado do consenso da boa prática, que necessita de registros formalmente organizados que garantam a multidisciplinaridade e continuidade da assistência. Ainda deve-se considerar o aspecto legal em que o prontuário se converte para fins de registro e histórico de prestação de serviço.

Um dos focos das discussões em torno dos problemas e propostas para os registros clínicos se dá na perspectiva da garantia da completude dos dados: como fazer para tudo o que ocorreu e que pode ser significativo para o cuidado ao paciente, para a produção do conhecimento e para a gestão dos serviços seja registrado de forma adequada e acessível?

Nas unidades de terapia intensiva, por exemplo, onde se concentram pacientes de maior gravidade, os registros frequentemente são mais valorizados, uma vez que o acompanhamento minucioso e constante do paciente pela equipe clínica ampliada é essencial para a possibilidade de recuperação e superação da situação crítica em que o doente se encontra. Há de se pensar, contudo, na linha do cuidado do paciente, na sua passagem por diferentes setores e no desafio para que o prontuário seja construído como a história de uma pessoa, e não como diário restrito de equipes isoladas.

Como se define um indicador?

Para se garantir a utilização de um indicador, na essência da sua função, é necessário que existam critérios comuns entre as bases observadas. Na verdade, estes critérios são possíveis a partir da construção da identidade dos indicadores.

A identidade de um indicador deve conter:

- Sua definição.
- Indicação de sua forma de coleta de dados.
- Fonte.
- Periodicidade.
- Fórmula de cálculo, se houver.
- Responsável pela coleta.
- Padrão de comparação.
- E quaisquer outros atributos que exerçam influência no resultado obtido.

Um indicador pode ser classificado em três níveis hierárquicos, dependendo da sua abrangência e principalmente o tempo que se leva para que se faça uma primeira análise de alcance de resultados. Quanto mais alto o nível hierárquico, maior a periodicidade. Esse indicador de nível mais alto é resultado do alcance de *n* outros indicadores de nível hierárquico mais baixo. Na Figura 8.2, toma-se como exemplo a missão de uma empresa.

- Nível estratégico: diz respeito à visão e missão de uma organização. No caso de uma empresa de saúde, por exemplo, a taxa de Mortalidade reflete o *outcome* principal, conforme estabelecido por Donabediam em seu magnífico trabalho sobre qualidade em serviços de saúde (qualidade das estruturas e processos e *outcomes*), além do faturamento remetido a cada mês nos serviços privados.
- Nível gerencial: incluem indicadores que dizem respeito a processos como um todo, o que equivale a setores em que tarefas se completam e geram produtos. Um exemplo é o tempo médio de permanência em um CTI.
- Nível operacional: dizem respeito às atividades assistenciais fundamentais e impactam diretamente nos indicadores gerenciais. Por exemplo: em um CTI, quanto maior for o tempo médio de permanência, maiores serão as taxas de infecção, uma vez que requerem tratamentos mais prolongados.

No dia a dia, as ações se dirigem às melhorias operacionais conforme os indicadores acompanhados; em médio prazo, a partir do acompanhamento mensal, temos os indicadores gerenciais pelos quais evidenciamos a gestão. Finalmente, conforme consideramos anteriormente, os indicadores estratégicos se relacionam com prazos mais extensos, estando diretamente ligados a missão, visão e sustentabilidade da instituição.

Informação na era digital: cuidados e potências para uso de indicadores

O processo de implantação dos sistemas informatizados de registro do movimento dos pacientes teve origem nas áreas administrativas e financeiras, gradativamente evoluindo para a área da assistência direta ao paciente.

Apesar da intensidade com que o mundo consome informações hoje em dia, há apenas 20 anos, o Ministério da Saúde editou a padronização da nomenclatura do censo hospitalar, por meio de portaria, alterando

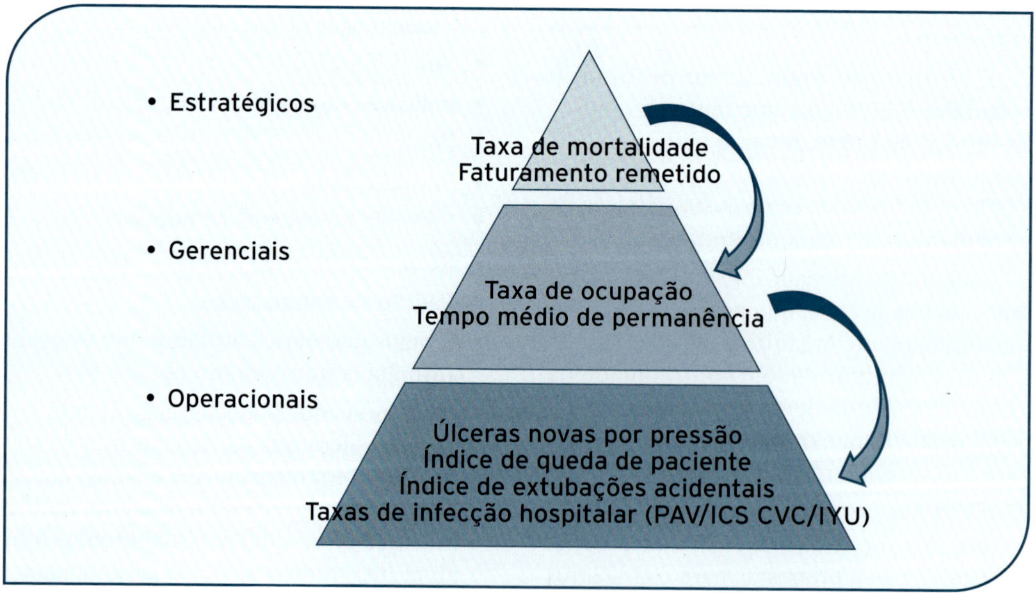

Figura 8.2: Prestar serviços de saúde com qualidade e segurança norteados pela ética e de forma sustentável.

vários conceitos, modificando a nomenclatura dos leitos e definindo indicadores para a gestão hospitalar, a serem utilizados nos diversos níveis de planejamento e gestão da rede de serviços de saúde no país.

Em um mundo tão diverso, temos contrastes muito fortes na infraestrutura de serviço entre as diversas regiões do nosso país. Assim, na maioria dos hospitais, principalmente nas regiões Sudeste e Sul do Brasil, o censo – que é a coletânea básica de informações de um serviço de saúde – é realizado automaticamente pelos sistemas de informação; todavia não se subestima a dificuldade de cidades do interior para manterem minimamente um processo de coleta de dados para essa gestão, bem como a cultura de profissionais muitas vezes em adaptação a sistemas digitais de registro.

As redes sociais, que correspondem a novos universos de comunicação, trazem grandes impactos na divulgação de informações, nem sempre se respeitando fontes ou metodologias científicas adequadas. Nestes tempos, em que o consumo de informação faz girar mais recursos do que muitas atividades econômicas tradicionais, o cuidado com a produção de dados e análise de informações é primordial, resguardado inclusive por legislação, especificamente a Lei Geral de Proteção de Dados, tratando tudo que se refere ao indivíduo e à saúde como informação sensível.

Assim, mais do que nunca, a consistência qualitativa dos sistemas de gestão precisa ser garantida com cuidado na publicidade das mesmas, seja para profissionais ou para o mercado aberto.

Conclusão

A informação assistencial, por meio do estabelecimento de indicadores, é fundamental para os processos de gestão da qualidade assistencial, impactando sobre todas as atividades desenvolvidas no hospital.

Entender a realidade, elaborar identidade de indicadores que traduzam a prática sem engessá-la, definir metodologia de acompanhamento que faça o indicador ser parte realmente de um processo e não necessitar de um escritório de dados acoplado sem reais influências sobre a gestão é o desafio dos serviços de saúde. Não é trabalhar para gerar indicadores, mas gerar indicadores para que o trabalho ganhe sentido e se reinvente sempre para ser melhor, tornando-a uma experiência completa.

Para que possa haver uma adequada gestão da informação, em geral é necessário que todos os profissionais se sintam partícipes e responsáveis pela sua produção e utilização, isto é, que exista uma cultura institucional de valorização da informação. Complementarmente, faz-se necessária a implantação, pelos gestores dos hospitais e dos sistemas de serviços de saúde, de propostas e instâncias que permitam a articulação tanto das perspectivas e necessidades de informação clínicas, de pesquisa e de gestão internas, e das crescentes demandas externas (econômico-financeiras, vigilância epidemiológica e sanitária, avaliação de desempenho em diferentes perspectivas, experiência do cliente etc.), e que orientem os investimentos em informática e desenvolvimento das padronizações e registros necessários, mas não o contrário.

O papel do gestor é transformar em dados mensuráveis e tangíveis os objetivos para o qual a sua organização se propõe, criando pontos de controle que tornem possível a análise contínua do processo de assistência e a implementação de novas estratégias que garantam a efetividade, a segurança e qualidade e a perenidade dos serviços de saúde. Além disso, fomentar bons debates, integrar equipes, desafiar-se a entregar melhor do que se fez até hoje: são posturas esperadas de uma liderança em saúde para a transformação que cada dia requer.

Fazer gestão é como se colocar na direção de um automóvel: com uma frente ampla e clara, pautada por retrovisores laterais pequenos, mas precisos, e um central que nos mantêm à vista tudo por onde passamos como lembrança para a próxima curva. Seguindo a comparação, os indicadores estão sempre a frente no nosso painel para sustentar a estrada.

Para guardar

- Indicadores devem ser poucos e vitais.
- Indicadores devem comunicar de maneira simples a sua essência.
- O essencial é fundamentalmente simples.
- Se você não faz nada a partir de um indicador, é porque provavelmente você não precisa dele.
- Compare-se com referências pertinentes.
- Nenhum sistema, por mais evoluído que seja, produzirá informações se não for bem alimentado e mantido.
- Mais importantes do que o formato de uma tabela são a pertinência e a consistência dos dados coletados.

Leituras sugeridas

- Burmester H, coord. Manual de Gestão hospitalar do CQH: livro de casos práticos. São Paulo: Atheneu, 2003.
- Campos VF. Controle da Qualidade Total (no Estilo Japonês). Minas Gerais: UFMG; 1992. 229p.
- Donabedian A. The Quality of care how can it be assesses? JAMA. 1988; 260(12): 1743-1748
- Novaes HMD. A evolução do registro médico. In: Massad E, Azevedo Neto RS, orgs. O prontuário eletrônico do paciente na assistência, informação e conhecimento médico. São Paulo: Organização Pan-americana da Saúde/OPAS, 2003.
- Schout D, Novaes HMD. Do registro ao indicador: gestão da produção da informação assistencial nos hospitais. Ciênc. Saúde Coletiva. 2007; 12(4).

9

Equipe Multi e Interdisciplinar: Um *Case* de Sucesso!

José Maria da Costa Orlando

Mais comumente empregado entre profissionais de administração e *marketing*, o termo "*case* de sucesso" vem sendo incorporado, especialmente nos últimos anos, ao jargão da área da saúde, habitualmente mais conservadora.

De forma muito simples, pode-se dizer que "caso de sucesso" se trata de um exemplo concreto de algo que deu certo, de acordo com as expectativas de determinado negócio. Permite mostrar caminhos que empresas, ou mesmo pessoas, percorreram e tiveram êxito. A partir de tais experiências podem ser estabelecidos certos padrões que, com razoável margem de segurança, poderiam ser estendidos e aplicados a outras situações, ampliando as possibilidades de reproduzir os bons resultados anteriormente alcançados. Não se trata, é claro, de solução mágica ou fórmula infalível. O que se pretende é apenas aprender com aquilo que já foi empregado, testado e aprovado.

Naturalmente, uma série de fatores (como perfil das pessoas envolvidas, o ambiente, a época etc.) poderá exercer diferentes graus de influência, de tal sorte que o bom resultado anterior acabe por não ser reproduzido satisfatoriamente dentro de um novo cenário. De qualquer forma, coloca-se ao menos como um ponto de partida no qual poderemos nos mirar, de início, evitando cometer os mesmos erros ao mesmo tempo em que nos inspiramos nas alternativas mais promissoras.

O nosso dia a dia encarrega-se de nos colocar diante de inúmeros exemplos emblemáticos. Vamos tomar por base uma pequena loja de doces, igual a centenas, milhares de tantas outras parecidas, que iniciou suas atividades comerciais há alguns anos ou décadas. Pois bem, por uma conjunção de inúmeras variáveis, das quais não podemos excluir nem mesmo o "fator sorte" – estar no lugar certo na hora certa –, aquela pequena doceria se viu seguindo uma determinada trajetória que a tornou, diferentemente das outras dezenas, centenas, milhares de lojinhas coirmãs, a única que, ao longo do tempo, transformou-se em uma mega rede de supermercados capaz de disputar o mercado varejista do setor em igualdade de condições com as maiores redes internacionais.

Afinal, quais foram os determinantes responsáveis por distinguir essa iniciativa e retirá-la do lugar-comum compartilhado por um enorme contingente de concorrentes?

Certamente, um estudo mais detalhado desse caso particular poderá realçar alguns pontos que se tornaram essenciais, e mesmo imprescindíveis, para explicar tamanho sucesso. Tais aspectos relevantes, uma vez identificados e mais bem avaliados, poderão se traduzir em uma rica fonte de aprendizado e aplicação racional de experiências para guiar a implantação e a implementação de novas iniciativas. Pelo fato de vários desses pontos – tanto os positivos como os negativos – serem passíveis de estimular a formulação de alguns conceitos fundamentais, é bastante provável que se prestem como bons padrões a serem empregados, e não apenas naquele nicho específico de atividade (p. ex., docerias), mais perfeitamente aplicáveis a vários e diferentes outros campos de conhecimento (esportes, instituições financeiras, hospitalares).

Por falar em esportes, quem de vocês duvidaria de que a seleção brasileira masculina de vôlei é, de fato, um *case* de sucesso dos mais pródigos e bem consolidados?! Portanto, nada mais natural que a "fórmula canarinho" (com seus múltiplos ingredientes) seja observada, estudada atentamente e, na medida do possível, copiada e adotada por vários outros times daquela modalidade esportiva.

Também no seguimento cultural podemos encontrar relevantes exemplos de iniciativas bem-sucedidas. O Brasil nunca foi exatamente um país reconhecido pela excelência de suas orquestras musicais. Essa realidade começou, no entanto, a se modificar a partir da criação da Orquestra Sinfônica do Estado de São Paulo (OSESP). Hoje reconhecida inclusive em âmbito internacional, a OSESP, que iniciou suas atividades em 1954, conseguiu dar boas respostas para uma série de desafios que tradicionalmente impediam outros conjuntos de galgar posições de maior destaque. Uma nova e criativa ferramenta de gestão institucional, introduzida a partir de 1997, permitiu destinar (e gerir com competência!) recursos financeiros para contratar músicos de melhor gabarito, oferecendo a eles salários atraentes, mesmo quando comparados aos padrões internacionais e, da mesma forma, colocá-los sob a batuta competente de maestros estrelados. Para fechar um círculo virtuoso, esse conjunto foi instalado em uma casa sede que preenche os mais exigentes parâmetros mundiais de qualidade arquitetônica e acústica: a Sala São Paulo, inaugurada em 1999, o que tem propiciado *performances* ainda mais apuradas e com resultados que vêm encantando as plateias. Não duvidem, portanto, de que doravante outras orquestras comecem a despontar no cenário nacional, adotando alguns dos princípios básicos introduzidos, com sucesso, a partir da experiência exitosa da sinfônica paulista, que é atualmente indicada pela revista inglesa *Gramophone* como uma das três orquestras emergentes no mundo às quais se deve prestar atenção.

Pois bem, do que foi apresentado até aqui podemos inferir que o estudo de inúmeros "casos de sucesso" nas mais diversas áreas certamente propiciará ao observador mais atento a chance de identificar pontos-chaves, invariável e marcantemente presentes em tais exemplos, a ponto de nos permitir formular três elementos fundamentais a serem perseguidos na elaboração de soluções com maior probabilidade de sucesso. Esses três pontos são:

- Pessoas.
- Tecnologias.
- Processos de trabalho.

No entanto, há que se adicionar uma "palavra de ordem" que traduza condição *sine qua non* para extrair o máximo rendimento de cada um desses três componentes vitais. Essa palavra é **otimizar**!

Assim, não basta levar em conta apenas a necessidade de acrescentar cada um desses ingredientes. É preciso mais! Há que levá-los, individualmente, à condição máxima de efetividade. E mesmo isso não será suficiente se não houver uma ação conjunta e sincronizada que permita uma constante retroalimentação (*feedback*) positiva entre eles. Não há que se falar em hierarquia, e, sim, complementaridade entre eles. Como dentes de uma mesma engrenagem, de nada adianta ter um deles na mais perfeita condição se, ao mesmo tempo, o outro dente está quebrado. Ao final, a engrenagem não irá funcionar!

Não obstante esta constatação, que nos leva à conclusão de que não deveria haver hierarquia entre os três componentes, vamos por ora nos ater ao tema principal deste capítulo: **o componente humano, as pessoas e suas relações.**

Por certo, o conceito de equipe vai muito além do mero ato de juntar pessoas e distribuir tarefas. O desafio está em transformar um simples aglomerado em uma verdadeira engrenagem humana, o mais perfeitamente harmonizada. Se preferirem, um time!

– Eta desafio bravo esse, hein!

Aliás, a menção da palavra **time** me faz recordar uma referência bastante sugestiva a respeito do seu significado, a partir de seu equivalente na língua inglesa:

T *ogheter*
E *veryone*
A *chieves*
M *ore*, ou seja, juntos, cada qual consegue obter mais.

E eu aqui tentando, prolixamente, discorrer sobre o conceito de equipe, quando, na verdade, toda esta prosopopeia poderia ser extraordinariamente simplificada, explicada e resumida em apenas quatro palavras?! Bem, a meu favor existe o fato inconteste de que os editores deste livro não ficariam exatamente satisfeitos se eu lhes entregasse este capítulo com apenas míseras (porém incríveis!) quatro palavras. Feita essa breve justificativa, vamos voltar ao trabalho, na tentativa de desdobrar essas quatro palavras em um texto de várias páginas (lamento informá-los disso...).

O desafio de otimizar um conjunto de pessoas que de fato tenham a pretensão de atuar conjuntamente na busca de objetivos comuns passa, logo de início, pela teoria econômica de Adam Smith...

Como?! Que diabos isso tem a ver com equipe multiprofissional em UTI???

Calma, eu tento explicar. O famoso economista e filósofo escocês que viveu entre 1723 e 1790, considerado o pai da moderna Economia e responsável pela Teoria do Liberalismo Econômico era partidário de que "... em uma competição, a ambição individual serve ao bem comum". Traduzindo: é cada um por si!

Pois bem, essa teoria prevaleceu e não foi contestada por aproximadamente 150 anos, até que um jovem e pretensioso estudante de matemática norte-americano, da Universidade de Princeton, resolveu discordar do grande mestre. Esse atrevido chama-se John Nash (nascido em 1928), ganhador do Prêmio Nobel de Economia em 1994 exatamente por ter encontrado uma visão alternativa. A história de Nash é retratada no filme *Uma mente brilhante* (*A Beautiful Mind*).

Há uma passagem registrada nesse filme em que ele diz aos colegas de faculdade que Adam Smith precisava ser revisto. Que heresia! Seu argumento era que Adam Smith afirmava que o melhor resultado se obtém quando todos do grupo fazem o que é melhor para si. Na opinião de Nash, no entanto, essa constatação estava incompleta, pois, segundo o que ele próprio havia concluído, o melhor resultado é obtido exatamente quando todos do grupo fazem o que é melhor para si e, necessariamente, também para o grupo, portanto ele conclui que Adam Smith estava errado!

Detalhe: essa descoberta revolucionária foi feita enquanto ele e seus colegas estavam reunidos em um bar, tomando cerveja e tentando encontrar a melhor estratégia coletiva para conquistar algumas garotas!

Assim, abstraímos desse fato histórico nossa primeira importante lição para construirmos uma verdadeira equipe:

- **Somar esforços.** Algo na mesma linha de "um por todos e todos por um"!

Podem relaxar, pois não vou me atrever a contar aqui, em detalhes, a história dos Três Mosqueteiros...

A segunda lição – de como montar a equipe dos seus sonhos! – traz outro importante conceito:

- **Compartilhar experiências.** Ainda que eu tenha, desta feita, de apelar a um exemplo mais mundano (quando comparado com a biografia de um ganhador do Prêmio Nobel), nem por isso é menos eloquente para demonstrar a minha linha de argumentação.

Todos nós somos alvo de uma invasão constante, um verdadeiro bombardeio de mensagens que chegam à tela de nossos computadores diariamente. Algumas aguardadas com ansiedade, outras não propriamente desejadas – mas que acabam por revelar-se interessantes –, outras engraçadas que nos ajudam a relaxar de rotinas desgastantes e, finalmente, um sem-número de puro lixo! Sem contar, naturalmente, aquelas que nos enviam a praga maldita dos vírus, transformando-nos em vítimas de ataques eletrônicos.

Em uma dessas ocasiões eu fui presenteado com "O caso do vizinho". A princípio me pareceu nada além de uma historiazinha engraçada. Depois... bem, vou lhes contar...

Um casal está no andar superior da casa. Enquanto a mulher sai do banho e se enrola em uma toalha, o marido se prepara para entrar no boxe. Nesse momento toca a campainha. A mulher, ainda molhada, desce até a porta de entrada envolta na toalha. Através do olho mágico da porta ela identifica seu vizinho e amigo Ricardo. Mais à vontade por ser alguém conhecido, então ela abre a porta e cumprimenta o homem parado à entrada que demonstra um certo ar de surpresa por vê-la naquele traje sumário. Depois de alguns segundos de silêncio em que mede a vizinha de alto a baixo, ele finalmente fala:

– Te dou R$ 1.000,00 se você simplesmente deixar cair a toalha.

Ela, de início, não quis acreditar naquelas palavras e na proposta do amigo. Parecia algo impróprio e até mesmo indecente. Em um misto de surpresa e embaraço, mas também com uma certa vaidade por ser alvo de tal proposta, ela hesita por um momento. Por fim – afinal eram R$ 1.000,00!!!, ela cede e deixa a toalha descer até o chão. Embasbacado diante daquela visão, Ricardo lhe entrega o envelope com o dinheiro. Ela imediatamente volta a cobrir o corpo. Ambos se despedem um tanto constrangidos. Ela fecha a porta, confere o conteúdo do envelope (estava lá a quantia declarada!) sobe as escadas e guarda o envelope no seu *closet*. Nisso, o marido, que já havia terminado o banho, entra no quarto e vai logo perguntando:

– Quem era?

– Apenas o Ricardo – responde ela ligeiramente ruborizada.

– Aquele tratante! Ficou de me trazer os R$ 1.000,00 que emprestei a ele há mais de um mês. Por acaso ele trouxe o dinheiro?

– Bem, não... quer dizer, sim, ele deixou um envelope pra você.

A essa altura o rubor havia dado lugar a uma face lívida e àquela sensação confusa de raiva e decepção, típica de quem se sente uma perfeita idiota...

Pois é, moral da história: se você compartilha informações a tempo, pode evitar exposições desnecessárias.

Compartilhar experiências é um recurso vigoroso para empoderar o grupo e aumentar as chances de obter os melhores resultados.

Para melhor exemplificar a terceira lição, que nos permitirá, juntamente com as duas anteriores, construir um verdadeiro time campeão, teremos que voltar no tempo, em fins do século XV...

Lá pelos lados de Florença, em pleno Renascimento italiano, encontraremos Leonardo da Vinci matando tempo entre uma e outra pintura, entregue a desenhar os mais intrincados mecanismos e engenhocas. Ele se interessava, entre tantos outros projetos, por desenhar sistemas de polias e engrenagens. Em um desses esboços, em que estão desenhadas duas polias interligadas, é possível ler uma breve legenda (naturalmente, com a ajuda de um espelho, pois o gênio excêntrico de Leonardo registrava todas as suas observações escritas, ao contrário do senso comum, da direita para a esquerda!) com os seguintes dizeres: "Aqui um movimenta o outro".

Essa frase, aparentemente despretensiosa, encerra em si uma orientação poderosa para qualquer projeto de desenvolvimento de uma equipe vencedora:

- **Integrar tarefas** é algo essencial para atingir o objetivo pretendido. De outra forma, não teríamos nada além de pessoas realizando cada qual seu trabalho, sem que ao menos houvesse conexão lógica entre os propósitos individuais. Ao final, estaríamos diante de um amontoado de tarefas conclusas, sim, porém sem qualquer unicidade de objetivos. Algo comparável a um monte de tijolos acabados, porém dispersos, e que, espontaneamente, jamais se transformariam em uma parede bem estruturada. Para atingir tal objetivo seria necessário, antes, integrar cada um dos elementos isolados, interligando-os, em um conjunto coerente e harmônico que resultaria em um muro firme, forte e, portanto, perfeitamente confiável.

Vamos, então, recordar as três lições básicas indispensáveis para o processo de construção de equipes de trabalho bem-sucedidas:

- **Somar esforços.**
- **Compartilhar experiências.**
- **Integrar tarefas.**

Assim, o trabalho estruturado a partir de equipes multiprofissionais, constituídas com base nessas premissas fundamentais, terá maior probabilidade de alcançar os melhores resultados. No livro *UTI: Muito Além da Técnica*, de 2001, eu faço a seguinte observação no capítulo dedicado ao trabalho em equipe: "A Terapia Intensiva é, por definição, uma área de convergência multiprofissional dentro do sistema de atendimento hospitalar. Os resultados de suas atividades dependem sensivelmente do estreito relacionamento entre os membros da equipe e da colaboração interdisciplinar".

Mais à frente, no mesmo capítulo, comparo a equipe de UTI com um time de futebol que "nunca será capaz de ganhar o jogo, se não houver perfeita integração dos diferentes jogadores (...)".

Mais alguns trechos pinçados daquele livro:

"(...) um dos fatores decisivos para o (sucesso) do tratamento de um paciente é a qualidade do relacionamento interpessoal da equipe de saúde".

"(...) O desempenho da equipe estará vinculado à compreensão clara de seus objetivos, à colaboração entre os vários membros da equipe interdisciplinar, à percepção dos próprios papéis e à habilidade de comunicação entre os diferentes membros (...)".

Por fim, é preciso enfatizar que, por tudo que foi dito até aqui, a equipe multi e interdisciplinar é condição *sine qua non* – ao lado da tecnologia embarcada e da adoção de processos de trabalho eficazes – para se construírem casos de efetivo sucesso em Terapia Intensiva.

Mas, afinal, o que é um "caso de sucesso" quando nos referimos ao negócio Saúde?

Sucesso, nesse cenário, é sinônimo de **defesa incondicional dos melhores interesses do paciente.**

E, quando se tem isso em mente, é mais provável atingir menores índices de morbidade/mortalidade ao mesmo tempo em que se consegue buscar melhor qualidade de vida pós-alta da UTI.

10

Aprimorando o Trabalho em Equipe nas Unidades de Terapia Intensiva por meio do Treinamento Simulado

Sérgio Gelbvaks

Introdução

O ano era 1970 e aquele era o jogo final da Copa do Mundo entre Brasil e Itália, duas grandes equipes da época. Já no final do jogo, com a vitória praticamente garantida, Pelé antevê a aproximação do capitão do time, Carlos Alberto Torres, correndo pela ala direita do campo. Parecia mais um ato bem ensaiado de uma peça teatral. Como se houvessem dialogado sem trocar uma palavra, o "capitão", sem pestanejar, dispara um potente chute com direção certeira ao gol italiano. Vitória e o tricampeonato de futebol para aquela que até hoje é considerada a melhor equipe de todos os tempos!

"O trabalho em equipe de alto desempenho ocorre quando cada membro é tão consciente das capacidades e responsabilidades de seus companheiros como é de suas próprias".

Assim como no futebol, o trabalho nas instituições de saúde é realizado, invariavelmente, por grupos de indivíduos. Esses indivíduos, de diferentes disciplinas (médicos, enfermeiros, técnicos, farmacêuticos, fisioterapeutas e outros), devem coordenar suas atividades em prol de um objetivo comum: cuidar do paciente de forma segura e eficiente. É também verdade que um grupo de profissionais especializados não necessariamente forma uma equipe de alto desempenho. Entretanto, quando a equipe atua de forma efetiva, serve como um sistema adaptativo para a redução de erros e aumento da segurança, especialmente em ambientes dinâmicos e complexos como as unidades de terapia intensiva.[1]

O que havia de tão admirável no desempenho da seleção brasileira de 1970 que transcendia as excepcionais habilidades individuais de cada um de seus componentes? Talvez a capacidade de exercer o trabalho do companheiro quando a situação exigir e de aceitar as mudanças de planos com rapidez e de comum acordo; de confiar que seus companheiros farão o trabalho necessário para chegar ao objetivo; de colocar os objetivos do grupo em primeiro plano. Seriam essas as principais qualidades que deveríamos esperar também das equipes médicas?[2]

Reconhecendo que o alto desempenho das equipes não ocorre de forma automática, a comunidade médica está começando a implementar diferentes programas de treinamento. O mais popular deles é uma adaptação do *Crew Resource Management* (CRM) da aviação para a área da saúde. Apesar da reconhecida importância deste tipo de treinamento, uma recente revisão de sua aplicação na medicina revelou que essa intervenção não provou ser tão efetiva como o esperado. Os resultados indicam que, em geral, os treinandos reagiram favoravelmente ao treinamento, mas a transferência do comportamento aprendido no ambiente simulado para o ambiente real não foi consistente. Nos casos em que isso foi detectado, fundamentou-se na experiência prévia dos treinandos.[3]

A revisão citada anteriormente indica que, embora a comunidade médica venha fazendo progressos em reconhecer a importância do treinamento de equipes, existe ainda um longo caminho a percorrer. A indústria militar e da aviação investiram muito tempo e dinheiro, nas duas últimas décadas, para entender melhor os fatores que afetam o desempenho das equipes e quais as reais demandas para treinamentos. Como resultado, existem muitas lições a serem aprendidas a partir desses campos de atuação para aqueles cujo objetivo, é implementar treinamentos efetivos de equipes em suas unidades.

Neste capítulo atualizado vamos dissertar sobre o impacto e a experiência do treinamento simulado, dando uma especial ênfase no desenvolvimento de habilidades não técnicas para um bom trabalho em equipe e o potencial das novas tecnologias emergentes, como a realidade virtual para esse fim.

Diferenciando grupos de trabalho e equipes de alto desempenho

Antes de entrar na questão do treinamento propriamente dita, vamos explicar como funciona e o que caracteriza uma equipe de alto desempenho. Segundo Fowlkes, Norman e Salas:[4] "Uma equipe ou time é um grupo de indivíduos, cada qual com funções bem definidas, que interagem dinamicamente entre si, de forma interdependente e adaptativa em direção a um objetivo comum".

Especialistas que estudam a fundo a questão do trabalho em equipe definem dois tipos principais de equipes que seriam relevantes no contexto médico, as quais denominaremos a partir de agora, de "grupos de trabalho" e "equipes de alto desempenho".

Imagine uma empresa que fabrique *softwares*. Essa empresa emprega cerca de 20 pessoas, que são alocadas em cinco diferentes departamentos. No modelo de equipe "grupos de trabalho", as pessoas tendem a se organizar e trabalhar dentro de seus subgrupos. Dessa forma, os quatro programadores de *software* trabalham entre si, assim como os quatro profissionais de *marketing*, os quatro profissionais do departamento de vendas e os quatro responsáveis pelo departamento financeiro. Esse grupo de profissionais, cada qual especialista em sua área, tende a focar, apenas de forma parcial, na resolução de um problema que na verdade é comum a todos. O aprendizado de outras funções por parte de cada grupo é bastante limitado (o programador não quer saber das ações de *marketing* nem o financeiro está interessado em entender a linguagem da programação). No grupo de trabalho, as pessoas em seus subgrupos tendem a conhecer bem uns aos outros, mas eles não conhecem tão bem seus companheiros de outros departamentos. Sua forma de comunicação torna-se mais formal e distante, dificultando a liberdade de questionar e trocar ideias em tempo real. Por isso, esse tipo de equipe atua melhor diante de situações rotineiras, onde mudanças bruscas de planos são raras e os processos muito bem definidos.

Assim como os grupos de trabalho, as equipes de alto desempenho também são compostas por indivíduos especializados em suas funções, com tarefas bem definidas. No entanto, cada membro desta equipe deve ter algum domínio ou entendimento sobre as capacidades de seus companheiros. As equipes de elite das forças armadas são bons exemplos desse tipo. Nelas, cada membro deve saber trabalhar com o sistema de rádio porque o responsável designado para essa função pode estar incapacitado em determinado momento e alguém deve exercer essa função em seu lugar.

O treinamento dessas equipes de outros domínios de atuação, tais como a militar e aviação, favorece o entrosamento entre seus membros, o aprendizado das funções cruzadas, a comunicação mais informal, direta e objetiva, tornando-as verdadeiras equipes de alto desempenho. Observem que as principais capacidades citadas não são necessariamente habilidades técnicas, mas que as complementam na realização das tarefas. Essas habilidades têm sido definidas como: "habilidades cognitivas e sociocomportamentais".[5] Em suma, são capacidades mais abstratas que refletem um determinado tipo de comportamento e, por isso, as vezes conhecidas também como *soft skills* ou, como prefiro chamar, habilidades humanas. Vejamos algumas delas e como seu papel é relevante nas equipes de alto desempenho.

Primeiramente, as funções de cada membro são bem definidas e claras para todos. Do líder, espera-se que saiba articular para atingir os objetivos da equipe e promover mudanças quando essas forem necessárias. Não devemos esperar que ele assuma várias tarefas, mas sim coordenar as ações sob uma perspectiva global, alocando adequadamente os recursos, estimulando uma comunicação efetiva e articulando planos de contingência para situações esperadas e não esperadas. Um bom líder deve ser capaz de tomar decisão de forma dinâmica (utilizando a capacidade de metacognição – pensar sobre o pensar), o que envolve um processo de reflexão que abrange áreas da memória (de trabalho e de longo termo) e do conhecimento tácito. O primeiro passo para a tomada de decisão dinâmica é o exercício de uma habilidade cognitiva importante – a consciência situacional.

Consciência situacional é a capacidade cognitiva que nos permite colher informações diversas do ambiente, interpretá-las da melhor maneira possível, de acordo com o contexto, com a finalidade de implementar uma ação, a qual poderá ser imediatamente avaliada e corrigida para novos contextos, se for o caso. É o que se chama de antever estados futuros. Graças à capacidade de antecipação, podemos nos planejar e alocar os recursos (materiais e humanos) de forma mais adequada. Esse processo é especialmente útil quando precisamos tomar decisões com base em poucas informações disponíveis, sem ter certeza do diagnóstico da situação, como acontece nos ambientes complexos e dinâmicos.[6]

Para que o trabalho em equipe seja realmente efetivo, no entanto, é também necessária uma comunicação adequada entre os membros da equipe. Falhas na troca de informações e na coordenação de tarefas são fatores fundamentais que impactam a efetividade do desempenho de equipes.[7]

Não há muitos estudos de causa raiz sobre acidentes na área da saúde como há em outras indústrias, mas um estudo de Readers *et al.* investigou a incidência de eventos adversos em unidades de terapia intensiva (UTIs) e concluiu que problemas de comunicação estavam relacionados a uma das principais causas dos acidentes.[8] Falhas na troca de informações dificultam o compartilhamento dos modelos mentais entre os membros da mesma equipe para a melhor tomada de decisão em tempo hábil.[9]

Comunicar-se adequadamente pode parecer trivial, mas é muito complexo na prática. Na comunicação em alça fechada estão envolvidos um emissor e um receptor, que podem alternar de função. Este tipo de comunicação tem algumas vantagens: tende a ser mais precisa e confiável, permite a correção de detalhes, tanto o emissor quanto o receptor têm responsabilidades sobre a mensagem, e ambos atuam em conjunto para um entendimento mútuo. No entanto, no meio do caminho, podem ocorrer diversos ruídos (tanto em termos de conteúdo, quanto em termos sociais), dificultando a comunicação interpessoal e gerando grande parte dos problemas nos sistemas de saúde. Um estudo do final dos anos 1960 avaliou as ambiguidades entre a palavra falada e o tom ou expressão facial do indivíduo que recebia a mensagem.[10] Os pesquisadores quantificaram o nível de atenção do receptor a diferentes componentes da mensagem enviada: palavras (7%); tom (38%); outros indícios não verbais, como postura e expressão facial (55%). Apesar de sua relevância, muitos gestos ou posturas podem ser ambíguos ou ter significados diversos em diferentes culturas, causando também ruídos na comunicação.

Outra característica importante dessas equipes é a capacidade de alocação ou utilização dos recursos humanos e materiais. Em razão da prática do treinamento cruzado, onde todos conhecem e sabem realizar as funções dos seus companheiros, um membro da equipe poderá cobrir a falta ou as deficiências de outro sem grandes problemas. Os recursos materiais são gastos sempre de forma eficiente. Sua utilização pode ser antevista à medida que surgem as necessidades. No caso de limitação de recursos, a criatividade para a solução dos problemas é incentivada.

Equipes de elite das forças armadas atuam revendo suas ações, seus resultados e antevendo futuros problemas. Podemos afirmar, portanto, que o bom desempenho dessas equipes de elite das forças armadas deve-se à utilização das seguintes rotinas: a) prática deliberada; b) realização de um *briefing* antes de qualquer missão (rotineira ou não), em que cada membro pode esclarecer dúvidas e contribuir com ideias; c) realização de discussões após cada missão (isso ocorre mesmo após os exercícios simulados), podendo utilizar sofisticadas ferramentas para a realização dessas discussões. Espera-se, durante essas discussões, que as críticas sejam feitas sempre de forma construtiva e que a abordagem dos erros e das falhas funcione como principal subsídio para as discussões e o aperfeiçoamento; d) celebração dos sucessos (a celebração promove uma maior união e comprometimento entre os membros da equipe).

Na Tabela 10.1 podemos rever as principais características de uma equipe considerada de alto desempenho:

Influência das equipes de saúde na segurança dos pacientes

A partir do relato do Instituto Americano de Medicina *To Err is Human: Building a Safer Health System*, em 1999, o treinamento de equipes na área da saúde ganhou maior relevância. Nesse relatório, começamos a perceber o impacto que os erros médicos podem provocar nos pacientes e nos sistemas de saúde.[13] Cerca de 44.000 a 98.000 mortes

TABELA 10.1	RESUMO DAS CARACTERÍSTICAS DE UMA EQUIPE DE ALTO DESEMPENHO
Tarefas bem claras e definidas	
Boa comunicação	
Suporte mútuo	
Boa utilização dos recursos humanos e materiais	
Entendimento e revisão dos fatos	
Adaptabilidade a mudanças bruscas	

Fonte: Oser RL, McCallum GA, Salas E, *et al. Toward a definition of teamwork: Behavioral elements of successful teams. NTSC Technical Report* No. 89-018. 1992. Orlando, FL, *Naval Training Systems Center.*

anuais são causadas por erros médicos, sendo a terceira maior causa de morte no mundo atualmente, estando atrás somente de câncer e doenças cardiovasculares. E tudo isso a um custo de cerca de 29 bilhões de dólares ao ano. Segundo os autores do relatório, mais de 60% dessas mortes poderiam ter sido evitadas.

Esse relatório concluiu que erros médicos estão mais relacionados a falhas sistêmicas do que individuais, e uma das soluções seria implementar programas de treinamento com base em simulação.[11]

Por essa razão, a criação de um grupo de pessoas para realizar determinados trabalhos em conjunto, dentro de uma organização, não significa que haverá resultados efetivos. Sendo assim, é preciso que haja um real comprometimento de todos no sentido de cooperar para promover um atendimento seguro e sem riscos aos pacientes. Em resumo, a atuação efetiva de uma equipe requer uma conscientização de cada membro sobre as suas funções, responsabilidades e capacidades de seus colegas. Sem essa conscientização, eventos adversos graves e evitáveis poderão ocorrer.

Extensas pesquisas nesse campo estudaram diversos modelos de equipes procurando identificar as principais competências inerentes às equipes de alto desempenho.[12,13]

Especificamente, Parry[14] definiu o termo "competências" como um conjunto de conhecimentos, habilidades e atitudes que afetam de forma significativa o trabalho (correlacionando-se com um melhor desempenho), que podem ser mensuradas mediante testes padronizados e que podem ser aperfeiçoadas por meio do treinamento contínuo.

Conhecimento e habilidades são competências importantes, mas as atitudes proativas e a confiança mútua entre os membros de uma equipe serão determinantes nos seus resultados.[15]

Finalmente, equipes efetivas não podem funcionar no vácuo. Tannembaun *et al.* enfatizam a importância do clima organizacional, normativo, para o sucesso do trabalho de equipes nas instituições de saúde.[16]

Estratégias de treinamento simulado

Demonstrar capacidades cognitivas para atuar em ambientes dinâmicos e complexos como as UTIs não é um processo intuitivo e natural. Deve ser desenvolvido e treinado, em diferentes contextos, preferencialmente antes de lidarmos com pacientes reais. Como então a metodologia de simulação poderia agregar valor para atingir esses objetivos?

A simulação realística é uma metodologia de ensino que se baseia na representação de situações da vida real, em um ambiente controlado e seguro, sem impor riscos a pacientes ou aos próprios profissionais de saúde. O objetivo dessa metodologia é proporcionar uma experiência vivencial, com objetivos claros de aprendizado (prática deliberada), de forma que o aluno tenha substrato para refletir sobre as melhores práticas na resolução de algum problema a partir de determinada demanda (prática reflexiva).

A prática da simulação para o desenvolvimento de competências técnicas e não técnicas tem comprovada vantagem sobre outros métodos de ensino. Por meio das reflexões durante os *debriefings* sobre o que ocorreu durante as simulações (em ambientes realísticos e controlados e onde erros são permitidos), podemos contribuir para gerar as mudanças comportamentais desejadas no futuro.[17]

É importante entender que a simulação é uma metodologia em si, não uma tecnologia. O grande impulso para o uso desta metodologia ocorreu em meados dos anos 1980, com o advento dos simuladores reais de pacientes. Os princípios por trás desta metodologia são promover um treinamento de imersão, com foco no treinando, sem colocar pacientes reais em risco.[18] Sua aplicação é especialmente útil quando o treinamento no mundo real é muito arriscado, muito caro ou impraticável naquele momento.[19]

Outro motivador para o uso da simulação na saúde foi a inconformidade com o sistema tradicional de ensino médico até o momento, essencialmente com base no custo de oportunidade para gerar aprendizados práticos relevantes. Como poderíamos adquirir proficiência em determinadas técnicas ou situações clínicas quando lidamos com eventos pouco frequentes, em menor espaço de tempo e sem causar danos aos pacientes?

Assim sendo, a simulação pode promover uma prática sob demanda, criando e recriando casos clínicos raros, com base nas necessidades reais de aprendizado. Levando-se em consideração o dinamismo e a complexidade do ambiente nas UTIs, a natureza de seus pacientes, as inevitáveis interfaces dos profissionais com equipamentos sofisticados, as características físico-químicas dos medicamentos utilizados, entre outros fatores,[21] o treinamento e desenvolvimento de equipes tornam-se imperativos.

Dr. Gaba, médico anestesiologista da Universidade de Stanford, foi pioneiro no uso de treinamento utilizando simuladores de pacientes ao correlacionar os problemas críticos de um paciente na UTI com os problemas que geralmente ocorrem na aviação. Utilizando sua experiência como piloto de avião, criou um treinamento inédito fundamentado nos princípios do CRM e da *Anesthesia Crises Resource Management* (ACRM). Essa modalidade de treinamento serviu de inspiração para outros cursos, em diferentes áreas, inclusive em terapia intensiva.[21,22]

O treinamento de equipes deve, portanto, focar no desenvolvimento de competências específicas (conhecimento, habilidades e atitudes). Conduzindo uma análise prévia organizacional para determinar as competências necessárias a aperfeiçoar, poderemos construir uma estratégia curricular mais adequada (podendo basear-se em aulas teóricas, prática em manequins, simuladores etc.). Por exemplo, ao criarmos uma estratégia de treinamento que incorpora uma discussão reflexiva sobre as ações de cada membro da equipe durante a realização de uma tarefa, estimulamos o melhor entendimento mútuo e a colaboração futura. Essas reflexões devem ser, então, incorporadas à prática clínica de cada indivíduo e testadas posteriormente em situações reais, dependendo da oportunidade. De uma forma contínua e progressiva, cada aprendizado novo deverá ser validado (na prática) e se ainda houver questões a serem resolvidas, poderão ser novamente testadas em novas simulações no futuro.[23]

Quando falamos em simulações realísticas de alta fidelidade, imaginamos um ambiente criado à semelhança do ambiente real em questão, característica que pode ser um importante fator no planejamento estratégico. Podemos afirmar que o principal fator que contribui para a fidelidade do cenário simulado é a coerência entre o que foi planejado e o que efetivamente ocorre durante a simulação. É preciso que os fatos evidenciados durante a simulação façam sentido lógico na mente dos treinandos. Dessa forma, tanto o facilitador quanto os alunos poderão exercitar a prática reflexiva durante o *debriefing* com base em eventos lógicos, compatíveis com a realidade daquela situação clínica vivenciada durante a simulação.[24] O treinamento simulado é uma boa estratégia de treinamento que expõe os membros de uma equipe a tarefas e responsabilidades de seus companheiros com o objetivo de promover uma melhor coordenação, comunicação e desempenho. O treinamento consiste na realização de tarefas cruzadas (troca de papéis) para estimular o entendimento da interdependência e responsabilidades entre membros de uma mesma equipe. Estudos com grupos submetidos a esse tipo de treinamento demonstraram melhor sistematização de ações, além de comunicação mais efetiva, em comparação com grupos não submetidos a essa intervenção. De fato, alguns autores sugerem, inclusive, que o treinamento simulado de alta fidelidade seja acompanhado das mesmas situações de estresse e pressão encontradas na vida real.[25]

O uso de simuladores reais de pacientes em ambientes realísticos é, portanto, uma estratégia de treinamento que promove uma reflexão sobre as ações adotadas e não adotadas, permitindo aos instrutores identificar déficits comportamentais que merecem reforço em treinamentos futuros.

Outra estratégia de treinamento é aquela que concentra os objetivos de aprendizado nas competências básicas para o alto desempenho de uma equipe. Pesquisas com base no modelo do CRM da aviação enfatizam sua efetividade em termos de incremento na curva de aprendizado e mudança comportamental.[26]

Finalmente, a estratégia de treinamento focada no desenvolvimento da metacognição objetiva o aperfeiçoamento dos processos de tomada de decisão coletiva, particularmente útil durante situações inusitadas ou estressantes.[27]

Em resumo, discutimos elementos que exemplificam um trabalho em equipe efetivo e diferentes formas de treinamento. Com relação às equipes de alto desempenho, é notória a necessidade do processo de interdependência que existe entre seus membros. Equipes de alto desempenho são dinâmicas, otimizam seus recursos, são engajadas em aperfeiçoamento contínuo e promovem a cooperação mútua. Essas equipes são capazes de proporcionar soluções rápidas e efetivas em situações críticas e estressantes. Finalmente, equipes de alto desempenho demonstram comportamento adaptativo frente às situações complexas e desafiadoras.

Em toda área de atuação, o treinamento de equipes requer uma estratégia que aborde as reais necessidades individuais e do grupo, de forma continuada e utilizando métodos que reflitam a transferência das mudanças comportamentais e culturais para o ambiente real.

Educação continuada em terapia intensiva com base em simulação

Em nosso meio, acompanhando a tendência mundial, foi criado um curso multidisciplinar com base em simulação denominado Educação Continuada em Terapia Intensiva com Simulador de Pacientes (ETICS) e que vem sendo aplicado desde os anos 2000 no Centro de Treinamento Berkeley, no Rio de Janeiro. Os objetivos deste curso combinam lições didáticas com aprendizados práticos na solução de casos clínicos, realizados em ambiente realístico, enfatizando o desenvolvimento das capacidades cognitivas e de gerenciamento de recursos. Os elementos essenciais desse tipo de treinamento são:

- Criação de ambiente realístico à semelhança de uma UTI.
- Criação de cenários clínicos no simulador real de pacientes, onde os alunos podem aplicar os conceitos técnicos e comportamentais da atuação em equipe.
- Total autonomia para os alunos tomarem decisões em momentos críticos.
- Revisão e análise crítica (construtiva) das ações e decisões adotadas.

Assim como nos trabalhos de Lighthall *et al.*,[28] após uma exposição teórica dos princípios do gerenciamento de crises, os alunos são apresentados ao simulador real de pacientes (HPS Medical Education Technologies, Inc. Sarasota, Florida) e fazem um reconhecimento do ambiente de simulação. A equipe de instrutores era composta de um facilitador e uma enfermeira na sala de simulação, além de outros dois instrutores para fornecer resultados de exames em tempo real e para realizar a discussão após os cenários, além de atores que eventualmente compunham a simulação para contribuir com o realismo da situação ou para estimular o desenvolvimento de ações comportamentais relevantes para a vida real.

O paciente simulado apresentava-se com diversas condições clínicas de acordo com os objetivos de aprendizado a serem abordados em cada momento. Sua evolução dependia das ações dos alunos (corretas ou não). Por exemplo, com que rapidez reconheceram o problema, como se organizaram para realizar as tarefas, como se prepararam para lidar com as complicações inesperadas etc.

Com base na experiência de trabalhos anteriores,[29] adotamos como uma das características deste curso a ampla gama de possibilidades (diagnósticas e terapêuticas) que poderiam ocorrer em tempo real, à semelhança do que ocorre na realidade diária.

Cada cenário clínico tinha a duração de 20 minutos seguidos por 40 minutos de discussões conduzidas por um facilitador especialmente treinado na técnica. Esse é, na verdade, o momento mais relevante para o aprendizado, pois os alunos participam de forma ativa sobre o que foi feito durante a simulação e refletem como poderiam aperfeiçoar-se após a análise dos próprios erros e defeitos. O caráter multidisciplinar deste curso possibilita uma interessante troca de experiências entre os diferentes profissionais que invariavelmente trabalham juntos nos sistemas de saúde, fazendo com que cada um coloque seu ponto de vista sobre determinado problema e descubra uma forma mais efetiva de comunicar-se. Um exemplo de comunicação ineficaz observado durante os cenários simulados: o médico solicita "... vamos iniciar a infusão de dopamina...", mas não especifica a meta de pressão arterial, a frequência cardíaca máxima tolerável e o espectro de dose que pode ser usado. A enfermeira segue as ordens, inicia a dopamina, mas o paciente continua hipotenso.

Ao final deste treinamento, esperamos que os alunos tenham um melhor entendimento sobre o gerenciamento de recursos durante situações críticas e saibam administrar melhor suas próprias limitações, reconhecendo as vantagens de um bom trabalho de equipe dentro de uma organização.

Tendências futuras no treinamento simulado em saúde

Com o advento da pandemia de Covid-19 em 2020, o desenvolvimento de novas tecnologias para o ensino a distância, como a realidade virtual e aumentada, tem apresentado uma boa perspectiva em médio e longo prazos.

A categoria mundo virtual consiste em ambientes virtuais tridimensionais mediante a utilização *online* de múltiplos usuários, libertando-os de limites geográficos e de tempo.[30] Ambientes de realidade virtual imersivos combinam imagens tridimensionais, possibilitando interações com o ambiente virtual, utilizando acessórios vestidos (como os óculos de realidade virtual) ou colocando o usuário em um ambiente de imersão, dando-lhe a sensação de estar mental e fisicamente imerso ou presente na simulação.[31] Comparada com os métodos de computação digital em telas de computador, a realidade virtual de imersão promove uma maior experiência do usuário, incluindo um alto senso de presença e ação natural. Essa modalidade de treinamento tem demonstrado resultados positivos em outras indústrias de alto risco, tais como na mineração e aeronáutica.[32] O uso de realidade virtual é ainda muito incipiente na saúde, especialmente no que concerne à sua aplicação no ensino de habilidades não técnicas. Bracq *et al.* (2019),[33] em uma recente metanálise, evidenciaram que a habilidade não técnica mais frequentemente estudada foi o trabalho em equipe, seguido por comunicação, consciência situacional, tomada de decisão dinâmica, liderança e controle do estresse. Em todos os estudos incluídos nessa metanálise foram utilizadas métricas validadas para a avaliação de habilidades não técnicas em ambientes simulados, porém nenhuma delas especificamente em ambientes virtuais. Somente dois artigos, dos 26 analisados nesse estudo, apresentaram resultado nível 3 na avaliação ou critérios de Kirkpatrick, ou seja, identificação de mudança comportamental nos alunos em seu ambiente de trabalho após o treinamento. No entanto, nenhum estudo apresentou como resultado o impacto do treinamento simulado virtual na qualidade e nos custos dos cuidados ao paciente (nível 4 nos critérios de Kirkpatrick). A maioria dos artigos nessa revisão procurou validar a tecnologia como método de ensino de habilidades não técnicas, concluindo que a realidade virtual oferece oportunidades promissoras para treinamentos de habilidades não técnicas na área da saúde.

O componente afetivo, por meio da motivação e do autoaprendizado, é um dos principais pilares na metodologia de simulação. Com isso em mente, muitos simuladores de realidade virtual permitem que o aluno participe seguidas vezes de sessões de simulação para reconhecer e analisar tanto suas emoções quanto suas interações. O impacto emocional da simulação virtual na autoeficácia de aprender e nas interações sociais que ocorrem durante os cenários simulados é enfatizado e apreciado pelos alunos.[35]

Outra área de interesse na simulação virtual é a geração de dados, já que é possível identificar e rastrear qualquer ação dentro do sistema. Os dados podem ser utilizados como forma de *feedback* e progresso do desempenho de cada aluno ao longo do tempo. Do ponto de vista do aluno, permite que aja de forma proativa na tentativa de evoluir no seu conhecimento e sua habilidade, enquanto que do ponto de vista dos educadores permite que tenham uma visão global sobre o processo evolutivo de aprendizado de cada aluno.[34] Talvez por ser ainda muito incipiente, estudos de avaliação da realidade virtual e aumentada como tecnologia aplicada ao ensino em saúde são ainda muito controversos e muitas vezes não demonstram vantagens significativas sobre outras metodologias de ensino mais tradicionais. Por isso, seria mais lógico consideramos essas tecnologias como complementares e não substitutas do ensino tradicional nesse momento.

Conclusão

Na saúde, há maior tendência de as equipes atuarem no modelo grupo de trabalho. Mesmo nas unidades de terapia intensiva, onde as equipes são compostas por diversos subgrupos de profissionais, não costumamos investir muito tempo no treinamento cruzado entre eles. Indivíduos de um subgrupo conhecem bem seu trabalho e de seus companheiros, mas de forma limitada os de outros membros da equipe.

Aperfeiçoamento e bom trabalho de equipe em terapia intensiva deve envolver investimento de tempo e esforço para estabelecer uma rotina de treinamento contínuo em diversas capacidades, da mesma forma como são feitos com as equipes de elite das forças armadas. A realização de *briefings* para todos os membros da equipe deve tornar-se uma norma. As discussões devem ser realizadas não somente quando ocorre um problema, mas também para casos rotineiros.

Um grupo de trabalho de excelência é o que todos esperamos das equipes de saúde, especialmente nas unidades de terapia intensiva, no entanto o trabalho em equipe habitualmente não é treinado nem mesmo discutido rotineiramente. A simulação de situações críticas é uma oportunidade para agregar valor ao trabalho destas equipes ao aprimorar seu desempenho. Criar equipes de alto desempenho para lidar com diversas situações difíceis requer atitude e mudanças comportamentais de seus membros. Todas essas rotinas podem ser demonstradas e ter seus conceitos reforçados por meio da prática de exercícios simulados.

Referências bibliográficas

1. Agency for Healthcare Research and Quality. Team – STEPPS: national implementation. (Internet). [Citado em: 2 dez., 2009]. Disponível em: http://teamstepps.ahrq.gov/index.htm.

2. Guzzo R, Salas E. Team effectiveness and decision making in organizations. San Francisco: Jossey-Bass, 1995.
3. Gaba DM, Howard SK, Flanagan B, et al. Assesment of clinical performance during simulated crises using both technical and behavioral ratings. Anesthesiology. 1998; 89: 9-18.
4. Fowlkes JF, Norman EL, Salas E, et al. Improving the measurement of team performance: The TARGETS methodology. Mil Psichol. 1994; 6: 47-61.
5. Flin RH, O'Connor P, Crichton M. Safety at the sharp end: a guide to non-technical skills. 1st ed. Florida: CRC Press, 2008.
6. Gaba D, Howard S, Small S. Situation awareness in anesthesiology. Human Factors. 1995; 37: 20-31.
7. Leonard M, Graham S, Bonacum D. The human factor: the critical importance of effective teamwork and communication in providing safe care. Quality and Safety in Health Care. 2004; 13: 85-90.
8. Reader T, Flin R, Cuthbertson BH, et al. Non-Technical skills in the Intensive Care Unit. British Jounal of Anesthesia. 2006; 96(5): 551-559.
9. Mathieu JE, Heffner TS, Goodwin GF, et al. The influence of shared mental models on team process and performance. J Appl Psychol. 2000; 85: 273-83.
10. Mehrabian A, Ferris SR. Inference of attitudes from nonverbal communication in two channels. Journal of Consulting Psychology. 1967; 31(3): 248-252.
11. Kohn LT, Corrigan JM, Donaldson MS. To err is human. Washington, DC: National Academy Press, 1999.
12. Dickinson TL, McIntyre RM. A conceptual framework for teamwork measurement. In: Branick MT, Salas E. Princer C, editors. Team pergormnace assessment and measurement. Mahwah, NJ: Eribaum, 1997. p. 19-43.
13. Stevens MJ, Campion MA. The knowledge, skill and ability requirements for teamwork: Implications for human resource management. Journal of Management. 1994; 20(2): 503-530.
14. Parry SB. Just what is competency (and why should we care?). Training. 1998; 35(6): 58-64.
15. Gregorich SE, Helmreich RL, Wilhem JA. The structure of cockpit management attitudes. Journal of Applied Psychology. 1990; 75: 682-690.
16. Helmreich RL, Fourshee HC, Benson R, et al. Cockpit resource management: Exploring the attitude-performnace linkage. Aviation Space and Enviroment Medicine 1986; 57: 1198-1200.
17. Ruffell-Smith HP. A simulator study of the interaction of pilot workload with erros, vigilance and decisions. NASA TM-78483, 1979.
18. Tannenbaum SI, Beard RL, Salas E. Team building and its influence on team effectiveness: An examination of conceptual and empirical developments. In: Kelly K, editor. Issues, theory and research in industrial/organizational psychology. New York: Elsevier Science, 1992. p. 117-153.
19. Schon DA. Reflective Practioner: How Professionals Think in Action. New York: Bantan Books,1983.
20. Gordon JA, Wilkerson WM, Shaffer DW, et al. Practicing medicine without risk: students and educators' responses to high fidelity patient simulation. Acad Med. 2001; 76: 469-472.
21. Tekian A, McGuire CH, Gaghie WC, et al. Innovative simulations for assessing professional competence from Paper and Pencil reality. Chicago: Department of Medical Education, University of Illinois at Chicago, 1999.
22. Weingart SN, Wilson RM, Gibbend RW, et al. Epidemiology of medical errors. BMJ. 2000; 320: 774-776.
23. Gaba DM, Fish KJ, Howard SK. Crises Management in Anesthesiology. New York: Churchil Livingstone, 1994.
24. Howard SK, Gaba DM, Fish KJ, et al. SARNQUIST in Anesthesia crises resource management training: Teaching anesthesiologists to handle critical incidents. Aviat Spacxe Environ Med. 1992; 63: 763-770.
25. Cannon-Bowers JA, Tannenbaum SL, Salas E. Defining competences and stablish team training requirements. In: Guzzo RA, Salas E, et al, editors. Team effectiveness and decision making in organizations. San Francisco: Jossey-Bass, 1996. p. 333-380.
26. Salas E, Dicknson TL, Converse SA. Toward and understanding of team performance and training. In: Swezy RW, Salas E, editors. Team: Their training and performance. Norwood, NJ: Ablex, 1992. p. 3-29.
27. Jentsch F. Metacognitive training for junior team members: Solving the copilot's catch. Qual Saf Health Care. 2004; 13(Suppl 1): i96-i104.
28. Lighthall GK, Barr J, Howard SK, et al. Use of a fully simulated intensive care environment for critical event management training for internal medicine residents. Crit. Care Med. 2003; 31: 2437-2443.
29. Fletcher GC, Mc George P, Flin RH, et al. The role of non-technical skill in anesthesia: a review of current literature. |Anesth. 2002; 88: 418-429.

30. Hudson K, Taylor LA, Kozachik SL, et al. Second Life simulation as a strategy to enhance decision-making in diabetes care: a case study. J Clin Nurs. 2015 Mar; 24(5-6): 797-804.
31. Sherman WR, Craig AB. Understanding virtual reality (interface, application and design). Massachusetts: Morgan Kaufman Publishers, 2018. 856p.
32. Tichon J, Burgess-Limerick R. A review of virtual reality as a medium for safety related training in mining. J Health Safe Res Practice. 2011; 3(1): 33-40.
33. Bracq MS, Michinov E, Jannin P. Virtual reality simulation in nontechnical skills training for healthcare professionals: a systematic review. Simul Healthc. 2019 Jun; 14(3): 188-94.
34. Rogers L. Developing simulation in multiuser in virtual environments to enhance healthcare education. Br J Educ Technol. 2011; 42(4): 608-15.

11

Os Modelos de Acreditação Hospitalar como Fatores de Segurança: A Visão de um Médico Intensivista

William N. Vianna
Paulo Cesar Pereira de Souza

Introdução – objetivos

Afinal, do que estamos falando ao certo? Qualidade, segurança, acreditação hospitalar: o que significam esses termos? Quais são suas origens? O que representam para a prática médica, para a Medicina Intensiva ou para saúde de forma mais ampla? Por que esses conceitos são tão importantes na atualidade, já que nunca (ou raramente) havíamos ouvido falar neles, pelo menos diretamente, em nossas universidades?

Para que se continue neste tema tão importante e para que se tenha uma visão panorâmica deste assunto, é preciso que se definam estes termos claramente, para que o assunto flua de maneira mais natural e agradável a todos os leitores. Isso facilitará a contextualização e a importância da acreditação para a terapia intensiva atual.

Antes mesmo da definição da palavra "qualidade", um outro termo virou jargão e, ao mesmo tempo, lugar-comum, por isso merece ser esclarecido: "processo". Entende-se como processo, segundo o *Dicionário Aurélio*,[1] "a maneira pela qual se realiza uma operação, segundo determinadas normas: método, técnica". Essa definição dá uma ideia de seguimento ou de um fluxo com um conjunto de ações. Um processo fabril, por exemplo, é representado por um conjunto de ações interligadas sequencialmente, que tem início por meio da entrada de insumos e que, após a utilização de determinados recursos (financeiros, tecnológicos, materiais, humanos), será concluído com a "materialização" de um produto. No contexto hospitalar, todas as atividades de um processo também têm início e fim. Cada etapa desse processo também dependerá de insumos e de recursos destinados aos cuidados dos pacientes para que ocorra na sua totalidade, conduzindo, portanto, a um "produto" final que pode ser a alta hospitalar com a condição mórbida curada ou melhorada. Os processos intra-hospitalares podem ter caráter administrativo como, por exemplo, o fluxo de internação de um paciente desde sua chegada ao hospital, passando pelo setor responsável, que verificará a que serviços o paciente tem direito perante a fonte pagadora durante sua estadia hospitalar, até sua admissão em um determinado setor do hospital previamente destinado pela indicação do médico que a solicitou. Outro exemplo de processo, bem tangível à compreensão do médico, é o protocolo clínico de uma doença de grande expressividade clínica, seja pela sua prevalência, seja pela sua relevância epidemiológica em uma unidade hospitalar devido à área geográfica em que se situa. Na verdade, o protocolo se traduz por um macroprocesso, composto de vários subprocessos, com base em fundamentação científica sólida para que ele exista (diretrizes, revisões sistemáticas da literatura). É adaptado à realidade local e se segue com um conjunto de ações que levará a um atendimento dentro das melhores práticas assistenciais.

E a palavra "qualidade"? Várias são suas definições: históricas, linguísticas e filosóficas.[1] Todos nós, no entanto, temos noções de referências pessoais sobre o conceito de qualidade com base em nossas vivências socioculturais. Todos conseguem distinguir claramente produtos com ou sem qualidade. Contudo, literaturas mais especializadas, oriundas do processo industrial, nos fornecem definições que se encaixam perfeitamente no modelo da saúde. Tais definições variam conforme a abordagem em que se apoia. A abordagem com base no "produto" estabelece que "diferenças de qualidade correspondem a diferenças de quantidade de algum ingrediente ou atributo desejado",[2] enquanto a abordagem com base na "produção" ressalta que "qualidade quer dizer conformidade com as exigências".[3] Por sua vez, a abordagem com foco no "usuário" esclarece que, "na análise final de mercado, a qualidade de um produto depende de até que ponto ele se ajusta aos padrões das preferências do consumidor".[4] E, por último, se nos basearmos na noção de "processo", a qualidade ocorre quando há a menor variação possível, com a menor quantidade de desvios (anomalias ou não conformidades) e com um resultado ou produto final dentro do especificado desde o início do processo. Processos com mínimas variações de execução e de resultado existem somente se houver padronização. A padronização, por sua vez, está no cerne do conceito de qualidade: quanto mais abrangente for a padronização, maior será a qualidade, menor será o risco de eventos desfavoráveis (chamados de eventos adversos) e danos ao paciente, e maior será a segurança durante o cuidado a este paciente. Essa última definição, que pode ser acompanhada por algumas características estatísticas (limites de variação, desvios), é a que mais se aproxima da base em que a acreditação hospitalar se sustenta.

Os objetivos deste capítulo, após esta breve introdução de caráter contextual, são apresentar o conceito de acreditação hospitalar, seus fundamentos e seus modelos dentro do cenário mundial e nacional, o que nos conduzirá à compreensão de sua importância dentro da Medicina Intensiva dos dias de hoje.

Conceitos fundamentais

O que é acreditação?

A acreditação é um processo no qual uma entidade, separada e distinta da instituição de saúde, geralmente não governamental, avalia periodicamente uma instituição de saúde para determinar se ela cumpre uma série de requisitos, denominados padrões, projetados para melhorar a qualidade dos cuidados em saúde. Essa avaliação é externa (chamada de auditoria de terceira parte) e se trata de um processo voluntário, que deverá fornecer um compromisso visível de uma instituição para melhorar a segurança e a qualidade do cuidado ao paciente, garantir um ambiente seguro, e continuamente trabalhar para reduzir os riscos aos pacientes e ao corpo de profissionais envolvidos direta ou indiretamente com o cuidado assistencial. A acreditação ganhou atenção mundial como uma avaliação efetiva da qualidade e como uma ferramenta de gestão.[5]

Quais são os benefícios da acreditação?

Vários são os benefícios trazidos pela acreditação para uma instituição de saúde: reputação, satisfação profissional, qualidade e segurança, competitividade de mercado e uma profunda mudança cultural.

Na maior parte dos hospitais da Europa e da América do Norte, um dos principais parâmetros utilizados pela população para a escolha de um hospital é se ele possui esse tipo de certificação de seu compromisso com a qualidade na saúde.[6] Dessa forma, o aumento da credibilidade dos usuários dos serviços de saúde pode ser desencadeado por sua divulgação mais ampla em nosso país, uma vez que fica clara a sua preocupação com a melhoria do atendimento assistencial, com base na qualidade e segurança, e na transparência de seus resultados à população.

Um ambiente de trabalho seguro e eficiente, proporcionado pela redução proativa de riscos e pela preocupação constante com aspectos da gestão de pessoas, pode contribuir para uma maior satisfação profissional, porque garante que haja um compromisso institucional com a segurança do profissional e sua remuneração. Cada processo hospitalar (clínico ou administrativo) possui etapas que são sujeitas a algum tipo de falha que pode vir a ocorrer. A redução proativa de riscos, executada por meio do uso de ferramentas específicas para esta atividade, pode antever essas falhas, proporcionando melhorias na *performance* e segurança de um determinado processo. A acreditação estimula que os processos hospitalares possuam mínima quantidade de falhas para os pacientes e familiares, além de se preocupar também com a segurança dos profissionais (a ênfase no uso de equipamentos de proteção individual, o treinamento continuado no uso de novos equipamentos biomédicos e o descarte correto e adequado de resíduos, como, por exemplo, o descarte apropriado de materiais perfurocortantes). No que diz respeito à gestão de pessoas, a avaliação do desempenho profissional, com foco nos aspectos de competências técnica e comportamental, pode determinar práticas modernas de premiação e remuneração variável, entretanto essa última vantagem ainda não é a regra em nosso país.

Futuramente, as certificações de qualidade poderão determinar negociação diferenciada com os planos de saúde, visto que haverá maior transparência na apresentação de seus indicadores de desempenho, o que privilegiará a instituição mais segura para os seus pacientes.

Fundamentalmente, uma vez apoiada e sustentada pela alta administração de uma organização de saúde, a acreditação pode proporcionar, em longo prazo, uma mudança de cultura, cujos alicerces são forjados na qualidade e segurança em todos os níveis de cuidado, no gerenciamento preventivo e ativo dos riscos e eventos adversos e no envolvimento dos pacientes e familiares em todo o processo de cuidado assistencial.

A acreditação hospitalar no mundo

A visão da qualidade no cuidado assistencial ao paciente vem desde o início do século XX. Em 1910, o doutor Ernest Codman, cirurgião do Massachussets General Hospital, em Boston, propôs um sistema de saúde cujo resultado final fosse a padronização hospitalar. Ele defendia que, por meio desse sistema, um hospital deveria acompanhar cada paciente a fim de determinar se o seu tratamento seria efetivo. Caso não o fosse, o hospital deveria tentar determinar o porquê, de modo que casos semelhantes pudessem ser tratados com sucesso no futuro. Em 1913, a Academia Norte-americana de Cirurgiões (American College of Surgeons) foi fundada e este foi o seu principal objetivo desde sua inauguração. E, finalmente, em 1917, essa academia criou os "padrões mínimos para hospitais", que, àquela época, ocupavam apenas uma página.

Ao longo dos anos, vários aprimoramentos foram feitos nestes "padrões", até a criação de um manual de padrões para hospitais. Muitos hospitais nos EUA foram auditados e, em meados do século XX, mais de 3.200 hospitais estadunidenses já haviam sido aprovados por esse programa.

Já em 1951, ainda nos EUA, surgiu a primeira grande certificadora de hospitais, formada a partir da união de três grandes associações médicas norte-americanas e uma canadense, respectivamente American College of Physicians, American Hospital Association, American Medical Association e a Canadian Medical Association, as quais, juntamente com a Academia Norte-americana de Cirurgiões, fundaram a Joint Commission on Accreditation of Hospitals (JCAH). Em 1958, o Canadá se retirou dessa associação e criou seu próprio sistema de acreditação (atualmente denominado Accreditation Canada).[7]

Tanto o sistema norte-americano quanto o canadense de acreditação criaram suas divisões internacionais e se expandiram pelo mundo. A divisão internacional da Joint Commission Resources, chamada de Joint Commission International (JCI), tem trabalhado, desde 1994, com instituições de saúde, ministérios e organizações globais de saúde em mais de 80 países. Mais de 400 instituições de saúde públicas e privadas em 39 países já foram acreditadas pela JCI.[8] Por outro lado, um terço de todos os novos programas de acreditação e padrões desenvolvidos no mundo inteiro assumiram a liderança a partir do sistema canadense, segundo informações da International Society for Quality in Health Care (IsQua), entidade responsável pela certificação da maioria dos sistemas mundiais de acreditação (isto é, a "certificadora das certificadoras").

Desde então, várias outras organizações não governamentais e governamentais foram criadas pela Europa, Ásia e Oceania. De acordo com a Organização Mundial da Saúde (OMS), desde 1990 o número de programas de acreditação tem dobrado a cada cinco anos.

Mais recentemente evoluímos para modelos de acreditação ligado a doenças específicas (como a acreditação para os centros de acidente vascular encefálico [AVE]) e vários outros.

Também acreditamos que, pouco a pouco, teremos que considerar o conceito de valor em saúde, conforme proposto por Michel Porter e desenvolvido em outros capítulos deste livro. Nesse conceito se valoriza muito os desfechos relevantes para os pacientes e não apenas os desfechos para as instituições de saúde. Para haver transparência e segurança, esses desfechos deverão ser avaliados por uma instituição independente, sem conflito potencial de interesses, o que deverá gerar empresas específicas para esse modelo de acreditação.

Devemos evoluir, embora no Brasil ainda com alguma lentidão para os modelos de acreditação das Operadoras de Planos de Saúde, que são as fomentadoras do mercado de saúde suplementar, ampliando o escopo dos processos de acreditação.

A acreditação hospitalar no Brasil

A descentralização do Sistema Único de Saúde (SUS) permitiu que fosse transferida aos municípios a gestão de seus serviços de saúde. Houve a necessidade, portanto, de se desenvolverem instrumentos gerenciais para avaliar esses serviços, que eram oferecidos regionalmente à população.

Em 1990 surgiram movimentos regionais de acreditação de serviços de saúde em São Paulo, no Rio de Janeiro, Paraná e Rio Grande do Sul.

Em 1992, a Federação Brasileira de Hospitais participou do lançamento da versão brasileira do manual *Garantia de Qualidade – Acreditação de Hospitais para América Latina* e Caribe em conjunto com a Organização Pan-Americana de Saúde.

Em junho de 1995, o Ministério da Saúde criou o Programa de Garantia e Aprimoramento da Qualidade em Saúde, quando foram esboçados os primeiros movimentos para a criação de um manual de acreditação de abrangência nacional. Três anos depois, por meio do levantamento de vários manuais de acreditação de outros países e do aprimoramento dos padrões de qualidade que já funcionavam regionalmente dentro do Brasil, desenvolveu-se o *Manual Brasileiro de Acreditação Hospitalar*, além de processos sólidos de avaliação dos serviços prestadores de saúde no país. Em 1999 foi então constituída a Organização Nacional de Acreditação (ONA), iniciando-se a partir daí a implantação das normas técnicas do Sistema Brasileiro de Acreditação (SBA).

Em 2001 fez-se a primeira certificação de uma organização prestadora de serviços de saúde pela metodologia SBA/ONA. Nos anos subsequentes, vários outros serviços prestadores de saúde foram certificados, como laboratórios clínicos, serviços de hemoterapia e de nefrologia.[9]

O Brasil recebeu também certificadoras internacionais, como a JCI e a Accreditation Canada. O Consórcio Brasileiro de Acreditação de Sistemas e Serviços de Saúde (CBA) é o representante exclusivo da JCI no Brasil e foi constituído em 1998 por meio da parceria entre o Colégio Brasileiro de Cirurgiões, a Academia Nacional de Medicina, o Instituto de Medicina Social da Universidade Estadual do Rio de Janeiro (IMS/UERJ) e a Fundação Cesgranrio.[10] Por sua vez, o Instituto Qualisa de Gestão (IQG) é o representante exclusivo da Accreditation Canada, além de ser líder na implantação da certificação pela ONA no Brasil.[11]

Além da acreditação hospitalar como certificação na indústria da saúde, destacam-se ainda outras como o Controle de Qualidade Hospitalar (CQH), o Prêmio Nacional da Gestão em Saúde (PNGS), o Prêmio Nacional da Qualidade (PNQ) e as normas da International Organization for Standardization (ISO).

Melhores práticas – opiniões pessoais

Certificações de qualidade agregam valor ao profissional que consegue perceber o diferencial proporcionado por ela na implantação de processos de qualidade e segurança ao paciente. A seguir, alguns exemplos de como minha atividade profissional melhorou quando aderi aos princípios da acreditação hospitalar.

Cuidado uniforme ao paciente

Na minha opinião, a utilização de uma ferramenta de gestão como a acreditação visa à garantia do cuidado ao paciente de acordo com as melhores práticas assistenciais. A criação de protocolos clínicos com base nas melhores evidências da literatura científica (revisões sistemáticas, diretrizes nacionais e internacionais de determinadas sociedades médicas), quando adaptados à realidade da instituição em que se trabalha, determina a aplicação da principal premissa da integralidade na saúde: o cuidado uniforme a qualquer paciente. O cuidado padronizado garante que nenhuma etapa do atendimento seja esquecida. A utilização de listas de verificação (tradução livre de *checklist*), por exemplo, promove tal garantia quando aplicada adequadamente. A mensuração de indicadores de estrutura (que avaliam a disponibilidade de recursos), de processo (p. ex., a taxa de adesão ao *checklist*) e de resultado (por ex., as taxas de infecções associadas aos cuidados em saúde, como pneumonia associada à ventilação mecânica etc.) de um protocolo permite que se identifiquem variações indesejáveis de um processo e "força" a sua correção imediata e em médio e longo prazos. Tal correção é executada mediante a utilização de determinadas ferramentas de gestão da qualidade pelas lideranças com a finalidade de detectar a causa mais "profunda" (ou real) do problema (análise de causa, raiz), ou os modos com que os processos podem falhar ("FMEA", análise do modo de falha e seus efeitos, cuja explicação da abreviatura, traduzindo livremente do inglês, vem a ser a análise do modo como uma falha ocorre e suas consequências), aplicando métodos que impeçam preventivamente que essas falhas aconteçam.

A padronização "engessa" a atividade médica?

A grande preocupação dos profissionais da área de saúde, principalmente de alguns médicos, é de que a padronização "engesse" a abordagem ao paciente. Na minha visão, a padronização determina uma diminuição do risco de causar dano ao paciente. Aqui não se trata de dolo, imperícia ou imprudência. Estamos falando de abordagens diagnósticas e terapêuticas heterogêneas, em que "passos" importantes do atendimento, quando violados, omitidos ou esquecidos, expõem o paciente (ou o profissional) ao risco de eventos adversos cujas consequências podem ser fatais (definição clássica de evento sentinela). Por outro lado, a "particularização" do cuidado deverá acontecer como princípio básico de atendimento às necessidades individuais de cada paciente, pesando-se sempre os riscos e benefícios, por exemplo, de uma abordagem diagnóstica ou de um tratamento não convencional, discutindo-se caso a caso, envolvendo sempre o paciente e seus familiares neste processo. Quanto menor o risco, maior será a qualidade do cuidado.

Indicadores de qualidade

No meio gerencial, a frase "Se você não mede, você não pode mudar (ou melhorar)" Esta frase usada no meio gerencial usada tem um significado tácito: sem indicador, não há como saber o que está acontecendo objetiva e quantitativamente nem é possível melhorar o processo ou parte dele. Outra frase clássica que descreve a importância de se medir a *performance* de um processo relacionado à área da saúde vem do Dr. Donald Berwick, ex-presidente e CEO do Institute for Healthcare Improvement (IHI), que criou o *slogan* da atual campanha do sistema de saúde norte-americano "5.000.000 vidas", que visa a diminuir a mortalidade nesse sistema: *some is not a number, soon is not a time* (em tradução livre: "algum" não é um número, "cedo" não é uma medida de tempo). O uso de indicadores de qualidade, portanto, tem o objetivo de acompanhar e determinar a efetividade de um processo, desde que se estabeleça uma meta exequível para melhorar ou para se manter. Além disso, um indicador deve ser claro, de fácil compreensão, direto, reprodutível e ser acompanhado regularmente para se tomar medidas corretivas, caso sejam persistentes. Outro conceito importante é estar alinhado com as diretrizes da alta administração. Não há necessidade de se ter centenas de indicadores (talvez somente para monitoramento setorial do gestor). As medidas de qualidade precisam ser priorizadas de acordo com os recursos (finitos) de cada instituição e estar alinhadas ao planejamento estratégico de uma organização de saúde, para que sejam úteis no sentido de gerar informações que promoverão mudanças nos principais processos hospitalares, visando à melhoria contínua de seu desempenho.

Gerenciamento de risco

Outra profunda mudança na minha prática profissional foi exercê-la com o menor risco possível de determinar um dano (ou lesão) ao paciente. O gerenciamento de risco, método por meio do qual os riscos são identificados proativamente, classificados e tratados, tem esse objetivo. Por exemplo, quando um médico não segue as boas práticas de prevenção e controle de infecções de uma instituição de saúde, além de não cumprir o Art. VI do Capítulo II do atual *Código de Ética Médica*, quando não foi respeitada uma norma técnica de uma instituição,[13] ele impõe ao paciente um risco de transmissão cruzada de patógenos, muitas vezes multirresistentes, e de maior incidência de infecções associadas aos cuidados em saúde. O gerenciamento de risco visa à sua detecção precoce, antes de um evento acontecer, possibilitando a tomada de uma série de medidas preventivas para impedir a sua ocorrência. Os riscos podem ser de natureza clínica (p. ex., a pulseira de identificação de um paciente com o nome errado pode determinar a realização indevida de um procedimento cirúrgico no paciente errado) ou não clínica (um piso recém-limpo, mas ainda úmido devido a um material de limpeza pouco volátil, pode determinar maior risco de queda de um paciente, familiar ou profissional da saúde, com a possibilidade de dano). A complexidade de uma organização de saúde possibilita que existem muitas situações de risco e de diversas naturezas. Por essa razão, os riscos devem ser priorizados e assim tratados, conforme sua ordem de importância, probabilidade de ocorrência e magnitude do efeito. Essa atividade, portanto, determina um exercício mais consciente e seguro para o paciente e para todos.

Tendências

Vários relatos inequívocos evidenciam a expansão do processo de acreditação hospitalar pelo mundo. De acordo com informações da OMS, a acreditação está se estendendo para fora dos hospitais, de onde tradicionalmente se desenvolveu, em direção aos serviços de saúde preventivos, como os de atenção básica à saúde (*primary care*). Essa tendência mundial reflete uma mudança de foco para a medicina de abrangência populacional.[14] Além disso, há estímulos governamentais evidentes aos programas de acreditação: um a cada três destes programas é possibilitado pela legislação de um país, desde o final da década de 1990, e seu caráter voluntário está se tornando regulamentar. Com o passar dos anos, esse processo está deixando de ser uma ferramenta universitária de autodesenvolvimento para ter um caráter mais regulatório de prestação de contas públicas. Portanto, as organizações de saúde, que possuem certificação de qualidade, recebem incentivos financeiros diretos dos governos de seus países e atraem interesses internacionais. Por essa razão estratégica, como já mencionado anteriormente, o número de programas tem duplicado a cada cinco anos desde o final dos anos 1990.

No Brasil, a realidade ainda é bem diferente. Nosso país possui em torno de 7.000 hospitais, entretanto somente cerca de 300 possuem algum tipo de certificação de qualidade. Algumas explicações podem ser dadas para elucidar esse fato: a história da acreditação no país é relativamente recente, perfazendo um pouco mais de 15 anos. Do ponto de vista financeiro, o investimento inicial em um programa de certificação, em valores absolutos, é alto para grande parte das organizações de saúde. Além disso, a melhoria dos processos internos de um hospital, visando à obtenção de qualidade, também envolve investimento financeiro posterior em recursos tecnológicos, materiais e humanos, e que extrapolam o orçamento destas instituições. Muitos gestores da saúde ainda estão amadurecendo a compreensão da importância do processo e precisam entender que isso traz força e oportunidade ao negócio. Por sua vez, as certificações internacionais não são "customizadas" para a realidade local, por mais que deixem claro que respeitem a legislação nacional e enfrentam, portanto, barreiras culturais para a implantação de determinados processos de controle, como, por exemplo, o gerenciamento de corpo médico. E, por fim, a população brasileira não procura um hospital pela certificação que possui, mas pela cobertura de custeio de serviços de seu plano de saúde, no caso da saúde suplementar, ou por meio do sistema de referência e contrarreferência do Sistema Único de Saúde. O conceito de qualidade voltado para a saúde e garantido por um "selo" é ainda muito incipiente.

Para guardar – Pérolas, pontos a serem memorizados

A acreditação não é a "solução de todos os problemas"!

De fato, não. A acreditação é apenas uma poderosa ferramenta de gestão, portanto é dependente do operador. Se bem utilizada, leva a previsíveis resultados benéficos para os serviços de saúde no que tange à qualidade e à segurança. Nos manuais, as premissas, as regras básicas, os preceitos e o "chão de fábrica" estão estabelecidos e expostos, portanto, para o planejamento e a execução de todos os processos que estruturam e sustentam os cuidados ao paciente, com foco na segurança e na prevenção de riscos, gerando segurança por meio da padronização.

A filosofia tem que ser defendida e apoiada pela alta administração

Na verdade, todo sistema de qualidade deverá partir da alta administração e faz parte da gestão estratégica de uma organização de saúde. Essa visão é histórica, existe há aproximadamente 60 anos e se deve aos seus principais idealizadores, William E. Deming e Joseph M. Juran.[15] Além de ser necessária a participação colaborativa de todos os profissionais de um estabelecimento de saúde, principalmente dos líderes, que precisam despender tempo adicional para planejar, executar e atingir as metas traçadas para o alcance das conformidades com as exigências dos padrões, os administradores precisarão apoiar, sustentar, investir e legislar em favor do cumprimento de todos os requisitos do sistema implantado. Seria anacrônico imaginar que um projeto para a obtenção de certificação de qualidade estivesse dissociado do planejamento estratégico de uma empresa de saúde. A sustentabilidade da qualidade é garantida pela alta gestão.

Por fim, todo o investimento de implantação e de manutenção deste programa deve ser revertido em reputação e processos mais bem estruturados com o enfoque na qualidade e segurança ao cuidado assistencial (atividade-fim de todas as organizações de saúde). Processos bem desenhados economizam mais recursos, evitam o desperdício e melhoram o desempenho, além do resultado da atividade-fim. A economia gera lucros e novos investimentos em melhorias. Estabelece-se, pois, o círculo virtuoso de melhoria contínua.

Eu me tornei um intensivista melhor com a acreditação?

Sim. É enorme a quantidade de conhecimento que se adquire ao se aprofundar nos conceitos de qualidade e segurança e prevenção de riscos. Compreendem-se melhor todos os processos em que nos inserimos ao trabalhar dentro de um ambiente complexo, como um centro de terapia intensiva (CTI). Muda-se positivamente, inclusive, a postura profissional perante o paciente e seus familiares.

Vários são os exemplos que desencadearam melhorias na minha maneira de trabalhar.

Na admissão de um paciente no CTI, é fundamental que se estabeleça e se documente em prontuário o plano terapêutico para o paciente. A partir deste planejamento, virão os de toda a equipe de cuidados. Em seguida, no dever de prestar informações ao paciente e seus familiares sobre riscos, benefícios, possíveis complicações e eventuais alternativas em relação ao seu tratamento, é necessário obter consentimento esclarecido para a realização de procedimentos invasivos, necessários à complementação diagnóstica e abordagem terapêutica, o que é um direito do paciente a ser enfatizado.

O processo de reconciliação medicamentosa, isto é, prescrever os medicamentos de que o paciente fazia uso ambulatorialmente, quando aplicável, é garantir a continuidade do cuidado dentro do hospital. Realizar uma prescrição médica compreensível, legível, sem rasuras e com todos os atributos que ela deve ter (dose correta, na via correta, para o paciente correto), garante um atendimento mais rápido de todos os profissionais envolvidos (enfermagem e farmacêuticos) e minimiza erros na administração dos medicamentos por medicamentos com nomes ou aparências similares (*sound-alike, look-alike*), por exemplo. Parte significativa dos atrasos e erros na administração de medicamentos são resultados de uma prescrição ilegível ou com itens cuja pertinência é questionável (indicação, dose, via ou nomes muitas vezes imprecisos ou incorretos) ou entendimento ambíguo por parte de quem os administra.

A prevenção de risco é fundamental. Refiro-me ao risco de dano ao paciente. As medidas preventivas contra trombose venosa profunda, lesão aguda de mucosa gastroduodenal, broncoaspiração, úlceras de pressão e de córnea, acidentes durante procedimentos invasivos e contra infecções, como pneumonias associadas à ventilação mecânica e infecções de corrente sanguínea associadas aos cateteres venosos centrais, devem ser diariamente checadas sob a forma de uma lista de verificação (*checklist*) durante os *rounds* à beira do leito. O conceito do *time out* no protocolo universal de cirurgia segura[16] para a realização de procedimentos invasivos é uma medida de segurança. Assegurar-se de que todo o material para o procedimento esteja disponível e se o lado a ser abordado é o que você irá se posicionar proporcionam a antecipação de eventos inesperados. Além disso, a utilização de recursos adicionais, como o uso da ultrassonografia em determinadas situações de risco elevado (p. ex., pacientes anticoagulados) nos procedimentos de implantação de cateteres venosos centrais também faz parte desta previsão de risco.

Grande parte dos eventos sentinelas (que resultam em dano grave ou morte) descritos na literatura se refere a violações nas chamadas metas internacionais de segurança do paciente. A identificação correta do paciente (meta número um) defende o cuidado para que não se troque um medicamento, ou que não se realize um procedimento invasivo ou cirúrgico em outro paciente de nome similar, ou que não se administre um hemocomponente no paciente errado. A comunicação eficaz (meta número dois) recomenda a manutenção da passagem completa de informações dos pacientes durante as trocas de plantões (*hand-off*) e que resultados laboratoriais críticos (p. ex., uma hipercalemia grave) sejam passados ao intensivista prontamente de forma clara, correta e precisa por meio do procedimento de "repetir de volta" (*read-back*): o médico recebe o resultado por via telefônica; ele o anota em local apropriado no prontuário do paciente; o resultado que foi anotado é repetido de volta para quem forneceu a informação; e, finalmente, o técnico do laboratório confirma se a informação chegou corretamente ao médico. Os cuidados com o uso de eletrólitos concentrados (soluções hipertônicas de sódio, potássio e fosfato), que são frequentemente prescritos no CTI, refere-se à meta número três e prevê que estes eletrólitos, com alto poder de causar danos graves a um paciente, serão armazenados de forma segregada e administrados com a atenção necessária para que não sejam infundidos inadvertidamente de forma rápida. O protocolo universal de cirurgia segura (paciente correto – procedimento correto – lado correto) corresponde à meta número quatro e traz conceitos de segurança da aviação para garantir que o paciente correto receberá o procedimento correto e do lado correto (quando este último for aplicável). A meta número cinco se refere à principal forma de prevenção contra as infecções associadas aos cuidados em saúde que é por meio da correta higienização das mãos, enfatizando as boas práticas recomendadas pelas diretrizes da OMS. E, por fim, a meta número seis se preocupa com um fenômeno crescente em nosso país que é o risco de queda. O envelhecimento populacional determina por si o aumento deste risco, que se torna ainda maior quando essa população é hospitalizada. Essa meta tem o objetivo de assegurar a prevenção de quedas e de suas consequências aos pacientes (trauma craniano, fraturas ósseas).[5]

De forma inédita e em momento oportuno, o nosso código de ética médica[13] vigente recomenda o cuidado paliativo adequado, uma vez que a distanásia não é considerada uma boa prática assistencial, e sendo esse tipo de cuidado um direito do paciente a ser respeitado.

O planejamento precoce de alta (isso é, estabelecido desde o início da admissão do paciente) reforça o conceito e a preocupação constante com a diminuição do risco (ao se encurtar o tempo de exposição aos fatores de risco de infecções, como, p. ex., cateteres venosos centrais não mais necessários) e com a manutenção da continuidade do cuidado, "amarrando as pontas" por meio de um meticuloso relatório de alta, onde devem ser estabelecidos todas as necessidades do paciente no momento de sua saída da Unidade e do hospital (uso e treinamento em equipamentos biomédicos específicos, cuidados específicos com ostomias e drenos, recursos humanos necessários à manutenção do cuidado em casa e processos educacionais que garantam compreensão do paciente e de seus familiares acerca dos cuidados de saúde).

Os conceitos trazidos pela acreditação forneceram-me, portanto, instrumentos para exercer uma prática mais segura como intensivista por meio de uma previsão antecipada dos riscos inerentes ao processo de trabalho em um CTI e seu tratamento preventivo, garantindo melhor cuidado assistencial aos pacientes.

Referências bibliográficas

1. Ferreira, ABH. Novo Dicionário Aurélio da Língua Portuguesa. 3. ed. Curitiba: Positivo, 2004.
2. Abbott, 1955 apud Junior IM et al. Gestão da Qualidade. 9. ed. Rio de Janeiro: FGV, 2008.
3. Crosby, 1979 apud Junior, IM et al. Gestão da Qualidade. 9. ed. Rio de Janeiro, FGV; 2008.
4. Kuehn, Day, 1962 apud Junior, IM et al. Gestão da Qualidade. 9. ed. Rio de Janeiro: FGV, 2008.
5. Joint Commission International Accreditation Standards for Hospitals. 3rd edition, Illinois, Chicago, Joint Commission Resources: 1, 2008.
6. Instituto Qualisa de Gestão. Acreditação é sinônimo de segurança para o paciente. Revista Hospitais Brasil. 2010: 86-87.
7. The Joint Comission. History of The Joint Commission. [Internet]. Disponível em: http://www.jointcommission.org/AboutUs/joint_commission_history.htm.
8. Sobre a JCI. Disponível na Internet: http://pt.jointcommissioninternational.org/enpt/about-jci.
9. ONA: Histórico. Disponível na Internet: https://www.ona.org.br/Pagina/23/Historico.
10. História e atuação do CBA. Disponível na Internet: http://www.cbacred.org.br/front/historia.php.
11. Accreditation Canada. Disponível na Internet: http://www.iqg.com.br/acreditacao-cchsa.ph).
12. Brasil atrai mais certificadoras de hospitais e clínicas (16/07/2008). Disponível na Internet: http://www.advsaude.com.br/noticias.php?local=1&nid=1423.
13. CREMERJ. Código de Ética Médica - Resolução CFM número 1.931/2009. Rio de Janeiro: CREMERJ, 2010.
14. Clark S. The extension of Accreditation Programmes. In: 26th International Conference - The International Society for Quality in Health Care, Dublin, 11th-14th, 2009.
15. Junior IM et al. Gestão da Qualidade. 9. ed. Rio de Janeiro: FGV, 2008.
16. Patient safety - Tools and resources. Disponível na Internet: http://www.who.int/patientsafety/safesurgery/tools_resources/en/index.html.

12

Os Modelos de Acreditação Hospitalar como Fatores de Segurança e Qualidade: A Visão de um Médico Gestor de Saúde

Roberto Manara Victorio Ferreira
Elenara Oliveira Ramos

Modelos de acreditação

Segundo a Organização Nacional de Acreditação (ONA), a acreditação hospitalar é um método de avaliação voluntário, periódico e reservado dos recursos institucionais que busca garantir a qualidade da assistência por meio de padrões previamente definidos.[1] Constitui-se essencialmente em um programa de educação continuada e jamais uma forma de fiscalização. Os padrões estabelecidos referem-se a segurança (estrutura), organização (processos) e excelência na gestão, juntamente com a análise da adequação e o cumprimento da legislação vigente no país para a assistência médico-hospitalar.

O processo de acreditação hospitalar envolve a instituição como um todo, sendo que uma das premissas do modelo consiste na integração dos serviços, fator fundamental para um determinado nível de qualidade. Já o processo de certificação avalia serviços ou programas clínicos isolados dentro de uma mesma organização.[1,2]

No Brasil, existem algumas opções de programas de acreditação hospitalar, destacando-se a seguir.

Organização Nacional de Acreditação

A ONA certifica as instituições de saúde em níveis I, II e III. O nível I de acreditação avalia a estrutura física e as condições de segurança oferecidas pela instituição hospitalar; o nível II refere-se à existência de normas, rotinas e procedimentos documentados e aplicados; e o nível III contempla os resultados e a excelência da gestão para a melhoria.[1]

Joint Comission International

O processo de acreditação da Joint Comission International (JCI) é com base em manuais de orientação e adequação. Existem vários manuais de acreditação JCI, sendo que podemos citar, além daquele de serviços hospitalares, os manuais de serviços de cuidados continuados, serviços de transportes médicos, serviços de ambulatório/clínicas, serviços de atenção primária e programas de cuidados clínicos. O manual de serviços hospitalares[2,3] apresenta em sua composição capítulos com foco no paciente e capítulos com foco na administração da instituição.[3]

Entre esses capítulos com foco no paciente destaca-se como principal o intitulado "Metas Internacionais de Segurança (IPSG)".

Accreditation Canada Qmentum

O Programa Internacional Canadense de Acreditação Qmentum tem uma visão holística e centrada no paciente. Para compatibilizar esse sistema de acreditação com a realidade do sistema brasileiro de saúde, esforços estão sendo desenvolvidos no sentido de criar condições necessárias à prestação de cuidados de saúde. Devem-se seguir padrões de qualidade aceitos internacionalmente, mas motivados pela cultura e prestação de serviços regionais.[4,5]

National Integrated for Health Care Organizations

A National Integrated for Health Care Organizations (NIAHO) busca um foco assistencial por excelência, sendo esse um dos pontos para a sua acreditação. Uma das críticas aos demais programas de acreditação refere-se à sobrecarga burocrática e administrativa, muitas vezes sem benefícios evidentes para a assistência ao paciente. O foco eminentemente assistencial da NIAHO está alinhado a essa necessidade.[6]

Um ponto comum entre os programas de acreditação consiste na análise longitudinal da assistência oferecida aos pacientes, ou seja, a avaliação busca envolver todo o fluxo e a movimentação do paciente dentro da instituição, analisando desde a sua admissão até os diversos setores e clínicas especializadas envolvidas no atendimento. Serviços de suporte como higienização, hotelaria, segurança e manutenção são também avaliados.

Vale lembrar que a obtenção de um certificado de acreditação hospitalar não é garantia de qualidade e segurança, entretanto promove a instrumentalização de metodologia para possibilitar melhorias, inovações, aprendizado e crescimento institucional, quando adequadamente utilizado, fomentando uma cultura de segurança.

Estratégias para qualidade e segurança em unidades de terapia intensiva

O Institute for Healthcare Improvement (IHI) propôs que nossos esforços de melhoria no sistema de saúde devem ter quatro objetivos: foco na melhora dos resultados clínicos, redução de custos, aumento da satisfação do paciente e contentamento dos profissionais. Esse conceito pode ser aplicado em várias áreas da assistência médica, incluindo unidades de terapia intensiva (UTIs).[7-9]

A melhora da qualidade das UTIs pode ser alcançada por meio da implementação de protocolos padronizados, monitoramento e gerenciamento de indicadores de desempenho e práticas por meio de evidência. A decisão de quais resultados e processos medir e de como avaliar sistematicamente os resultados é crucial para o processo de aperfeiçoamento. Mensurar o que importa e gerenciar de forma apropriada é importante para alinhar a estratégia e apoiar o alcance dos objetivos.[7,8]

Para atingir esse objetivo, as UTIs podem adotar estratégias para reduzir a taxa de infecções relacionadas ao cuidado de saúde, melhorar a gestão de medicamentos e garantir a segurança do paciente durante a transferência de cuidados entre os membros da equipe. Medir resultados da passagem pela UTI como capacidade funcional, condições de saúde mental nos ajuda a entender o resultado assistencial além da sobrevivência e a melhorar os processos sistêmicos que definem a entrega que as UTIs fazem aos pacientes, famílias e sociedade.

A otimização de custos com redução de desperdícios é essencial para a sustentabilidade de todo o sistema de saúde. A redução de eventos evitáveis, como as infecções, de complicações e de permanência desnecessária nas UTIs é um exemplo de iniciativa que melhora a qualidade prestada e tem impacto no custo. Projetos de uso adequado de medicamentos e cuidado coordenado multidisciplinar também têm mostrado melhor uso de recursos nas UTIs.

Por muitos anos as UTIs foram ambientes fechados onde os pacientes eram postos para receberem cuidados avançados. Nos últimos 10 anos, existiram muitos movimentos para a inclusão dos pacientes e famílias nas UTIs, abrindo as áreas físicas para a permanência de acompanhantes. Iniciativas de melhoria da comunicação desenvolvendo espaços para o compartilhamento de informação também têm auxiliado a melhor compreender a situação clínica, permitido que as preferências dos pacientes sejam ouvidas e facilitado a decisões compartilhadas. Para melhorar a satisfação dos pacientes e suas famílias e executar um cuidado centrado nas suas necessidades, é importante que as equipes tenham habilidades de comunicação eficaz, resolução de conflitos e trabalho em equipe. Iniciativas de desenvolvimento dessas habilidades facilitam a conquista dos quatro objetivos.[9]

Para que o melhor resultado em saúde seja alcançado, os profissionais da saúde precisam ter condições de executar seu trabalho sem sofrimento físico ou psicológico. A síndrome de burnout entre os profissionais tem sido frequentemente identificada em pesquisas mesmo antes da pandemia de COVID-19, mas ficaram muito evidentes nos dois últimos anos. O quarto objetivo foca em ações para melhorar a satisfação das equipes, para que as pessoas sintam que seu trabalho diário tem significado e que são reconhecidas e respeitadas por ele.[10]

Em 2022, a equidade foi incluída como um quinto objetivo considerando as diferenças importantes nos resultados em saúde entre populações por características de raça, idade, condições sociais e acesso a recursos.[11]

Ao obter uma acreditação ou certificação, uma terapia intensiva passa por um processo rigoroso de avaliação no qual são analisados aspectos como gestão, estrutura, processos e resultados. Ao atender esses requisitos, as UTIs estão demonstrando o compromisso em prestar cuidados de alta qualidade e segurança para seus pacientes. O quádruplo objetivo do IHI pode ser um direcionador para alinhamento de estratégias de melhoria e, a adoção desses princípios pode ajudar as UTIs a alcançar esses resultados e ações concretas para as acreditações e certificações.

Como os modelos de acreditação garantem a qualidade e a segurança

Para que tenhamos o melhor resultado para os pacientes graves, é essencial que o processo de cuidado seja pautado nas melhores evidências científicas e executado de forma coordenada pelos profissionais e dentro das necessidades e vontades dos pacientes.

Não podemos dizer que é garantia de qualidade e segurança ser acreditado ou certificado por algum modelo de acreditação. A grande vantagem desses modelos é o desenvolvimento de um método determinado que mostra um caminho para que questões de qualidade e segurança sejam implantadas, monitoradas e gerenciadas.

Para que isso aconteça é necessário seguir alguns preceitos, como os descritos a seguir.

Transparência

A noção de transparência pode ser utilizada em sentido figurado para fazer alusão à característica de uma pessoa ou organização que nada oculta (não tem o que esconder). Uma pessoa transparente mostra-se tal como é e não tem segredos. Em sentido similar, uma organização transparente é aquela que torna pública a sua informação.[12,13]

Para que essa definição seja cumprida em termos de qualidade e segurança, devemos monitorar e gerenciar minimamente o processo assistencial, a utilização de recursos, a experiência do paciente e dos colaboradores por meio de indicadores de processo (medidas realizadas nas atividades ou entrada dos processos), de equilíbrio (medidas que permitem olhar o sistema sob diferentes perspectivas e dimensões, entendendo se o processo não agrega algum prejuízo ao que está sendo implementado) e de resultado/desfecho (medidas realizadas nas saídas dos processos).[14,15]

Para que esses indicadores sejam transparentes e possam ser levados a público, necessariamente devemos validá-los em determinadas situações, como: uma nova medida é implantada, os dados serão divulgados ao público no *website* do hospital ou de outras formas, uma mudança foi feita em uma medida existente, os dados resultantes de uma medida mudaram de forma inexplicável, a fonte de dados e o sujeito da coleta mudaram.[3]

Custo-eficiência-benefício

Esses três fatores devem necessariamente andar juntos. Não se trata apenas de fazer a gestão de custo, mas, mediante as melhores práticas que trazem benefícios mesuráveis, trazer o uso adequado de recursos.[16,17]

Como em unidades fechadas de terapia intensiva utilizamos uma série de recursos com custo fixo (p. ex., profissionais da saúde) e custo variável (p. ex., insumos, equipamentos, materiais, exames, medicamentos), é fundamental utilizar os recursos da forma mais adequada possível, evitando a negligência ou o uso exagerado para que a qualidade e a segurança sejam alcançadas e gerem a sustentabilidade do sistema.[18]

Grandes exemplos disso são os exames laboratoriais sob necessidade, e não de rotina, o gerenciamento da utilização de antibióticos com embasamento por cultura e antibiograma, o uso de dispositivos para procedimentos como a ultrassonografia para a passagem de cateteres ou diagnósticos na ponta do cuidado.[19-21]

Alinhamento de objetivos e velocidade de transformação

As instituições que buscam acreditação precisam alinhar seus processos de liderança e governança para alcançá-la. Nas UTIs, isso significa conhecer o papel da unidade dentro do processo hospitalar, a participação das UTIs nos resultados da organização, a relação da UTIs com as demais áreas, as expectativas de entregas de outras unidades e para as demais unidades e serviços.

Para que as equipes possam oferecer assistência com qualidade e segurança, as UTIs dependem de outras áreas ou serviços da instituição ou externas, como laboratório, nutrição, serviço de controle de infecção e centro cirúrgico, por exemplo. Como partes do processo de atendimento do paciente, as UTIs também são responsáveis por processos que impactam outras áreas, como centro cirúrgico, internação, serviços de hemodiálise. A definição de tempos e fluxos entre esses vários serviços precisa ser pactuada entre as áreas e a diretoria da organização para que os resultados da instituição sejam alcançados. O processo de alinhamento e definição de expectativas ajuda a derrubar as barreiras entre as áreas e diminuir os silos que existem nas instituições de saúde. Alguns dos processos comumente alinhados são os tempos de entrega de resultados de exames, de avaliação de consultores, de entrega de medicamentos etc. Para a mensuração de resultados da unidade que afetam os processos de outras áreas comumente são definidos objetivos relacionados a tempo de permanência, horário de alta, taxa de infecções e uso de recursos, por exemplo.

Cultura

A acreditação em saúde e as certificações também podem ter um impacto significativo na cultura de segurança em UTIs.

A cultura é o resultado dos pensamentos, das crenças, das normas e regras não escritas, das posturas e comportamentos e de outros fatores visíveis da organização.[22] A cultura é local e podemos ter várias delas em uma organização de saúde. A busca pela consolidação da cultura de segurança é um imperativo das organizações de saúde e significa não somente trabalhar nos processos, mas também nas relações entre as pessoas, nos processos de comunicação e nas relações entre as pessoas e o ambiente. A liderança tem um papel crucial na cultura de segurança da organização e das UTIs, pois o modelo de comportamento é influenciado pela forma como os problemas são priorizados, como a equipe é envolvida e como os conflitos são resolvidos. Algumas práticas da alta gestão são sugeridas para a construção de cultura de segurança, como a inserção de assuntos relacionados a segurança nas reuniões de gestão e a realização de rondas da alta gestão nas unidades.[23]

As instituições que buscam a avaliação externa são incentivadas a adotar sistemas consistentes de segurança do paciente e dos profissionais. Isso significa que as UTIs precisam conhecer seus riscos, tratá-los e monitorá-los. Há estímulo para que as equipes estejam atentas a riscos do trabalho diário, identifiquem problemas e os comuniquem por meio de sistemas de notificação. Essas informações precisam ser utilizadas para aprendizado da unidade e da organização. O tratamento desses problemas de forma transparente e apoiando profissionais, pacientes e famílias é importante para estabelecer relações de confiança entre as pessoas, o que é essencial para a cultura de segurança. Alguns aspectos desse processo podem ser desafiadores, mas são essenciais para a consolidação da cultura de segurança.

Os problemas identificados podem ser sistêmicos e necessitar que as UTIs e outras áreas da organização trabalhem juntas para corrigi-los, reduzindo os silos de atuação. Esses movimentos são muito importantes para a construção da cultura de segurança mediante a colaboração, utilizando a jornada do paciente ou de um processo determinado para melhoria.

A expectativa do processo de avaliação externa é que as UTIs conheçam o seu perfil dos pacientes que se internam nas unidades e que tenham os processos e a estrutura necessária para atendê-los. Um dos requisitos é a verificação de competências dos funcionários, garantindo que todos os membros da equipe tenham as formações necessárias e estejam bem treinados e preparados para lidar com as situações críticas que surgem na unidade. Uma terapia intensiva que é parte de uma instituição certificada ou acreditada precisa avaliar as equipes periodicamente quanto a habilidades para procedimentos e requer um processo para manter a equipe alinhada com as necessidades dos pacientes que podem ser modificadas no decorrer do tempo ou por mudanças de políticas organizacionais.

A comunicação efetiva e a colaboração entre os membros da equipe precisam ser tratadas com atenção especial. Não somente por representarem uma meta de segurança, mas por serem importantíssimas para a continuidade do cuidado. Nas UTIs há uma grande densidade de profissionais locais, consultores, pacientes e famílias, o que adiciona complexidade ao processo de comunicação.

Para que todos os profissionais estejam em conformidade com os objetivos dos cuidados de pacientes individuais e as informações não sejam perdidas nas mudanças de turnos ou nas transferências entre as áreas, é sugerida a adoção de ferramentas estruturadas como I-PASS ou SBAR para organizar a informação que precisa ser transmitida e confirmar se a ela foi entendida pelo receptor. Há ferramentas de comunicação para melhorar a consciência situacional, para reduzir os conflitos e para que o time exercite suporte mútuo apoiando o trabalho em equipe focado na segurança. Uma das práticas mais comuns para alcançar esse objetivo é a execução de *huddles* de segurança (*briefings*) no início do turno de trabalho, o que possibilita que todos os profissionais ouçam e tenham oportunidade de falar sobre os planos para o turno, conheçam os riscos e os planos para tratá-los e tenham oportunidade de falar sob sua própria perspectiva, além de compartilhar os eventos adversos das 24 horas anteriores. O modelo TeamSTEPPS® é um conjunto de práticas com base em evidência sugerido pela Agency for Healthcare Research and Quality (AHRQ) e pelo Department of Defense para apoiar o trabalho em equipe visando à segurança do paciente nas organizações de saúde e pode dar suporte a vários aspectos desses desafios.[24]

Todas essas boas práticas de gestão de UTIs que foram citadas podem ser executadas sem um processo de certificação ou acreditação, no entanto o movimento de avaliação externa pode ser um indutor de adoção de práticas e a visita de avaliação externa pode identificar oportunidades de que as equipes internas não se deram conta ainda e, com isso, dar velocidade ao processo de melhoria.

Referências bibliográficas

1. ONA – Organização Nacional de Acreditação. Manual Brasileiro de Acreditação – Organizações Prestadoras de Serviços de Saúde. Versão 2022.
2. Cbacred.org [site na Internet]. Rio de Janeiro: Consórcio Brasileiro de Acreditação, Inc.; c2022-2023. Disponível em: http://cbacred.org.br. Acesso em: 22 mar. 2023.
3. Joint Commission International. Padrões de Acreditação da Joint Commission International para Hospitais. 7. ed. Rio de Janeiro: Consórcio Brasileiro de Acreditação de Sistemas e Serviços de Saúde, 2020.
4. Accreditation Canada [site na Internet]. Ottawa, Ontario, Canada: Accreditation Canada International; 2023. Disponível em: http://www.accreditation.ca/qmentuma-credtitation. Acesso em: 21mar. 2023.
5. How we develop standards. [site na Internet]. Ottawa, Ontario, Canada: Health Standards Organization; 2023. Disponível em: http://www. How We Develop Standards-HSO Health Standards Organization. Acesso em: 21 mar. 2023.
6. Niaho Acreditation Requirements. DNV Niaho Acreditation Process. Rev. 18. [site internet]. Disponível em: http://www.nhiso.com/wp-content/uploads/2018/11/NIAHO-Acreditation-Process-Rev18-872016-1.pdf.Aceso em: 02 abr. 2023.
7. Berwick DM, Nolan TW, Whittington J. The triple aim: care, health, and cost. Health Aff (Millwood). 2008; 27(3): 759-769.
8. Bodenheimer T, Sinsky C. From triple to quadruple aim: care of the patient requires care of the provider. Ann Fam Med. 2014; 12(6): 573-576.
9. What is the Quadruple Aim? - Institute for Healthcare Improvement (2019)
10. Perlo J, Balik B, Swensen S, et al. IHI Framework for Improving Joy in Work. IHI White Paper. Cambridge, Massachusetts: Institute for Healthcare Improvement; 2017. (Available at ihi.org)
11. Nundy S, Cooper LA, Mate KS. The Quintuple Aim for Health Care Improvement: A New Imperative to Advance Health Equity. JAMA. 2022; 327(6): 521-522.
12. Greenfield, D, Braithwaite J. Developing the evidence base for accreditation of health care organizations: A call for transparency and innovation. Quality and Safety in Health Care. 2009: 18: 162-163.
13. Ferlie E, Montgomery K, Pedersen RA, et al. Cultures in Healthcare. In: Ferlie E, Montgomery K, Reff Pedersen A, eds. Oxford Handbook of Health Care Management. Oxford: Oxford University Press, 2016.
14. Bradley EH, Brewster AL, McNatt Z, et al. How guiding coalitions promote positive culture change in hospitals: a longitudinal mixed methods interventional study. BMJ Qual Saf. 2018; 27: 218-25.
15. Mannion R, Davies H. Understanding organisational culture for healthcare quality improvement. BMJ. 2018; 363.
16. Porter ME. What is value in health care? N Engl J Med. 2010; 363(26): 2477-2481.
17. Porter ME, Lee TH. The strategy that will fix health care. Harvard Business Review. 2013; 91(10): 50-70.
18. Mayra Z. Understanding cost effectiveness in ICU. Semin Respir Crit Care Med. 2010 Feb; 31(1): 13-8.
19. van Baal P, Morton A, Severens JL. Health care input constraints and cost effectiveness analysis decision rules. Soc. Sci. Med. 2018; 200: 59-64.
20. Anderson AC, O'Rourke E, Chin MH, et al. Promoting health equity and eliminating disparities through performance measurement

and payment. Health Aff (Millwood). 2018; 37(3): 371-377.

21. Butler SM. What is the outlook for addressing social determinants of health? JAMA Health Forum. 2021; 2(9): e213639.
22. Schein EH. Organizational culture and leadership. San Francisco: Jossey-Bass, 1992.
23. American College of Healthcare Executives and IHI/NPSF Lucian Leape Institute. Leading a Culture of Safety: A Blueprint for Success. Boston: American College of Healthcare Executives and Institute for Healthcare Improvement; 2017 Disponível em Leading a Culture of Safety: A Blueprint for Success | IHI - Institute for Healthcare Improvement.
24. TeamSTEPPS 2.0. Content last reviewed August 2022. Agency for Healthcare Research and Quality, Rockville, MD. Disponível em: https://www.ahrq.gov/teamstepps/instructor/index.html.

13

Pesquisa Translacional Aplicada à Medicina Intensiva: Transformando Descobertas em Melhores Cuidados para os Pacientes

Fernando Augusto Bozza
Hugo Caire de Castro Faria Neto

Introdução

Poucos discordam do papel fundamental exercido pela pesquisa, seja ela básica ou aplicada, nas áreas de ciências biológicas, engenharias ou sociais, para alavancar os avanços tecnológicos, mas também sociais em suas diversas facetas.[1] Ao longo das duas primeiras décadas do século XXI, assistimos perplexos à velocidade com que mudanças significativas em cenários políticos, econômicos, tecnológicos e sociais aconteceram. É praticamente inevitável, e provavelmente um erro, associar essas mudanças ao avanço das novas tecnologias, mas permanece o desafio de que esses benefícios sejam rapidamente compartilhados com toda a população.[2] A implementação rápida de novos achados científicos pode ter maiores repercussões em melhorias da qualidade de vida de uma parcela maior da população. De uma forma quase direta, todos esses fatores estão relacionados à aplicação prática da aprendizagem gerada na pesquisa em diversos níveis e áreas do conhecimento. Dessa forma, governos de países emergentes devem investir, embora com um atraso significativo, mais em seus parques científicos, nesse caso, universidades, institutos de pesquisa e empresas de tecnologia, e em seus agentes de pesquisa – professores, pesquisadores e cientistas em geral. Tem ficado evidente que o preço da incompetência científica de uma nação, aqui quantificado em perda de produtividade, sequelas ou mortes, é muitas vezes superior ao que poderia ter sido investido para implementar soluções eficazes.

É importante observar que a aplicação prática das descobertas científicas na área biomédica pode levar mais tempo do que em outras áreas, no entanto, no mundo acelerado de hoje, há um desejo crescente de maior velocidade e resultados imediatos. Em resposta a essa demanda, a pesquisa translacional tornou-se uma prioridade e busca acelerar a transformação das descobertas científicas em aplicações práticas, possibilitando a criação de tecnologias e protocolos que possam trazer benefícios para a qualidade de vida, a saúde e as relações sociais e econômicas.[1]

No geral, a pesquisa é um aspecto crítico do desenvolvimento social, e, no mundo atual, sua importância só aumenta. Como tal, é essencial que os governos e outras organizações invistam em pesquisa para garantir progresso e crescimento contínuos.

Definições

A pesquisa translacional, que é um tipo de pesquisa que visa a traduzir rapidamente descobertas científicas fundamentais em aplicações práticas que possam beneficiar indivíduos, comunidades e a sociedade, pode ter diferentes significados nas distintas áreas do conhecimento.[3] Ela envolve a integração de conhecimentos de diversas áreas para o desenvolvimento de novas tecnologias, terapias e intervenções que tenham impacto na saúde e na qualidade de vida. Mais especificamente, a pesquisa translacional envolve uma série de etapas, que vão desde a pesquisa de laboratório (bancada) ou modelos *in silico* até os ensaios clínicos (beira do leito) e, finalmente, a implementação dessas novas terapias, tecnologias ou intervenções no sistema de saúde. Esse processo pode envolver a identificação de uma doença ou condição alvo, o desenvolvimento de uma estratégia terapêutica, testes de segurança e eficácia em estudos pré-clínicos e clínicos, obtenção de aprovação regulatória e, eventualmente, implementação da terapia ou tecnologia na prática clínica. A pesquisa translacional é frequentemente vista como um componente essencial da pesquisa médica moderna e tornou-se uma prioridade para muitas instituições de pesquisa, governos e agências de financiamento em todo o mundo. Em outras palavras, na área biomédica, a pesquisa translacional pode ser entendida como um processo que parte das descobertas fundamentais realizadas, na maioria das vezes, por equipes acadêmicas, passando pela pesquisa clínica, medicina com base em evidências e indo na direção do estabelecimento de soluções sustentáveis para problemas de saúde das comunidades.[4]

Além dos estágios iniciais de tradução da pesquisa científica básica para a prática clínica, a implementação de novas terapias e tecnologias também requer atenção devido aos contextos mais amplos das políticas sociais e de saúde que serão implementadas. É aqui que pesquisadores em saúde pública e formuladores de políticas públicas desempenham um papel crucial para garantir que novos tratamentos e tecnologias sejam acessíveis, eficazes e efetivos para pacientes e sociedade em geral.

A implementação de novas terapias e tecnologias pode envolver processos regulatórios complexos, infraestrutura do sistema de saúde e mecanismos de financiamento que devem ser navegados para assegurar que os benefícios da pesquisa translacional cheguem àqueles que mais precisam. Em muitos casos, isso exige colaboração em vários setores, incluindo academia, governo, indústria e sociedade civil.

Outro aspecto importante da pesquisa translacional é a necessidade de monitoramento e avaliação contínuos da eficácia de novas terapias e tecnologias em ambientes do mundo real. Isso envolve medir não apenas sua eficácia clínica, mas também seu impacto em desfechos relevantes para os pacientes e comunidades, como qualidade de vida e custos de saúde. Ao coletar e analisar dados sobre a implementação e o impacto de novas terapias e tecnologias, os pesquisadores podem identificar áreas de melhoria e otimizar seu uso ao longo do tempo.

No geral, a pesquisa translacional é um campo complexo e multidisciplinar que precisa de colaboração entre diferentes setores e foco não apenas no desenvolvimento de novas terapias e tecnologias, mas também na garantia de sua acessibilidade e eficácia em ambientes do mundo real.

Aspectos conceituais: etapas da pesquisa translacional

Como delineado anteriormente, o processo da pesquisa translacional pode ser modelado e didaticamente agrupado em etapas ou blocos. Tal modelo, além de cumprir uma função didática/organizacional, indica com clareza os gargalos ou pontos de dificuldade para o processo de translação do conhecimento nos diversos segmentos. Existe um debate contínuo sobre o melhor modelo para identificar ou classificar esses blocos. Embora existam outras propostas, a apresentada na Figura 13.1 é a forma mais amplamente adotada.[4,5]

A primeira etapa da pesquisa translacional é aquela relacionada com a pesquisa de bancada, em condições controladas de laboratório, em geral envolvendo estudos *in vitro* ou em modelos animais. Hoje os estudos de modelagem computacional (*in silico*) ou utilizando modelos sintéticos são novas metodologias que podem ser empregadas nessa fase, denominada translação-1 (T1), que muitas vezes é desprestigiada por médicos e pesquisadores da área clínica, apesar de ser, em geral, o momento em que os novos conhecimentos e ideias originais surgem para, mais tarde, ser traduzidos para a prática médica. Essa etapa é a base do processo, e sem ela as demais etapas perdem sustentação, e diminuem significativamente a chance de avanço para novas terapias e procedimentos, e aplicação prática de conceitos originais. A etapa T1 envolve pesquisadores da área básica, habitualmente biólogos, biomédicos, farmacêuticos e cientistas de dados, com uma proporção pequena de médicos envolvidos no processo. Esse perfil, por si só, contribui para algumas das dificuldades que abordaremos mais à frente neste capítulo associadas à transição de T1 para a fase seguinte. Assim, na etapa T1, os processos de investigação exploram as necessidades na saúde, desenvolvem potenciais tratamentos a partir de pesquisa laboratorial básica e testam a segurança e a eficácia desses novos tratamentos ou procedimentos em modelos pré-clínicos. Esses conhecimentos devem ser utilizados para o desenvolvimento das etapas seguintes no desenho dos ensaios clínicos.

A segunda etapa de translação (T2) é centrada basicamente em produzir evidências da efetividade clínica da nova terapia ou ferramenta diagnóstica em estudos comparativos de efetividade, tentando identificar o tratamento certo para o paciente em questão, ministrado da maneira adequada e no tempo

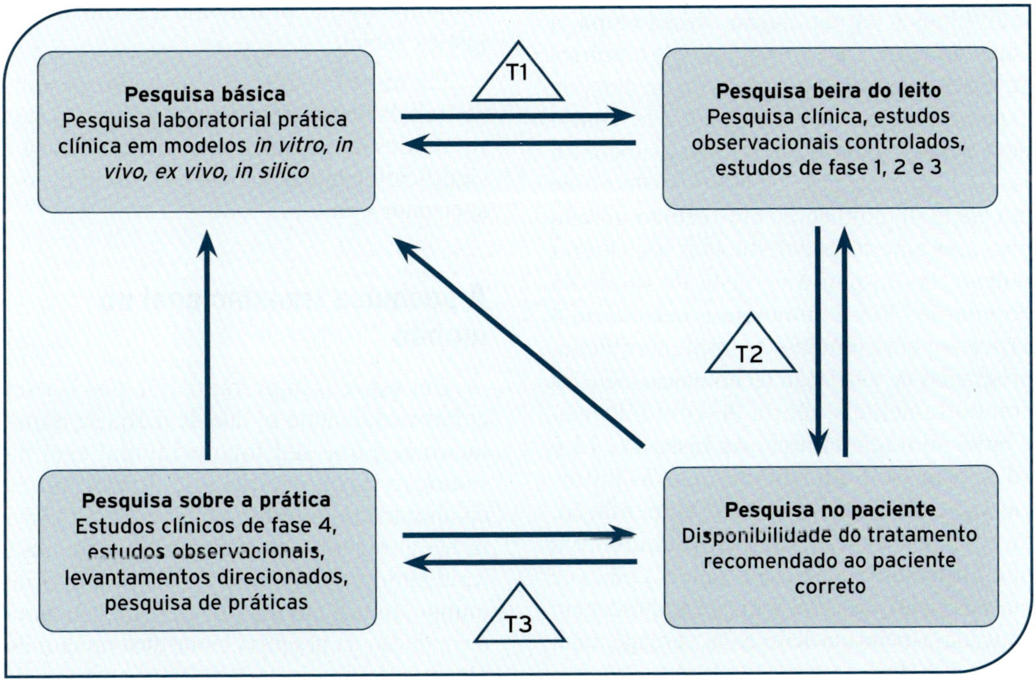

Figura 13.1: As etapas da pesquisa translacional.

correto. Nessa etapa também acontece a translação para a formulação de diretrizes para médicos e pacientes. Em todo o mundo, e em especial no Brasil, essa é a área principal de atuação de médicos envolvidos em pesquisa clínica, embora aqui também seja muito importante a participação de estatísticos e epidemiologistas. Os resultados das pesquisas nessa fase alimentam não só as diretrizes de utilização, mas também a aceitabilidade por parte de médicos e pacientes e a relação custo-eficiência no gerenciamento dos recursos. Dessa forma, nessa fase é importante ir além da abordagem restrita dos ambientes diferenciados dos ensaios clínicos, pois dessa ação sairão informações úteis à etapa seguinte de translação de aplicações mais amplas.

As pesquisas de fase 3 (T3) abordam como o novo tratamento com base em evidência, método preventivo ou diagnóstico, pode ser disponibilizado para toda a população para a qual a nova descoberta se destina e em todos os lugares em que é necessária, de maneira a melhorar a qualidade da saúde de indivíduos e da população. Nessa etapa, a conexão entre a pesquisa clínica e a prática deve ser construída por meio da medida, da experimentação e da disseminação de "como" deve ser disponibilizado o novo avanço. Na fase T3 constroem-se as políticas de saúde por meio do conhecimento técnico gerado nas fases anteriores e destinadas a melhorar o desfecho do ponto de vista da saúde da população. Nesse momento é necessária a *expertise* em ciências de implementação, programas de avaliação tecnológica, ciências comportamentais, teoria da comunicação e epidemiologia clínica. As fases T1, T2 e T3 apoiam-se e alimentam umas às outras em sistemas de antero e retroalimentação, de maneira a melhorar continuamente a qualidade dos cuidados em saúde. Cada vez mais os cientistas percebem que a abordagem bancada-à-beira-do-leito é, na verdade, uma via de mão dupla, em que os cientistas da área básica provêm novas ferramentas para serem utilizadas nos pacientes e testadas quanto ao seu impacto e os pesquisadores clínicos fazem novas observações a respeito da natureza e progressão da doença que estimulam novas pesquisas básicas. É importante mencionar, entretanto, que, nesse modelo, o potencial para as pesquisas de fase T3 em prover uma retroalimentação positiva para as fases T1 e T2 só agora começa a ser identificado.

É importante observar que a pesquisa translacional abrange uma ampla gama de campos além da pesquisa biomédica e do desenvolvimento de medicamentos. Ademais do foco na comercialização e na implementação de novos produtos, a pesquisa translacional também pode envolver a tradução dos resultados da pesquisa em políticas, intervenções e práticas que melhoram os desfechos em saúde e o bem-estar de indivíduos e comunidades. Por exemplo, no campo da saúde pública, a pesquisa translacional pode envolver a tradução de descobertas epidemiológicas em intervenções para prevenir e controlar surtos de doenças. Nas ciências sociais, pode se concentrar em traduzir descobertas em políticas que promovam a equidade e a justiça social.

Em última análise, o objetivo da pesquisa translacional é facilitar a aplicação dos resultados da pesquisa de maneira prática e significativa que beneficie os indivíduos e a sociedade como um todo.

A pesquisa translacional no mundo

Um aspecto importante que precisa ser enfatizado quando se fala de pesquisa translacional é que seu foco principal está na remoção das barreiras que dificultam as colaborações multidisciplinares.[5] Essa visão já foi abraçada por alguns dos principais irradiadores e fomentadores da pesquisa no mundo, indicando uma nova tendência para a condução da pesquisa biomédica no mundo globalizado no século XXI. Novos centros de pesquisa translacional estão surgindo em todo o mundo à medida que mais e mais países reconhecem a importância de investir nesse tipo de pesquisa para melhorar os resultados da saúde pública. Esses centros geralmente reúnem pesquisadores de diferentes disciplinas, incluindo ciência básica, pesquisa clínica e saúde pública, para colaborar em projetos destinados a transformar descobertas científicas em benefícios tangíveis para a saúde dos pacientes.[6-9]

Alguns exemplos de novos centros de pesquisa translacional incluem o Translational Research Institute, na Austrália; o Harvard Clinical and Translational Science Center, nos Estados Unidos; o Institute for Translational Medicine and Therapeutics, na Universidade da Pensilvânia; e o Institute for Translational Medicine, na Universidade de Tóquio. Esses centros geralmente possuem instalações e infraestrutura de ponta, incluindo laboratórios especializados, unidades de ensaios clínicos e biobancos, que permitem aos pesquisadores realizar pesquisas de ponta em várias disciplinas.

Além desses grandes centros, há também um número crescente de centros de pesquisa translacionais menores e especializados focados em áreas específicas de doenças ou questões de pesquisa.[9] Por exemplo, o Centro de Pesquisa Translacional de Esclerose Múltipla da Universidade da Califórnia, em San Francisco, está focado em traduzir a pesquisa básica sobre esclerose múltipla em novos tratamentos e terapias para pacientes, enquanto o Centro de Pesquisa Translacional para Distúrbios Gastrointestinais da Universidade da Carolina do Norte dedica-se ao desenvolvimento de novas terapias para doenças gastrointestinais.

No geral, o surgimento desses novos centros de pesquisa translacional está ajudando a impulsionar a inovação na área da saúde e acelerar o desenvolvimento de novos tratamentos e terapias para uma ampla série de doenças e condições de saúde.

A Europa também já detectou a importância da abordagem translacional na pesquisa biomédica, e hoje o financiamento para essa pesquisa origina-se de várias fontes, incluindo agências governamentais, fundações privadas e colaborações com a indústria. A União Europeia (UE) fornece financiamento significativo para a pesquisa translacional por meio de seu programa Horizon 2020, que apoia pesquisa e inovação em todas as áreas, incluindo saúde e bem-estar.[9] A UE também financia iniciativas específicas voltadas para a pesquisa translacional avançada, como a Innovative Medicines Initiative (IMI), uma parceria público-privada que apoia projetos de pesquisa colaborativos entre pesquisadores acadêmicos e a indústria farmacêutica. O IMI visa a acelerar o desenvolvimento de novos medicamentos, promovendo a colaboração e o compartilhamento de conhecimento entre a academia e a indústria, e já investiu mais de € 5 bilhões em projetos de pesquisa desde seu lançamento em 2008. Além do financiamento da UE, os países europeus individuais também financiam a pesquisa translacional por meio de suas agências nacionais de pesquisa e órgãos de financiamento.[10]

Estes exemplos servem para dar uma ideia da importância do tema no mundo atual, indicando que somas vultosas de recursos estão sendo direcionadas para esse tipo de abordagem na pesquisa científica, com a esperança de que o retorno seja alcançado de maneira mais eficiente do que vem acontecendo até então com a abordagem clássica adotada até aqui.

Não menos importante, e também evidenciando o reconhecimento progressivo que a abordagem translacional vem tendo na comunidade científica como um todo, já existem algumas revistas especializadas computadas em indexadores como o PubMed. Entre as mais conhecidas podemos citar o *Science Translational Medicine* (http://stm.sciencemag.org/) e o *Journal of Translational Medicine* (http://www.translational-medicine.com/).

A pesquisa translacional no Brasil

No Brasil, embora existam centros de pesquisa e grupos que se propõem a fazer uma integração da bancada-à-beira-do-leito, as políticas institucionais ainda privilegiam os modelos de isolamento entre grupos básicos, clínicos e epidemiológicos/saúde pública. Uma iniciativa recente, que, conquanto não tenha sido planejada especificamente com essa finalidade, trouxe um avanço nesse cenário, foi a criação do programa dos Institutos Nacionais de Ciência e Tecnologia (INCTs) do Ministério da Ciência e Tecnologia (MCT), por meio do Conselho Nacional de Desenvolvimento Científico e Tecnológico (CNPq) com o apoio da Coordenação de Aperfeiçoamento de Pessoal de Nível Superior (CAPES), do Banco Nacional de Desenvolvimento Econômico e Social (BNDES) e das fundações de amparo à pesquisa estaduais (FAPERJ, FAPESP e FAPEMIG). Vários dos institutos criados nessa ocasião têm caráter translacional, como o INCT de Biologia Estrutural e Bioimagem, o INCT Translacional em Medicina, o INCT para Pesquisa Translacional em Saúde e Ambiente, o INCT de Neurociência Translacional, entre outros. Embora essas iniciativas sejam promissoras, esses institutos, fora raras exceções, não dispõem de espaços físicos integrados ou programas de formação de recursos humanos com visão translacional.

Um aspecto central no avanço da pesquisa translacional em nosso meio é a formação de recursos humanos na área, bem como a criação de centros de pesquisa fisicamente integrados. Nesse aspecto, as iniciativas são incipientes e uma política específica de fomento para a área se faz necessária.

Implementação e desafios

A implementação de uma atividade de pesquisa translacional não é uma empreitada trivial. Vários problemas precisam ser enfrentados por aqueles que se dedicam a tal tarefa. Centros de pesquisa médica precisam desenvolver novas estruturas físicas e conceituais para permitir e fomentar as necessárias colaboração e cooperação entre os diversos grupos de investigadores envolvidos nas três etapas da pesquisa translacional.[7,11]

Um dos problemas iniciais reside na disponibilidade de profissionais com formação adequada e experiência na execução de projetos translacionais.[12] Programas educacionais voltados para a formação de profissionais com as características desejadas para a composição de um time de pesquisa translacional são totalmente ausentes no Brasil e raros no mundo. Idealmente, a formação desses profissionais deve contar com uma equipe multidisciplinar de orientadores e/ou mentores e períodos de treinamento em laboratórios de pesquisa básica, serviços de assistência ao paciente e equipes de estudos populacionais. Essa formatação, entretanto, encontra ainda grandes barreiras há muito arraigadas nas instituições acadêmicas de todo o mundo.[13]

Outra questão que também merece ser abordada e que dificulta a transição entre as etapas T1 e T2 na pesquisa translacional é a antipatia entre pesquisadores clínicos e básicos. Por mais que disfarçada em alguns eventos acadêmicos, essa antipatia é inerente a muitos profissionais e forma verdadeiras barreiras institucionais, principalmente em comitês de avaliação e designação de espaço físico. Existe uma clara separação cultural entre diferentes campos da ciência, o que dificulta o estabelecimento de equipes multidisciplinares necessárias à pesquisa translacional. Pesquisadores da área clínica costumam avaliar que mecanismos moleculares detalhados e modelos experimentais *in vitro* e *in vivo* ou são preciosismos ou são irrelevantes para a situação vivenciada na clínica e nada podem contribuir para o avanço dos cuidados ao paciente. Por outro lado, pesquisadores da área básica tendem a considerar que a pesquisa clínica é superficial, ineficiente e que nunca oferece as respostas realmente importantes ao problema, somente correlações e associações desprovidas de significado fisiopatológico. Para funcionar de maneira adequada, é fundamental que, na empreitada da pesquisa translacional, esse tipo de visão seja banido tanto dos pesquisadores básicos quanto dos clínicos. Congressos, simpósios, cursos e outros tipos de congregações em que sejam reunidos pesquisadores básicos e clínicos dentro de uma mesma atividade ou sessão, abordando um tópico específico no formato da bancada-à-beira-do-leito, pode ser uma forma inicial de diminuir essa barreira. Claramente outras medidas que promovam o contato próximo e a colaboração para atingir um objetivo comum predeterminado precisam ser implementadas, visando à eliminação dessa barreira e resultando num fluxo de informações bilateral e linear entre os profissionais.

Ainda relacionado, mesmo que indiretamente, com o tema, há a questão do distanciamento físico entre os pesquisadores básicos e os clínicos. Tradicionalmente, os centros de pesquisa e universidades são construídos de maneira a separar prédios destinados às atividades de pesquisa básica e às atividades clínicas. Essa segregação física contribui para o distanciamento intelectual desses grupos acadêmicos, favorecendo a antipatia mencionada e dificultando muito a possível interação entre os profissionais. Essa dificuldade passa pelo isolamento social desses nichos acadêmicos, pela pouca ou nenhuma exposição intelectual a seminários, palestras e conferências das diferentes áreas e tem como consequência a dificuldade do acesso a novos equipamentos e tecnologias, a amostras biológicas de pacientes e a dados demográficos/epidemiológicos. Centros de pesquisa modernos que perceberam a importância da pesquisa translacional buscam eliminar essas dificuldades, criando prédios conjugados ou interligados de maneira a facilitar, e induzir, o contato entre os pesquisadores da área básica e os clínicos, aumentando a exposição cotidiana entre eles e facilitando mais uma vez o fluxo de informações, práticas e tecnologias. Essa questão tem sido vista como central no planejamento de novos centros de pesquisa nos quais se pretende evoluir de maneira eficiente o conhecimento por meio das etapas translacionais.[3,5]

Um dos desafios da implementação de projetos translacionais é o impacto que as revistas científicas e suas políticas de publicação tem na colaboração multidisciplinar, fator essencial para o desenvolvimento de pesquisas translacionais.[12] Alguns periódicos limitam o número de autores principais para um artigo, tornando difícil dar o crédito apropriado a indivíduos que contribuíram significativamente para o desenho do estudo, a interpretação dos dados e outros aspectos críticos da pesquisa. A colaboração entre equipes de diferentes áreas é crucial para se alcançarem os objetivos da pesquisa translacional. A questão da autoria costuma ser um ponto de discórdia entre os pesquisadores, especialmente quando grupos de níveis acadêmicos semelhantes se reúnem para perseguir um objetivo comum. Uma forma de mitigar esse problema é listar os autores em ordem alfabética e descrever brevemente o papel de cada um na pesquisa, o que demanda, no entanto, uma mudança conceitual no sistema de reconhecimento de mérito acadêmico para recompensar e reconhecer indivíduos que demonstrem sua capacidade de realizar trabalho translacional multidisciplinar.[13]

Pesquisa translacional na medicina intensiva

A pesquisa na área de Medicina Intensiva realizou grandes avanços nas últimas décadas. Grandes estudos clínicos e redes nacionais e transnacionais de pesquisa clínica têm estabelecido um conjunto de evidências de base para o cuidado dos pacientes críticos. Esses estudos se fundamentam em anos de pesquisas básica e aplicada, ligadas ao entendimento da doença grave. Muitos desses estudos contribuíram de forma positiva para a melhora da conduta, bem como para o aumento da sobrevida de pacientes críticos. O modelo de translação das evidências, no entanto, tem sido rejeitado particularmente em função do grande número de estudos negativos e moléculas promissoras que se mostraram um fracasso nos estudos clínicos.

Embora os avanços da pesquisa em terapia intensiva tenham contribuído para a redução da mortalidade dos pacientes críticos, estudos recentes com sobreviventes de doenças graves, como sepse, grandes cirurgias ou trauma, indicam que, muitas vezes, ocorrem consequências de longo prazo, incluindo comprometimentos funcionais e cognitivos,[14] os quais afetam diretamente a qualidade de vida e a capacidade laborativa das pessoas.[15] Ainda são escassos os estudos que abordam a epidemiologia, os mecanismos de doença, as estratégias de prevenção ou a recuperação de sequelas.

De forma geral, a prática da medicina intensiva ainda é empírica, sendo necessárias novas abordagens que incluam maior conhecimento dos mecanismos da doença, estratégias de prevenção, bem como uma abordagem terapêutica e de reabilitação do paciente crítico.[15]

Como pudemos ver, os desafios presentes e futuros da pesquisa em medicina intensiva incluem melhor compreensão não só da doença, mas também da própria forma como realizamos os cuidados de nossos pacientes. A maior integração entre as áreas básicas, clínicas e epidemiológicas contribuirá para a identificação de melhores alvos terapêuticos, estudos clínicos mais elucidativos e intervenções mais custo-efetivas.

Referências bibliográficas

1. Lean ME, Mann JI, Hoek JA, et al. Translational research. BMJ. 2008 Aug 28; 337: a863.
2. McGlynn EA, Asch SM, Adams J, et al. The quality of health care delivered to adults in the United States. N Engl J Med. 2003; 348(26): 2635-2645.
3. Woolf SH. The meaning of translational research and why it matters. JAMA. 2008 Jan 9; 299(2): 211-3.
4. Fiscella K, Bennett NM, Szilagyi PG. Nomenclature in translational research. JAMA. 2008 May 14; 299(18): 2148-9
5. Perzynski AT. Multidisciplinary approaches to biomedical research. JAMA. 2010 Nov 24; 304(20): 2243-4.
6. Feldman AM, Force TL, Whellan DJ, et al. Advancing the research mission in an academic department: the creation of a center for translational medicine. Clin Transl Sci. 2010 Aug; 3(4): 178-81.
7. Westfall JM, Mold J, Fagnan L. Practice-based research – "blue highways" on the NIH roadmap. JAMA. 2007; 297(4): 403-406.
8. Zerhouni EA. US biomedical research: basic, translational, and clinical sciences. JAMA. 2005 Sep 21; 294(11): 1352-8.
9. Pain E. Science careers. European programs offer translational training. Science. 2007 Aug 17; 317(5840): 968-9.
10. Soderquest K, Lord GM. Strategies for translational research in the United Kingdom. Sci Transl Med. 2010 Oct 13; 2(53).
11. Garber K. Science careers. Translational institute unites unlikely partners at Penn. Science. 2007 Aug 17; 317(5840): 968-9.
12. Carpenter S. Science careers. Carving a career in translational research. Science. 2007 Aug 17; 317(5840): 966-7.
13. Kroenke K, Kapoor W, Helfand M, et al. Training and Career Development for Comparative Effectiveness Research Workforce Development: CTSA Consortium Strategic Goal Committee on Comparative Effectiveness Research Workgroup on Workforce Development. Clin Transl Sci. 2010 Oct; 3(5): 258-262.
14. Girard TD, Jackson JC, Pandharipande PP, et al. Delirium as a predictor of long-term cognitive impairment in survivors of critical illness. Crit Care Med. 2010 Jul; 38(7): 1513-20.
15. Iwashyna TJ, Ely EW, Smith DM, Langa KM. Long-term cognitive impairment and functional disability among survivors of severe sepsis. JAMA. 2010 Oct 27; 304(16): 1787-94.

14

A Pesquisa Clínica em Medicina Intensiva

Alex Balduino
Victor Cravo
Pedro Cougo
Lara Goulart Barboza

Introdução

De acordo com a Resolução nº 466, de 12 de dezembro de 2012, publicada pelo Conselho Nacional de Saúde,[1] pesquisa clínica é definida como um processo sistemático de investigação científica que tem como participante o ser humano, de maneira individual ou coletiva, de forma direta, por meio de ensaios clínicos e intervenções, ou de forma indireta, mediante tratamento e análise de dados, informações e materiais biológicos coletados. Embora o termo "pesquisa clínica" seja frequentemente utilizado como sinônimo de ensaio clínico (*clinical trial*, em inglês), que é um tipo de estudo conduzido em seres humanos que busca avaliar a segurança e a eficácia de tratamentos médicos, medicamentos ou dispositivos médicos, vários são os tipos de pesquisa clínica que não utilizam métodos de intervenção direta sobre o paciente, como, por exemplo, os estudos epidemiológicos, os ensaios observacionais prospectivos e retrospectivos e as análises de evidência de mundo real (RWE, do inglês *real world evidence*).[2]

O número de ensaios clínicos cresce exponencialmente no Brasil a cada ano, tendo ultrapassado a casa de 3.000 projetos em 2020, como reflexo das normas técnicas e diretrizes de qualidade e ética estabelecidas nacionalmente pelas agências regulatórias. Apesar do número de projetos, ainda hoje há grande preconceito e desinformação envolvendo a pesquisa clínica. A finalidade da pesquisa clínica é fornecer informações confiáveis e seguras para ajudar os profissionais da saúde a tomar decisões sobre tratamento e diagnóstico de doenças, além de contribuir diretamente para o desenvolvimento de novas terapias e permitir a compreensão de doenças complexas. É importante notar que a ética e a segurança dos participantes da pesquisa clínica são prioridades durante todo o processo de pesquisa. Mesmo quando a pesquisa é observacional sem intervenção, envolvendo apenas a interpretação de dados, devemos seguir padrões de qualidade, ética e segurança ao avaliarmos os dados dos participantes.[1]

Assim como para qualquer outra área da saúde, realizar pesquisa clínica na Medicina Intensiva requer que os padrões de qualidade e as diretrizes regulatórias sejam seguidos invariavelmente, entretanto, sendo a Medicina Intensiva uma especialidade médica que se concentra no cuidado de pacientes graves ou críticos que necessitam de um nível elevado de cuidado e suporte, alguns pontos de atenção serão discutidos ao longo deste capítulo.

Para o desenvolvimento de protocolos de pesquisa clínica em um ambiente de cuidados intensivos, o desafio pode ser ainda maior. Muitas vezes, o próprio paciente não está em condições de interagir com o pesquisador e, seus representantes legais se encontram fragilizados pelo risco iminente de perder um ente próximo, aumentando ainda mais a dúvida quanto à segurança e à decisão de participar ou permitir a participação em um "experimento". Pode ser que ainda exista, por desinformação, a percepção de que o participante da pesquisa será uma "cobaia". Os projetos são minuciosamente avaliados e acompanhados pelo Comitê de Ética em Pesquisa (CEP) responsável por sua análise e pela Comissão Nacional de Ética em Pesquisa (CONEP). Até mesmo o uso de animais em ensaios pré-clínicos não se dá de maneira indiscriminada, sendo minuciosamente acompanhado pelos Comitês de Ética no Uso de Animais (CEUAs) regulados pelo Conselho Nacional de Controle de Experimentação Animal (CONCEA).

A compreensão adequada e a informação completa sobre o projeto ocorre na aplicação do Termo de Consentimento Livre e Esclarecido (TCLE). Conforme detalharemos mais adiante, o TCLE contém todas as informações técnicas sobre o projeto, os direitos dos participantes de pesquisa, os direitos e obrigações do patrocinador e os direitos e obrigações do time de pesquisadores. Os termos geralmente são longos e com muito tecnicismo. O pesquisador responsável deve ter muita atenção e assegurar-se de que todos os pontos foram compreendidos pelo participante ou pelo representante legal. O estereótipo do pesquisador inescrupuloso que não se importa de fazer seus pacientes de cobaia para experimentos inseguros e antiéticos ainda é muito forte na nossa sociedade. Recentemente, em relação à COVID-19, presenciamos uma campanha de terror contra as vacinas decorrente da desinformação sobre o tema.

Qualidade, ética e segurança não são aplicadas somente em ensaios clínicos com intervenção. Projetos observacionais, epidemiológicos e de observação de mundo real devem também ser focos de atenção. O mesmo nível de participação, comunicação e integração que existe entre os membros da equipe durante a assistência deverá ser considerado quando um projeto de pesquisa clínica estiver em andamento.

Aspectos éticos e princípios de boas práticas em pesquisa clínica

A pesquisa clínica em Medicina Intensiva é vital para melhorar as taxas de sobrevivência e a qualidade de vida dos pacientes com doenças graves, bem como para desenvolver novas terapias mais eficazes e seguras, além, é claro, de permitir que os pacientes tenham acesso aos tratamentos e às ferramentas de diagnóstico de última geração. A urgência e alta demanda por novos tratamentos e novas tecnologias não podem, entretanto, ultrapassar quaisquer que sejam as diretrizes de ética e de qualidade para que o resultado final dos estudos realizados exerça o real impacto para a evolução na saúde. Na relação risco-benefício dos ensaios clínicos, os benefícios antecipados – com base nos estudos pré-clínicos consolidados – devem claramente ultrapassar os riscos envolvidos. Os princípios éticos servem de alicerce e permeiam todas as diretrizes das boas práticas aplicadas à pesquisa clínica utilizadas por agências regulatórias, comitês de ética, instituições de ensino e pesquisa, empresas e indústrias.

Embora os benefícios antecipados de uma pesquisa clínica, em especial um ensaio clínico com intervenção, sejam importantes para a saúde e para a população, devemos entender que os direitos, a segurança e o bem-estar dos participantes sempre estarão em primeiro lugar. Toda pesquisa clínica pressupõe a abrangência de princípios éticos: **respeito** pelas pessoas, outorgando total autonomia aos participantes; princípio da **não maleficência**, ou seja, obrigação de fornecer benefício e evitar qualquer prejuízo aos envolvidos; princípio de **justiça**, que se refere à distribuição equitativa dos riscos e benefícios entre os participantes da pesquisa independentemente de sua origem ou posição social.[3,4]

Além desses três princípios, outros sete, enumerados por Emanuel *et al.*,[5] devem ser contemplados. Cronologicamente, desde a elaboração do desenho do estudo até sua implementação, qualquer pesquisa clínica deverá considerar e apresentar: valor social, validade científica, seleção justa dos participantes, relação risco-benefício favorável, revisão independente, consentimento informado e respeito pelos participantes envolvidos (sujeitos da pesquisa).

Outro aspecto importante é a privacidade dos dados dos participantes da pesquisa, que deve ser restrita ao time envolvido e protegida conforme as regras exigidas. No Brasil, a Lei nº 13.709, de 14 de agosto de 2018, Lei Geral de Proteção de Dados Pessoais (LGPD ou LGPDP), regula as atividades de tratamento de dados pessoais, fundamentando-se no respeito à privacidade, na inviolabilidade da intimidade, da honra e da imagem e aos direitos humanos de liberdade e dignidade das pessoas. Essa lei tem papel fundamental no controle das pesquisas clínicas, embora o controle ético já considerasse a restrição quanto ao uso e à privacidade dos dados dos participantes de pesquisa. De qualquer maneira, para as pesquisas de mundo real, por exemplo, a lei reforça e controla de maneira mais rigorosa o uso de dados.

Uma vez que a privacidade dos dados é respeitada, para que a qualidade da pesquisa clínica esteja em consonância com as boas práticas, o registro, o manuseio e o armazenamento dos dados da pesquisa devem ser apropriados a fim de que os impactos técnico e científico sejam reais e precisos. Para isso, médicos, enfermeiros, fisioterapeutas e todos os profissionais envolvidos devem ser treinados adequadamente. O médico referido como investigador principal, será o responsável pela condução da pesquisa, portanto sendo-o também por todas as atividades exercidas pelos membros do time. O mesmo acontece nos projetos de pesquisa clínica em Medicina Intensiva, entretanto, vale ressaltar que a multidisciplinaridade do time nessa área é muito mais evidente do que em outras áreas. Para garantir, então, que as boas práticas sejam exercidas junto aos protocolos de pesquisa clínica, é importante assegurar treinamento e reciclagem frequentes dos membros envolvidos. Treinamentos são comuns para investigadores principais e coordenadores de pesquisa, mas, na Medicina Intensiva, essa preocupação e o acompanhamento devem ser mais abrangentes e mais frequentes.

Participantes de pesquisa, médicos e pesquisadores

A pesquisa clínica envolvendo participantes com doenças graves representa especial desafio do ponto de vista ético. Como esses pacientes são, em geral, dependentes das equipes da unidade de terapia intensiva (UTI), eles podem se sentir vulneráveis para autorizar a sua inclusão em estudos clínicos. A questão ainda é mais grave quando os pacientes estão incapazes de tomar decisões próprias,[6,7] cabendo a responsabilidade, neste caso, a um familiar ou responsável legal indicado.

Em um estudo recente, essa vulnerabilidade foi percebida pelo próprio time de Medicina Intensiva.[10] Após uma entrevista com os profissionais de enfermagem ligados à Medicina Intensiva, em grupo ou individualmente, a percepção sobre a realização de estudos clínicos foi positiva, mostrando que todos acreditam nos benefícios da pesquisa para os pacientes e para a sociedade.

O estudo também apontou a preocupação, por parte da equipe, em relação ao momento da obtenção do TCLE. Embora, na maioria das vezes, a autorização tenha que ser obtida tão logo o paciente chegue à unidade, entende-se que seja uma situação delicada para todos, um momento de crise para o paciente e sua família. A expectativa em relação à cura, à extensão da vida, à preservação das funções, à redução da dor e ao desejo de vencer a doença é o principal foco do paciente e dos familiares, o que os faz mais vulneráveis,[4] tornando-se mais evidente, por conseguinte, que o treinamento adequado de quem obterá o consentimento é peça-chave para o recrutamento.

Muitas vezes, a dificuldade de compreensão por parte do paciente e dos familiares e a separação entre os objetivos do médico assistente e os do investigador principal envolvido na pesquisa prejudicam a consecução do consentimento. A pesquisa clínica pressupõe testar uma hipótese, chegar a conclusões e, consequentemente, contribuir para o conhecimento. Por outro lado, a prática médica refere-se a intervenções designadas para melhorar o bem-estar de um paciente em particular. Muitas vezes, as intenções de ambas as partes se sobrepõem, especialmente quando o médico assistente do paciente é o investigador do estudo. Esse profissional estará contribuindo para a geração de conhecimento que beneficiará futuros pacientes e também como médico assistente para o bem-estar do seu paciente.

Eventualmente essa situação configurará um conflito de interesses. Embora ambas as intenções possam, em algum momento, sobrepor-se, o médico assistente deve estar ciente de que o principal objetivo do investigador é a produção de conhecimento dentro dos preceitos éticos.

Todo médico envolvido nos cuidados do paciente, vinculado ou não a um estudo clínico, deveria apoiar a pesquisa clínica e estimular a participação de seus pacientes em pesquisas, assegurando-lhes a ausência de riscos, desde que o estudo seja norteado por requisitos éticos e científicos. Cabe também a todo médico envolvido nos cuidados de um paciente desestimular sua participação em um estudo que possa lhe proporcionar qualquer malefício.

Apesar dos riscos inerentes a qualquer ensaio clínico e do possível ambiente vulnerável em que o consentimento possa ser obtido, dados recentes mostram que unidades de terapia intensiva que participam de protocolos de pesquisa clínica apresentam melhor desempenho, uma vez que a equipe envolvida trabalha sempre com a perspectiva de saúde com base em evidência e o clima de monitoramento e acompanhamento dos pacientes é mais acentuado.[11]

Quanto ao desenho do estudo

Seguindo as Diretrizes de Boas Práticas em Pesquisa Clínica[1,2] desde sua elaboração, o protocolo de pesquisa clínica deverá ser alicerçado em princípios éticos e informações técnicas e científicas sólidas. Não importa se estamos nos referindo a ensaio clínico, estudo observacional ou uma proposta de estudo de mundo real, pois a base é igual para todos, conforme sugerem Emanuel *et al.*[5] na Tabela 14.1.

A credibilidade do estudo depende do planejamento. Todos começam essencialmente da mesma maneira, com boa e abrangente sustentação científica, justificativa não apenas coerente, mas com inferências de estudos pré-clínicos ou de evidências clínicas previamente discutidas e análises dos possíveis riscos e dos possíveis benefícios, os chamados benefícios antecipados. Seguimos então com o planejamento, o qual deve ser o mais claro possível. Todas as etapas e atividades deverão ser minuciosamente detalhadas. Vale lembrar que o projeto será enviado ao comitê de ética para análise. Alguns membros do comitê de ética, como os representantes da sociedade, não necessariamente possuem *background* técnico em saúde, o que pode, eventualmente, dificultar a compreensão da abrangência do estudo.

TABELA 14.1 RELEVÂNCIA DAS CARACTERÍSTICAS DOS ESTUDOS CLÍNICOS EM RELAÇÃO AOS QUESITOS ÉTICOS

Elementos do desenho do estudo	Valor social e científico	Validade científica	Equidade	Relação risco-benefício favorável	Revisão independente	Consentimento informado	Respeito ao participante
Raciocínio científico, histórico, significado, e trabalhos preliminares	+++	+++	++	+++	++	+++	+
Critério de seleção	++	+++	+++	+++	++	+	+
Poder e tamanho da amostra	+++	+++	+	+++	++	+	+
Medidas de desfecho	+++	+++	+	++	++	+++	++
Técnicas de alocação dos grupos	+++	+++	++	++	++	+++	+
Seleção do grupo controle	+++	+++	++	+++	++	+++	+
Natureza e escopo da intervenção	+++	+++	++	+++	++	+++	+
Monitoramento e regras de interrupção	++	+++	+	+++	++	++	+++

\+ pouco relevante; ++ relevante; +++ muito relevante.
Fonte: adaptada de Luce *et al.*

Os critérios de seleção dos participantes devem proporcionar a criação de grupos ou braços de estudo ou intervenção o mais homogêneos possível, com base em parâmetros previamente estipulados no desenho do estudo, e garantir proporcionalidade e equidade entre os grupos, evitando incluir ou excluir desproporcionalmente indivíduos com amparo em novas metodologias ou populações estigmatizadas.

Para que o estudo tenha validade científica e valor social, o tamanho da amostra está diretamente ligado ao poder do estudo e deve, portanto, ser criteriosamente calculado para validá-lo cientificamente e evitar erros (tipo I ou II). Um resultado benéfico será questionável se o poder do estudo estiver subestimado.[12] Da mesma forma, as medidas de desfecho precisam refletir o propósito do estudo e originar conhecimento. Estudos menores podem ter como desfecho parâmetros fisiológicos, por exemplo, para dar embasamento a futuros estudos. Já em grandes estudos clínicos, devem-se buscar poder e tamanho da amostra para oferecer resultados relevantes ao paciente e a populações maiores. O Documento das Américas[2] traz uma lista de elementos que devem ser considerados na construção do planejamento de um ensaio clínico (Tabela 14.2).

TABELA 14.2	LISTA DE DADOS ESSENCIAIS PARA O PLANEJAMENTO DO ENSAIO CLÍNICO - A INTEGRIDADE CIENTÍFICA DO ENSAIO CLÍNICO E A CREDIBILIDADE DOS DADOS OBTIDOS NELE DEPENDEM SUBSTANCIALMENTE DO SEU PLANEJAMENTO
• Descrição das variáveis primárias (e secundárias, se houver) que serão medidas durante o ensaio clínico	
• Descrição do tipo/planejamento do ensaio clínico a ser conduzido (p. ex., duplo-cego, controlado por placebo, paralelo) e o panorama do planejamento, dos procedimentos e das fases do estudo às quais correspondem	
• Descrição das medidas tomadas para minimizar ou evitar tendências, incluindo randomização e cegamento	
• Descrições do tratamento, do ensaio clínico, da dosagem, da forma farmacêutica, da embalagem e da rotulagem do produto da pesquisa	
• Descrições da sequência e duração de todos os períodos do estudo, incluindo o acompanhamento, se houver	
• Descrição das regras ou critérios para finalizar uma parte ou todo o ensaio clínico, ou para a retirada de um sujeito do estudo	
• Procedimentos de inventário dos produtos da pesquisa, incluindo o placebo e o comparador, se houver	
• Procedimentos para manutenção dos códigos de randomização e para abri-los	
• Identificação de quaisquer dados que possam estar nos registros de dados ou ser considerados originais (quando não houver registro escrito ou eletrônico anterior dos dados)	

Fonte: dados extraídos do Documento das Américas.

Medidas como cegamento e randomização podem ser utilizadas para evitar tendências ou, pelo menos, minimizá-las durante a alocação dos participantes nos grupos do estudo. Essas medidas são essenciais, principalmente quando o estudo envolve grupo controle e/ou grupo placebo. O grupo controle já foi alvo de debate e questionamentos,[11-13] pois muitas vezes o tratamento que lhe é oferecido não segue um protocolo estipulado pelo estudo, que é visto, em teoria, como "a melhor prática" ou recebe um "tratamento padrão" de acordo com a Declaração de Helsinki.[14] Após o término do estudo, se os dados indicarem que a intervenção estudada apresentou melhores resultados clínicos que o atual tipo de tratamento, aos participantes da pesquisa que foram alocados no grupo controle será oferecida a oportunidade de se juntarem ao grupo dos tratados. Quando, entretanto, se trata de Medicina Intensiva, a velocidade e a necessidade de mudanças de protocolo são altas, por isso a separação entre a atuação do médico assistente e a do investigador deve ser clara e evidente.

O desenho do estudo deve contemplar também as regras de monitoramento, os indicadores e as condições de interrupção do mesmo. O motivo fundamental é a proteção dos participantes. Idealmente, um conselho independente deveria fazer o monitoramento fundamentado em regras claras para a interrupção do estudo e a análise dos eventos adversos.[17] Embora muitos estudos interrompam-se prematuramente, outros podem continuar além do tempo que deveriam, trazendo prejuízos aos participantes,[18,19] ameaçando a validade científica e valor do estudo e, principalmente, o respeito aos participantes.

Consentimento informado em terapia intensiva

Qualquer participante de estudo deve, de maneira formal, consentir sua participação e o uso de seus dados no projeto de pesquisa clínica, mediante a assinatura do TCLE. A necessidade do consentimento informado teve origem no Código de Nuremberg, em 1949, no qual está clara a necessidade da obtenção do TCLE para todos os sujeitos de pesquisa, sendo eles legalmente capazes de decidir, de forma livre, sem coação e com conhecimento suficiente do assunto. O TCLE foi proposto para ser utilizado internacionalmente, porém não previa a possibilidade de consentimento por procuração nem sua dispensa.[20] A Declaração de Helsinque, publicada em 1969, permitiu, pela primeira vez, a inclusão de sujeitos legalmente incompetentes por meio do consentimento de um representante legal, ou até mesmo a não necessidade de consentimento em estudos que apresentem riscos mínimos, o que foi mantido pelas normas seguintes e pela Resolução nº 196, de 10 de outubro de 1996 do Conselho Nacional de Saúde/Ministério da Saúde do Brasil.[14,18]

Como já mencionado anteriormente, em Medicina Intensiva, ainda mais do que nas outras áreas, a obtenção do consentimento pode ser uma situação delicada. Habitualmente, os pacientes não estão em condições plenas de responder, cabendo a um familiar próximo ou responsável legal a decisão de que ele participe ou não do estudo. Já se demonstrou, entretanto, que o familiar normalmente acerta a vontade do familiar com boa acurácia[19] e que a maioria dos pacientes orientados prefere que as decisões médicas sejam tomadas por um membro da família ou um amigo próximo.[21]

Como parte da obtenção do consentimento informado, os pesquisadores devem orientar e esclarecer o potencial benefício do participante. Intervenções estudadas em UTI podem ou não ter a possibilidade de trazer benefícios aos participantes. Nenhuma das situações implica eliminar a possibilidade de algum prejuízo ao paciente, que deve estar claramente informado (ou seu responsável).[4] Doente grave, por definição, pressupõe alto risco de óbito e as intervenções utilizadas no seu tratamento podem trazer alguma complicação, portanto cada intervenção deverá ser ponderada pela razão risco-benefício e esclarecida ao paciente/familiar. O consentimento informado não se encerra com a assinatura do termo, mantendo-se ao longo de todo o curso do estudo, sendo facultado ao paciente ou familiar responsável o direito de mudar de opinião a qualquer momento. Da mesma forma, se a participação no estudo ocorreu por autorização de um responsável e, no decorrer do estudo, o paciente apresenta melhora clínica e é capaz de responder, será necessário que se obtenha o seu consentimento retroativamente.[4]

A abordagem do paciente ou responsável, sempre que possível, deverá ser realizada por profissional que não esteja ligado diretamente aos cuidados do doente. O objetivo dessa atitude é minimizar conflitos de interesse que possam surgir quando o médico assistente também faz parte do grupo investigador do estudo. O médico assistente, envolvido ou não no estudo, deverá apoiar e instruir as decisões daqueles que foram abordados de forma ética e transparente.

Os serviços de UTI, assim como os pesquisadores envolvidos, devem considerar o fornecimento de informações aos familiares sobre os resultados obtidos com a pesquisa. Além disso, também divulgar aos pacientes e familiares que o serviço está envolvido em pesquisas clínicas, contribuindo para a melhoria e a produção de conhecimentos científicos. A participação dos pacientes é sempre estimulada e, principalmente, sua vontade deve ser respeitada.[4]

Cabe lembrar que, de acordo com os princípios éticos balizadores da pesquisa clínica, o participante de pesquisa ou o seu responsável legal, em caso de menores ou impossibilidade de responder por si mesmo, pode sair do estudo a qualquer momento desejado, sem que necessariamente haja uma justificativa médica para isso. O time de pesquisa envolvido pode buscar entender o motivo, mas em nenhum momento pode obrigar ou persuadir o participante a permanecer no estudo.

Supervisão ética das pesquisas clínicas em terapia intensiva

Como em outros países, as leis que regulamentam e supervisionam a pesquisa clínica no Brasil baseiam-se no Código de Nuremberg (1949), na Declaração de Helsinque (1964) e nas diretrizes internacionais propostas pela Organização Mundial da Saúde (OMS) em conjunto com conselhos científicos.

No Brasil, a partir de 1988, a Comissão Nacional de Saúde (CNS) começou a avançar nesse aspecto por meio da edição de resoluções preexistentes e da criação de novas. A mais importante delas, a Resolução nº 466 do CNS,[1] não constitui código moral nem lei, é pautada na multi e na interdisciplinaridade e abrange sugestões de diversos segmentos da sociedade, inclusive dos sujeitos de pesquisa. Protege seres humanos envolvidos em qualquer pesquisa de qualquer área do conhecimento, regulamenta a criação de um colegiado interdisciplinar e independente – os comitês de ética em pesquisa –nos locais onde se realizam as pesquisas, devidamente registrados na CONEP, que é uma instância vinculada ao CNS.[18]

Por intermédio dos CEPs, todas as pesquisas com seres humanos são avaliadas e, se aprovadas, serão acompanhadas e fiscalizadas de maneira "vertical", especialmente mediante relatórios parciais e finais. Incluem-se também nessa esfera o investigador principal e os órgãos fomentadores da pesquisa. Esse papel está bem estabelecido nas diversas diretrizes éticas internacionais e brasileiras,[1] as quais ressaltam a necessidade de revisão ética e científica das pesquisas envolvendo seres humanos, visando a salvaguardar a dignidade, os direitos, a segurança e o bem-estar do sujeito da pesquisa.[19] A maioria dos projetos de pesquisa passa apenas pelo CEP, e, dependendo do tipo de estudo, o próprio CEP encaminhará à CONEP para avaliação.

Longitudinalmente, a supervisão da pesquisa clínica abrange a elaboração do projeto, a execução da pesquisa e a finalização do estudo. Como descrito anteriormente, em determinados estudos, há a necessidade de um comitê independente para monitorar os dados, averiguar eventos adversos e com autoridade para suspender o estudo sempre que as normas éticas forem afetadas.[15,16] Em protocolos de ensaios clínicos patrocinados, os patrocinadores desempenham papel chave no monitoramento. Eles são responsáveis pelo processo, bem como os centros devem garantir seu total acesso aos dados vinculados aos estudos. Os investigadores devem conhecer detalhadamente a estrutura dos processos de supervisão para utilizá-la a favor da proteção dos sujeitos da pesquisa. Mais que a supervisão de um estudo clínico, a supervisão da pesquisa clínica, em qualquer esfera, deverá sempre promover a cultura de responsabilidade ética e científica, principalmente em ambiente de terapia intensiva e emergência.[4]

Conflitos de interesse envolvendo indústria farmacêutica e pesquisa/pesquisadores

Os conflitos de interesse, financeiros ou não financeiros, são comuns em quaisquer estágios da pesquisa clínica e podem estar relacionados com pesquisadores, comitês avaliadores do estudo, instituição onde a pesquisa é realizada, revisores e editores de revistas[22]. Exemplos de conflitos não financeiros são: falta de zelo com o investigado, competição acadêmica, assinatura de pessoas que não participaram do estudo e relacionamentos pessoais, profissionais e políticos dos envolvidos que possam interferir no desenrolar do estudo. Acredita-se que a presença de conflito de interesse poderá, consciente ou inconscientemente, interferir na condução, análise, interpretação dos dados e publicação dos resultados de uma pesquisa clínica.[4,23]

A presença de conflito de interesse é mais evidente para os investigadores do estudo do que por parte das instituições envolvidas na pesquisa, pois estas visam a defender o prestígio e o próprio suporte financeiro dado à pesquisa clínica. Ambos, investigador e instituição, são responsáveis pela garantia do rigor ético.

Combater os conflitos de interesse na pesquisa clínica deve ser prática constante. Embora eliminá-los seja bastante difícil, todos os envolvidos (pesquisadores, revisores, editores de revistas, instituições etc.) na condução da pesquisa devem reconhecê-los, minimizá-los e declará-los. O CEP e muitas revistas internacionais exigem que os autores declarem se há ou não conflitos de interesse.[9]

Como melhorar os estudos clínicos em terapia intensiva?

A tarefa de realizar pesquisa clínica em terapia intensiva é um grande desafio. Como já descrito ao longo deste capítulo, são múltiplos os aspectos que devem ser contemplados ao se desenhar um estudo clínico com base em pacientes gravemente enfermos. Imaginando um estudo em que o objetivo seja avaliar o efeito de um fármaco X no tratamento de infecção pulmonar grave com necessidade de ventilação mecânica, mesmo escolhendo-se critérios de inclusão que delimitem a população, a possibilidade de heterogeneidade é grande, e, ainda que os participantes sejam randomizados nos grupos, a chance de extrapolar e generalizar os resultados pode se ampliar. Outra dificuldade em UTI é o fator tempo. Os pacientes são instáveis, há um dinamismo nas condições clínicas e, muitas vezes, dependendo do estudo, perde-se o momento da inclusão do participante na pesquisa.

Devemos notar que a execução de pesquisa clínica em UTI deve ser bem planejada e estruturada, de forma a prover recursos para projetos de relevância. Um grande passo para melhorar a implementação dos projetos é a montagem de um núcleo ou grupo de pesquisa clínica dentro ou vinculado ao centro de terapia intensiva (CTI). O núcleo, multiprofissional em sua essência, passa a desempenhar um papel na criação, execução, apuração e publicação dos estudos realizados dentro do CTI. A grande vantagem da multidisciplinaridade do grupo é que cada profissional, focado em determinado aspecto, contribui para o fomento de ideias para projetos, acompanhamento dos procedimentos vinculados ao estudo e análise dos dados obtidos. Uma vez estabelecida a ideia, ou as ideias (seguindo critérios de originalidade, relevância e viabilidade), os profissionais do núcleo contribuem para o refinamento, a lapidação do projeto. Essa fase de aprimoramento do projeto é de suma importância, pois visa a aparar eventuais arestas, discutindo questões éticas, características da amostra, desfechos e análise estatística, a qual deve contemplar o cálculo do tamanho da amostra, que tem valor não somente para garantir poder ao estudo, mas também para evitar desperdícios com excesso de participantes.[8] É o planejamento minucioso essencial para garantir resultado de alto poder de confiabilidade.

Em relação aos tipos de desenho, os estudos observacionais e os estudos clínicos randomizados com grupos em paralelo são os mais utilizados. Os estudos clínicos randomizados permitem, de certa forma, o estabelecimento de causa e efeito, entretanto, a estruturação para sua realização é mais complexa, relacionando-se ao núcleo de pesquisa clínica anteriormente discutido. Estudos randomizados com *cross-over* são raramente utilizados em terapia intensiva em função da dificuldade em se respeitar o período de depuração da intervenção inicial para o cruzamento dos grupos. A Figura 14.1 ilustra a diferença entre desenhos em paralelo e desenhos em *cross-over*.

Os estudos observacionais, embora não estabeleçam relação de causa e efeito, permitem a exploração de hipóteses, gerando novas ideias e perguntas que posteriormente podem ser testadas em estudos de intervenção. São mais facilmente exequíveis e os objetos da análise acabam sendo os dados

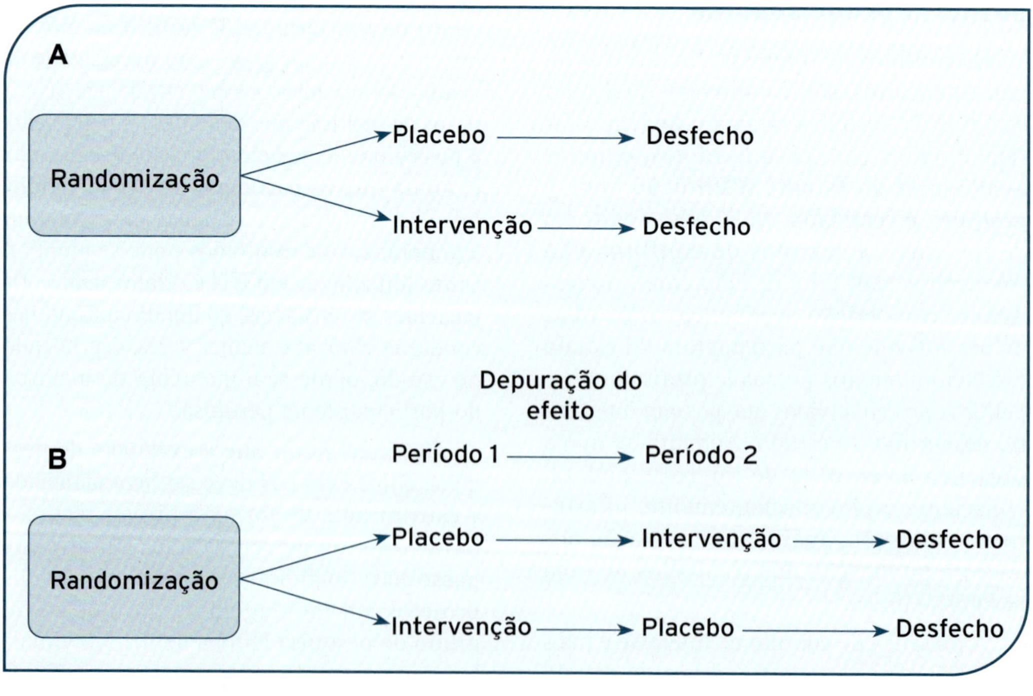

Figura 14.1: Estudos clínicos randomizados com desenho paralelo (A) e em *cross-over* (B).

coletados em registro ("banco de dados") de determinado centro.

As pesquisas de mundo real, por sua vez, referem-se a dados obtidos a partir de diversas fontes fora dos tradicionais ensaios clínicos controlados aleatórios que são usados para avaliar efetividade, segurança e valor de tratamentos médicos, dispositivos e intervenções em ambientes e populações reais, incluindo aquelas que eventualmente não estão bem representadas. Esse tipo de evidência ajuda a preencher as lacunas de conhecimento e fornece uma imagem mais abrangente do impacto de um tratamento nos resultados para o paciente e os sistemas de saúde.

Vale ressaltar que nem todas as UTIs dispõem de núcleos de pesquisa e nem todos os estudos que se desenvolvem em UTI exigem a estrutura de um centro de pesquisa clínica - quando não são ensaios clínicos. Ressaltamos que a presença de núcleos de pesquisa auxilia nesse grande desafio que é produzir conhecimento dentro do ambiente tão peculiar como é uma UTI.

A pesquisa translacional ainda é um assunto muito discutido e debatido na área científica. No passado, ela poderia ser definida como aquela que percorria todo o caminho, desde uma descoberta inovadora na bancada de um laboratório até sua aplicação clínica em larga escala em humanos, por isso denominada pesquisa da "bancada à beira do leito" em referência ao laboratório (pesquisa básica) e à aplicação clínica (pesquisa clínica). Atualmente essa definição ainda é válida, mas entende-se o processo translacional como algo maior que contemplaria, por exemplo, a descoberta de veículo que aumente a biodisponibilidade de um fármaco e que se traduza em aplicação e benefício clínico para os pacientes, ou, ainda, como outro exemplo de definição translacional, como a identificação de um perfil molecular ou genético de pacientes que tenham resposta melhor a determinado fármaco e que se traduza no desenvolvimento de novos fármacos direcionados para esse perfil de pacientes (neste caso, pesquisa "beira-leito-bancada-beira-leito". Esse último exemplo descreve um dos principais aspectos da pesquisa translacional atual: não necessariamente é linear ou unidirecional. Delineia-se em múltiplas direções e sentidos, mas sempre apoiada pelos conhecimentos adquiridos na pesquisa básica e na aplicação prática em benefício do ser humano.

Como vimos, a pesquisa clínica em um ambiente tão complexo como o da terapia intensiva é uma tarefa desafiadora, contudo, se quisermos manter nosso compromisso de trabalhar para atingirmos todos os componentes da estrutura *quintuple aim* (experiência centrada em pacientes, melhores desfechos, entrega de valor para a sociedade, bem-estar do profissional envolvido no cuidado e equidade de acesso a saúde), devemos incorporá-la de forma definitiva como uma poderosa ferramenta geradora de melhoria das nossas práticas diárias.

Referências bibliográficas

1. Brasil. Ministério da Saúde, Conselho Nacional de Saúde, Comissão Nacional de Ética em Pesquisa. Resolução nº 466, de 12 de dezembro de 2012: diretrizes e normas regulamentadoras de pesquisa envolvendo seres humanos. Brasília (DF): MS, 2012.
2. Organização Pan-americana da Saúde/OMS. Boas Práticas Clínicas: Documento das Américas. IV Conferência Pan-americana para Harmonização da Regulamentação Farmacêutica. 2-4 de março de 2005.
3. Davis AJ. Ethical issues in nursing research. The National Commission for the Protection of Human Subjects. West J Nurs Res. 1979 Fall; 1(4):324-6.
4. Luce JM, Cook DJ, Martin TR, et al. The ethical conduct of clinical research involving critically ill patients in the United States and Canada: principles and recommendations. Am J Respir Crit Care Med. 2004 Dec 15; 170(12):1375-84.
5. Emanuel EJ, Wendler D, Grady C. What makes clinical research ethical? JAMA. 2000 May 24-31; 283(20):2701-11.
6. Truog RD, Robinson W, Randolph A, et al. Is informed consent always necessary for randomized, controlled trials? N Engl J Med. 1999 Mar 11; 340(10):804-7.

7. Karjalainen H, Halkoaho A, Pietilä AM, et al. Intensive care nurses' perceptions of various ethics concerns affecting clinical research. Scand J Caring Sci. 2019 Jun; 33(2):371-379.
8. Gillett GR. Intensive care unit research ethics and trials on unconscious patients. Anaesth Intensive Care. 2015 May; 43(3):309-12.
9. Luce JM. Is the concept of informed consent applicable to clinical research involving critically ill patients? Crit Care Med. 2003 Mar; 31(3 Suppl):S153-60.
10. Halpern SD, Karlawish JH, Berlin JA. The continuing unethical conduct of underpowered clinical trials. JAMA. 2002 Jul 17; 288(3):358-62.
11. Miller FG, Silverman HJ. The ethical relevance of the standard of care in the design of clinical trials. Am J Respir Crit Care Med. 2004 Mar 1; 169(5):562-4.
12. Silverman HJ, Miller FG. Control group selection in critical care randomized controlled trials evaluating interventional strategies: An ethical assessment. Crit Care Med. 2004 Mar; 32(3):852-7.
13. Steinbrook R. How best to ventilate? Trial design and patient safety in studies of the acute respiratory distress syndrome. N Engl J Med. 2003 Apr 3; 348(14):1393-401.
14. World Medical Association Declaration of Helsinki: ethical principles for medical research involving human subjects. JAMA. 2000 Dec 20; 284(23):3043-5.
15. Slutsky AS, Lavery JV. Data safety and monitoring boards. N Engl J Med. 2004 Mar 11; 350(11):1143-7.
16. Steinbrook R. Protecting research subjects--the crisis at Johns Hopkins. N Engl J Med. 2002 Feb 28;346(9):716-20.
17. Freeman BD, Danner RL, Banks SM, Natanson C. Safeguarding patients in clinical trials with high mortality rates. Am J Respir Crit Care Med. 2001 Jul 15; 164(2):190-2.
18. Brasil. Ministério da Saúde. Conselho Nacional de Saúde. Resolução 196/96 de 10.10.1996. Portaria 911/MS/SVS de 12.11.1998 (DOU de 15.09.99). Aprova diretrizes e normas regulamentadoras de pesquisas envolvendo seres humanos.
19. Coppolino M, Ackerson L. Do surrogate decision makers provide accurate consent for intensive care research? Chest. 2001 Feb; 119(2):603-12.
20. The Nuremberg Code. JAMA. 1996 Nov 27; 276(20):1691.
21. Puchalski CM, Zhong Z, Jacobs MM, et al. Patients who want their family and physician to make resuscitation decisions for them: observations from SUPPORT and HELP. Study to Understand Prognoses and Preferences for Outcomes and Risks of Treatment. Hospitalized Elderly Longitudinal Project. J Am Geriatr Soc. 2000 May; 48(5 Suppl):S84-90.
22. Manual operacional para comitês de ética em pesquisa. 4. ed. rev. atual. Brasília: Editora do Ministério da Saúde, 2007.
23. Korn D. Industry, academia, investigator: managing the relationships. Acad Med. 2002 Nov; 77(11):1089-95.

15

A Comunicação como Fator de Qualidade e Segurança

Raquel Pulsch de Souza

Entender a comunicação como fator de qualidade e segurança é um meio de se buscar a valorização do ser humano por meio da valorização da comunicação, na qual não há processos unilaterais na interação: tudo o que acontece no relacionamento interpessoal decorre de duas fontes: eu e o(s) outro(s).

A comunicação é a mais básica e vital de todas as necessidades do homem depois da sobrevivência física. Mesmo para se alimentar, desde os tempos pré-históricos, os homens precisam se entender e cooperar uns com os outros por meio da comunicação interpessoal.

Ribeiro[1] afirma que, o que uma pessoa pensa – a sua conversa consigo mesma (inteligência intrapessoal) – é muito importante, mas não é o bastante para uma boa comunicação. O que realmente importa para que o conhecimento não fique no fundo do oceano da mente é a capacidade de transmitir as nossas mensagens, os nossos pensamentos e sentimentos.

Para Barker,[2] comunicação tem um significado original: ela pertence à família de palavras que inclui *comunhão, comunismo* e *comunidade*. Enquanto não compartilhamos uma informação com outra pessoa, não nos comunicamos. Para que a comunicação exista o interlocutor precisa ver a informação da mesma maneira que nós. A comunicação é o processo de compartilhamento de uma compreensão em comum.

Sabe-se que a convivência humana é difícil e desafiante. Escritores e poetas, através dos tempos, têm abordado a problemática do relacionamento humano. Sartre, em sua admirável peça teatral *Huis Clos*, faz a famosa afirmação: "O inferno são os outros...".

Estaremos realmente condenados a sofrer com os outros? Pessoas convivem e trabalham com pessoas e portam-se como pessoas, ou seja, reagem às outras pessoas com as quais entram em contato: comunicam-se, simpatizam e sentem atrações, antipatizam e sentem aversões, aproximam-se, afastam-se, entram em conflito, competem, colaboram, desenvolvem afeto.

Segundo Moscovici,[3] essas interferências ou reações, voluntárias ou involuntárias, intencionais ou não, constituem o processo de interação humana em que cada pessoa, na presença de outra pessoa, não fica indiferente a essa situação de presença estimuladora. O processo de interação humana é complexo e ocorre permanentemente entre as pessoas sob forma de comportamentos manifestos e não manifestos, verbais e não verbais, pensamento, sentimentos, reações mentais e/ou físico-corporais.

Assim, um olhar, um sorriso, um gesto, uma postura corporal, um deslocamento físico de aproximação ou afastamento constituem formas não verbais de interação entre pessoas. Mesmo quando alguém vira as costas ou fica em silêncio, há interação e tem um significado, pois comunica algo aos outros.

A forma de interação humana mais frequente e usual, contudo, é representada pelo processo amplo de comunicação, seja verbal ou não verbal.

Contexto psicológico da comunicação

Nossa mente é um instrumento de medição, tanto na vida diária como nas ciências, que atribui valor a um objeto ou evento em uma escala.

O ato de emitir julgamentos é parecido. Quando, por exemplo, os juízes determinam o tempo de prisão para um determinado crime, indicam um valor em uma escala. Os médicos fazem o mesmo ao dar um diagnóstico. De certa maneira, o diagnóstico é um julgamento que ocorre a partir do conhecimento técnico e da experiência do profissional.

Observado por essa ótica, o julgamento pode ser descrito como uma medição em que o instrumento é a mente humana.

O julgamento que emitimos, mesmo numa situação aparentemente única, é uma entre muitas possibilidades. E, onde quer que haja a elaboração de um julgamento, haverá ruído.

Faz-se necessário considerar que podemos construir inúmeras possibilidades de ruído, isto é, de erros. Talvez esse seja um dos motivos da complexidade no exercício da comunicação.

Com o objetivo de minimizar os ruídos, Ribeiro[1] aponta para quatro fatores importantíssimos que garantem a excelência em comunicação. autoridade, confiança, consenso e comprometimento.

A autoridade ajuda a criar um contexto favorável. Se o profissional da saúde demonstra profissionalismo, conhecimento sobre o assunto e credenciais (experiências e credibilidade), consegue criar uma aura de autoridade em torno de si, que lhe dará poder em qualquer solicitação que venha a fazer. A pessoa reconhecida como competente adquire um poder especial na sua comunicação porque desperta confiança em sua atuação no mundo.

A confiança deve ser recíproca em qualquer relação, seja na vida amorosa, profissional ou financeira. Ela surge por meio de um clima amistoso e, para adquiri-la, é necessário observar os limites do outro e manter uma postura formal. Na confiança, a prudência sempre resulta em aprendizado.

O consenso é outro fator que influi no sucesso da comunicação. Somos animais sociais e dependemos do consenso dos outros para nos ajudar a tomar decisões sociais corretas. Quanto mais a linguagem estiver sintonizada com o consenso do ambiente, mais bem recebidos e aceitos seremos.

O comprometimento parte do princípio de que é necessário fazer que o interlocutor se sinta comprometido com a comunicação que está ocorrendo no momento.

O contexto psicológico da comunicação está diretamente associado ao exercício da inteligência emocional, que é a capacidade do ser humano de identificar os próprios sentimentos, motivar-se e gerir as emoções dentro de si e nos relacionamentos (Goleman 2011).[8] Já a maturidade emocional sinaliza o bom uso que alguém faz da inteligência emocional. Por exemplo, se a inteligência emocional fosse um instrumento musical (p. ex., um piano), a maturidade emocional seria o indicador que demonstraria o quão bem a pessoa o toca.

Em momentos de crise ou em situações desafiadoras, a *maturidade emocional* é um componente fundamental para facilitar a resolução de conflitos e a comunicação segura. Quando escassa, resulta em falhas na resolução de conflitos e/ou desafios. Na prática, o que se faz é remanejar o problema, geralmente transportando-o para o campo dos relacionamentos.

Outro fator importante da comunicação segura é entender as diferenças entre emoções e sentimentos. As emoções são respostas viscerais que não podem ser evitadas, mas cujo impacto pode ser controlado. Trata-se de uma tempestade de estímulos que muitas vezes se manifesta por sintomas físicos. As emoções negativas (as quais podemos controlar) incluem raiva, medo, falta de ar, frio na barriga, coração acelerado, sudorese, tremedeira, nó na garganta, ondas de calor e outros sintomas.

Os sentimentos, no entanto, seguem-se à emoção, são experiências mentais que passam pelo corpo, são o substrato das experiências e das emoções. referem-se à sensação que permanece no sujeito depois que a "tempestade passa", como felicidade, tristeza, saudade, amor, raiva, ódio, ansiedade, arrependimento, alegria.

Os componentes da maturidade emocional são as experiências aprendidas durante a vida (maneira de ser ante os eventos ou situações), o controles do impulsos, a forma como dominamos nossa inteligência emocional e produzimos respostas e ações deliberadas ou automáticas.

De posse do entendimento do contexto psicológico da comunicação, podem-se gerar o domínio da competência intrapessoal e a competência interpessoal. A Tabela 15.1 lista os requisitos necessários.

TABELA 15.1	DOMÍNIOS DA INTELIGÊNCIA EMOCIONAL	
Reconhecimento	Autoconsciência	Capacidade de perceber e conhecer suas emoções. Aptidão de gerenciar seu desempenho, acessar seus valores pessoais e responder de maneira positiva às situações cotidianas da vida
	Consciência social	Facilidade em compreender as perspectivas dos outros. Propensão à adaptação e ao bom entendimento com pessoas de diferentes culturas e origens. Consciência organizacional, maior assimilação de normas tácitas e de valores orientadores
Regulação	Autogerenciamento	Capacidade de acessar recursos internos para lidar com eventos desafiadores. Condição de manter a calma, o equilíbrio emocional e ter um raciocínio claro em situações de estresse. Disposição de buscar maneiras de melhorar continuamente. Capacidade de adaptação
	Gerenciamento social	Capacidade de inspirar e envolver as pessoas ao seu redor. Disposição para ajudar os outros a crescer. Habilidade de mediação de diferentes perspectivas e opiniões. Capacidade de construir relacionamentos cooperativos, harmônicos, positivos e relações de respeito

Competência interpessoal como pré-requisito para uma comunicação eficaz

Vivemos, no século XXI, a inovação e a economia do conhecimento, que são os motores do crescimento deste século. Isso significa que a competência técnica deixou de ser um diferencial para se tornar um pré-requisito.

A competência técnica para cada profissional não é posta em dúvida, visto que todos reconhecem que o profissional precisa ser competente em sua área específica de atuação. Cada pessoa apresenta seu próprio formato de competência interpessoal , e o que nos diferencia nesses tempos modernos é a qualidade do pensamento estratégico. Assim, a maneira pela qual um gerente, advogado ou médico faz as perguntas (tendo ou não estabelecido um "clima" psicológico favorável e uma relação de confiança) pode influenciar as informações que recebe. Nesse exemplo, a competência interpessoal (processo) é tão importante quanto a competência técnica de formular as perguntas adequadas (conteúdo das questões).

A competência técnica pode ser adquirida por meio de cursos, seminários, leituras, experiências ou práticas, enquanto a competência interpessoal é a habilidade de lidar de forma eficaz com relações interpessoais e com outras pessoas de forma adequada às necessidades de cada uma e às exigências da situação.

Segundo Moscovicki,[3] a competência interpessoal é resultante da percepção acurada e realística das situações interpessoais e de habilidades específicas comportamentais que conduzem a consequências significativas no relacionamento duradouro e autêntico, sendo satisfatório para as pessoas envolvidas.

Para Barker,[2] o sucesso de uma comunicação depende da capacidade de manter a conversação eficaz e produtiva. Para isso ele propõe algumas estratégias:

- Esclarecer o objetivo da conversação.
- Estruturar o pensamento.
- Administrar o tempo.
- Resumir sempre.

Esclarecer o objetivo da conversação implica resolver, no início da conversa, o que se quer alcançar.

Quando se estrutura o pensamento antes de se iniciar uma conversação, tem-se maior lucidez daquilo que se deseja comunicar, além de se poder controlar o ritmo da conversa.

As conversações tomam tempo, e o tempo é um recurso não renovável, portanto é fundamental que se determine quanto tempo se tem para a conversação que será iniciada.

Talvez a técnica de conversação mais importante de todas seja a capacidade de resumir. Os resumos simples são úteis nos momentos importantes e delicados de uma conversa. No princípio, resuma o ponto de vista mais importante ou o objetivo da conversa. Quando passar de uma etapa para outra, resuma o que já conseguiram definir e verifique se a outra pessoa concorda. Por fim, resuma o que ambos conseguiram alcançar e os passos da ação que ambos precisam dar.

Qualidade e segurança de mãos dadas com a comunicação

O contato inicial entre as pessoas gera a chamada "primeira impressão", o impacto que uma causa à outra. Normalmente, a primeira impressão está condicionada a um conjunto de fatores psicológicos da experiência anterior de cada pessoa, às suas expectativas e à motivação no momento da comunicação e à própria situação em si.

Para Moscovicki,[3] primeiras impressões poderão ser muito diferentes se determinados preconceitos prevalecerem ou não, se as predisposições do momento forem favoráveis ou não à aceitação de diferenças no outro e se o contexto for formal ou informal.

Quando a primeira impressão é positiva de ambos os lados, há uma tendência ao estabelecimento de relações de simpatia e aproximação, o que facilitará o relacionamento interpessoal e, consequentemente, uma boa comunicação. No caso de assimetria de percepções iniciais, ou seja, impacto positivo de um lado, mas sem reciprocidade, o relacionamento tende a ser difícil, tenso, exigindo um esforço de ambas as partes para uma comunicação mais eficaz.

Isso é facilmente percebido no ambiente hospitalar, principalmente quando o sistema familiar mostra-se reticente ao contato com o profissional da saúde devido à sua fragilidade na situação em que se encontra.

Souza[4] comenta que o sistema familiar deve ser compreendido como um todo, possuindo leis internas de funcionamento, organização e hierarquia, e que, quando um membro da família é hospitalizado, homeostase do sistema é abalada e ocorrem trocas de papéis, como, por exemplo: funções desempenhadas pela mãe passam a ser desempenhadas pelo pai e vice-versa. A doença grave pode precipitar uma desestruturação familiar e eclodir conflitos latentes. Nesse cenário, mais do que nunca a comunicação precisa ser priorizada.

A situação de crise vivida pelos familiares de pacientes internados na unidade de terapia intensiva (UTI) pode ser exemplificada pela desorganização das relações interpessoais em função do isolamento do paciente, de problemas financeiros e do medo da perda da pessoa amada. Cohn[5] demonstrou que o nível de estresse na família é mais alto no momento da admissão, começando a se estabilizar no sexto dia e decaindo consideravelmente perto do 28º dia. Esses achados sugerem que a intervenção com os familiares deva ocorrer na fase inicial da internação, ou seja, privilegiar-se o primeiro contato com a família, favorecendo, assim, uma primeira impressão positiva.

Wallace-Barnhill[6] refere que o tempo requerido para o ajustamento familiar após a internação em UTI é influenciado pelas seguintes características:

- Idade e importância do paciente para a família.
- Número de membros da família diretamente envolvidos.
- Relações individuais dentro da família.
- Quantidade de estresse interpessoal no momento da crise.
- Estabilidade psicológica geral do sistema familiar.

A comunicação com qualidade gera segurança e ajuda o sistema familiar a conscientizar-se da real situação do ente querido e da necessidade de tratamento ou hospitalização na UTI.

Os vários aspectos devem ser aclarados para os familiares, pois, desde o aparecimento da doença até o estabelecimento do diagnóstico e do prognóstico, ocorrem crises e desajustes na família, e esta precisa se sentir apoiada, segura e ter suas dúvidas esclarecidas. É de suma importância que se façam entrevistas com os pais ou companheiros no ato da internação para se obterem dados referentes ao paciente, como suas relações familiares e sociais, e para se estabelecer um acolhimento adequado. Nesse primeiro encontro, em que os familiares informam detalhes sobre o seu papel e função no sistema familiar, é oportuno que a equipe lhes transmita segurança, discuta as dúvidas e estabeleça um vínculo com a família.

Se possível, essa abordagem deve ser feita por mais de um membro da equipe de saúde, o que torna as informações mais consistentes e evita as conversas incompletas e as dúvidas. Nessas situações, noções de alimentação, dieta, higiene, prognósticos, intervenções e saúde mental podem ser apresentadas.

O familiar precisa ter a oportunidade de falar da doença, de seus medos, fantasias sobre a morte e da evolução da doença, expressando seus sentimentos.

A família frequentemente sente-se desamparada e temerosa à beira do leito de um paciente gravemente enfermo. Os tubos, curativos, fios e aparelhos com os quais a equipe está tão acostumada são amedrontadores para os familiares, que, vendo o equipamento fixado ao seu ente querido, podem relutar em tocá-lo por receio de causar dano a ele ou ao equipamento. Frequentemente ficam surpresos e chocados ao ver enfermo alguém que amam. Nesse momento, a equipe tem a oportunidade de oferecer, de forma peculiar, apoio à família e ao paciente. Explicando e descrevendo o equipamento e o aspecto do paciente à família antes que ela chegue à beira do leito, a equipe pode prepará-la para essa experiência comumente difícil. Durante a explicação, a equipe pode usar o toque terapêutico, que pressupõe tocar o braço, a face, o ombro ou a mão do paciente, para desenvolver um sentimento de confiança e apoio à família. O processo de atuar como modelo é uma excelente forma de reduzir a ansiedade da família e do paciente e de ajudá-los a sentirem-se mais seguros em um ambiente estranho.

Vários estudos mostram que os membros da família do paciente internado na UTI consideram a comunicação com a equipe um dos aspectos mais importantes a serem considerados durante a internação. Algumas famílias creem que a habilidade do médico em comunicar-se é mais importante do que sua capacidade científica.

A decisão de "segurar" ou suspender um tratamento e a informação a respeito do quadro atual do paciente usualmente envolvem conversas detalhadas com a família. Essas conversas ocorrem, em geral, com a participação de vários membros da família e da equipe da UTI, incluindo médicos, enfermeiros, fisioterapeutas, assistentes sociais, psicólogos, entre outros.

Um equívoco comum cometido pelos médicos é iniciar uma discussão sobre o fim da vida com a família sem o necessário preparo para isso. Os médicos deveriam considerar o que sabem a respeito do paciente e da sua família, incluindo as relações interpessoais entre os membros da família e suas atitudes em relação à doença, tratamento e morte.

Sabemos que os três componentes da influência humana são a palavra, o tom de voz e a fisiologia (postura) e que a comunicação é a mais básica e vital de todas as necessidades depois da sobrevivência física. Ao concluir uma reunião com a família, é importante que os médicos façam recomendações e ofereçam sua experiência aos familiares.

Conceitos e sugestões de estratégias de comunicação para segurança do paciente

Mindset

O conceito de *mindset*, bastante apropriado para este capítulo, representa as características da mente humana, determinam nossos pensamentos, comportamentos e atitudes. Além disso, busca entender a predisposição psicológica de uma pessoa que prioriza determinados pensamentos e padrões de comportamento para, então, propor e desenvolver uma nova abordagem. Permitir/acessar "mentalidades" diferentes influencia as escolhas pessoais e profissionais dos indivíduos que trabalham no mesmo ambiente.

Para que possamos, entretanto, mudar nosso *mindset*, é necessário tornar-se consciente das crenças assimiladas e criadas durante a vida, desafiá-las e conscientemente alterá-las por meio de um processo de percepção, ou seja, dar-se conta de quais crenças são a base de nossas ilusões e desilusões e quais simplesmente não são "verdadeiras".

Para lidar com essa mudança de *mindset*, George[11] sugere duas maneiras: meditação e contemplação, a partir das quais se obtém maior consciência do que acontece dentro de nós.

Escuta qualificada

Outro conceito é a *escuta qualificada*[9], a qual permite adquirir informações sobre cada paciente, as quais possibilitarão escolhas e resoluções de suas necessidades, tornando-se uma forma de prestar assistência de qualidade.

Por meio da escuta qualificada é possível reconhecer e acolher, empaticamente, as necessidades do paciente, bem como de seus familiares, auxiliando, assim, na assistência prestada,

Trata-se de uma estratégia relevante na prática dos cuidados e que ajuda na elaboração de planos eficazes de cuidados e possibilita a construção de respostas às necessidades dos usuários.

A habilidade de ouvir é imprescindível para o profissional da saúde, visto que propicia o acolhimento, expande e expõe as reais necessidades de cada indivíduo, explicitas ou não, tendo como resultado o cuidado humanizado e integral.

Assertividade

Assertividade, termo derivado da palavra asserção, é a habilidade de se dizer o que se pensa levando em consideração o bem-estar do outro. É um comportamento apreendido.

Fazer asserção quer dizer afirmar, do latim *afirmare*, tornar firme, consolidar, confirmar, declarar com firmeza. A assertividade reúne verdade e firmeza. Ser verdadeiro em seu posicionamento e ao mesmo tempo firme, ou seja, estar convicto daquilo que se está comunicando.

Uma pessoa está se comportando assertivamente quando se defende, expressa seus *verdadeiros* sentimentos, não deixa que os outros se aproveitem dela e, ao mesmo tempo, tem consideração pelos sentimentos dos outros.

A *vantagem* de ser assertivo[10] é que se consegue aquilo que se deseja geralmente sem deixar as pessoas zangadas. Com o domínio do comportamento assertivo, a submissão, o afastamento, o ataque e a culpa não são mais necessários (Figura 15.1).

O posicionamento assertivo encontra-se entre os polos passividade e agressividade. A passividade ocorre quando há medo e resignação nos posicionamentos, e agressividade, quando as atitudes são disruptivas independente das hierarquias.

O treino assertivo pode ser considerado inteligência comunicacional e é um comportamento passível de ser apreendido e incorporado ao repertório do indivíduo.

Comunicação não violenta

Rosenberg[12] sugere novos comportamentos a serem aplicados de maneira produtiva por toda a vida. Muitos padrões de comunicação já estabelecidos na vida podem contribuir para relacionamentos disfuncionais, mal-entendidos e frustração.

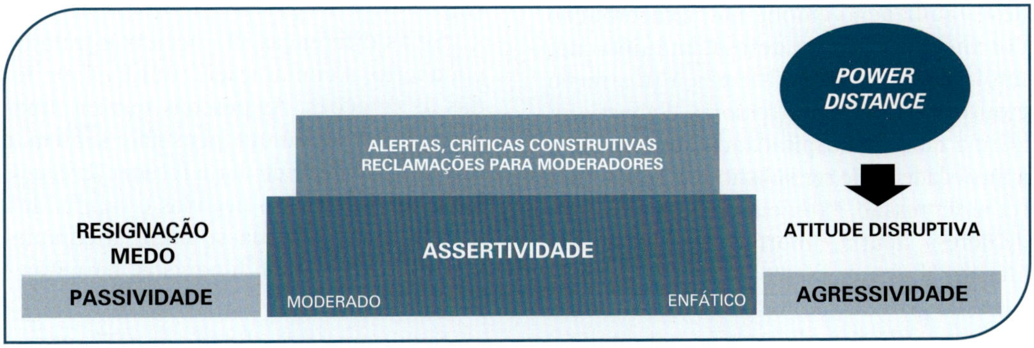

Figura 15.1: Ponto de equilíbrio da comunicação assertiva.

Suas ideias fundamentais são fundamentadas em que uma comunicação deficiente contribui para relacionamentos disfuncionais, mal-entendidos e frustração. A comunicação não violenta (CNV) é construída sobre a conexão interpessoal "do fundo do coração", a qual tem quatro componentes: observação, sentimento, necessidades e pedido. Para praticar a CNV, há que se aprender a observar sem julgamento ou avaliação, e expressar as suas necessidades. Forças externas podem estimular os sentimentos, mas não são a causa. Os seus sentimentos advêm das suas necessidades. Se acreditamos que nossa irritação foi causada pelas ações das outras pessoas, iremos culpá-las por nossos sentimentos.

Antes que alguém valorize as suas necessidades, você deve primeiro reconhecê-las e valorizá-las. Ao fazer um pedido, expresse necessidades e sentimentos, e não exigências. Peça aos interlocutores para confirmarem se ouviram o que você pretendia comunicar, aplique práticas de comunicação não violentas na hora de lidar com suas emoções, utilize a CNV para ajudar outras pessoas a resolverem conflitos, substitua "eu tenho que" por "eu escolho".

A CNV favorece a atitude humana nas circunstâncias difíceis.

Conversação com o paciente

A hospitalização na UTI evoca no paciente a fragilidade humana e, com ela, desestabilização emocional, exacerbação dos mecanismos de defesa, inquietação, intolerância, baixa resistência à frustração e outros estímulos estressores. Sebastiani[7] afirma que, na hospitalização prolongada, a ansiedade pode ser substituída por angústia e depressão, falência dos mecanismos de defesa, apatia, amorfismo ou labilidade afetiva, lapsos de memória, lentificação do curso do pensamento, dispersividade intensa (comprometimento da atenção voluntária e involuntária), possibilitando o surgimento de ideias destrutivas, fadiga crônica, perda da motivação e volição, prostração, insônia, isolamento, ambiguidade de sentimentos, exacerbação de atenção às funções viscerais (indivíduo poliqueixoso), entre outras. A negatividade do paciente é evidente: as queixas somáticas se multiplicam e se desenvolvem sintomas clínicos claros, havendo predileção pelas manifestações mórbidas.

Sabe-se que a internação prolongada provoca depressividade psicológica, que se associa a imunodepressão, o que coloca o indivíduo em um estado de profunda fragilidade e debilitação psicofisiológica. Os sinais e sintomas descritos revelam que é impossível negar o doente e olhar apenas para a doença.

À medida que o tempo de internação do paciente aumenta, as interações prosseguem e diferentes tipos de sentimentos podem ser despertados, portanto inevitavelmente há sentimentos que influenciarão as interações e a própria atividade dos profissionais da saúde. Se sentimentos negativos de antipatia e falta de confiança surgirem, as interações tenderão a diminuir, levando ao afastamento, à menor comunicação e repercutindo de forma desfavorável nas relações interpessoais.

A maneira como o profissional da saúde lida com as diferenças individuais cria um certo clima entre as pessoas e tem forte influência sobre os relacionamentos interpessoais, principalmente nos processos de comunicação, no comportamento organizacional e na produtividade.

Se as diferenças são aceitas e tratadas em aberto, a comunicação flui fácil em todas as direções. As pessoas ouvem umas às outras, falam o que pensam e sentem, e têm possibilidade de dar e receber *feedback*. Se as diferenças são negadas e suprimidas, a comunicação torna-se falha, incompleta, insuficiente, com bloqueios, barreiras e distorções

Segurança e qualidade na UTI surgem com uma liderança participativa e eficaz.

A promoção do trabalho em equipe só terá expressão real e verdadeira quando os membros de uma mesma equipe desenvolverem sua competência interpessoal, o que lhes permitirá alcançar grande sinergia em seus esforços colaborativos.

Souza[4] sugere rotinas para uma comunicação melhor, as quais serão descritas adiante.

Comunicação multiprofissional na UTI

A equipe multiprofissional tem por objetivo desenvolver um trabalho comum em diferentes especialidades, concentrando todos os esforços no cuidado e tratamento aos pacientes. Se uma equipe não consegue comunicar-se ou criar uma interação leal entre si, o atendimento acaba sendo prejudicado. Antes de cuidar do paciente, a equipe precisa aprender a se cuidar, a se comunicar e a criar vínculos entre os próprios colegas de trabalho. Assim, para que a comunicação aconteça, é necessário que as informações sejam transmitidas e que o destinatário as receba e as compreenda. A equipe precisa estar atenta às interferências que prejudicam esse processo, como o excesso de ruído no ambiente, a impossibilidade de assimilar o que está sendo repassado, a distorção e a sobrecarga de informações (Quadro 15.1).

Famílias difíceis – intervenções sugeridas

A inclusão desse tema tem como objetivos apresentar algumas orientações específicas quanto às famílias que provocam algum tipo de constrangimento à equipe de saúde e oferecer algumas sugestões de conduta na abordagem.

- Procurar compreender a personalidade da família, incluindo habilidades para se adaptar e pontos fracos ou vulneráveis.

QUADRO 15.1 COMUNICAÇÃO NA EQUIPE MULTIPROFISSIONAL

Diagnóstico	Objetivo	Procedimentos
Comunicação multiprofissional	Aprimorar a comunicação entre as equipes multiprofissionais	1. Aprimorar a comunicação com a equipe de enfermagem/fisioterapia/médica e outros na busca de consenso, frente às dificuldades/queixas apresentadas pelos pacientes e/ou familiares. 2. Discutir casos clínicos com a equipe interdisciplinar para busca de consenso e uma linguagem uníssima. 3. Orientar os profissionais da saúde que atuam na UTI a respeito da postura adequada diante das dificuldades encontradas no trato com os familiares e pacientes. 4. Desenvolver rotinas de repasse e registro de informações para assegurar a qualidade e a continuidade dos cuidados.

- Identificar reações emocionais da família e pacientes, não deixando que se tornem excessivas/negativas e interfiram no tratamento.
- Identificar as virtudes da família (inteligência, educação, habilidades de comunicação efetiva, empatia, habilidade para acalmar o paciente).
- Explicar claramente para os familiares a natureza, o curso, o tratamento e o prognóstico do(s) problema(s) do paciente.
- Formar uma aliança terapêutica acerca do tratamento prescrito para confortar e dar suporte ao paciente e especificar como a família pode auxiliar a equipe e o próprio paciente.
- Encorajar os familiares a perguntar sobre a doença, o tratamento e o prognóstico.
- Evitar julgamentos precipitados (especialmente negativos ou de caráter psicopatológico) e estereotipar as personalidades dos familiares.
- Ajudar os familiares a lidar efetivamente com suas reações afetivas em relação à doença do paciente. Orientar a família a procurar auxílio da psicologia.

No Quadro 15.2, orientamos a estudar traços de personalidade e suas características.

QUADRO 15.2 — ORIENTAÇÕES E INTERVENÇÕES NA COMUNICAÇÃO E NO CONTATO COM FAMILIARES

Diagnóstico	Objetivo	Procedimentos
Familiares **histéricos**: superemocionais, supersensíveis, facilmente impressionáveis, sugestionáveis, fazem generalizações com base na ansiedade ou intuição, desatentos, hiper-reativos, que podem ser até sedutores.	Instrumentalizar a equipe no contato com famílias difíceis.	1. Realizar contatos frequentes e breves. 2. Utilizar discurso calmo, racional, abordando a questão sempre da mesma maneira. 3. Conter o fluxo exacerbado das emoções. 4. Apontar o valor de ser calmo e objetivo. 5. Solicitar a atuação de outros membros da família menos histéricos, para conter as emoções da situação. 6. Usar uma argumentação compreensiva e calma a respeito das consequências imediatas do comportamento emocional da família no paciente.
Familiares **obsessivos**: rígidos, dogmáticos, perfeccionistas, contidos emocionalmente e com preocupação excessiva com detalhes.		1. Ser paciente e tolerante. 2. Estar disponível para escutar, sem a preocupação do tempo. 3. Redirecionar a atenção para o foco principal, considerando os valores individuais, não dando margem para a preocupação excessiva com detalhes.

Continua...

...Continuação

QUADRO 15.2	ORIENTAÇÕES E INTERVENÇÕES NA COMUNICAÇÃO E NO CONTATO COM FAMILIARES	
Diagnóstico	**Objetivo**	**Procedimentos**
Familiares **dependentes**: têm necessidade interminável de contato e apoio. Estes familiares chegam a utilizar o paciente para suporte emocional. Relacionam-se com o médico como se ele fosse um provedor inesgotável. São insaciáveis.		1. Procurar não evitar o contato com a família ou reagir com aversão. 2. Procurar compreender a insegurança e a necessidade da família em estar próxima a equipe de saúde. 3. Deixar os limites claros e firmes sobre o papel e a disponibilidade da equipe. 4. Relacionar-se com os membros da família como adultos, enfatizando o valor de se dar apoio ao paciente. 5. Definir de forma clara tarefas objetivas e o papel dos membros da família. 6. Mobilizar outros membros da família a oferecer apoio. 7. Orientar a família a utilizar, de forma preventiva, o atendimento psicológico disponível na UTI.
Familiares **solicitantes**: agem de modo egocêntrico. Julgam merecer aquilo que pedem, assim como um tratamento preferencial. De forma inconsciente, possuem baixa autoestima e dependência. Pouco tolerantes a receber críticas. Dispostos a brigar até as últimas consequências. Podem se considerar vips.		1. Questionar a solicitação. 2. Compreender que este traço de personalidade é uma defesa contra a insegurança. 3. Oferecer o direito ao melhor tratamento possível, mas coloque limites no tratamento dispensado. 4. Solicitar acompanhamento psicológico para evitar críticas descabidas e peculiares.
Familiares **rejeitadores de ajuda**: pessimistas, desconfiados, não aderentes ao tratamento, testam a relação de confiança com a equipe.		1. Procurar identificar junto com o psicólogo as incertezas, culpas e ressentimentos da família, que surgem durante a internação. 2. Conversar de forma disponível com os familiares sobre os aspectos da desconfiança. 3. Manter contato frequente. 4. Nunca faça promessas que não poderá cumprir.

O primeiro atendimento do paciente

Para alguns pacientes internados em UTI, o ambiente requer grandes ajustamentos mentais e emocionais, visto que muitas vezes, sentem-se em um lugar desconhecido com o qual não se identificam e, com isso, precisam lutar para terem uma sensação de estabilidade e autocontrole. A equipe pode ajudar nesse momento difícil de adaptação, proporcionando ao paciente respeito, confiança e atendimento humanizado (Quadro 15.3). A postura de humanização fará prevalecerem os direitos humanos, respeitando o paciente em sua fragilidade.

QUADRO 15.3 INTERNAÇÃO HUMANIZADA NA UTI

Diagnóstico	Objetivos	Procedimentos
O internamento ao paciente	Acolher o paciente internado	1. Abordar o paciente com a intenção de estabelecer vínculo a fim de acolhê-lo e tranquilizá-lo. 2. Promover a interação do paciente com a equipe. 3. Obter o máximo de informações com o paciente a seu respeito. 4. Informar o paciente a respeito das rotinas da unidade (horário de visitas, refeições, higiene), o que promove uma previsibilidade ao paciente.
	Proporcionar segurança	1. Pedir licença ao entrar no leito, apresentando-se e informando sua função na unidade. 2. Situar o paciente no ambiente em que se encontra. 3. Investigar junto ao paciente internações anteriores em UTI com o objetivo de desmistificar possíveis concepções errôneas. 4. Orientar sobre o procedimento que será realizado e sua finalidade. 5. Averiguar se o paciente tem dúvidas sobre seu estado de saúde e se há algum estressor ou necessidade.

Conclusão

Entendemos que, na área hospitalar onde a fragilidade humana é presente, a capacidade de acolher as informações vindas do paciente ou de seus familiares é um diferencial quando se trata de qualidade e segurança.

A qualidade da conversação depende do quanto o profissional sabe escutar. Uma das maneiras de se valorizar a conversação é prestar a atenção no que está sendo dito. Ao se comportar mostrando interesse na fala, valoriza-se a criação do vínculo. A pessoa que fala capta a qualidade da atenção por intermédio do olhar, e a qualidade do seu pensamento melhora em função desse comportamento.

Outro ponto importante na comunicação é permitir o silêncio. O silêncio pode caracterizar uma encruzilhada e o profissional preparado entenderá que será necessário fazer algumas escolhas sobre para onde conduzir a conversação na sequência. Durante a pausa provavelmente o interlocutor está processando as informações, ou seja, tentando entender a situação que está sendo narrada. Esse tempo é necessário para a absorção dos conteúdos transmitidos.

Cultivar a tranquilidade permite que se investigue mais profundamente o que se pretende entender. Cultivar a tranquilidade numa conversação é uma técnica amplamente comportamental com resultados cognitivos significativos.

Encorajar a comunicação reflete o intuito de deixar a outra pessoa à vontade para expor as suas ideais. Nesse momento, a tranquilidade auxilia na comunicação.

A partir dessas reflexões podem-se construir rotinas de comunicação que auxiliem na dinâmica do cuidado ao paciente crítico e minimizem o estresse da equipe.

O contexto psicológico da comunicação está amparado em autoridade, confiança, consenso e comprometimento.

A autoridade ajuda a criar um contexto favorável. Se demonstrarmos profissionalismo, conhecimento sobre o assunto, credenciais, experiência e credibilidade, é possível criar uma aura de autoridade em torno de si que lhe dará poder em muitas situações, o que se acredita facilitar o processo comunicacional.

A comunicação no contexto hospitalar implica acolher o sistema familiar em seus questionamentos e dúvidas. Os diálogos devem ocorrer diariamente sem necessidade de detalhamento técnico e com linguagem acessível.

Uma comunicação efetiva e afetiva minimiza dificuldades e incertezas, diminui o nível de ansiedade, fortalece o sentimento de segurança, facilita e promove o bom relacionamento entre equipe-família-paciente.

A comunicação efetiva e os relacionamentos colaborativos entre profissionais da saúde de UTIs e a família do paciente são componentes vitais para a qualidade de cuidados e, consequentemente, para a qualidade da assistência hospitalar.

Para isso são necessários profissionais treinados no uso da linguagem, capazes de identificar e compreender as necessidades da cultura institucional para a promoção de um bom relacionamento entre todos os profissionais, pacientes e famílias.

A comunicação, portanto, torna-se o elemento fundamental para o equilíbrio e o bom funcionamento da equipe e, por conseguinte, do serviço.

O território da confiança navega pela fala sincronizada, ou seja, é preciso haver congruência entre a fala e a ação. A pessoa que se reconhece como competente adquire um poder especial na sua comunicação, porque desperta confiança em seu entorno. Vale lembrar que a competência se forma a partir de um padrão estabelecido, e a confiança, a partir de relações de afetividade, consistência e profissionalismo.

O consenso é outro valor que influi no sucesso de uma ação comunicativa. É preciso entender que o sistema brasileiro é democrático e se baseia em governar expressando a ideia da maioria. Para sermos bons comunicadores é necessário observar antes de falar, saber qual a linguagem das pessoas que estão se comunicando e entender que, quando a linguagem estiver sintonizada com o consenso do ambiente, seremos mais bem recebidos.

O comprometimento é um desafio. Para que haja comunicação, por mais singela que seja, são necessários um mínimo de comprometimento entre ambas as partes e o entendimento de que se trata de um processo que se ampliará com o tempo.

Comunicar-se é gerar uma ação com base em segurança e qualidade!

Referências bibliográficas

1. Ribeiro L. Comunicação Global. Rio de Janeiro: Objetiva,1993.
2. Barker A. Técnicas de Comunicação. São Paulo: Laselva,2006.
3. Moscovici F. Desenvolvimento Interpessoal. 3. ed. Rio de Janeiro: Livros Técnicos e Científicos, 1985.

4. Souza RP. Manual de Rotinas de Humanização em Medicina Intensiva. Curitiba: Atheneu, 2004.
5. Cohn L. Barriers and values in the nurse/client relationship. J. Assoc. Rehabil Nurs. 1978; 3:3-8.
6. Wallace-Barnhill GL. Compreendendo as reações do paciente e da família. In: Civetta, JM, Taylor RW, Kirby RR et al. Tratado de Terapia Intensiva. São Paulo: Manole, 1992.
7. Sebastiani RW. Atendimento psicológico no centro de terapia intensiva I. Revista de Psicologia Hospitalar. 1992; 2(1): 10-16.
8. Goleman D. Inteligência social: o poder das relações humanas. Rio de Janeiro: Elsevier, 2011. p. 61-67.
9. Santo AB. Escuta qualificada e gestão social entre os profissionais de saúde. APS. em Revista. 2019; 1(2): 170-179.
10. Martins V. Seja assertivo. 1. ed. São Paulo: Alta books, 2016.
11. George M. Mindsets. 2. ed. Petrópolis: Vozes, 2018.
12. Rosenberg MB. Comunicação Não Violenta – Técnicas para aprimorar relacionamentos pessoais e profissionais (Nonviolent Communication). São Paulo: Editora Ágora, 2006.

16

Burnout e Estresse Adaptativo

Katya Masae Kitajima Borges

Introdução

As especificidades do ambiente das unidades de terapia intensiva (UTI) têm sido alvo de diversos estudos, principalmente no que diz respeito aos fatores de estresse desencadeados pelo dinamismo no cuidado ao paciente grave.[1] As mudanças que ocorrem na prática da saúde contribuem para aumentar a complexidade das situações vividas pelos profissionais, levando-os a se defrontar constantemente com seus limites, exigindo, dessa forma, intenso esforço adaptativo.[2]

O convívio com o sofrimento das pessoas e a morte pode gerar sentimento de impotência, e a carga horária excessiva de trabalho, o cansaço, o constante estado de alerta, a coexistência com a imprevisibilidade, o atendimento às famílias dos pacientes com as devidas habilidades e o confronto com dilemas éticos são algumas fontes subjetivas de estresse nas UTIs.[3]

Os efeitos desse estresse crônico e prolongado no trabalho manifestam-se em sintomas físicos, emocionais e comportamentais, os quais os estudiosos na área denominaram de síndrome de burnout. Os índices de absenteísmo, licenças médicas e rotatividade têm despertado atenção pelos altos custos que acarretam para as organizações.[4] Além disso, a qualidade da assistência é automaticamente comprometida pela desatenção e pela negligência no cuidado ao paciente, provocando efeitos adversos com grandes chances de se tornarem nocivos ou fatais.

Entre as propostas defendidas no processo de humanização em UTI, destaca-se a valorização dos profissionais da saúde e as suas condições de trabalho.[1] Sabemos que uma assistência segura e de qualidade ocorre na medida em que a equipe de saúde vivencia menos insatisfação e conflitos.

Se as organizações consideram seus recursos humanos um dos principais pilares da qualidade, não se há de contestar que as condições laborais, bem como as relações humanas no mundo do trabalho, interferem diretamente na percepção de qualidade de vida e na saúde do trabalhador. Dessa forma, os gestores precisam dar maior relevância às iniciativas que ofereçam prevenção e detecção precoce da síndrome de burnout.[5]

Para pôr em prática a famosa frase "cuidando de quem cuida", é necessário conhecer essa doença ocupacional e seus fatores de riscos.

Conceitos fundamentais da síndrome de burnout

Muitas pessoas já ouviram falar em síndrome de burnout, mas poucas sabem defini-la. Sua denominação origina-se do jargão inglês para sintetizar algo que deixou de funcionar por absoluta exaustão e falta de energia. Embora relacionado com diversas outras denominações, o termo burnout vem sendo mantido mesmo sem tradução para a língua portuguesa.[6]

Os trabalhos de Gil-Monte, Peiró, Maslach[7] e Leiter, na Espanha e nos Estados Unidos, embasaram a maioria das pesquisas realizadas sobre o burnout. No Brasil, destacamos, a partir da década de 1990, importantes pesquisadores, como Codo,[6] Lautert,[7] Carlotto[8] e Gobi e Benevides-Pereira,[9-11] que, com suas valiosas contribuições, têm difundido estudos sobre as doenças presentes em determinadas categorias profissionais.

Por ser pouco conhecida, é comum que a síndrome de burnout seja confundida com o estresse, que é é uma reação do organismo constituída por aspectos psicológicos, físicos, mentais e hormonais e ocorre quando surge a necessidade de uma grande adaptação a um determinado evento ou situação. O estresse é uma reação desencadeada por qualquer evento que confunda, amedronte ou emocione profundamente a pessoa e apresenta aspectos positivos e negativos,[12] enquanto, na síndrome de burnout, existe apenas o caráter negativo, que está sempre relacionado com as atividades profissionais.[10]

A síndrome de burnout, surgida dos estudos sobre o estresse, é um tipo específico de estresse cujo processo se inicia devido a excessivos e prolongados níveis de estresse, estando diretamente associada ao mundo do trabalho e ao tipo de atividade laboral. De forma geral, podemos descrever que se trata de uma síndrome por meio da qual o trabalhador perde o interesse e o sentido da sua relação com o trabalho.[2,4,6,10,13]

Os estudos sobre a prevalência da síndrome de burnout no Brasil ainda não são vastos nem consistentes, mas já oferecem informações interessantes ao identificar níveis moderados a elevados nos trabalhadores.[3,4,14]

Histórico e concepção sociopsicológica

As referências bibliográficas encontradas para fundamentar os conceitos sobre a síndrome de burnout atribuem os primeiros estudos ao psicanalista norte-americano Herbert Freudenberger na década de 1970,[3,4,6,10] que observou intenso desgaste físico e emocional nos profissionais que estavam trabalhando com a recuperação de pacientes dependentes químicos. Ele então caracterizou a síndrome como um distúrbio psíquico de caráter depressivo manifestado por esgotamento físico e mental intenso e cuja causa estava intimamente ligada à vida profissional.

Foi no início da década de 1980, no entanto, que as psicólogas Christina Maslach e Susan Jackson desenvolveram e definiram de forma mais contundente os conceitos sobre a síndrome de burnout. Desde então, o tema vem sendo explorado por diversos pesquisadores, que utilizam também outras denominações, como estresse laboral, estresse ocupacional, neurose profissional – nesse caso enfatizando os transtornos psíquicos desencadeados – e síndrome do esgotamento profissional.[10]

Em uma perspectiva sociopsicológica, Maslach e Jackson conceberam uma das concepções teóricas mais adotadas sobre a etiologia da síndrome de burnout associando as características individuais às condições e às relações do ambiente de trabalho.[2]

Trata-se, portanto, de uma síndrome multidimensional formada por três componentes básicos: exaustão emocional, despersonalização e diminuição da realização profissional.[5,8,10,15] A exaustão emocional é considerada um traço inicial da síndrome, quando o profissional apresenta esgotamento físico e/ou emocional, fadiga e acometimento gradativo da capacidade e do vigor para o trabalho.

A despersonalização merece atenção especial por ser considerada, por muitos autores, a característica específica da síndrome de burnout. Ansiedade, irritabilidade e desmotivação geralmente acompanham a síndrome, destacando-se também comportamento de frieza, indiferença e atitudes desumanas como formas de proteção e controle dos agentes estressores.

O declínio da realização pessoal se reflete em decepção e frustração por acreditar-se que não se está fazendo o planejado para a vida,[15] ensejando uma sensação de inadequação pessoal e profissional, além de depressão, desmotivação, baixa produtividade e sentimento de incapacidade. Certamente, todos os itens descritos são bastante representativos do burnout e preocupantes em se tratando da segurança do paciente.

Sinais e sintomas

Diagnosticar a síndrome de burnout não é tarefa fácil, visto ser um processo cumulativo cujos sintomas são os mais variados. Benevides-Pereira[9] organizou um resumo esquemático dos sintomas do burnout, dividindo-os em físicos, psicológicos, comportamentais e defensivos, conforme mostrado no Quadro 16.1.

Por se tratar de uma síndrome, muitos pesquisadores ressaltam que o burnout, por ser um processo, não estabelece uma distinção clara entre uma etapa e outra e seus

QUADRO 16.1	SINTOMAS DO BURNOUT
Sintomas físicos: Fadiga constante e progressiva Distúrbios do sono Dores musculares ou osteomusculares Cefaleias, enxaquecas Perturbações gastrointestinais Imunodeficiência Transtornos cardiovasculares Distúrbios do sistema respiratório Disfunções sexuais Alterações menstruais	**Sintomas psíquicos:** Falta de atenção e concentração Alterações de memória Lentificação do pensamento Sentimento de alienação Sentimento de solidão Impaciência Sentimento de insuficiência Baixa autoestima Labilidade emocional Dificuldade de autoaceitação Astenia, desânimo, disforia, depressão Desconfiança, paranoia
Sintomas comportamentais: Negligência ou excesso de escrúpulos Irritabilidade Incremento da agressividade Incapacidade para relaxar Dificuldade na aceitação de mudanças Perda de iniciativa Aumento do número de substâncias Comportamento de alto risco Suicídio	**Sintomas defensivos:** Tendência ao isolamento Sentimentos de onipotência Perda do interesse pelo trabalho (ou até pelo lazer) Absenteísmo Ironia Cinismo

Fonte: Burnout – quando o trabalho ameaça o bem-estar do trabalhador (Benevides-Pereira) 2002.

sintomas podem surgir mesclados com sinais de diferentes áreas ou simultaneamente.[2]

O instrumento mais utilizado e referenciado até o momento para avaliar o burnout é o Maslach Burnout Inventory (MBI), elaborado por Maslach e Jackson em 1978. O MBI, já traduzido e validado no Brasil, em 1995, por Lautert, trata-se de um questionário autoaplicável com 22 itens que avaliam as três dimensões descritas da síndrome, sendo apresentado em três versões.

O Human Service Survey (HSS), uma de suas versões, destina-se a avaliar os profissionais de serviços humanos, como médicos, psicólogos, enfermeiros, fisioterapeutas, assistentes sociais etc. O Educators Survey (ED) é aplicado a professores e educadores; o General Survey (GS), a trabalhadores de outra áreas; e o Student Survey (SS) é a forma adaptada mais recentemente para avaliar os estudantes.[8,10,13]

No Brasil, pesquisadores liderados pela professora Ana Maria Benevides-Pereira que, em parceria com pesquisadores espanhóis, desenvolveram instrumentos como o Inventário da Síndrome de Burnout (ISB) e o Inventário de Burnout para Psicólogos (IBP), os quais estão validados e se encontram em fase de padronização.[11]

Aspectos desencadeadores

Alguns autores[3,4,7,13] referem que as variáveis capazes de interferir no grau, tipo e número das manifestações do burnout podem estar relacionadas com as características pessoais, organizacionais, sociais e laborais. Vejamos, então, a seguir de que forma isso acontece.

Características pessoais

Quanto às características pessoais (idade, estado civil, nível educacional, filhos e personalidade), embora ainda não haja consenso, as pesquisas mostram que os profissionais jovens são os mais vulneráveis ao desenvolvimento da síndrome de burnout, visto sentirem-se inseguros em função do menor tempo de experiência[16] e depararem-se, com o passar do tempo, com uma realidade menos fantasiosa.

Pessoas solteiras, sem filhos e com nível educacional mais elevado têm mostrado maior tendência à síndrome. No tocante a gênero e etnias, ainda não há consenso nas pesquisas.

Alguns traços de personalidade interagem com os agentes estressores, potencializando o desenvolvimento do burnout. Em geral, são indivíduos competitivos, muito envolvidos profissionalmente e que, por serem perfeccionistas, tornam-se exigentes consigo mesmos e com os outros. Ademais, têm excessiva necessidade de controle das situações, são impacientes e defensivos, costumam atribuir ao outro, à sorte ou ao destino as possibilidades e os acontecimentos e são mais pessimistas, pois têm dificuldade em tolerar frustrações.[2-4,7]

Características do trabalho e da organização

Embora, na maioria das vezes, a prevalência da síndrome de burnout seja citada em profissões que lidam diretamente com pessoas, como as assistenciais e educacionais (professores), já é possível encontrar na literatura estudos evidenciando-a em outras atividades profissionais.[17]

Abordando mais especificamente as profissões assistenciais – médicos, enfermeiros, psicólogos, assistentes sociais e fisioterapeutas –, não se pode deixar de citar que, além da sobrecarga de trabalho e da insatisfação salarial, lidar diretamente com outras pessoas em situações de fragilidade e sofrimento tem um custo emocional muito alto para o profissional. Soma-se a isso a responsabilidade que envolve a manutenção da vida de pessoas, o que atualmente é permeado pelo receio das consequências civis e penais, tornando essas profissões mais estressantes.[2,3] É primordial, portanto, oferecer um ambiente sem riscos, seguro e adequado ergonomicamente.

Ambientes como esses tornam-se suscetíveis a conflitos e queixas se não houver um bom canal de comunicação e o suporte necessário dos gestores. Desconsiderar esse cuidado com o profissional ou ignorar seu pedido de atenção desencadeia sentimentos de desamparo no profissional.[7,18]

Mudanças frequentes nas organizações tornam seus valores e metas pouco consistentes e resultam em um clima organizacional de insegurança e insatisfação entre seus profissionais, assim como normas rígidas e excesso de burocracia limitam-lhes a criatividade e autonomia, predispondo-os à síndrome.[5,7,18]

Características sociais

As características sociais tornam-se facilitadoras da síndrome de burnout quando o profissional não pode contar com o suporte familiar, não tem amigos em quem possa confiar ou não faz parte de organizações (p. ex., igrejas) e/ou outros grupos sociais. Os valores pessoais e as normas culturais também são considerados fatores motivadores, visto que são relevantes para cada profissional.

Os profissionais da saúde habitualmente são comprometidos com mais de um emprego ou assumem mais plantões do que deveriam a fim de obter maior satisfação salarial, e, dessa forma, sentem-se sobrecarregados e com pouco tempo para os necessários descanso e lazer.[19]

As novas tecnologias da informação, a prática de reembolso, tanto para serviços de saúde quanto para profissionais liberais, a contenção e a redução de custos e a maior *expertise* exigida têm afetado os processos, o ambiente de trabalho e, consequentemente, a capacidade de prestação de uma assistência segura aos pacientes.[20]

As consequências

Podemos dizer que as consequências de todo esse cenário vêm em forma de cascata, com profissionais doentes e apresentando alguns dos sinais e sintomas físicos e psicológicos anteriormente descritos. Maslach[7] utiliza a expressão "erosão psicológica" para chamar a atenção para os inúmeros custos desse processo, tanto para a organização como para o profissional.

A síndrome de burnout é reconhecida pela Organização Mundial da Saúde (OMS) como risco ocupacional classifica no grupo V do Código Internacional de Doenças (CID-10) e está regulamentada no § 3º do Art. 337 do Decreto nº 3.048, de 6 de maio de 1999.[14,21]

O alarmante número de absenteísmo, licenças médicas, rotatividade por remanejamento de pessoal, demissões e novas contratações acarreta um alto custo para as organizações, visto que todo o investimento feito no treinamento dos profissionais é invalidado. Ademais disso, o estado de esgotamento e a desatenção eventualmente resultam em acidentes de trabalho com objetos perfurocortantes, lesões na coluna, torções e etc., dando ensejo a licenças médicas e, em consequência, sobrecarregando os colegas de trabalho.[2,3,7]

A exaustão, a desmotivação e a insatisfação são alguns dos sinais que facilitam atitudes de despersonalização. A insensibilidade emocional do profissional demonstrada por meio de atitudes negativas e grosseiras, como hostilidade, intolerância e impaciência, interfere diretamente na valorizada relação entre médico e paciente.[13]

As situações adversas oriundas de equívocos nas prescrições, nas administrações de medicamentos e/ou nos procedimentos realizados tornam vulnerável a segurança dos pacientes, os quais, juntamente com suas famílias, muitas vezes são pouco tolerantes aos erros e estão exercendo cada vez mais os seus direitos como consumidores e clientes e exigindo o melhor atendimento.

Paralelo a isso, as organizações de saúde têm buscado adequar-se às novas políticas de qualidade de assistência, demandando ainda mais tempo e envolvimento dos recursos humanos para alcançar as metas.

Tendências para intervenção e prevenção

Nos últimos anos, inúmeros estudos foram realizados com caráter epidemiológico, mas poucos abordaram a intervenção e a prevenção da síndrome de burnout. Dessa forma, buscar essas estratégias tem sido o grande motivador em boa parte dos estudos da área.

É notório o prejuízo que a síndrome de burnout é capaz de proporcionar às organizações de saúde, e a melhor forma para garantir a segurança do paciente é a prevenção. Os valores humanos devem ser priorizados como estratégia preventiva, delegando às organizações a responsabilidade de criar políticas que protejam os grupos de indivíduos mais expostos. Promover condições de trabalho que assegurem a saúde física e emocional dos profissionais de forma contínua parece ser o grande desafio.[2,7,10,18]

Nesse sentido, os profissionais precisam, primeiramente, reconhecer e identificar os fatores estressores no ambiente de trabalho, bem como as estratégias de enfrentamento ou ações que possam utilizar para lidar com o problema. Transformar suas crenças não saudáveis em saudáveis e positivas diante da vida é fundamental para que ocorra uma mudança interna, capaz de definir as suas prioridades, proporcionando a valorização pessoal, o convívio com a família e seu meio social e o resgate da autoestima.[10,18]

A organização deve ser a grande facilitadora e mediadora para que ocorra essa mudança.[5,7,10,18] Para isso ela pode:

- Aperfeiçoar o processo seletivo para a admissão de pessoal, criando estratégias para acompanhamento e avaliação das necessidades.
- Propiciar treinamento contínuo para capacitação e suporte técnico aos profissionais.
- Promover programas de sensibilização no tema da humanização, desenvolvendo habilidades no trato com o paciente, a família e os colegas de trabalho.
- Utilizar recursos como discussões de casos com a participação de todos a fim de construir estratégias de intervenção e prevenção de efeitos adversos.
- Desenvolver um sistema de recompensa e estímulos como forma de reconhecimento positivo e valorização do profissional.
- Criar grupos reflexivos para melhor identificar as necessidades e os desconfortos dos membros da equipe, possibilitando a construção de soluções alternativas e avaliação dos resultados, propondo melhorias.
- Desenvolver programas para a promoção de qualidade de vida com adoção de comportamentos e hábitos saudáveis como prática de exercícios, dieta equilibrada, bem-estar emocional etc.
- Instrumentalizar os membros da equipe de saúde com técnicas de relaxamento, meditação e respiração para controle do estresse.
- Estabelecer um eficiente canal de comunicação e *feedback* com os grupos, pois, quanto melhor for a comunicação, menos erros haverá nos processos.
- Demonstrar alinhamento e clareza quanto a políticas, normas e valores organizacionais, bem como suas alterações.
- Reforçar a importância do apoio e da confiança na equipe multidisciplinar, valorizando a abordagem interdisciplinar.
- Motivar o trabalho em equipe.

Essas são algumas sugestões de ações simples e possíveis de serem adotadas em qualquer tipo de organização para melhorar o desempenho das habilidades e o bem-estar dos profissionais, garantindo, portanto, assistência segura e de qualidade aos pacientes. Reconhecer o real valor das pessoas e de seu trabalho não deixa de ser uma forma de retroalimentação das equipes de trabalho.

Burnout no contexto da pandemia da Covid-19

A pandemia do coronavírus descortinou, em todos os âmbitos, as fragilidades já existentes. Vários estudos mostram que a pandemia potencializou consideravelmente a incidência da síndrome de burnout entre os profissionais de saúde, visto a maior sobrecarga de trabalho a que foram submetidos, com grandes desgastes físico e psicológico. Uma alta prevalência de sintomas de ansiedade e depressão ou burnout grave foi identificada em quase metade dos profissionais entrevistados na pesquisa realizada por Azoulay *et al.*[24]

A Covid-19 criou desafios únicos para os trabalhadores em todo o mundo. A maioria das pessoas foi orientada a realizar suas atividades profissionais em suas próprias casas com objetivo de minimizar o número de contaminação e não sobrecarregar os leitos dos hospitais. Em contrapartida, os profissionais da saúde na linha de frente da assistência não tiveram essa opção. O mundo inteiro voltou os olhos para esses profissionais, pois eram as únicas esperanças naquele momento. Foram longas horas de jornada de trabalho sem dispor de estrutura, treinamentos adequados e equipamentos de proteção individual. Muitos foram obrigados a se isolar de seus familiares para protegê-los, outros foram contaminados e alguns cuidaram e também enterraram seus colegas. O medo, a ameaça mortal do novo vírus e a incerteza ocasionaram efeitos estressores incalculáveis durante a assistência, já que pouco se sabia sobre a nova doença. A crise produzida pela pandemia colocou em evidência a importante função dos líderes de equipe diante de um evento ameaçador e desconhecido.

Tempos difíceis exigiram urgentes mudanças e ajustes. Tornou-se imprescindível implementar intervenções organizacionais eficazes para fornecer suporte aos profissionais da saúde. Protocolos de segurança atualizados e reforço nos equipamentos de proteção individual tornaram-se prioridades. Foram também acionadas medidas de apoio psicossocial via Internet, além de estratégias de autocuidado e bem-estar para manter esses profissionais minimamente saudáveis e capazes de gerir a nova estrutura de cuidados aos pacientes e apresentar melhores resultados clínicos.

Apesar dos muitos transtornos, há que se aprender com as grandes crises. Na pandemia, percebeu-se que a criatividade e a resiliência foram essenciais para que a situação, em algum momento, proporcionasse consideráveis melhorias de condições de trabalho dos profissionais da saúde. Kuehn,[25] em recente estudo, concluindo que, no mundo pós-pandemia, os médicos foram os mais afetados com o estresse laboral, sugeriu iniciativas para continuar apoiando os cuidados de saúde e bem-estar emocional dos mesmos. A criação de um ambiente de trabalho mais positivo e com mais aprendizado, para que sejam capazes de gerir, identificando e buscando recursos próprios e soluções, suporte para a manutenção da saúde mental e a adoção do bem-estar como valor institucional e a criação de um comitê de bem-estar para a redução da síndrome de burnout foram algumas das sugestões desse autor.

Nos tempos do "novo normal", todos os profissionais da linha de frente de cuidados foram considerados verdadeiros heróis pela sociedade, com muitas homenagens aos seus esforços durante a pandemia. Espera-se que esse reconhecimento seja contínuo e que as organizações continuem a dar visibilidade ao tema da saúde mental no ambiente de trabalho.

Para guardar

A síndrome de burnout é um processo iniciado com excessivos e prolongados níveis de estresse e está diretamente associada ao ambiente de trabalho e o tipo de atividade laboral.

Profissionais que exercem atividades assistenciais, de cuidado com outras pessoas, assim como aqueles com características de personalidade idealista, perfeccionista, exigente, impaciente, dedicados ao extremo ao que fazem e pouco tolerantes às frustrações mostram-se mais vulneráveis a desenvolver a síndrome.

Níveis elevados de exaustão emocional, despersonalização e diminuição da realização profissional manifestam-se em sinais e sintomas (físicos, psicológicos e comportamentais) associados ao diagnóstico de síndrome de burnout.

A despersonalização, uma das manifestações mais patentes, é evidenciada quando o profissional demonstra atitudes desumanas de distanciamento e hostilidade com o paciente e seus colegas de trabalho.

As organizações de saúde precisam dar atenção especial a esse tema, refletir sobre as consequências que podem prejudicar a segurança do paciente e elaborar urgentemente ações preventivas e de cuidados a seus profissionais.

Ações como treinamento de habilidades, capacitação técnica contínua, promoção de grupos reflexivos, instrumentalização da equipe com técnicas de relaxamento, respiração e meditação são alguns dos recursos adaptativos para o controle do estresse.

Exercitar a assertividade na comunicação, definindo com clareza as mudanças nas políticas e normas organizacionais, suscita a compreensão e a segurança necessárias para os profissionais.

Não causar danos ao paciente rege um dos princípios da bioética e é o que se estabelece na cultura da segurança do paciente.

Lidar com a vida humana na essência de sua vulnerabilidade requer profissionais da saúde capacitados tecnicamente dentro de uma estrutura organizacional que ofereça segurança e estabilidade emocional.

Se acreditamos que a realização profissional compõe parte da felicidade, vale olhar com muito carinho para a profissão que escolhemos e que ocupará grande parte da nossa vida.

Referências bibliográficas

1. Knobel E. Psicologia e humanização. São Paulo: Atheneu, 2008.
2. Lautert L. O desgaste profissional: uma revisão da literatura e implicações para a enfermeira. R. Gaúcha Enferm, 1997: 18(2): 83-93.
3. Sobrinho C, Barros D, Tironi M, et al. Médicos de UTI: prevalência da síndrome de burnout, características sociodemográficas e condições de trabalho. Rev Bras Educ Med. 2010; 34(1): 106-115.
4. Trigo TR, Teng CT, Hallak JE. Síndrome de *burnout* ou estafa profissional e os transtornos psiquiátricos, Rev Psiq Clin. 2007: 34(5): 223-233.
5. Borges LO, Argolo JC, Pereira AL, et al. A síndrome de burnout e os valores organizacionais: um estudo comparativo em hospitais universitários. Psicologia: Reflexão e Crítica. 2002; 15(1): 189-200.
6. Codo W, Vasques-Menezes I. O que é burnout? In: Codo W, coord. Educação: carinho e trabalho. Petrópolis: Vozes, 2006.
7. Maslach C. Comprendiendo el burnot. Ciencia e Trabajo. 2009; 11(32): 37-43.
8. Carlotto MS, Câmara SG. Características Psicométricas do Maslach Burnout Inventory – Student Survey (MBI-SS) em estudantes universitários brasileiros. Psico-USF. 2006: 11(2): 167-173.
9. Benevides-Pereira AM. O estado da arte do burnout no Brasil. Revista Eletrônica InterAção Psy. 2003; 1(1): 4-11.
10. Benevides-Pereira AM, (org. Burnout: Quando o trabalho ameaça o bem-estar do trabalhador. Belo Horizonte: Casa do Psicólogo, 2002.
11. Benevides-Pereira AM. ISB – Inventário da síndrome de *burnout*. 2007. Disponível em: http://www.gepeb.com.br/index.php?option=com_content&view=article&id=91&Itemid=133.
12. Lipp ME. Estresse emocional: a contribuição de estressores internos e externos. Rev Psiq Clínica. 2001; 28(6): 347-348.
13. Moreira DS, Magnago RF, Sakae TM, et al. Prevalência da síndrome de burnout em trabalhadores de enfermagem de um hospital de grande porte da região Sul do Brasil. Cad Saúde Pública. 2009; 5(7): 1159-1568.
14. Brasil. Ministério da Saúde/Organização Pan-Americana da Saúde. Doenças relacionadas ao trabalho: manual de procedimentos para os serviços de saúde. Brasília: Ministério da Saúde, 2001. (Série A. Normas e Manuais Técnicos)

15. Santos FE, Alves JA, Rodrigues AB. **Síndrome de *burnout*** em enfermeiros atuantes em uma unidade de terapia intensiva. Einstein. 2009. Disponível em: http://apps.einstein.br/revista/arquivos/PDF/979-Einsteinv7n1p58_63.pdf
16. Martins LN. Residência Médica: Estresse e Crescimento. São Paulo: Casa do Psicólogo, 2005.
17. Silva F. Burnout*:* um desafio à saúde do trabalhador. PSI–Revista de Psicologia Social e Institucional. 2000. Disponível em: <http://www.2.uel.br/ccb/psicologia/revista/texto2n15.htm>.
18. Andreis M, Chitero E, Silva S. Situações psicologicamente difíceis: preparo das equipes. In: Knobel E. Psicologia e humanização. São Paulo: Atheneu, 2008.
19. Murofuse NT, Abranches SS, Napoleão AA. Reflexões sobre estresse e Burnout e a relação com a enfermagem. Rev. Latino-Am. Enfermagem. 2005; 13(2): 255-261.
20. Bork AM. Enfermagem baseada em evidências. Rio de Janeiro: Guanabara-Koogan, 2005.
21. Organização Mundial da Saúde. Classificação de transtornos mentais e de comportamento da CID-10: descrições clínicas e diretrizes diagnósticas. Tradução Dorgival Caetano. Porto Alegre: Artes Médicas, 1997.
22. Severino AJ. Metodologia do trabalho científico. 22. ed. rev. e ampl. São Paulo: Cortez, 2002.
23. Mangas M, Fernandes CP, Cardoso AB. O burnout dos profissionais de saúde na pandemia COVID-19: como prevenir e tratar? Revista Portuguesa de Medicina Geral e Familiar. 2022; 38(2).
24. Azoulay E, Waele J, Ferrer R, et al. Symptoms of burnout in intensive care unit specialists facing the COVID-19 outbreak. Ann Intensive Care. 2020; 10(110).
25. Kuehn BM. Physicians Are More Burned Out Than Ever – Here's What Can Be Done About It. JAMA. 2023; 329(10): 785-787.

17

É Possível Ser Feliz em um Centro de Terapia Intensiva?

Chrystina Barros

Introdução

Pela própria natureza e definição, um centro de terapia intensiva é um cenário intenso, denso e tenso. Mas estar em meio a um contexto em que o serviço tem como propósito dar suporte a pacientes graves, em risco de morte, não significa depressão. Ao contrário: para que haja um trabalho de qualidade técnica e seguro, as pessoas que ali atuam necessitam ser felizes. Se isso não for verdade, riscos serão maiores e elas próprias adoecerão. Está aí a recente história da pandemia, em que profissionais da saúde foram mantidos em níveis de estresse permanente e tóxico, resultando em uma onda muito mais devastadora da síndrome de burnout e outros problemas de saúde física e mental, fora a tristeza crônica.

A felicidade, como um conceito que nasce na filosofia, é, sim, uma busca individual, mas não é responsabilidade do indivíduo apenas, passando a ser coletiva na medida em que pessoas, juntas, engajadas e trabalhando por um mesmo propósito, conseguem superar os desafios do trabalho e, assim, gerar criatividade.

O World Happiness Report 2022, uma publicação anual da ONU sobre a felicidade, destaca que aqueles que são mais felizes na vida provavelmente viverão mais, serão mais confiantes, mais cooperativos e, assim, mais capazes de atender às demandas que surgem, inclusive no trabalho. Aliás, a psicodinâmica do trabalho, teoria apresentada por Christopher Dejours, nos mostra que é por meio do trabalho que nos realizamos, logo, a felicidade também advém desse cenário.

Pensar em um CTI como um lugar onde ajudamos pessoas – o amor de alguém, como a sabedoria popular diz –, seja com a cura, conforto ou estabilização na linha de cuidado, permite ao profissional que cada vitória seja experimentada como uma experiência positiva, reabastecendo de energia e significado a sua própria vida em um ciclo virtuoso de amor e paz, sentimentos necessários para a vida plena. Felicidade é o saldo daquilo que vivemos em nossa trajetória.

Ser feliz em um CTI é necessário. Mesmo o trabalho mais tenso será prazeroso na medida em que há livre escolha. E aqui está você escolhendo estar e ser melhor, diferente em um novo dia. Há de se começar por reconhecer o contexto do cenário de trabalho, fonte de muita potência para a felicidade.

O ambiente de trabalho e o sofrimento

Para Dejours, é pelo trabalho que o indivíduo tem prazer, ligado à sua autonomia, liberdade, reconhecimento, identidade, sublimação e, principalmente, processo criativo. No entanto, ainda segundo Dejours, esse mesmo trabalho pode gerar sofrimento de maneira patológica.

Por si só, para garantir segurança ao processo, o trabalho em saúde é extremamente regulamentado. Soma-se a isto a busca de certificações como a Joint Comission e a Organização Nacional de Acreditação (ONA), que se constituem em selos para reconhecimento público de que a instituição segue rígidos padrões de controle e qualidade, fatores estes necessários para posicionamento e ganhos de mercado.

Na prática, isso significa normas e rotinas estabelecidas, procedimentos e protocolos a serem seguidos e indicadores que mensuram essa entrega, acompanhando o desempenho da produtividade dos profissionais envolvidos no cuidado, de acordo com a Associação Nacional de Hospitais Privados (ANAHP).

Dessa maneira, o ambiente para o cuidado à saúde no setor privado torna-se extremamente regulamentado – adicionalmente ao que existe pelo próprio trabalho – com rotinas cada vez mais rígidas e indicadores que devem ser atingidos todo o tempo.

Essa rigidez é um ambiente propício para uma grande tensão e pouca liberdade de ação do indivíduo, que responde pelo resultado final por meio da aplicação de protocolos muitas vezes estritos. Para que seja possível transformar esse ambiente em um espaço saudável e feliz ao exercício profissional, é fundamental que todos conheçam as configurações naturais do contexto e assim possam atuar de maneira consciente e estratégica para a fluidez do serviço, com bons resultados para todos.

A psicodinâmica do trabalho: estratégias para transformar sofrimento em criatividade

Christophe Dejours é um médico francês com formação em psicossomática e psicanálise, sendo diretor científico do Laboratório de Psicologia do Trabalho e da Ação no Conservatoire National des Arts et Métiers (CNAM), de Paris. Seus trabalhos contribuíram para o entendimento do sofrimento para além dos aspectos biológicos, até então compreendidos como os agentes responsáveis pelo sofrimento do trabalhador.

Em sua obra, Dejours mostra os possíveis encaminhamentos do sofrimento em direção ao prazer e à saúde, desde seu primeiro livro, publicado em 1980. Seu foco é o sofrimento psíquico e as estratégias de enfrentamento utilizadas pelos trabalhadores, para a superação desse sofrimento e a transformação do trabalho em fonte de prazer.

Nas condições de trabalho, primariamente estão delimitados os ambientes físicos, químico, biológico e as condições antropométricas e de segurança do ambiente. Configurando processos e relações nesse ambiente, são designadas divisões do trabalho, seja por tarefas ou hierarquia, entre outros aspectos que configuram o ambiente laboral. O sofrimento mental para o autor é decorrência da organização do trabalho.

Muitas vezes essa organização cria anonimato e individualiza os profissionais frente ao sofrimento, ao mesmo tempo em que os robotiza e os leva a assumirem um papel de repetidores de tarefas, sem criatividade aplicada; institui-se, então, um campo propício ao adoecimento.

Sempre vai existir uma diferença entre o trabalho real e o prescrito, e isso gera cargas psíquicas resultantes da tensão entre a tradução dos manuais prescritos para o mundo real que podem levar o indivíduo tanto a se realizar quanto a adoecer, conforme seja o mecanismo da sua descarga. Assim, essas cargas psíquicas são positivas quando resultam de um trabalho criativo e se aliviam pela descarga dessa energia produzida; ou são negativas quando se acumulam e podem provocar patologias. Para além das condições objetivas do trabalho do campo da ergonomia, outras condições subjetivas impactam o ambiente e as possibilidades dessas descargas (DEJOURS, 2015).

O autor exemplifica as possibilidades de descargas psíquicas por meio da descrição de como trabalham os pilotos de caça, profissionais que, apesar de desempenharem uma atividade extremamente normatizada e complexa, encontram grande prazer no exercício da profissão por causa da autonomia, pois se sentem capazes de decidir, realizar e produzir seu trabalho efetivamente quando simplesmente pilotam, em um mundo onde manual nenhum alcança suas competências.

Em referência a este mesmo exemplo, o trabalho em saúde que traz alta complexidade e normatização trará tensões diversas, que podem ser desafiadas a partir da experiência individual, mas, principalmente, da atuação coletiva de quem se envolve para o resultado, no caso aqui, a equipe multidisciplinar.

O sofrimento no trabalho é inevitável. A questão é transformá-lo, passar toda a tensão de forma criativa, o que só é possível quando o indivíduo se relaciona com a organização do trabalho, supera as hierarquias e atua de forma colaborativa. Dessa forma, o trabalho passa a ser um mediador para a saúde, no qual o sujeito constrói e conquista sua identidade.

Os mecanismos de conversão destas tensões são basicamente acordos coletivos de cooperação e inteligência prática, ou seja, mediante a forma como os trabalhadores encontram possibilidades de executar o trabalho prescrito, transformando a força do sofrimento em prazer a partir das suas relações interpessoais no trabalho. Assim, as estratégias de sobrevivência as quais se consolidam por meio da solidariedade e da cooperação são possíveis apenas em redes colaborativas. Os espaços de discussão coletiva são fundamentais para o fomento dessas práticas e sua consolidação como estratégias de defesa.

Adoecimento por gestão – cuidado para que não seja a felicidade

Quando modos perversos de gestão submetem os indivíduos a sobrecargas de trabalho acima dos limites, sem tempo nem estrutura para tal, os trabalhadores podem adoecer por conta de ambientes degradantes das condições e relações de trabalho. A precarização do trabalho aumenta o risco do sofrimento psíquico na medida em que não permite que o trabalhador perceba o sentido do seu trabalho, apenas o alto rendimento de produção de tarefas que lhe são impostas pelo desempenho superior requerido em um tempo muitas vezes exíguo.

Nesse contexto, a burocracia é um determinante especialmente evidenciado, pois cria dificuldades em um cotidiano já exaustivo devido ao desempenho superior requerido; assim, acentuam-se ainda mais as condições de precariedade do trabalho. E encontramos muitas dessas burocracias nas atividades do trabalho em saúde, até pelos requerimentos de segurança e a busca por se alcançar indicadores de toda a natureza.

Identifica-se também que a burocracia é utilizada para controle do trabalho e também impõe a equipe um papel administrativo, para a cobrança financeira de materiais consumidos e as reposições desses no seu local trabalho.

Nesse sentido, a organização burocrática é super-racionalizada e não leva em consideração as condições do ambiente, mas vincula-se a tarefas que requerem minimamente ou nenhum requisito criativo. Assim, além da caracterização de um ambiente precário, constata-se o estabelecimento das premissas que tornam o trabalho fatigante e sem possibilidade de descarga psíquica pela criatividade, como nos traz Dejours para a estratégia de transformação do sofrimento em prazer.

Precisamos cuidar para que a descrição do trabalho por resultados por meio de indicadores, e não pelas atividades, não venha a se constituir em uma mentira organizacional que mostre apenas o resultado final, sem deixar transparecer as verdadeiras tensões e as condições em que ele é executado. E isto se aplica também a indicadores de felicidade ou outros que envolvam a gestão de pessoas, engajamento e satisfação no trabalho.

Essas descrições servem aos objetivos internos da empresa e garantem o rigoroso ajustamento entre produção e as exigências do mercado, além de atestar para o público a satisfação e felicidade dos seus trabalhadores, sob a égide de modernas teorias de gestão. É isso que Vicent Gaulejac, sociólogo francês contemporâneo de Dejours, destaca em suas considerações sobre o adoecimento pela gestão – o gerenciamento é uma tecnologia de poder entre o capital e o trabalho, com a finalidade de obter a adesão dos empregados às exigências da empresa. Na saúde, o autor propõe que seja veementemente denunciado o que ele chama de gestão contábil, ou seja, um instrumento que, ao invés de legitimar a racionalização da produção voltada para melhorar a condição das relações humanas, invade a sociedade e põe o mundo sob pressão.

Mas e a felicidade? Como estamos?

A produção científica dos últimos dez anos mostra que as principais medidas de felicidade dos profissionais de saúde foram medidas por meio de autorrelatos. Os resultados evidenciam que angústia, síndromes depressivas, burnout e até mesmo ideias suicidas são mais encontradas em profissionais da área da saúde do que em outras profissões. Por isso é tão importante – como vimos até aqui – conhecermos o contexto de sofrimento, porque somente a partir desse ponto será possível transformá-lo em felicidade, criatividade e planejar o cuidado para quem cuida de verdade.

Além de reconhecer os problemas de saúde mental é necessário promover o otimismo no ambiente de trabalho em saúde. Otimismo, é a postura de se perceber os fatos pelas possibilidades, contribuindo para a superação de momentos de estresse e fortalecimentos dos níveis de resiliência da pessoa e da equipe.

No Brasil, pesquisadores relataram que 50,2% da felicidade dos profissionais de saúde foram fundamentados nos seguintes determinantes: ter filhos, sono de boa qualidade e bom humor. Médicos do gênero masculino se demonstram mais felizes do que o público feminino, e aqui destaca-se a capacidade percebida de gerenciar sua experiência de carga de trabalho.

O salário, turnos de trabalho, distância de casa, férias anuais regulares, autonomia para gerenciar escala, trabalho e lazer também são fatores considerados importantes e assim precisam estar no planejamento das lideranças para a sua equipe.

Da mesma forma, o reconhecimento não apenas do cliente, mas do hospital, das lideranças e dos pares compõe estratégia para descarga psíquica de tensões e geração de sensações de prazer que – ao se acumularem no balanço do dia a dia – geram a sensação de felicidade e realização pelo trabalho.

Exercícios de felicidade no trabalho

O reconhecimento é fundamental. Exercícios que promovam reconhecimento às competências, ao trabalho realizado, elogios e agradecimentos têm poder de cura e de gerar felicidade no ambiente de trabalho.

No âmbito da realização do ego e no campo social, o reconhecimento traz benefícios que antecedem ao prazer. Se as relações de trabalho são relações de dominação, por meio do reconhecimento do esforço feito para se realizar o trabalho, pode-se subverter tal dominação, possibilitando a reapropriação de sua própria identidade. Da mesma forma, sentir-se parte de um trabalho e perceber o todo como resultado da sua construção dá ao trabalhador a sensação de dever cumprido, permitindo que se encontre sentido no sofrimento como a psicodinâmica do trabalho apresenta.

O reconhecimento é um modo de retribuição simbólica por meio do qual o sujeito encontra compensação pelo esforço investido na realização do trabalho. Com ele, o trabalhador se sente competente e se mobiliza para desenvolver suas habilidades e seu perfil profissional. Nessa perspectiva, a criação de vínculos afetivos se torna fonte de prazer.

Da mesma forma, esse reconhecimento é fundamental para a preservação da sua saúde do trabalhador, sendo o ponto de equilíbrio entre o desgaste experimentado no trabalho e as suas expectativas de valorização, levando assim à realização e ao prazer, na medida em que se transforma o sofrimento inerente ao trabalho. Esse é o mecanismo pelo qual se atribuem sentidos aos esforços do indivíduo e se garante a saúde mental.

Ademais, o reconhecimento não é uma reivindicação secundária de quem trabalha. Dele depende o sentido do sofrimento. Quando a qualidade do trabalho é reconhecida, os esforços, as angústias, as decepções e os desânimos ganham sentido. Assim, o sofrimento não é em vão. Se não houver reconhecimento, não há sentido na relação com o trabalho, e o sujeito sofre sozinho, levando, assim, o trabalhador à doença.

Propor reuniões rápidas para exercícios de gentileza e gratidão, quando cada profissional é convidado a destacar seu agradecimento a alguém por alguma coisa, inclusive fora do trabalho, e estimular registros em diário para situações em que o sorriso é compartilhado são práticas simples e que, incorporadas ao comportamento e à rotina de um grupo, podem promover resultados incríveis, alívio das tensões, engajamento de pessoas, fortalecimento de times e, assim, resultados melhores para todos, inclusive a felicidade no trabalho em um CTI.

Para guardar

- Felicidade é uma experiência individual, mas responsabilidade coletiva.
- Na sua posição como líder, seja gentil e não tenha medo de mostrar sua humanidade.
- Na sua posição de colega, seja solidário.
- Na sua posição de subordinado de um líder que não é gentil, ajude a si e a outros colegas por meio da solidariedade.
- Não fique feliz por ser mártir ou herói. Estas são posições de individualismo e, como se sabe, o segredo da felicidade está na qualidade de relacionamentos. Heróis e mártires morrem no final... ops, morrem antes dos outros.
- Faça esses exercícios por um dia na semana:
  - Agradeça a alguém por alguma coisa. Certamente não faltam motivos.
  - Faça uma gentileza a um desconhecido.
  - Experimente não reclamar.

Leituras sugeridas

- Barros C. O trabalho das enfermeiras em prestadores privados de serviços de saúde [dissertação de mestrado]. Universidade do Estado do Rio de Janeiro, Faculdade de Enfermagem; 2018. 71 f.
- Cimbalista S. Sofrimento: o sentido adverso das condições de trabalho sob o sistema de produção flexível. Univ. Psychol. Bogotá. 2007; 6(1): 69-78.
- Dejours C. A banalização da injustiça social. 7. ed. Rio de Janeiro: FGV, 2014.
- ______. Conferências brasileiras: identidade, reconhecimento e transgressão no trabalho. São Paulo: Edições FUNDAP, 1999.
- ______. A loucura do trabalho: estudo de psicopatologia do trabalho. São Paulo: Cortez – Oboé, 1992.
- ______. Psicodinâmica do trabalho: contribuições da escola dejouriana à análise da relação prazer, sofrimento e trabalho. São Paulo: Atlas, 2015.

- Gaulejac V. Gestão como doença social: ideologia, poder gerencialista e fragmentação social. Aparecida: Ideias e Letras, 2007.
- Katz D., Kan R. Psicologia social das organizações. São Paulo: Atlas, 1970 *apud* Chiavenato, I. *Introdução à teoria geral da administração*. 9. ed. São Paulo: Manole, 2014.
- Lancman S., Uchida S. Trabalho e subjetividade: o olhar da psicodinâmica do trabalho. Cad. Psicol. Soc. Trab., São Paulo. 2003; 6: 79-90.
- Martinez MC., Paraguay AIBB. Satisfação e saúde no trabalho: aspectos conceituais e metodológicos. Cad. Psicol. Soc. Trab., São Paulo.2003; 6: 59-78
- Muthuri RNDK, Senkubuge F, Hongoro C. Determinants of happiness among healthcare professionals between 2009 and 2019: a systematic review. Humanit Soc Sci Commun. 2020; 7: 98.
- Merhy EE., Franco TB. Reestruturação produtiva e transição tecnológica na saúde. São Paulo: Hucitec, 1997.
- Pinto GA. A organização do trabalho no século 20: taylorismo, fordismo e toyotismo. São Paulo: Expressão Popular, 2010.
- https://portalods.com.br/publicacoes/relatorio-mundial-da-felicidade-2022/

18

A Importância da Experiência do Paciente para Melhores Resultados Clínicos na UTI

Kelly Cristina Rodrigues

Introdução

Minha forte ligação com o tema da experiência do paciente (EP) e o meu propósito em contribuir para a melhora da qualidade assistencial em saúde no Brasil, trabalhando incansavelmente para que o cuidado centrado aos pacientes seja uma realidade e prioridade nas Instituições de Saúde (hospitais, clínicas, laboratórios etc.), aconteceram, principalmente, após uma experiência familiar bastante desagradável e sofrida.

Minha mãe, ainda muito jovem (59 anos) e, aparentemente, saudável, era hipertensa, mas mantinha a pressão arterial controlada, foi diagnosticada com um mesotelioma pleural e teve uma jornada muito difícil desde a forma como o diagnóstico foi dado, como a família foi tratada em uma das internações na UTI, até o final da sua jornada.

Meu objetivo aqui não é contar minha história pessoal, mas sim como me conectei com a experiência do paciente e como exercê-la faz toda a diferença no desfecho clínico.

Já que este livro é dedicado à UTI, vou contar especificamente a sua passagem por lá. Em um dos momentos ela teve septicemia, e uma médica muito jovem nos atendeu (eu, meu pai e meu irmão) e nos disse que o estado de saúde dela era muito grave e que esse tipo de situação, quando ocorria com idosos, os levava a óbito.

Não penso que os profissionais da saúde ajam assim por má vontade, acredito que o que falta é preparo. Eles não sabem lidar com os sentimentos dos pacientes e seus familiares. Não receberam treinamento para isso ao longo de sua formação e estão focados em tratar a doença e recuperar o equilíbrio do corpo, não em cuidar de maneira completa das pessoas, considerando seu bem-estar psicoemocional.

Na teoria, por trabalhar na área de saúde, eu já sabia que havia muitos *gaps*, mas ao vivenciar de perto entendi o significado real daquilo tudo. Inclusive, fui fazendo muitas conexões e observando como as equipes de cuidado direto e indireto não enxergam as perspectivas e as necessidades dos pacientes e das suas famílias.

Eles acreditam que somente cuidar do aspecto técnico é seu dever

Depois do que aconteceu com a minha mãe, entendi o quanto as instituições de saúde e seus profissionais precisam mudar a qualidade da relação que estabelecem com os pacientes e seus familiares. Percebi que a EP é estratégica para o bem-estar biopsicossocial de quem está sendo cuidado, para quem presta o serviço, assim como para a continuidade da existência da instituição enquanto negócio. Com a concorrência crescente e o grande volume de informações disponíveis na palma das mãos para apoiar a tomada de decisão dos clientes, entramos na era da experiência dos serviços: quem não oferecer um serviço que realmente cuide, acolha e marque positivamente a mente e o coração do cliente em questão de pouco tempo verá os seus negócios encolherem até a falência.

Tudo isso é uma amostra para dizer o quanto temos de avançar no Brasil. É necessário uma mudança da visão e prática do cuidado centrado apenas no técnico (focando apenas no tratamento dos problemas de saúde) para o cuidado que considere também as expectativas, as opiniões e as emoções dos pacientes e seus familiares.

Primeiro precisamos entender os conceitos fundamentais da área de EP

Eles são de enorme relevância para que você possa iniciar sua jornada de forma consistente nesse universo cada vez mais importante para o setor da saúde no Brasil. Num segundo momento, apresentarei as bases da metodologia que desenvolvemos na Patient Centricity Consulting (a primeira empresa especializada em experiência do paciente no Brasil, no qual sou CEO e fundadora) para que o conhecimento disponível sobre EP possa ser trabalhado nas instituições de saúde.

Para chegarmos ao conceito de EP, precisamos antes esclarecer o conceito de experiência do cliente e experiência do paciente. Todo paciente é um cliente, mas nem todo cliente é paciente.

A experiência do cliente

É a percepção dos clientes sobre a empresa e as soluções que ela oferece a partir da interação que eles desenvolvem com elas. A experiência do cliente (EC) é formada na mente do cliente desde a primeira impressão até a última, incluindo a qualidade do produto ou serviço, a facilidade de uso, o atendimento recebido por ele e o suporte pós-venda. A EC determina como os clientes se sentem em relação a uma empresa e a sua disposição em continuar consumindo suas soluções. Nosso nível de exigência como clientes, de modo geral, é cada vez maior. Sempre digo que a única coisa mais fácil, se compararmos a experiência do paciente com a experiência do cliente, é encantar o paciente. Quando somos clientes – pura e simplesmente, nosso nível de exigência é alto, pois "pagamos" e "escolhemos" aquilo que queremos consumir, o que nem sempre acontece na experiência do paciente, em virtude de diversos fatores.

Além disso, o paciente está fragilizado emocionalmente, o que significa muitas vezes que para encantá-lo basta acolhê-lo e tratá-lo como pessoa, e não como "a doença".

Resumidamente, a EC tem um foco na excelência da jornada. Já a EP precisa olhar para outros atributos técnicos de fundamental importância além da jornada, como a segurança e qualidade assistencial e o cuidado centrado.

A EP requer um novo *mindset* dos profissionais de saúde, que devem atuar de uma forma inclusiva, trazendo o paciente e a família para serem protagonistas do cuidado em conjunto com eles.

No meu entendimento e na definição desenvolvida pela Patient Centricity, a EP é o que a pessoa vivencia em todas as dimensões (física, emocional, espiritual[1] e social) no momento do enfrentamento da sua condição

[1] Uma observação importante: quando digo espiritual, me refiro à espiritualidade, não à religião. Trata-se da fé, seja ela qual for, que deve ser levada em conta na experiência do paciente. Há pessoas que não faz tratamento por questões deste tipo, enquanto outros se agarram de tal forma às suas crenças que conseguem melhorar o seu emocional e, por consequência, a sua saúde.

de saúde, desde o início da sua jornada até as suas perspectivas de futuro.

Ela atribui significados pessoais a cada uma dessas dimensões, que precisam ser compreendidas pelos profissionais de saúde. Uma boa EP compreende o paciente se sentir acolhido, envolvido e entender o que é realmente importante para ele.

Outros conceitos importantes e essenciais da área de EP

Vamos explorar outros conceitos essenciais da área de EP

Satisfação no atendimento em saúde: refere-se a todas as formas usadas para compreender a opinião dos pacientes sobre a qualidade dos cuidados de saúde que recebem, o que inclui a avaliação do atendimento médico, a eficácia dos tratamentos, a disponibilidade de cuidados, o tempo de espera para o atendimento, a cortesia e o respeito dos profissionais de saúde. A satisfação do atendimento é muito importante porque impacta na percepção que os pacientes têm sobre a qualidade dos cuidados de saúde recebidos.

Vale ressaltar que a experiência do paciente não é uma satisfação, mas ela os deixa satisfeitos.

A EP aborda a segurança e qualidade assistencial, o cuidado centrado e a excelência na jornada.

A segurança e a qualidade assistencial dizem respeito à gestão de processos e observância e execução de protocolos técnicos para reduzir ao máximo, ou mesmo evitar a ocorrência de falhas assistenciais que possam gerar danos aos pacientes, de modo a fornecer a eles os melhores cuidados disponíveis, levando-se em conta conhecimentos científicos atualizados. Podemos entender ainda a segurança assistencial enquanto todos os estudos e práticas para a diminuição ou eliminação de riscos na assistência em saúde que podem causar danos ao paciente. Para a Organização Mundial da Saúde (OMS), a segurança do paciente "se refere à redução dos riscos de danos desnecessários associados à assistência em saúde até um mínimo aceitável".[2] No Brasil, as metas para a segurança do paciente são baseadas nas metas internacionais da OMS.[3]

O cuidado centrado no paciente o coloca no centro do processo de tomada de decisões e prioriza as suas necessidades e desejos, proporcionando a ele um cuidado mais personalizado e eficaz. O paciente tem voz ativa em seu tratamento e suas opiniões são valorizadas pelo médico e demais membros da equipe de assistência.

No cuidado centrado no paciente, as decisões sobre o seu tratamento são tomadas em conjunto pelo paciente e pelo seu médico ou equipe de saúde. Para que o cuidado centrado no paciente de fato aconteça são necessários: boa comunicação entre o paciente e o médico, onde este explica com clareza as opções de tratamento e responde a perguntas e preocupações do paciente; inclusão no planejamento do tratamento das necessidades e desejos do paciente, considerando-se suas crenças, valores e objetivos de vida; incentivo à participação ativa do paciente na tomada de decisões sobre o seu próprio cuidado; análise da evolução do tratamento, não deixando de olhar como o paciente se sente e se está atingindo seus objetivos de tratamento. No cuidado centrado o paciente é tratado pela equipe que o acompanha como um parceiro ativo em todas as etapas de seu tratamento, e não apenas como alguém que recebe passivamente o cuidado.

---

[2] Disponível em: https://apps.who.int/iris/handle/10665/70882.

[3] As seis metas nacionais são: identificar corretamente o paciente; melhorar a comunicação entre profissionais de saúde; melhorar a segurança na prescrição, uso e administração de medicamentos; assegurar cirurgia em local de intervenção, procedimento e paciente corretos; higienizar as mãos para evitar infecções; reduzir o risco de quedas e úlceras por pressão. Saiba mais em: https://proqualis.net/notciaespecial/programa-nacional-de-seguran%C3%A7a-do-paciente.

Quando nos deparamos com este tema na UTI, nem sempre poderemos dividir as decisões com o paciente, dependendo de cada caso. Em alguns momentos as decisões podem ser compartilhadas com a família, mas é muito importante entender que para dividir decisões precisamos preparar a família e o paciente para entender sobre o assunto e, consequentemente, saber o que faz mais sentido naquele momento.

Dando um exemplo sobre compartilhar decisões na UTI, em uma das passagens da minha mãe, ela sentia muitas dores e a morfina já não adiantava. Na ocasião o médico da UTI sugeriu entubá-la para melhorar o desconforto ou iniciarmos a sedação, explicando as consequências da mesma.

Dividir a decisão conosco foi muito importante, mas o fato é que em nenhum momento desta jornada havíamos sido preparados para tal. Para a equipe médica, era óbvio que chegaríamos naquele ponto, mas para nós, familiares e leigos, não. Portanto, é importante ressaltar que o óbvio precisa ser dito e que a equipe que cuida do paciente deve estar coordenada com a equipe da UTI, e isso é mais do que ler o prontuário do paciente.

A metodologia

Quando comecei a estudar a EP descobri que não havia uma metodologia capaz de nos guiar de forma a usar os conceitos envolvidos no tema. Muitas pessoas acham que trabalhar a EP é agradar quem está sendo atendido e que isso está associado exclusivamente a satisfação. Não adianta estender o tapete vermelho para o paciente, pecar na qualidade assistencial e cometer um evento adverso, por exemplo. Elas pensam que a EP tem a ver com *marketing*, o que é uma visão bastante limitada e reducionista. Por isso, criei um método para desmistificar todas as confusões e mal-entendidos a fim de ajudar as organizações de saúde a colocarem a EP em prática. Ele faz com que elas enxerguem o que importa para os pacientes, aprendendo a acolhê-los da melhor forma possível e a entregar os melhores desfechos clínicos.

Para nós, na Patient Centricity, a EP é sustentada por três pilares estratégicos: cuidar da segurança do paciente e da qualidade assistencial; trabalhar o cuidado centrado no paciente; e entregar a excelência na jornada.

Os três pilares da nossa metodologia são relevantes porque acabam com mitos em torno da EP, alinham os conceitos e facilitam a criação de uma cultura de experiência e a adoção de boas práticas de EP, pois você pode oferecer um cuidado seguro (que é o fundamental) e não necessariamente ser centrado no paciente. Você pode oferecer a excelência na jornada e também não ser centrado no paciente.

Assim, entender os pilares estratégicos é importante para que você realmente possa oferecer uma boa experiência de forma completa e não olhe somente uma das perspectivas dela.

Os pilares são complementares, sendo o cuidado seguro a base, mesmo que só ele não garanta uma boa experiência. Já o cuidado centrado talvez seja o pilar que vai trazer mais consistência para os outros, já que visa envolver realmente o paciente em seu tratamento. E não é possível ter uma plena EP se a excelência na jornada não existir: o paciente e seus familiares ficarão descontentes e frustrados se, em diferentes momentos, enfrentarem situações desagradáveis e desconforto, como demora no atendimento, ausência de informação claras etc.

Quando esses três pilares são trabalhados de forma integrada, o paciente recebe e vive uma EP excelente, como também se torna *accountable* e corresponsável pelo seu tratamento.

Para efeitos didáticos, vamos tratar cada um dos pilares em separado.

Primeiro pilar - Cuidar da segurança do paciente e da qualidade assistencial

Começando pela segurança do paciente e da qualidade assistencial, não existe EP se o trabalho técnico de assistência não for minimamente bem executado. Para mim, isso é o básico, significa respeitar a integridade física dos pacientes.

Com o objetivo de guiar a sua atuação no envolvimento do paciente com relação à segurança, trazemos alguns questionamentos que fazemos para as Instituições de Saúde:

Como vocês cuidam da segurança e da qualidade assistencial de seus pacientes? Como evitam os riscos? Como lidam com a segurança psicológica e física dos colaboradores? Os colaboradores se sentem seguros em reportar eventos adversos? Há iniciativas de melhoria contínua nesse quesito? Como são feitos os treinamentos e a qualificação de seus times e do próprio paciente em termos de segurança e qualidade assistencial? O paciente se sente seguro com o tratamento? O paciente sente a confiança de que está recebendo um tratamento seguro e de qualidade pelos profissionais que o atendem? Ele foi minimamente preparado para identificar práticas não seguras?

Muitas vezes, os profissionais de saúde pensam que os pacientes só valorizam o supérfluo (p. ex., como o tempo de espera e tratamento cordial), e dizem que os pacientes não enxergam questões importantes como a segurança assistencial.

Porém, em nenhum momento treinamos os pacientes para que eles possam realmente identificar práticas que não sejam seguras e que, dessa forma, possam ser nossos parceiros no cuidado.

Segundo pilar – cuidado centrado no paciente

Cada vez mais o cuidado centrado no paciente é amplamente reconhecido como um valor fundamental da medicina e tem sido associado a resultados positivos como:

- Redução de queixas por negligência (é atuar em conjunto com o paciente, mas não dizendo a ele o que fazer, porém dividindo certas decisões de tratamento, como se ele e os profissionais de saúde fizessem parte do mesmo time).
- Melhoria na satisfação da equipe assistencial (quando se trabalha verdadeiramente em equipe, os resultados assistenciais aparecem e a equipe fica satisfeita com melhores desfechos).
- Satisfação dos pacientes e melhora do seu estado emocional (os pacientes sentem que participam do cuidado e são acolhidos pela equipe de atendimento).
- Adesão ao tratamento, evitando, consequentemente, desperdícios e reduzindo custos.

Trabalhar o cuidado centrado no paciente significa, em essência, trazer o paciente para ser membro da equipe, permitindo que ele seja protagonista de seu tratamento. Significa fazer com que a pessoa entenda qual é o papel dela.

O paciente pode ser atendido pelo melhor médico da face da terra, mas, se não fizer a sua parte o resultado do tratamento não será o mesmo. Para melhores desfechos precisamos engajar o paciente.

Para engajar o paciente, obtendo a sua colaboração, é preciso informá-lo a respeito do tratamento, deixar claro os riscos e o impacto que isso pode ter na vida dele.

Por mais que existam protocolos, uma pessoa é diferente da outra, tem suas próprias expectativas. Por isso, sempre deve haver espaço para a personalização, colocando o paciente como membro da equipe. Claro que nem toda decisão pode ser compartilhada com a família e o paciente, especialmente em um ambiente de UTI, onde muitas vezes a tomada de decisão naquele momento é crucial. Sempre digo que o médico é o detentor do maior conhecimento, mas explicar e envolvê-los é muito importante até para que possam participar do cuidado.

Concordo e gosto muito das recomendações do Institute of Medicine[4] dos Estados Unidos, que propõe que o cuidado centrado deve respeitar as preferências, necessidades e valores individuais dos pacientes, assegurando que esses valores sejam o guia de todas as decisões clínicas. Para eles, o cuidado centrado deve adotar as perspectivas de indivíduos, famílias e comunidades. Os beneficiários da assistência são vistos como participantes do sistema de saúde, tendo as suas necessidades e preferências respeitadas de forma humana e holística. Assim, o cuidado é organizado em torno das necessidades de saúde e das expectativas das pessoas, em vez de ser organizado em torno das doenças.

Isso não significa que devemos fazer o que o paciente quer ou que tenha vontade, mas entender os momentos certos para dividir decisões com ele, sendo esta a melhor maneira para engajá-lo, disponibilizando melhores formas de tratamento, explicando-lhe os benefícios de cada uma. Essa é a verdadeira atenção centrada no paciente.

Por esse motivo, a educação em saúde (literacia em saúde) deve ser um tema importante a ser explorado, auxiliando o entendimento dos familiares e dos pacientes sobre determinados usos de recursos que não proporcionarão nenhum ganho na saúde do paciente e, em último lugar, mas não menos importante, será mais oneroso.

[4] O Institute of Medicine (IOM) é uma organização norte-americana, sem fins lucrativos, que fornece orientações sobre questões médicas e de saúde a políticos, a profissionais de saúde e ao setor privado e público. Ele foi criado em 1970 como uma divisão da National Academy of Sciences e, atualmente, faz parte da National Academy of Medicine. O IOM realiza pesquisas, publica relatórios e recomendações e promove eventos educativos e oficinas sobre uma ampla gama de tópicos relacionados à saúde e medicina. Algumas das áreas nas quais ele tem contribuído significativamente incluem segurança do paciente, qualidade da atenção, saúde pública e educação médica. O IOM também trabalha com outras organizações e agências dos EUA para desenvolver e implementar políticas e programas que visam melhorar a saúde de indivíduos e comunidades.

Pacientes com mais conhecimentos, aptidões e confiança para gerir seu próprio cuidado de saúde são mais propensos a adotar comportamentos de saúde positivos e obtêm melhores resultados em seus tratamentos. À medida que a participação do paciente aumenta, o desempenho e a motivação da equipe também aumentam de forma proporcional, o que é muito benéfico também para os profissionais de saúde.

The Health Foundation,[5] identificou um referencial composto por quatro princípios ligados ao cuidado centrado na pessoa:

- Assegurar que as pessoas sejam tratadas com dignidade, compaixão e respeito;

Infelizmente sabemos, que de forma bastante geral, elas não são.

- Oferecer um cuidado, apoio ou tratamento coordenado;

Como várias equipes trabalham em silos, ou seja, de maneira desconectada de outras equipes e áreas da organização, sabemos que esse apoio também não é oferecido e, muitas vezes, o paciente só tem o cuidado coordenado quando está passando por uma internação hospitalar ou somente quando estão na UTI, porque neste momento a equipe está cuidando do paciente de forma integrada.

- Oferecer cuidado, apoio ou tratamento personalizado;

É de suma importância a padronização e a sistematização de todos os atendimentos e processos, porém as pessoas são diferentes e tratá-las de acordo com os protocolos sem entender quem são de forma mais abrangente impacta em uma menor adesão ao tratamento.

[5] A The Health Foundation é uma fundação britânica que tem como objetivo melhorar a qualidade da assistência à saúde para as pessoas no Reino Unido. Ela faz isso financiando pesquisas, fornecendo subsídios para organizações que trabalham para melhorar a assistência médica e apoiando projetos que visam promover a inovação no sistema de saúde britânico. A *The Health Foundation* também trabalha para influenciar políticas e práticas, e para aumentar a capacidade do setor de saúde de oferecer cuidados de alta qualidade.

- Apoiar as pessoas para que reconheçam e desenvolvam as suas próprias aptidões e competências, com o objetivo de terem uma vida independente e plena.
- Apoio ao autocuidado, para que o paciente continue a se cuidar não só quando está no ambiente de saúde.

De acordo com estes princípios, o cuidado centrado é personalizado, coordenado, capacitante e a pessoa é tratada com dignidade, compaixão e respeito.

Terceiro pilar – excelência na jornada do paciente

A excelência na jornada é um dos pilares da EP e envolve diversos aspectos (clínicos e não clínicos). Como exemplo podemos citar como o paciente é tratado, como é recebido, se foi atendido com agilidade, se ele e seus familiares estão cientes do que está acontecendo etc.

Para entregar a excelência na jornada do paciente está a boa comunicação, que deve ser praticada por todos os membros das equipes, tanto administrativos quanto assistenciais.

A forma como o paciente e a família são tratados em toda a sua jornada impacta em muito na sua experiência.

Lembro-me de um treinamento que fiz uma vez e um médico chefe da UTI contou que achava um absurdo a família querer ficar dentro da UTI. Disse que tinha uma filha de uma paciente que queria ficar segurando a mão da mãe que estava em coma pois isso fazia bem para ela. Ele disse: *Faz bem para quem? Só atrapalha... "O paciente precisa ficar sob os cuidados médicos sem interferência da família atrapalhando o bom andamento da UTI".* Eu o questionei: *E se fosse a sua mãe? E se estes fossem os seus últimos momentos com ela? Você não gostaria de estar segurando sua mão?*

Precisamos refletir se estamos realmente fazendo o que é melhor para o paciente ou o melhor para os nossos processos (sobre a nossa perspectiva e não a do paciente/família).

Vale lembrar que nem sempre o paciente tem condições de opinar sobre determinados aspectos de seu caso, carece de informações técnicas e está fragilizado, por isso, é vital que o profissional de saúde explique bem o que está acontecendo e quais são os próximos passos do tratamento, buscando envolver o próprio paciente e seus familiares no cuidado. Porém, vejo na prática que faltam diálogo claro entre as partes, empatia, humanização na maneira de falar e entendimento por parte de pacientes e familiares. Qual a forma de conversa que você, profissional da saúde, tem com quem está sendo atendido? Sua comunicação é acolhedora ou bem pragmática? Você já prestou atenção ao vocabulário que utiliza ao explicar as questões técnicas do tratamento aos pacientes e familiares? Qual impacto emocional, a sua comunicação está gerando nos pacientes e familiares? Medite sobre tais questões.

A excelência na jornada é constituída por alguns requisitos, como:

- O olhar de fora para dentro, levando em conta o que importa para o paciente por meio de seu próprio ponto de vista. Inclua a voz do paciente para entender o que importa para ele.
- Entender a jornada do paciente e saber onde ocorrem as experiências mais difíceis para poder transformá-las.
- Derrubar os silos. Precisamos melhorar a interação entre as diferentes áreas das instituições de saúde e fazer com que todos entendam que não estão trabalhando somente para "sua área" e, sim, para o paciente.

É preciso compreender que para o paciente ter uma ótima jornada é necessário que se abandone a postura de transferência de responsabilidade de setor, aquela atitude ultrapassada em que o profissional limita sua atuação apenas à sua área, desconectando-se de outros setores e, em consequência disso, o paciente acaba sentindo o desalinhamento da equipe, o que resulta em uma experiência negativa.

- Interagir com o paciente de forma personalizada.

Para saber como anda a excelência na jornada do paciente em sua organização, pergunte-se: o paciente teve acesso facilitado aos seus serviços? Ele foi atendido de forma ágil? Teve suas necessidades de orientação minimamente satisfeitas? Ele entende que as suas necessidades individuais são respeitadas? Tem o acesso facilitado às equipes e instituições de forma física e digital? É tratado com cordialidade por todos os colaboradores? Recebe todas as informações e orientações necessárias para a sua jornada durante o tratamento? É recebido num ambiente limpo, seguro e confortável? Todos esses atributos fazem parte da qualidade da jornada e devem ser observados com a máxima atenção.

A excelência na jornada, como já sabemos, envolve muitos aspectos. Vamos supor que um paciente vai fazer um procedimento e, tecnicamente, correu tudo bem, mas a jornada foi ruim: ele foi tratado com frieza, teve que esperar muito além do que deveria, não foi adequadamente orientado, ou seja, passou por uma série de contratempos. A questão técnica foi resolvida, mas não houve excelência na jornada. Houve, sim, irritação, frustração, medo, ansiedade e outros sentimentos que acabam com a EP. É preciso estar atento aos detalhes.

Portanto, atenção! Você pode ter os melhores recursos, mas se não olhar para o que importa, para os pacientes, você não estará oferecendo uma boa experiência.

Ótima EP resulta em melhores desfechos clínicos

Por fim, o nosso método e o bom funcionamento integrado destes três pilares estratégicos nas organizações de saúde não apenas resultam numa excelente EP, mas também proporciona melhores desfechos clínicos. A partir do momento em que envolvemos o paciente no seu processo de tratamento, que incentivamos o autocuidado, que nós o trazemos para ser participante ativo da equipe, o quanto colaboramos com o desfecho clínico? Bastante, certo? Por isso que cuidar da EP é também trazer o melhor resultado possível, não é só uma questão de satisfação.

E quando falamos sobre desfecho clínico, vale lembrar que nem sempre o desfecho é positivo. Muitos pacientes morrem, mesmo assim, a experiência pode e deve ter sido positiva, pois estes pacientes foram cuidados com empatia e acolhimento. Temos muitos casos em que as famílias desses pacientes são gratas eternamente à Instituição e aos profissionais que cuidaram de seus entes queridos.

E é dessa forma que deve ser, não importa em qual momento da jornada essas pessoas estão, precisamos cuidá-las na sua integralidade, sempre pensando: E se fosse o meu filho? E se fosse a minha mãe?

Este capítulo foi elaborado com base em estudos, pesquisas e vivências da autora.

Leitura sugerida

- Rodrigues K. Experiência do paciente: como criar, implementar e gerir bem um Programa de Excelência em Experiência de Pacientes. São Paulo: Patient Centricity Books, 2023.

19

A Ciência da Avaliação do Risco: "Conceituando Segurança"

Felipe Koeller Rodrigues Vieira

Introdução: uma visão com base em outra perspectiva ou "em terra de cego, quem tem um olho é imigrante"

Este capítulo pretende discutir a questão da segurança em saúde por meio de uma abordagem transdisciplinar. Para que seja obtida uma compreensão mais completa dos assuntos tratados, é interessante que vocês, leitores, tenham em mente qual é a experiência do autor.

Sou aviador por profissão: atualmente piloto helicópteros *offshore* transportando pessoas e material do continente para navios e plataformas de petróleo e vice-versa. Minha formação profissional é Oficial da Força Aérea Brasileira (FAB), onde me tornei instrutor de voo e piloto de aviões e helicópteros. Em 2002 me especializei na área de Segurança de Voo e, a partir de 2007, passei a atuar, principalmente, como investigador de acidentes aeronáuticos da aviação civil brasileira. Meu pai e meu padrinho também são oficiais aviadores da FAB, ambos já na reserva. Cresci, então, ouvindo "papo de *check-list*" e conversas sobre voos e acabei seguindo a mesma profissão, um sonho de criança que se tornou realidade.

Da mesma forma como na aviação, meu envolvimento com o tema da segurança nas ciências da saúde começou na infância. Meu avô paterno e minha irmã mais velha são médicos, e ouvir histórias sobre hospitais e pacientes foi inevitável. Meu outro avô foi ex-combatente, "pracinha" da Força Expedicionária Brasileira na função de auxiliar de enfermagem durante a Segunda Guerra Mundial, na Itália. Atuou como padioleiro durante diversas batalhas, transportando soldados feridos da linha de fogo até as barracas dos hospitais de campanha sob o fogo da artilharia alemã.

Há alguns anos fui apresentado, por um amigo em comum, médico da FAB, a um cirurgião oncológico, o Dr. Alfredo Guarischi, e a partir de então iniciamos um trabalho em conjunto, procurando refletir a respeito da aplicabilidade dos conceitos utilizados na Segurança de Voo nas Ciências da Saúde. Meu amigo, Dr. Guarischi, faleceu em 2022 e deixou um imenso legado para a segurança do paciente no Brasil. Registro aqui a minha homenagem a esse grande homem e grande médico.

Este capítulo é fruto dessa abordagem transdisciplinar: um aviador especializado em segurança de voo pensando em como fazer "voar com segurança" hospitais, pacientes e profissionais das diversas ciências da saúde. A adoção desse ponto de vista "externo" tem uma desvantagem óbvia: não posso abordar questões técnicas específicas ligadas à segurança do paciente nem desejo fazê-lo. Outros profissionais da saúde com grande competência para isso já o estão fazendo nos demais capítulos deste livro e em outros trabalhos científicos.

Por outro lado, como sugere o subtítulo dessa introdução, ser "de fora" traz a vantagem de se exercer uma visão mais ampla, teoricamente isenta dos vieses já arraigados na cultura profissional, além de se poder agregar outros conhecimentos, que não têm origem nas ciências da saúde, mas são amplamente utilizados na prevenção de acidentes aeronáuticos e em outras áreas técnico-científicas.

Conceitos fundamentais: segurança, risco, acidente e prevenção; uma visão antropológica e socioprofissional

Imaginemos um ambiente pré-histórico, onde algumas pessoas saem para caçar em uma savana ou floresta. Munidas de bastões e lanças, organizam-se para encontrar, encurralar e abater grandes mamíferos como mamutes, ursos ou felinos de alguma espécie. Certamente o animal caçado é muito mais forte, ágil e rápido do que um homem isolado. O grupo deve, então, atuar de forma coordenada, com adequada divisão de tarefas que proveja apoio mútuo e defesa, de forma a possibilitar que o animal seja mortalmente ferido pelos homens sem que algum dos membros do grupo o seja pelo animal.

Esse cenário complexo foi realidade durante os milhares de anos da Pré-história nos quais os homens primitivos viviam em comunidades nômades de caçadores-coletores. Na verdade, essa ainda é a realidade em algumas tribos indígenas existentes ao redor do mundo, em pleno século XXI. O objetivo de caçar animais como fonte alimentar de proteína, bem como para aproveitar peles e ossos como matéria-prima para a confecção de roupas e utensílios, foi plenamente atingido pelos nossos ancestrais, e de forma tão eficiente, que nos colocou no topo da cadeia alimentar por centenas de milhares de anos, onde permanecemos até hoje.

Explorações antropológicas mostram, entretanto, que, em grande parte dos sítios arqueológicos, são encontradas vítimas de morte acidental. Fósseis com ossos de membros, costelas, vértebras e crânio fraturados, alguns com marcas de mordidas de predadores tão características, que foi possível até identificar a espécie de animal que logrou atacar a vítima humana.[1]

As pinturas nas cavernas e os estudos antropológicos não deixam dúvida: os homens pré-históricos eram especialistas no ofício de caçar. Conheciam detalhadamente a anatomia e os hábitos dos animais com os quais coexistiam, tanto que os retrataram na sua arte pictórica. Buscavam, assim, aumentar a eficiência das caçadas: trazer o máximo de carne no mínimo de tempo e com o menor esforço possível.

Sua "profissão", porém, trazia em si um risco inerente: como caçar sem ser caçado? A segurança de uma caçada era sempre ameaçada pelo risco de algum dos membros do grupo de caça ser ferido pelo animal ou por algum golpe desastrado de outro caçador. Havia, também, riscos do próprio ambiente, como animais peçonhentos, intoxicação por plantas venenosas, quedas em desfiladeiros e afogamento em cursos d'água. Como, então, evitar que os acidentes acontecessem?

Se avançarmos esse cenário até os dias atuais, deparamo-nos com pessoas que obtêm seu sustento não mais de caçadas em florestas, mas da atividade de cuidar da saúde de outros seres humanos dentro de hospitais, consultórios e clínicas. Como obter a eficácia e a eficiência esperadas no tratamento da saúde dos pacientes minimizando os riscos? E quais são esses riscos?

Os riscos pessoais para o profissional da saúde são muito semelhantes aos de outras profissões que utilizam materiais perigosos, como substâncias químicas ou infecciosas, radiação ionizante e objetos cortantes, como agulhas e lâminas. Esses tipos de risco são bem estudados e conhecidos adequadamente. A prevenção de acidentes de trabalho entre profissionais da saúde é objeto de normas próprias, e não é o objetivo deste capítulo abordá-la de forma específica.

Existe outro tipo de risco, porém, cujo conceito mistura-se com o da eficácia do tratamento, um tipo de risco que afeta não a segurança do profissional, mas a segurança do paciente.

Antes de abordar a segurança do paciente, será útil a breve visão de um ambiente profissional em que as questões da segurança, do risco e da prevenção de acidentes são tratadas de forma profissional, sistêmica e ordenadamente: a aeronáutica.

Aeronáutica e segurança de voo

A abordagem que se propõe aqui sobre aeronáutica e segurança de voo é um pouco diferente da usual. O motivo para isso é simples. A explicação a seguir não visa a formar especialistas em segurança de voo nem é voltada para aeronautas, mas, sim, objetiva estabelecer um padrão para ser comparado com as ciências da saúde.

A aeronáutica é a Ciência da Navegação Aérea[2] e, como tal, pressupõe o voo como atividade básica. Fica claro, portanto, que a interrupção brusca e não intencional do voo, um acidente aeronáutico, contraria a finalidade básica da aeronáutica. A prevenção de acidentes se torna, então, uma das atividades fundamentais das ciências aeronáuticas, ao lado do desenvolvimento de novas tecnologias aplicáveis às aeronaves e de novas técnicas de pilotagem.

Internacionalmente, adota-se o princípio de que todo acidente aeronáutico deve ser investigado. Essa investigação, prevista na Convenção Internacional da Aviação Civil (Convenção de Chicago de 1944), não é realizada para se atribuir culpa ou responsabilidade, mas para que as causas-raízes dos acidentes sejam conhecidas, possibilitando a adoção de medidas preventivas e eliminando ou minimizando a recorrência dos acidentes. Não significa que não existam responsabilidades a serem apuradas nos casos de acidentes, mas, sim, que elas devem ser efetuadas em outro processo investigativo, próprio para tal.[3]

As investigações de acidentes aeronáuticos com fins de prevenção são realizadas de forma independente das investigações judiciais, e suas conclusões e recomendações tornam-se públicas ao redor do mundo. Hoje em dia, a maioria dos relatórios de acidentes aeronáuticos investigados por órgãos de diversos países está disponível na Internet para acesso público.

Essa forma de obtenção e divulgação do conhecimento científico-profissional é uma das razões de a aviação ser um dos meios de transporte mais seguros do mundo. A presença óbvia do risco na atividade aérea fez que a atividade de prevenção de acidentes fosse incorporada à cultura profissional dos aviadores, controladores de voo, mecânicos de aviação, engenheiros aeronáuticos e demais profissionais ligados ao ramo.

No Brasil, foi criado o Sistema de Investigação e Prevenção de Acidentes Aeronáuticos (SIPAER), que é definido pelo Código Brasileiro de Aeronáutica e reflete as recomendações da Convenção Internacional da Aviação Civil quanto à realização de investigações independentes e de caráter não punitivo.

Os princípios filosóficos da prevenção de acidentes aeronáuticos

A investigação profissional de acidentes aeronáuticos é uma ferramenta da prevenção, ou seja, já que os acidentes ocorreram, deve-se aproveitá-los ao menos como oportunidade de aprendizado.

A experiência adquirida com o estudo das condições que levaram aos acidentes possibilitou o estabelecimento de oito princípios de prevenção, os quais, aplicáveis à gestão da segurança operacional no âmbito da atividade aeronáutica, podem ser utilizados com pequenas adaptações em qualquer atividade humana que envolva risco.

Esses princípios estão publicados na norma SIPAER NSCA 3-3 – Gestão da Segurança Operacional.[4] Os princípios, tal qual estão publicados, serão descritos a seguir, bem como sua razão e/ou aplicabilidade:

Todo acidente pode (e deve) ser evitado

Este primeiro princípio visa a eliminar o sentimento de fatalismo que acomete as pessoas em face de um acidente e, embora seja útil para o consolo de quem perdeu um ente querido e se apoia na crença de que tudo se fez para evitar o ocorrido, atribuindo-o a razões superiores e inevitáveis, torna-se pernicioso no seio profissional, visto que o estímulo ao desenvolvimento profissional, individual e coletivo origina-se na convicção de que todo acidente deve ser evitado.

Todo acidente resulta de vários eventos, e nunca de uma causa isolada

Diversos estudos científicos sobre acidentes argumentam que os mesmos não ocorrem devido a uma única causa, e sim por uma conjunção de fatores que interagem de maneira complexa.[5] Esse princípio reforça a necessidade das investigações de caráter não punitivo, pois, quando se encontra um culpado pelo acidente, tende-se a adotar como solução, para evitar a recorrência, a punição daquele culpado.

A busca pelos diversos fatores contribuintes para o acidente aprofunda o conhecimento científico-profissional e permite a adoção de medidas corretivas concretas que, na prática, representam uma evolução dos paradigmas de desempenho dos profissionais e da tecnologia.

Todo acidente tem um precedente

A investigação profunda de um acidente revela que seus fatores contribuintes já estiveram presentes em outras ocorrências. Isso é chamado, entre os profissionais de prevenção de acidentes aeronáuticos, de "precedente conhecido".

A existência de precedentes conhecidos é a base da atividade de prevenção, pois, mediante a busca sistemática e a eliminação dos variados fatores que contribuíram para os acidentes pregressos, diminui-se a probabilidade de estarem presentes em uma nova ocorrência.

A prevenção de acidentes requer mobilização geral

Uma vez que os acidentes são causados por diversos fatores, estes podem estar ligados a qualquer das categorias profissionais envolvidas com a atividade desenvolvida, daí a necessidade de mobilização geral para a prevenção. Todos, sem exceção, são estimulados a conhecer e participar das atividades de prevenção e a incorporar uma atitude proativa de prevenção em suas atividades cotidianas.

Como explica o Dr. Cook, pesquisador do tema segurança em diversos ambientes profissionais: "Operadores humanos nos sistemas complexos têm dois papéis: fazer o sistema produzir e atuar como defesa contra falhas".[6]

O propósito da prevenção de acidentes não é restringir a atividade, mas estimular o seu desenvolvimento com segurança

A atividade de prevenção muitas vezes aponta deficiências na preparação para a execução de determinadas tarefas propostas, adiando seu início, por isso algumas vezes a prevenção de acidentes é encarada pelos setores "produtivos" como uma atividade que se contrapõe à produção. Na verdade, o que a atividade de prevenção deseja é um desenvolvimento seguro das atividades produtivas.

Imagine, por exemplo, um operador que não esteja totalmente preparado para uma determinada atividade aérea. Caso ele inicie a operação ignorando a solicitação preventiva de adiamento do início dessas operações para proporcionar tempo para uma preparação mais adequada, a chance de ocorrer um acidente será maior. Caso esse acidente ocorra, o tempo e os recursos necessários para o operador se recuperar das consequências do acidente serão muito maiores do que o tempo e os recursos que teriam sido investidos em melhor preparação para a operação proposta.

O mesmo ocorre em uma unidade de saúde. Caso se executem procedimentos para os quais não se está completamente preparado, em termos de treinamento de pessoal, recursos e equipamentos disponíveis, qualquer ocorrência adversa com um paciente pode gerar processos judiciais e intervenções dos órgãos de supervisão, como a vigilância sanitária e o Ministério da Saúde, que passarão a impedir não só a realização daquele procedimento como de outros para os quais se estava adequadamente preparado e com os quais não houve qualquer problema.

A alta direção é a principal responsável pela prevenção de acidentes

A gestão da prevenção de acidentes em uma organização não ocorre à parte das demais atividades; muito pelo contrário, dá-se de maneira simultânea e coordenada em todos os setores. As ações recomendadas para prevenir acidentes são endereçadas, comumente, aos responsáveis por atividades diversas, como treinamento de pessoal, formulação de contratos de serviços terceirizados, compra de material, coordenação técnica das áreas profissionais específicas, manutenção de equipamentos, reformas em instalações, entre outras.

Na prática, para que as ações propostas sejam adotadas integralmente por todos os setores, a mais alta direção da organização deverá avocar para si a responsabilidade pela prevenção de acidentes. Dessa maneira, as ações recomendadas tornam-se determinações a serem cumpridas por todos, sendo efetivas e permanentes de fato.

Na prevenção de acidentes, não há segredos nem bandeiras

Acidentes não são úteis. Mesmo em um ambiente de concorrência comercial, um acidente não afeta apenas a empresa envolvida (beneficiando as demais), mas todo o mercado daquele bem ou serviço. Quando um acidente ocorre em uma empresa aérea, as vendas caem em todas as empresas daquela região ou país. Quando um evento adverso ocorre em um hospital ou centro de saúde, todos os demais enfrentarão reflexos das notícias divulgadas, seja pela ansiedade causada em profissionais, pacientes e parentes, seja por ações dos órgãos públicos ou pela atenção dirigida da imprensa.

As lições aprendidas com as investigações e os estudos de caso realizados com finalidades preventivas devem, portanto, ser compartilhados na comunidade profissional de gestores da prevenção de acidentes. Assim acontece com a investigação de acidentes aeronáuticos, cujos relatórios são disponibilizados na Internet pelos órgãos dos países responsáveis pela condução de investigações de acidentes.

Acusações e punições de erros humanos agem contra os interesses da prevenção de acidentes

Para que o intercâmbio de informações citado no item anterior possa ocorrer, é necessário que seja desenvolvida uma cultura de prevenção de acidentes. Nesse ambiente cultural, compreende-se que, para a prevenção ocorrer com a participação de todos (inclusive dos profissionais envolvidos nas ocorrências), uma investigação não deve procurar culpados ou propor punições. Essas ações de cunho coercitivo podem ser úteis judicialmente para coibir atos intencionais, porém o pouco efeito que tem sobre as falhas de desempenho não intencionais é largamente superado pelo desestímulo à participação voluntária, o que prejudica o levantamento das informações essenciais para a prevenção.

Conforme dito anteriormente, não significa que a justiça não deva ser feita conforme as leis vigentes, mas que deve ser estabelecido outro procedimento investigativo, completamente independente das investigações de cunhos punitivo e judicial, exclusivamente com a finalidade de realizar ações de prevenção.

A gestão da prevenção: investigar para prevenir

A investigação de ocorrências aeronáuticas, no início da aviação, era uma atividade realizada de forma muito semelhante à de acidentes em outras atividades. Durante a primeira metade do século XX, existiam os inquéritos de acidentes aeronáuticos com os mesmos objetivos dos atuais inquéritos policiais: estabelecer fatos e atribuir responsabilidades, determinando possível culpa ou inocência dos envolvidos.

Apesar de ser realizado de forma criteriosa e dentro das melhores técnicas científicas existentes à época, esse tipo de investigação não resultava em prevenção de novos acidentes. Os envolvidos considerados culpados ou responsáveis pela ocorrência podiam ser punidos, mas isso não significava que lições haviam sido aprendidas pela comunidade aeronáutica nem que medidas adicionais de segurança deveriam ser adotadas.

Com o passar do tempo, e com a repetição dos acidentes, a filosofia da investigação de acidentes aeronáuticos mudou. Atualmente, conforme previsto em norma própria do SIPAER, as investigações são uma etapa da prevenção.

As investigações de que trata a NSCA 3-3 têm como única finalidade a prevenção de acidentes aeronáuticos mediante o estabelecimento dos fatores contribuintes presentes, direta ou indiretamente, na ocorrência e a emissão de recomendações de segurança operacional que possibilitem a ação direta ou a tomada de decisões para eliminar aqueles fatores ou minimizar as suas consequências. Não é propósito da investigação SIPAER atribuir culpa ou responsabilidade.[7]

A investigação para a prevenção tem um propósito mais abrangente, e a apuração das responsabilidades não é limitada pelas etapas processuais necessárias para o contraditório e a ampla defesa. A partir do momento em que não se está acusando ou atribuindo responsabilidade a alguma pessoa, física ou jurídica, a investigação torna-se mais livre e autônoma para apontar todos os vieses técnicos e organizacionais que contribuíram para o acidente.

Além disso, em uma investigação de cunho policial existe a obrigatoriedade de haver provas e indícios. A investigação de cunho preventivo, de forma diversa, baseia-se em fatos e hipóteses. Para a prevenção de acidentes, uma hipótese que não possa ser provada nem descartada também será tratada com medida corretiva, afinal, mesmo que não tenha de fato ocorrido, caso o tivesse também poderia contribuir para o acidente, devendo, portanto, ser alvo de uma recomendação de segurança.

A Organização da Aviação Civil Internacional (ICAO) estabelece as seguintes definições para os conceitos de segurança, prevenção, perigo e risco:[8]

- Segurança (*safety*) é o estado ou condição em que a possibilidade de ocorrerem lesões ou danos materiais é reduzida, devendo ser mantida em um nível aceitável, ou inferior, por meio de um processo permanente de identificação dos perigos existentes e da gestão dos riscos à segurança.

- Prevenção de acidentes é a atividade que inclui a prevenção, a detecção e a eliminação de perigos.
- Perigo é qualquer condição, acontecimento ou circunstância capaz de provocar um acidente.
- Risco é a consequência da aceitação ou não da eliminação do perigo.

Pelas definições descritas, fica claro que, no caso de um acidente real, riscos não eficazmente gerenciados se concretizaram em perigos – acontecimentos que culminaram no acidente. O papel dos investigadores é estabelecer, da forma mais completa possível, quais foram os perigos reais e potenciais identificáveis em cada caso e qual seria a forma de eliminá-los. Mais do que isso, cabe também aos investigadores determinar por que houve falha na detecção dos perigos e o que pode ser feito para que os envolvidos melhorem sua capacidade de percepção desses perigos. É a aplicação prática da máxima: "se eu soubesse que daria errado, não teria feito dessa forma".

A investigação de acidentes é, então, uma forma reativa – porque foi necessário ocorrer um acidente para que os dados fossem coletados – de reunir informações úteis para a prevenção.

A investigação não deve ser entendida, então, como tendo um fim em si mesma, pois sua finalidade não é apenas estabelecer os fatos que culminaram no acidente, mas estabelecer, também, ações de prevenção de acordo com os fatos e hipóteses envolvidos. É função dos gestores de prevenção adotar de forma efetiva as recomendações propostas pela comissão de investigação.

A função proativa da investigação dos incidentes

A investigação dos acidentes é a etapa inicial do estabelecimento das medidas de prevenção. Se apenas essa forma de coleta de dados for adotada, nunca será atingida a meta de zero acidente por motivos óbvios: as ações de prevenção sempre estarão sendo estabelecidas depois da ocorrência dos acidentes.

Para aumentar a eficiência da gestão da prevenção, utiliza-se, então, a prática de investigar não apenas os acidentes, mas também todos os incidentes. Uma decorrência dos princípios "todo acidente resulta de vários eventos e nunca de uma causa isolada" e "todo acidente tem um precedente" é o estabelecimento do conceito de incidente.

Enquanto o acidente é uma ocorrência em que houve danos pessoais ou materiais, o incidente é uma situação em que o risco de ocorrerem esses danos estava presente, porém não se concretizaram.

As definições do SIPAER para incidente e incidente grave, no contexto aeronáutico, são bastante esclarecedoras:[9]

- **Incidente aeronáutico** é toda ocorrência associada à operação de uma aeronave que não chegue a se caracterizar como um acidente, mas que afete ou possa afetar a segurança da operação.
- **Incidente grave** é aquele ocorrido sob circunstâncias em que um acidente quase ocorreu. A diferença entre o incidente grave e o acidente está apenas nas consequências.

A principal consequência do estabelecimento dos conceitos de incidente e incidente grave para a gestão da prevenção, é tornar mais eficiente a coleta dos dados necessários à determinação das medidas preventivas.

Diversas vezes ocorrem situações em que a segurança de uma atividade qualquer foi afetada pela presença de um risco não mitigado, porém esse risco (que é a exposição ao perigo) não se concretizou na realização do perigo (que é a consequência do risco). A investigação dessas ocorrências revela ao gestor de prevenção quais são os fatores contribuintes de acidentes que estão presentes no ambiente antes mesmo que culminem em um acidente de fato.

Estudos realizados pelo Professor Heinrich, na década de 1930, mostraram que cada acidente ocorrido em uma atividade qualquer é precedido de eventos precursores, nos quais as condições para o acidente estão presentes, mas suas consequências ainda não foram graves.[10] São os incidentes e incidentes graves. A concepção moderna dos estudos de Heinrich estendeu o campo de observação para além dos incidentes e acidentes, adotando conceitos como situação eventual, ocorrência de rotina e evento significante (que é um incidente). Esses conceitos nada mais são do que uma gradação dos eventos conforme seu risco. A Figura 19.1 mostra a proporção teórica entre esses eventos.

Além da variação na exposição ao risco, outra diferença entre os eventos classificados nos diversos níveis do triângulo é a facilidade de identificação. Um acidente é uma situação óbvia após a sua ocorrência, pois, as suas consequências, danos pessoais ou materiais, são evidentes. Em um incidente, ao contrário, não há danos. Mesmo em um incidente grave, em que o risco foi elevado, os danos não ocorreram. Faz parte da formação dos gestores de prevenção o treinamento de um olhar crítico que possibilite a identificação das situações eventuais e das ocorrências de rotina reveladoras dos riscos presentes no ambiente.

Quanto mais eficaz a identificação desses riscos por meio de situações mais próximas da base do triângulo, mais eficiente será a gestão da prevenção. Medidas mitigadoras dos riscos serão propostas e adotadas para os mais diversos fatores reconhecidamente "contribuintes de acidentes" antes que os mesmos tenham culminado em uma situação em que os danos sejam inevitáveis.

Os relatórios de prevenção

Obviamente que a percepção dos riscos de acidente varia com a situação do ambiente de trabalho. Quando um acidente aconteceu recentemente, todas as pessoas ficam atentas aos riscos existentes. Com o passar do tempo, o nível de percepção cai e as pessoas vão se tornando mais complacentes. Essa variação no nível de atenção aos riscos é mostrada no gráfico chamado de *blood priority*, ilustrado na Figura 19.2.

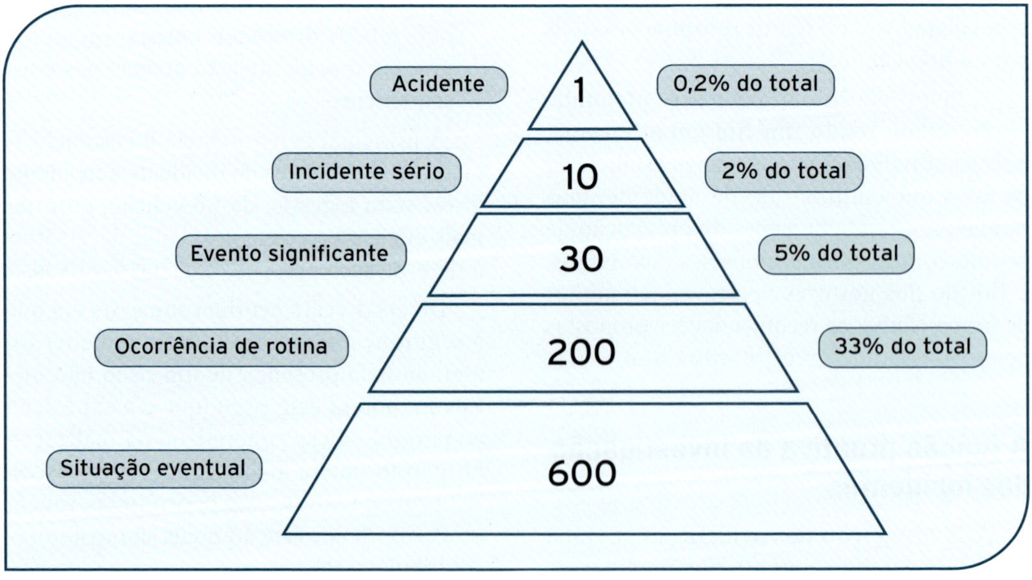

Figura 19.1: Triângulo de Heinrich estendido.
Fonte: Flight Safety Foundation.

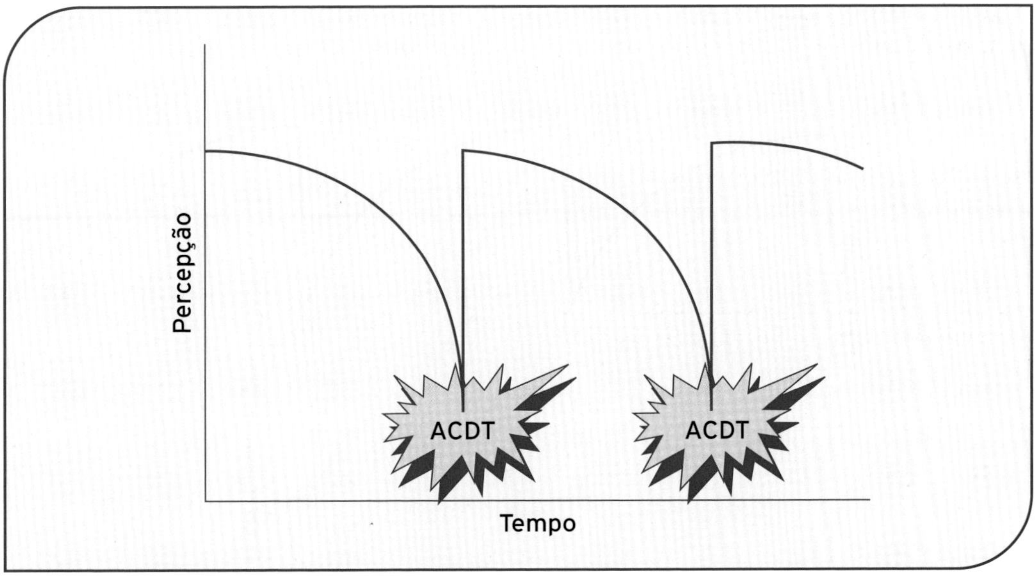

Figura 19.2: Gráfico de *blood priority*, correlação entre percepção e ocorrência de acidentes no decorrer do tempo.

Uma consequência dessa variação na percepção humana é que o ambiente tende a tornar-se mais seguro logo após a ocorrência de um acidente. É óbvio que depender dos acidentes para aumentar a percepção ao risco não é uma postura muito eficaz para preveni-los.

O princípio de que "a prevenção de acidentes requer mobilização geral" é utilizado, então, para estimular todo o pessoal envolvido a reportar os riscos observáveis no ambiente.

Os relatórios de prevenção são ferramentas adotadas para permitir a participação de todos no processo de identificação dos riscos no ambiente.[11] Qualquer pessoa pode (e deve ser estimulada a fazê-lo) relatar todas as situações em que se suponha existir um risco à segurança, por mais insignificante que pareça o risco.

O gestor de prevenção utiliza, então, o triângulo de Heinrich para classificar a situação relatada conforme a sua gravidade e estabelece as medidas mitigadoras adequadas a cada caso. Com a adoção dos relatórios de prevenção, o gráfico de *blood priori* é alterado de forma a inverter a tendência de queda na atenção aos riscos, os quais passam a não depender da ocorrência dos acidentes, mas são evidenciados pelos relatórios preenchidos, conforme mostra a Figura 19.3.

Quanto mais relatórios de prevenção são escritos, mais situações podem ser observadas próximas à base do triângulo. Cabe ao gestor da prevenção estimular o preenchimento dos relatórios e efetuar a filtragem dos mesmos, identificando nas entrelinhas o real significado dos fatos relatados.

Por exemplo, uma tendência de "denuncismo" nos relatos coletados pode significar problemas de relacionamento interpessoal no ambiente de trabalho, assim, em vez de descartar os relatos "denuncistas", eles devem ser filtrados. Uma vez identificada a sua real característica – indicar problemas de relacionamento –, devem-se adotar medidas para melhorar o relacionamento interpessoal no ambiente. Afinal, problemas de relacionamento entre trabalhadores de uma equipe são fatores contribuintes para acidentes.

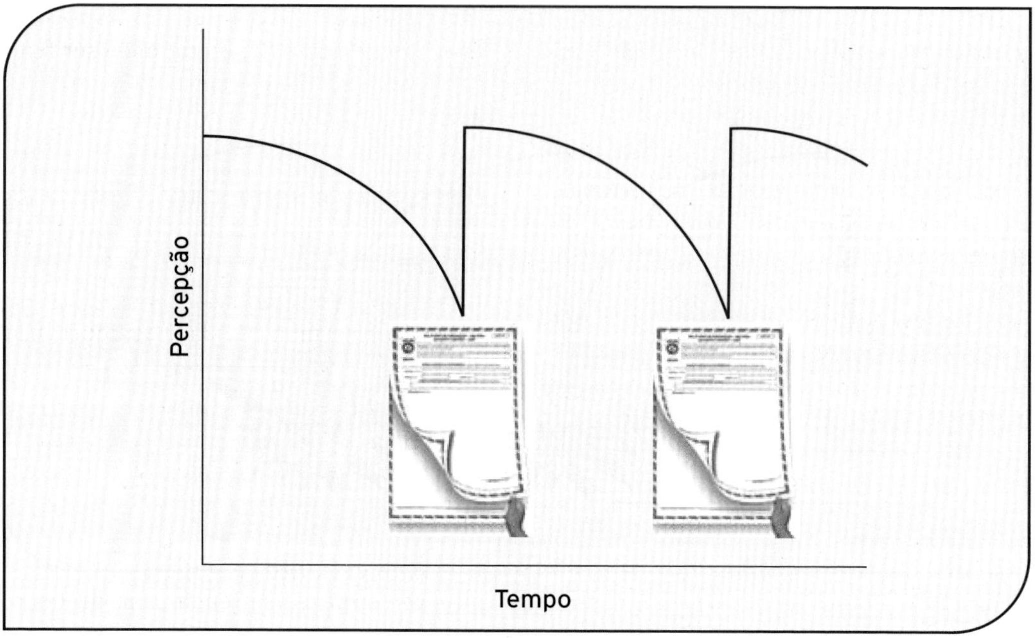

Figura 19.3: Gráfico de *Blood priority* modificado pela adoção de um sistema de relatório de prevenção.

Todo relatório de prevenção é útil para a identificação de riscos no ambiente de trabalho, e, ainda que descreva coisas desconexas com os objetivos da prevenção, revela que as pessoas precisam de mais conhecimento sobre o mecanismo de ocorrência de acidentes e a relação dos mesmos com os riscos e perigos presentes no ambiente. Essa falta de conhecimento identificável nos relatórios "ruins" é, por si só, um fator contribuinte de acidentes.

Não é necessária a identificação da pessoa que preencheu o relatório. Seu anonimato deve ser garantido, pois relatar uma situação de perigo, mais do que expor a instituição ou as pessoas envolvidas, é um ato altruísta de alguém que quer contribuir para a solução dos problemas e não ser complacente com eles. Para isso, o princípio de que "acusações e punições de erros humanos agem contra os interesses da prevenção de acidentes" deve ser integralmente adotado no trato dos relatórios de prevenção.

Nunca, nunca, nunca – e em nenhuma hipótese – um fato declarado em um relatório de prevenção (que é uma ferramenta criada para permitir a participação de todos na prevenção de acidentes) deve ser utilizado para punir qualquer pessoa, seja ela o relator ou algum dos envolvidos no fato. Os benefícios que porventura pudessem advir de tal punição certamente não serão superiores aos danos causados à utilização da própria ferramenta pelas demais pessoas da instituição.

Cabe ao gestor da prevenção e à alta direção da instituição proteger a integridade do programa de prevenção mediante a garantia da confidencialidade dos relatos, do anonimato e do princípio não punitivo dessa ferramenta. Caso alguém necessite relatar algo que exija punição, que o faça por intermédio de documento específico para tal.

Na prática, no ambiente aeronáutico, os relatórios de prevenção revelam-se uma das ferramentas mais eficazes na gestão dos riscos, sendo fundamentais no processo de prevenir acidentes aéreos. Sua característica proativa na busca de riscos ainda não concretizados em perigos os torna o instrumento com a melhor relação custo-benefício na prevenção de acidentes.

Os relatórios de prevenção e as investigações não punitivas de acidentes, incidentes graves e incidentes aeronáuticos complementam-se como dispositivos de coleta de dados para a prevenção de acidentes. A sinergia obtida dessas atividades é, certamente, um dos principais fatores para explicar por que o transporte aéreo se tornou uma das atividades mais seguras da vida moderna, apesar dos riscos envolvidos.

A atividade de investigação e prevenção de acidentes aeronáuticos atingiu um nível de profissionalismo e eficiência tão elevados, que se tornou referência para estudos em outras áreas bastante distintas, mas com diversas semelhanças, como as ciências da saúde.

O cenário das ciências da saúde

O cenário das ciências da saúde é muito semelhante ao do mundo aeronáutico em diversos aspectos, já que são ambientes complexos nos quais pessoas interagem em equipes multidisciplinares utilizando equipamentos diversos para tentar alcançar um objetivo único.

Na aviação, pode-se verificar que pilotos, mecânicos, controladores de voo, engenheiros, meteorologistas, especialistas em comunicações aeronáuticas e diversos outros profissionais interagem com o único objetivo de voar, e fazer voar com segurança, aeronaves que desempenham as mais diversas missões.

Na saúde, médicos de todas as especialidades, enfermeiros, farmacêuticos, fisioterapeutas, psicólogos, nutricionistas, biólogos e técnicos interagem com a única intenção de proporcionar tratamento adequado, curativo ou preventivo, para os pacientes

Ao se pensar no conceito de segurança no ambiente das ciências da saúde, é necessário, primeiro, entender a distinção entre insucesso e acidente, o que pode ser feito comparando-se as diferenças e semelhanças que há entre as ciências e da saúde.

Diferenças e semelhanças entre as ciências aeronáuticas e as ciências da saúde

Existem dois tipos de insucesso ao se tentar realizar uma atividade qualquer: não conseguir realizá-la ou realizá-la com consequências indesejadas.

Por exemplo, pode-se tentar voar com uma aeronave e ela não alçar voo. Essa era a regra (e não a exceção) nos primórdios da aviação. Uma aeronave de projeto novo podia correr todo o campo disponível para decolagem e não ser capaz sair do chão, mas isso não seria um acidente, uma vez que não houve qualquer dano, material ou pessoal; entretanto certamente ocorreu um insucesso, pois não foi possível alcançar o objetivo de voar.

Realizar uma atividade com consequências indesejadas é diferente de não conseguir realizar a atividade. Uma aeronave que tenha decolado precisará, em algum momento, pousar. Durante o voo, existe o perigo constante de que as condições necessárias para voar sejam interrompidas. Se não for possível gerenciar a situação de forma a pousar com segurança, a aeronave deixará de voar e cairá, causando danos materiais e/ou pessoais. Terá ocorrido, então, outra forma de insucesso bem diferente da não concretização do voo: um acidente aeronáutico.

De forma semelhante, pode-se tratar a saúde de uma pessoa sem se obter sucesso. Um doente grave ou uma pessoa ferida em um acidente podem, a despeito de todo o esforço da equipe de saúde e da utilização das melhores técnicas e equipamentos disponíveis, não sobreviver ou ter sequelas graves. O insucesso não depende apenas do desempenho profissional, mas das condições de cada caso particular. A morte ou as sequelas do paciente não foram decorrência do tratamento, mas das suas condições de saúde precárias.

Por outro lado, existem situações em que, durante o tratamento de saúde, as ações da equipe de saúde provocam danos ao paciente, ou seja, o tratamento, em vez de promover a saúde, fez o oposto, prejudicou a pessoa tratada.

Em aviação, entretanto, é muito fácil diferenciar uma situação em que não se conseguiu voar (insucesso) daquela em que houve uma queda da aeronave (acidente), até porque, para cair, é necessário, primeiro, ter iniciado o voo.

Diferentemente dos aviões, que foram feitos para voar, os seres humanos não foram criados para viver eternamente. Proporcionar tratamento de saúde adequado não é sinônimo de impedir a morte. Todos morreremos em algum momento, portanto o óbito de um paciente não pode ser interpretado diretamente como um "acidente" no seu tratamento.

Como diferenciar, então, as duas condições de insucesso no contexto das ciências da saúde? Como distinguir a ineficiência na obtenção de resultados úteis no tratamento dos danos gerados pelo próprio tratamento, uma vez que o resultado de ambas as situações pode ser o mesmo: a morte ou sequelas ao paciente?

Como conceituar "acidente" no contexto da saúde: uma pista advinda da ética médica

Pelo analisado anteriormente, não é possível, pela simples observação dos resultados obtidos após o tratamento de saúde, estabelecer se ocorreu ou não um "acidente". É possível estabelecer apenas se ocorreu um sucesso ou um insucesso. Mesmo pacientes submetidos a terapias inadequadas podem sobreviver e não ter quaisquer sequelas.

A definição de acidente no ambiente da saúde, então, não pode ser feita pelas consequências, como na aeronáutica. Pela própria natureza da vida, os profissionais da saúde não podem assegurar resultados satisfatórios nas atuações profissionais que envolvam pessoas doentes e/ou acidentadas. A sua obrigação é empregar os melhores meios disponíveis em prol do tratamento. Trata-se de uma obrigação de meio, e não uma obrigação de resultado.

Existem vários trabalhos na área do direito médico a respeito de exceções a essa condição de obrigação de resultado, sendo a mais notória delas a discussão acerca da obrigação de resultado na cirurgia plástica estética. O presente estudo, porém, não vai abordar estas nuanças que, embora sejam muito importantes para o estabelecimento de reparações a possíveis danos, não fazem diferença na análise dos eventos adversos ocorridos.

Na aeronáutica utilizamos o objetivo (alçar voo) para estabelecer, por antítese, a ideia de acidente (queda). O objetivo das ciências da saúde pode ser inferido dos princípios da ética médica:

- Não maleficência.
- Beneficência.
- Mal menor.

O primeiro princípio estabelece que um tratamento de saúde não pode fazer mal ao paciente. O segundo princípio reza que o mesmo tratamento deve tentar fazer bem à pessoa tratada. A relação entre esses princípios é hierarquizada, ou seja, não causar o mal é mais importante que trazer o bem. Em muitas situações, para fazer um bem maior, um pequeno mal poderá ser inevitável. Da dialética entre os dois primeiros princípios surge, então, o terceiro, que estabelece a busca pelo mal menor.

Por exemplo: a amputação de um membro é um mal, todavia, se for necessária para evitar a morte do paciente, ela deve ser realizada sob a ótica do princípio do mal menor.

Obviamente que esses preceitos estarão sempre sendo interpretados de acordo com os casos concretos e variarão sutilmente de acordo com características culturais e éticas do ambiente social considerado. É difícil, por exemplo, decidir qual é o mal menor a ser causado a um paciente idoso com uma doença em estágio terminal. Deixá-lo no convívio da família, para prolongar seu tempo de vida com seus entes queridos ou interná-lo em uma unidade de tratamento intensivo onde estará longe de todos, mas sobreviverá um pouco mais de tempo? Nesse processo, a opinião do próprio paciente é considerada.

Uma situação em que o segundo princípio não é alcançado, não se obtendo qualquer benefício para o paciente, é, certamente, um insucesso do tratamento de saúde pela sua ineficácia. Por outro lado, qualquer evento que leve ao não cumprimento do primeiro ou terceiro princípio, provocando mal desnecessário ou um mal maior do que o mínimo exigido para atingir um bem maior, pode ser considerado um "acidente" em saúde.

Não atingir o princípio da beneficência faz que a vida siga seu curso natural, inalterado pelo tratamento ineficaz. Contrariar os princípios da não maleficência ou o do mal menor prejudica a saúde do paciente. A Figura 19.4 mostra o relacionamento entre os princípios da ética médica, os eventos adversos oriundos do não cumprimento do primeiro e terceiro princípios e a eficácia relacionada ao segundo princípio.

A diferenciação entre as situações de ineficácia do tratamento de saúde e as situações adversas provocadas pelo tratamento é fundamental para se estabelecerem parâmetros de definição de eventos adversos no contexto das ciências da saúde. Como já demonstrado no contexto das ciências aeronáuticas, a definição de acidente, incidente e incidente grave é fundamental para orientar as ações de investigação e possibilitar a adoção de medidas de prevenção adequadas.

O aumento da taxa de sucesso das terapias poderá, então, ser obtida de duas formas diferentes. O insucesso causado por ineficácia será revertido da maneira convencional, pelo desenvolvimento de novas terapêuticas, novas técnicas de tratamento e novos fármacos. O insucesso provocado por eventos adversos será combatido por meio de pesquisas científicas focadas no desempenho humano dos profissionais da saúde, tornando o ambiente de tratamento mais seguro para o paciente.

Os estudos científicos existentes

A pesquisa científica sobre segurança do paciente está cada vez mais desenvolvida ao redor do mundo, e este livro é um exemplo prático dessa afirmação. Profissionais de diversas especialidades têm se debruçado sobre o tema de forma bastante intensa e resultados bem interessantes estão sendo obtidos.

Vários estudos apontam para definições úteis a respeito de eventos adversos em saúde.

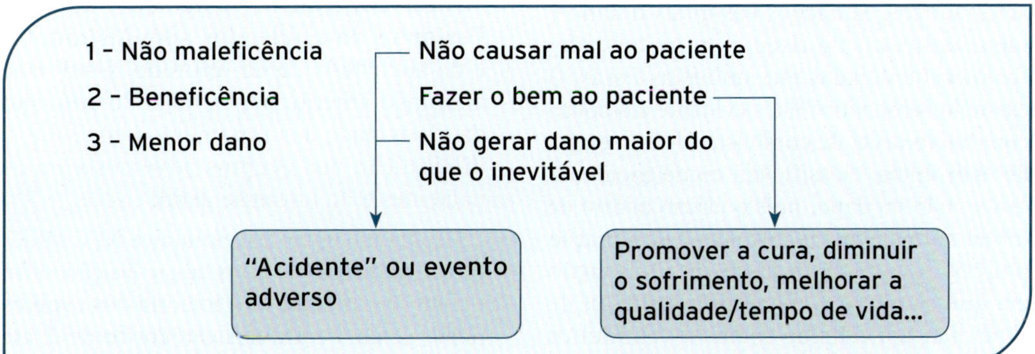

Figura 19.4: Correlação entre os princípios 1 e 3 da ética médica e os eventos adversos e do princípio 2 com a eficácia do tratamento.

Três deles se destacam pela sua similaridade com definições em uso na investigação e prevenção de acidentes aeronáuticos: os *never events*, os eventos sentinela e o índice National Coordinating Council on Medical Error Reporting and Prevention (NCC MERP) de categorização de erros de medicação.

Conforme já citado, o objetivo deste capítulo não é analisar o conteúdo técnico específico contido nessas definições. Por outro lado, sua influência na prevenção de eventos adversos em saúde pode ser claramente identificada por comparação com definições semelhantes no contexto aeronáutico.

Never events, termo cunhado nos EUA, em 2001, pelo Dr. Ken Kizer, presidente do Fórum Nacional de Qualidade ([NQF]), são eventos adversos que nunca deveriam ocorrer, visto serem claramente identificáveis e evitáveis, como, por exemplo, a realização de uma cirurgia no lado errado. Para a atividade de gerenciamento do risco, a utilidade do conceito de *never event* é a adoção de uma lista inequívoca de situações que devem ser identificadas, mensuradas e prevenidas.

A lista de *never events* não leva em consideração a gravidade das consequências para o paciente, mas a situação evitável *per se*. Esse conceito é muito semelhante ao da lista de incidentes graves emitida pelo Centro de Investigação e Prevenção de Acidentes Aeronáuticos (CENIPA) como forma de orientação para os investigadores aeronáuticos. Situações nas quais o dano é inexistente, mas o risco é muito elevado, ficam evidenciadas em ambas as listas. O exemplo aeronáutico mais evidente é o pouso com baixo nível de combustível. Nesse tipo de ocorrência, classificada como incidente grave, não há dano, pois o pouso ocorre de forma normal, porém a evolução da situação poderia levar a uma pane seca, situação em que os motores da aeronave param de funcionar por falta de combustível. Muitos casos se tornam acidentes catastróficos, pois a pane seca em uma aeronave multimotora causa a falha de todos os motores de forma concomitante, circunstância que dificilmente ocorreria por motivos mecânicos.

Desde 1995, a Joint Commission norte-americana determina a comunicação dos chamados eventos sentinela, que, ao contrário dos *never events*, não são, necessariamente, eventos adversos, mas situações que merecem melhor esclarecimento, pois representam fortes indícios de que eventos adversos estejam presentes. Enquanto os *never events* são definidos pela sua natureza, os eventos sentinela são caracterizados pelas consequências observadas nos pacientes, como a ocorrência ou o grande risco de morte inesperada ou danos físicos ou psicológicos graves. Todas as situações classificadas como *never events* pela NQF também são considerados eventos sentinela pela Joint Commission.

O índice NCC MERP de categorização de erros de medicação tem como principal característica não discutir a natureza das ocorrências ou suas causas. Trata-se de uma ferramenta de classificação da severidade das consequências dos eventos relativos a erros de medicação. Como pode ser observado na Figura 19.5, sua estrutura é muito parecida com o triângulo de Heinrich, citado anteriormente.

A gestão da prevenção no sistema de saúde

A gestão da prevenção no sistema de saúde é uma atividade que vem atraindo a atenção crescente da comunidade dos profissionais da saúde, dos administradores e da sociedade como um todo. Conforme abordado anteriormente, além do aumento da efetividade dos tratamentos de saúde, a diminuição dos eventos adversos com os pacientes é de interesse geral.

Tomando como base o índice NCC MERP de categorização de erros de medicação, o Dr. Cohen[12] verificou que a maioria dos eventos (84%) se concentra nas categorias de A até D, nas quais não há dano ao paciente. Mesmo entre os eventos com dano ao paciente, categorias de E até I, que representam 16%

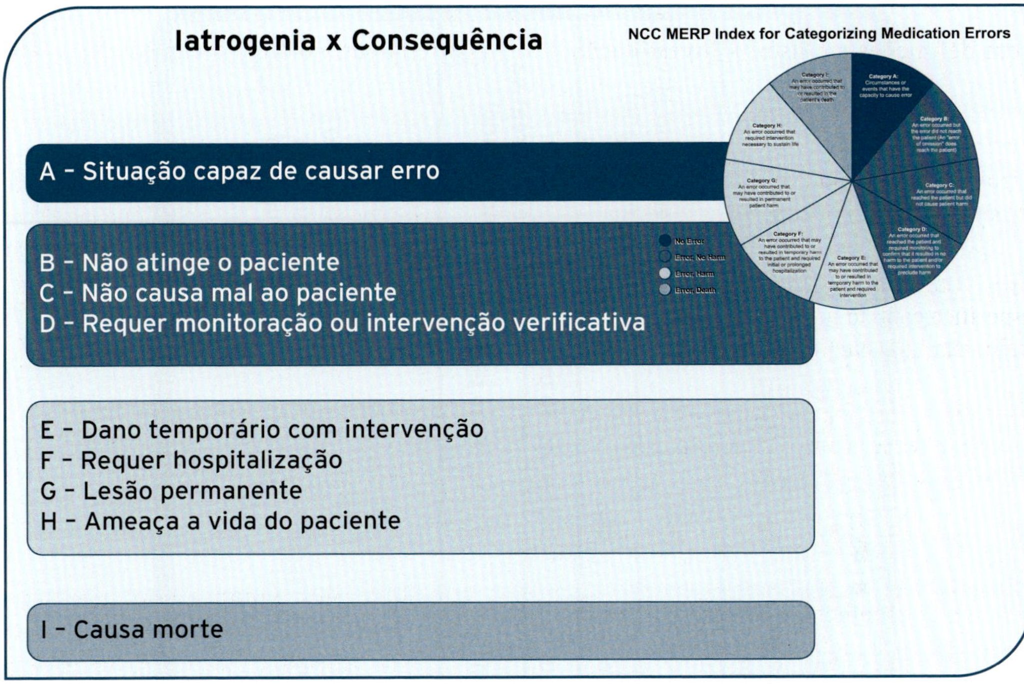

Figura 19.5: Classificação da severidade dos eventos adversos, pelo índice NCC MERP conforme a consequência para o paciente.

do total, a maior parte (63%) estava classificada na categoria E, de dano temporário ao paciente. Essa proporção segue a mesma lógica das ocorrências aeronáuticas e corrobora as conclusões do Dr. Heinrich em seus estudos de 1930.

A Tabela 19.1 correlaciona, por meio da classificação de severidade das ocorrências, os efeitos para o paciente, o custo econômico e o risco de o evento suscitar ações na justiça (custo jurídico). A última coluna, denominada "Gestão da prevenção", descreve o tipo de intervenção possível de ser realizada e o tipo de notificação usualmente adotado para o evento.

A conclusão condensada na tabela é que os eventos mais perigosos para o paciente são os menos frequentes, porém, de custo mais elevado. A investigação desses eventos decorre da obrigatoriedade da sua notificação. Por outro lado, os eventos mais simples, menos danosos e de menor custo não são notificados, e os de risco intermediário são subnotificados.

Considerando-se os princípios de que "todo acidente tem um precedente" e que "todo acidente resulta de vários eventos, e nunca de uma causa isolada", pode-se inferir que grande parte dos ensinamentos necessários para evitar a ocorrência dos eventos adversos mais perigosos pode ser colhida da análise sistemática e do estudo criterioso dos eventos mais simples, que envolvem menores risco e custo.

Uma possível estratégia de abordagem desse cenário é estabelecer uma busca ampliada por eventos "menores" com a adoção de um sistema de notificação voluntária não punitivo. Para que a implantação desse sistema tenha sucesso, deve ser precedida da adoção de políticas claras, de prevenção de acidentes, pela direção da unidade de saúde e de aulas e palestras que expliquem, para todos os envolvidos, os princípios filosóficos da prevenção de acidentes.

TABELA 19.1 ANÁLISE DAS CONSEQUÊNCIAS DAS OCORRÊNCIAS CONFORME CLASSIFICAÇÃO PELO ÍNDICE NCC MERP

Índice NCC MERP		Proporção		Dano ao paciente	Custo econômico	"Custo" jurídico	Gestão da prevenção
A	Situação capaz de causar erro	84%		Não há erro	Não	Não	Prevenção proativa (não notificado)
B	Não atinge o paciente			Erro sem dano ao paciente	Não	Não	
C	Não causa mal ao paciente				Não	Exposição ao perigo	Prevenção reativa (subnotificado)
D	Requer monitoração ou intervenção verificativa				Sim	Exposição ao perigo	
E	Dano temporário com intervenção	16%	63%	Erro com dano ao paciente	Sim	Sim	Investigação (notificação obrigatória)
F	Requer hospitalização		19%				
G	Lesão permanente		6%				
H	Ameaça a vida do paciente		6%				
I	Causa morte		6%				

Conclusão

Acidentes são eventos que podem decorrer de qualquer atividade humana. O que define um acidente *latu sensu* é a característica de ser um evento indesejado ocorrido na tentativa de se obter resultado de valor oposto. No contexto da aeronáutica, significa cair quando se quer voar. No contexto da saúde, denota prejudicar a saúde do paciente quando se quer tratá-la.

Um ambiente seguro é aquele em que os riscos, ou seja, a exposição aos perigos, são minimizados por intermédio de ações de prevenção efetivas e adequadas em relação ao custo-benefício.

O ambiente aeronáutico, pela característica de permanente exposição aos perigos inerentes ao voo, desenvolveu, com o passar das décadas, uma metodologia própria de prevenção de acidentes, na qual é realizada, de forma sistemática, uma busca constante de fatores que possam contribuir para futuros acidentes.

A análise comparativa realizada neste capítulo procurou abordar não só a gestão da prevenção no âmbito da atividade aeronáutica, mas sua aplicabilidade nas ciências da saúde. Procedeu-se a uma análise transdisciplinar sem a intenção de esgotar o assunto, mas, ao contrário, com o propósito de estimular a discussão de novas abordagens para tratar o problema dos eventos adversos em saúde e a segurança do paciente.

Em saúde, assim como na aeronáutica, a atividade de prevenir eventos adversos pode se beneficiar da realização de investigações. A discussão de políticas adequadas para o estabelecimento e a normatização de uma atividade dessa natureza deve ocorrer no próprio contexto das profissões da saúde, nos conselhos, nas sociedades, associações e demais órgãos afins e pode se beneficiar das metodologias e experiências já obtidas em outros campos do saber.

Afinal, da mesma forma que todos os profissionais da saúde, os investigadores de acidentes aeronáuticos dedicam seu tempo e devotam todas as suas capacidades, de corpo e alma, ao objetivo último de preservar vidas humanas.

Referências bibliográficas

1. Johanson DC, Edey MA. Lucy: os primórdios da humanidade. Rio de Janeiro: Bertrand Brasil, 1996.
2. Bvieira FKR. A formação de aviadores no Brasil (e no mundo): o *status quo* e a necessidade de mudança do paradigma vigente. Revista Conexão Sipaer. 2010; 1(3): 4-21.
3. Adams D. A Layman's Introduction to Human Factors in Aircraft Accident and Incident Investigation. Australian Transport Safety Bureau, june 2006. ATSB Safety Information Paper. B2006/0094. Disponível em: http://www.atsb.gov.au/media/32882/b20060094.pdf.
4. Brasil. Comando da Aeronáutica. Gestão da segurança operacional. NSCA 3-3. Brasília, DF: CENIPA, 2008b.
5. Reason J. Human error. New York: Cambridge University Press, 1990.
6. Cook RI. How complex systems fail. In: Allspaw J, Robbins J. Web Operations: keeping the data on time. Sebastopol: O'Reilly, 2010. p. 108-116.
7. Brasil. Comando da Aeronáutica. Investigação de acidente aeronáutico, incidente aeronáutico e ocorrência de solo. NSCA 3-6. Brasília, DF: CENIPA 2008c.
8. International Civil Aviation Organization. Safety management manual. Doc 9859. 2nd ed. ICAO: Montreal, 2009.
9. Brasil. Comando da Aeronáutica. Conceituação de vocábulos, expressões e siglas de uso no SIPAER. NSCA 3-1. Brasília, DF: CENIPA, 2008a.
10. Portugal. Ministério das Obras Públicas, Transportes e Comunicações. GPIAA – Gabinete de Prevenção e Investigação de Acidentes com Aeronaves. Estatísticas 2008. Disponível em: http://www.povt.qren.pt/tempfiles/20090818091759moptc.pdf.
11. Brasil. Comando da Aeronáutica. Gestão da segurança operacional. NSCA 3-3. Brasília: CENIPA, 2008b.
12. Cohen MR. Medication errors. Washington: American Pharmacists Association, 2007.

20

Conceitos Atuais em Segurança na Medicina Intensiva

Lucas Garcia
Márcio Soares
Laiane de Oliveira Silva

Introdução

Desde a publicação do relatório do Institute of Medicine (IOM), nos EUA, intitulado *To Err is Human*, estimando a ocorrência de 44 a 98 mil óbitos a cada ano, decorrentes de eventos adversos (EA), foi desencadeada uma mobilização importante dos profissionais da área de saúde e da sociedade em geral com as questões relacionadas à segurança do paciente.[1,2]

Por isso, nos últimos anos, observa-se uma evolução exponencial sobre o tema Segurança do Paciente nas instituições de saúde, sobretudo, pela preocupação grave e crescente de saúde pública de uma forma geral.

É importante ressaltar, entretanto, os conceitos de chaves relacionados à Segurança do Paciente. De acordo com a OMS, segurança do paciente é a redução do risco de danos desnecessários associados à assistência em saúde até um mínimo aceitável. A ocorrência de incidentes poderá comprometer a segurança do paciente, tornando-se um desafio permanente nas instituições de saúde a detecção, a investigação e planejamento das ações de melhorias.[3-5]

Recentemente, a OMS publicou o *Plano de Ação Global para Segurança do Paciente 2021-2030*, cujo objetivo é tratar a eliminação de danos evitáveis nos cuidados de saúde, portanto, o plano descreve que a temática Segurança do Paciente é um grande desafio por diversos aspectos e impactos, pois a estimativa é, que um a cada dez pacientes está sujeito a um evento adverso durante a internação hospitalar. Estudos mais recentes sugerem que 134 milhões de eventos em decorrência de fragilidade dos cuidados e/ou inseguros ocorrem todos os anos nos hospitais de países de média e baixa renda, o que pode resultar em 2,6 milhões de mortes anuais.[3-5]

Segundo Bates,[6] um a cada quatro pacientes internados em hospitais americanos sofreu algum evento adverso. Além disso, a cada ano na Europa, entre 8% e 12% dos pacientes hospitalizados experimentam algum tipo de dano ou lesão relacionado(a) aos cuidados que recebem.[3-8]

Em 2014, um estudo observacional pioneiro, sob a ótica da terapia intensiva, e a temática segurança do paciente, cujos objetivos eram identificar e caracterizar os eventos adversos em UTIs de um hospital universitário em SP, avaliou se havia relação entre ocorrência dos eventos e o desfecho, além disso, buscou identificar quais os fatores de risco para a ocorrência dos eventos nesses locais. Foi possível evidenciar que os eventos mais frequentes foram os das categorias processo clínico/procedimento (54%) e eventos associados a medicamento (25,8%), já quanto ao dano, a maioria foi classificada como gravidade leve, no entanto, 4,1% foram considerados graves e 2,1% foram associados a óbito.[9]

Ademais, esse mesmo estudo mostrou que a ocorrência de quatro a seis eventos adversos na internação mostrou-se um fator de risco para óbito no ambiente de terapia intensiva. Entre os pacientes hospitalizados, portanto, aqueles internados em unidades de terapia intensiva (UTI) são particularmente mais vulneráveis a sofrer eventos adversos por conta da gravidade da doença aguda e devido à alta complexidade da medicina intensiva, entre outros fatores.[9]

É neste contexto que o Plano da OMS emerge a preocupação com a necessidade de uma ação global para Segurança do Paciente, pois, a partir de uma abordagem estratégica e coordenada, abordando as causas comuns de danos e as ações para preveni-los, resultará no objetivo estratégico de alcançar a máxima redução possível de danos inevitáveis devido aos cuidados de saúde inseguros.[3-8]

Historicamente, a relevância dos eventos adversos nas terapias intensivas e, principalmente, a observação de que a maioria deles pode ser prevenida é amplamente discutida entre as sociedades e comunidade científica, inclusive, em 2019, um estudo nacional cujo objetivo era conhecer a cultura de segurança do paciente, em unidades de terapia intensiva, por meio de uma pesquisa qualitativa realizada com equipes multidisciplinares atuantes em unidades de terapia intensiva de duas instituições hospitalares do sul do Brasil, evidenciou que os profissionais reconhecem a existência do erro na assistência à saúde e atribuem a sua ocorrência a falhas individuais e do sistema organizacional, além de estimularem uma cultura não punitiva e o aprendizado coletivo.[11]

Vale ressaltar as diversas iniciativas para conscientização de estabelecer um cuidado seguro sob a ótica da gestão de risco e segurança do paciente capitaneadas pelas principais sociedades de medicina intensiva, como o projeto Paragon, da Sociedade Americana de Medicina Intensiva (SCCM), e a Força-tarefa para Segurança do Paciente, da Sociedade Europeia de Medicina Intensiva (ESICM).

No Brasil, a RDC nº 36/2013, que institui as ações para a promoção da segurança e a melhoria da qualidade nos serviços de saúde, permitiu um avanço nas ações voltadas para Segurança do Paciente, tendo como princípios norteadores a melhoria contínua dos processos clínicos e no uso de tecnologias da saúde, a disseminação sistemática da cultura de segurança, a articulação e a integração dos processos de gestão de risco, e a garantia das boas práticas de funcionamento do serviço de saúde.

Entretanto, antes mesmo da legislação nacional, em 2010, a Associação de Medicina Intensiva Brasileira (AMIB) promoveu o lançamento do Guia da UTI Segura (GUTIS). Ao definir o tema da segunda edição da Campanha Nacional **Orgulho de Ser Intensivista**, procurou-se desenvolver ações que contribuíssem com a melhoria dos serviços prestados nas UTIs. Neste contexto, foi consolidado que a segurança do paciente e a educação continuada são pilares importantes para a AMIB, por isso o principal objetivo dessa estratégia era orientar as equipes intensivistas na busca diária das ações que resultassem na segurança dos cuidados críticos.

Mais recentemente, a AMIB incluiu na biblioteca de cursos, além dos técnicos, cursos voltados para gestão clínica ancorado nos aspectos organização e gerenciamento das terapias intensivas além dos pilares da gestão da qualidade e segurança do paciente, resultando no objetivo de fomentar a construção de UTIs de alta *performance*.

A partir desse contexto, emerge a necessidade de atualizar os conceitos atuais sobre a segurança do paciente no âmbito da terapia intensiva e como deve ser aplicado na gestão das informações oriundas da prática clinica e gerenciamento dos incidentes e operacionalização dos planos de melhorias.

Conceitos fundamentais

Inicialmente, Hipócrates (460 a 370 a.C.), considerado o pai da medicina, afirmou o princípio *Primum non nocere*, que significa "primeiro não cause o dano".[8]

O conceito de dano, durante muitos anos, foi amplamente discutido pela comunidade científica nos diversos fóruns e documentos, mas a partir de uma das iniciativas da World Alliance for Patient Safety foi criada a classificação internacional para segurança do paciente, conhecida como Taxonomia dos Incidentes de Segurança do Paciente ou Classificação Internacional de Segurança do Paciente (ICPS - 2009). A classificação compreende um conjunto de conceitos ligados por relações semânticas. Com isso, fornece uma padronização na estrutura para organizar a informação a ser utilizada para vários outros objetivos, incluindo estudos nacionais e internacionais.[4,5]

No entanto, segundo o grupo de trabalho, a taxonomia não é considerada uma versão completa; pode-se afirmar que é uma estrutura conceitual para uma classificação internacional, que visa fornecer uma compreensão razoável de alguns conceitos de segurança do paciente com a qual as classificações regionais e nacionais existentes possam relacionar-se com a taxonomia.[4,5]

Inicialmente, para construção da classificação foi criado um grupo de projeto composto por especialistas em segurança do paciente, em tecnologia da informação, políticas públicas de saúde e medicina. Os princípios utilizados para orientação do projeto foram:[4,5]

- Definir, de forma clara, o objetivo, potenciais utilizadores e tipos de utilização para a classificação.
- Criar a classificação a partir de conceitos.
- Adaptar a linguagem utilizada nas definições dos conceitos.
- Organizar os conceitos em categorias com significados úteis.
- Aplicar as categorias em todos os cenários dos serviços de saúde nos países em desenvolvimento, em transição e desenvolvidos.

A classificação foi desenvolvida no período de três anos com validação conceitual por meio do método de Delphi. Por fim, a classificação foi construída com um arcabouço teórico – conceitual.[4,5]

Ademais, essa classificação internacional é basicamente composta por dez aspectos: tipo de incidente; consequências para o paciente; características do paciente; características do incidente/evento adverso; fatores contribuintes; consequências organizacionais; detecção; fatores atenuantes do dano; ações de melhoria; e ações para reduzir o risco.[4,5]

É importante detalhar como cada aspecto é definido pela OMS:[4-12]

- **Dano:** é um comprometimento da estrutura ou função do corpo e/ou qualquer efeito dele oriundo, incluindo doenças, lesão, sofrimento, morte, incapacidade ou disfunção, podendo ser físico, social ou até mesmo psicológico.
- **Fatores atenuantes para o dano:** são circunstâncias ou ações que podem gerar a prevenção, minimização ou "amortecimento" da progressão do incidente em direção ao dano para o paciente.
- **Fatores contribuintes:** são as circunstâncias, ações ou influências que podem ter contribuído para a origem ou etiologia do incidente, no desenvolvimento ou até mesmo no aumento do risco para ocorrência do incidente.
- **Ações de melhorias:** são ações geradas e empreendidas com objetivo de corrigir, melhorar ou compensar qualquer dano depois da ocorrência do incidente.

- Ações **empreendidas para reduzir o risco:** são as medidas que permitem redução do risco, com isso, gerindo as barreiras de prevenção e a probabilidade do dano associado a um incidente.
- **Característica do paciente:** consolida as informações clínicas do paciente, dados demográficos, a origem da internação, diagnóstico principal, secundários e comorbidades.
- **Características do incidente:** reúne a inclusão das informações acerca das circunstâncias que permeiam o incidente – como, onde e quando – trajeto do paciente pelo sistema de saúde, tipo do incidente, os envolvidos no incidente e a pessoa que detectou.

QUADRO 20.1	CLASSIFICAÇÃO INTERNACIONAL DA OMS E OUTROS CONCEITOS-CHAVES (JCI/ANVISA)[4-8]
Tipo do incidente	**Significado clínico**
Circunstância de risco ou condições inseguras	Uma situação com um potencial significativo para o dano, porém não ocorreu o incidente
Near miss	Uma falha que não atingiu o paciente
Incidente sem dano	Paciente assintomático. Não houve dano, por isso, não há necessidade de tratamento adicional
Incidente com dano leve	Paciente sintomático, com perda de função ou dano mínimo, com intervenção mínima ou monitoramento de curto prazo
Incidente com dano moderado	Paciente sintomático, com dano ou perda de função temporária, requer intervenção adicional (cirurgia de médio ou pequeno porte, tratamento clínico específico devido ao incidente), aumento de tempo de internação, não necessita de intervenção para suporte ou manutenção da vida
Incidente com dano grave	Paciente sintomático com dano grave, necessitando de intervenção para suporte ou manutenção da vida, intervenção clínica ou cirúrgica de grande porte
Incidente com dano óbito	Paciente que evolui a óbito inesperado não relacionado ao curso natural da doença. O incidente pode ter causado ou antecipado a morte do paciente
Evento sentinela (JCI)	É toda ocorrência imprevista que envolve morte não relacionada ao curso natural da doença ou condição subjacente do paciente, dano grave ou dano permanente. Obs.: dano permanente é um evento que gera lesão física, psicológica ou perda de função permanente
***Never event* (ANVISA)**	Aquele evento que nunca deveria ocorrer e deveria ser priorizado em serviços de saúde.

- **Consequências organizacionais:** os resultados e impactos gerados na organização, o aumento da utilização de recursos para cuidar do paciente, a divulgação na comunicação social ou consequências legais em oposição às consequências clínicas ou terapêuticas são consideradas como consequências para o paciente.
- **Detecção:** pode ser definida como uma ação ou circunstância que resulta na descoberta de um incidente, por exemplo, mediante uma notificação voluntária, auditoria clínica, revisão de prontuário ou avaliação de riscos.

A partir da detecção do incidente, inicia-se a abordagem da gestão de risco reativa ou gestão dos incidentes. A definição clássica da gestão de risco é a aplicação sistêmica e contínua de políticas, procedimentos, condutas e recursos na identificação, análise, avaliação, comunicação e controle de riscos e incidentes com dano que afetam a segurança, a saúde humana, a integridade profissional, o meio ambiente e a imagem institucional.[7-12]

Entretanto, a partir de um incidente, a abordagem é voltada para aplicação de técnicas e ferramentas voltadas para reunir as informações clínicas do paciente, dados demográficos, a origem da internação e diagnóstico principal. Ademais, analisar as características do incidente, pois permite a inclusão das informações acerca das circunstâncias que permeiam o incidente – como, onde e quando – trajeto do paciente pelo sistema de saúde, tipo do incidente, envolvidos no incidente e a pessoa que detectou.[7-12]

Recentemente, a partir de uma tese de doutorado, foi criado o primeiro instrumento brasileiro para investigação de eventos adversos na saúde, intitulado IBIEAS; ele permite a identificação dos fatores contribuintes sob a ótica instituição, profissional e paciente, a construção de um plano de ação direcionado e aplicável considerando o grau de força de intervenção, resultando na implementação consistente de ações de gestão do cuidado de alta confiabilidade, bem como o incremento e/ou institucionalização da cultura de segurança do paciente nas instituições de saúde.[13]

O autor do IBIEAS reforça a necessidade de identificar os fatores dos profissionais como causas para a ocorrência do incidente com dano. Sendo assim, é preciso implementar a cultura justa, uma vez que permite identificar e abordar os problemas de sistemas que levam os indivíduos a praticarem comportamentos inseguros, mantendo, desta forma, a responsabilidade individual e estabelecendo a não aceitação de um comportamento imprudente ou negligente.[12-13]

Uma das estratégias é a implementação da matriz de responsabilização (uma das etapas do IBIEAS), que permite o aprimoramento no processo de investigação, alinhando essa prática às organizações de alta confiabilidade; no entanto, é necessário clarificar os conceitos que permeiam essa estratégia:[13-14]

- **Erro:** não se constitui por um conceito vedado, pelo contrário, deve ser analisado sob vários aspectos, pois se permeia por diversas áreas. Leape define um erro como um ato não intencional ou ato que não atinge o resultado desejado. Já Reason define erro como uma falha de uma sequência planejada de atividades mentais ou físicas para atingir o resultado pretendido.
- **Culpa:** é a inobservância do dever de cuidado, que pode se materializar por meio da imprudência, negligência e/ou imperícia.
- **Imprudência:** consiste na precipitação, no agir sem cautela, desprezando os cuidados que devem ser praticados.
- **Negligência:** é a omissão daquilo que razoavelmente se faz; é a falta de observância de deveres exigidos pelas circunstâncias.
- **Violação:** é um desvio deliberado de procedimentos operacionais seguros, padrões ou normas.

Aspectos conceituais da cultura de segurança do paciente

As instituições de saúde abordam o erro de uma forma individual, como fruto de uma distração. Entretanto, ao agir de forma individualizada com foco no erro e na pessoa que errou, uma cultura de culpa é reforçada, favorecendo o desestímulo para agir de forma proativa na identificação dos potenciais riscos e estimulando o sentimento de medo e vergonha, entre os profissionais resultando em esconder os erros.[8,11,15]

Nesse sentido, quando a cultura do medo e da culpa está enraizada na organização, os dirigentes têm um grande desafio, que é o desenvolvimento de uma abordagem onde o foco está no sistema e não no indivíduo, para assim tornar a organização de alta confiabilidade a partir da construção de uma cultura de segurança do paciente.[8,11]

Ao desenvolver uma abordagem focada no sistema, algumas premissas são essenciais, como a implantação de um sistema de aprendizagem e aprimoramento organizacional, o desenvolvimento de protocolos e diretrizes clínicas claras e disponíveis para acesso dos profissionais e as mudanças no sistema a partir da revisão sistemática dos fluxos e processos. Essas são estratégias que funcionam como barreira para minimizar a ocorrência dos erros e a recorrência dos incidentes.[8,11,15]

A gestão por meio da abordagem sistêmica parte da premissa de que o erro do profissional faz parte do sistema e procura mitigar os fatores contribuintes que levam ao erro, criando barreiras para impedir que a falha chegue a atingir o paciente, de modo a construir uma cultura em que os profissionais compartilham as informações livremente, com o apoio da diretoria.[8,11,15]

Sendo assim, a cultura de segurança do paciente é um pilar importante dentro da estrutura dos serviços de saúde que favorece o desenvolvimento de estratégias e ações voltadas para a sua segurança. Segundo a RDC n°. 36/2013, a cultura de segurança é definida como "conjunto de valores, atitudes, competências e comportamentos que determinam o comprometimento com a gestão da saúde e da segurança, substituindo a culpa e a punição pela oportunidade de aprender com as falhas e melhorar a atenção à saúde".

De acordo com a Portaria nº 529/2013, a Cultura de Segurança configura-se a partir de cinco características operacionalizadas pela gestão de segurança da organização na qual:

- Todos os trabalhadores e gestores, incluindo profissionais envolvidos no cuidado, assumem responsabilidade pela sua própria segurança, pela segurança de seus colegas, pacientes e familiares.
- A segurança é **priorizada** acima de metas financeiras e operacionais.
- A identificação, a notificação e a resolução dos problemas relacionados à segurança **são encorajadas e priorizadas.**
- A partir da ocorrência de incidentes promove-se o aprendizado organizacional.
- **São** proporcionados recursos, estrutura e responsabilização para a manutenção efetiva da segurança.

Para guardar

O uso de um sistema de classificação para os incidentes de segurança do paciente é essencial para melhorar a notificação, comunicação, investigação dos fatores contribuintes e elaboração das ações de melhorias. Ademais, esta classificação também é fundamental para a compilação de dados e informações sobre a qualidade e o desempenho em segurança do paciente nas instituições, permitindo estabelecer *benchmarking* entre as organizações, resultando no estabelecimento de estratégias e metas para orientar as equipes na implementação de cuidados mais seguros para os pacientes.

Referências bibliográficas

1. Brennan TA, et al. Incidence of adverse events and negligence in hospitalized patients. Results of the Harvard Medical Practice Study I. The New England Journal of Medicine. 1991; 324(6).

2. Institute of Medicine. To Err is Human: Building a Safer Health System. Washington, DC: National Academy Press, 2000.
3. World Health Organization (WHO). Global patient safety action plan 2021-2030: towards eliminating avoidable harm in health care. Geneva: World Health Organization, 2021.
4. World Health Organization (WHO). The conceptual framework for the international classification for patient safety: technical report. Version 1.1: final technical report; 2009.
5. Wachter RM. Compreendendo a segurança do paciente. 2. ed. Porto Alegre: Artmed, 2013.
6. Bates DW, Levine DM, Salmasian H, et al. The Safety of Inpatient Health Care. N Engl J Med. 2023; 388(2): 142-153.
7. Vincent C, Amalberti R. Cuidado de saúde mais seguro: estratégias para o cotidiano do cuidado. Trad. Alfaro D, Olson AR. Rio de Janeiro: Proqualis, 2016.
8. Vincent C, et al. How to investigate and analyse clinical incidents: clinical risk unit and association of litigation and risk management protocol. London: British Medical Journal, 2000.
9. Brasil. Agência Nacional de Vigilância Sanitária - ANVISA. Gestão de riscos e investigação de eventos adversos relacionados à assistência à saúde. Brasília: ANVISA, 2017.
10. Zambon LS. Segurança do paciente em terapia intensiva: caracterização de eventos adversos em pacientes críticos, avaliação de sua relação com mortalidade e identificação de fatores de risco para sua ocorrência [tese]. São Paulo: Faculdade de Medicina USP; 2014.
11. Mello LR, Christovam BP, Araujo MC, et al. Núcleo segurança do paciente: perfil dos recursos humanos no cenário brasileiro. Acta Paul Enferm. 2021.
12. Souza CS, et al. Cultura de segurança em unidades de terapia intensiva: perspectiva dos profissionais de saúde. Revista Gaúcha de Enfermagem. 2019; 40(spe).
13. Mello LRG. Instrumento Brasileiro para Investigação de Eventos Adversos na Saúde: Evidências de conteúdo e processo de resposta [tese]. Rio de Janeiro: Escola de Enfermagem Aurora Afonso Costa. Universidade Federal Fluminense; 2022.
14. Leape LL. Error in Medicine. JAMA. 1994; 272(23): 1851-1857.
15. Reason JT. Safety in the operating theatre – part 2: human error and organizational failure. Qual Health Care, 2005; 14(1).
16. Brasil. Anvisa. Implantação do Núcleo de Segurança do Paciente em Serviços de Saúde – Série Segurança do Paciente e Qualidade em Serviços de Saúde/Agência Nacional de Vigilância Sanitária. Brasília: Anvisa; 2016.

Leituras sugeridas

- Duarte SDCM, Stipp MAC, Cardoso MMVN, et al. Segurança do paciente: compreendendo o erro humano em cuidados intensivos de enfermagem. Rev Esc Enferm USP, 2018;52: e03406.
- Goekcimen KB, Schwendimann R, Pfeiffer Y, et al. Abordando os riscos à segurança do paciente usando o relatório de incidentes críticos em hospitais: uma revisão sistemática. Journal of Patient Safety, 2019.
- Murata M, Nakagawa N, Kawasaki T, et al. Adverse events during intrahospital transport of critically ill patients: A systematic review and meta-analysis. Am J Emerg Med. 2022; 52: 13-19.
- Runciman W, Hibbert P, Thomson R, et al on behalf of The World Alliance for Patient Safety. Towards an International Classification for Patient Safety: key concepts and terms. Int J Qual Health Care. 2009; 21(1): 18-26.
- Runciman WB, Williamson JA, Deakin A, et al. An integrated framework for safety, quality and risk management: an information and incident management system based on a universal patient safety classification. Int Qual Saf Health Care. 2006; 15 Suppl 1(Suppl 1): i82-90.
- Sherman H, Castro G, Fletcher M, et al. on behalf of The World Alliance for Patient Safety. Towards an International Classification for Patient Safety: the conceptual framework. Int J Qual Health Care. 2009; 21: 2-8.
- Thomson R, Lewalle P, Sherman H, et al. on behalf of The World Alliance for Patient Safety. Towards an International Classification for Patient Safety: a Delphi survey. Int J Qual Health Care. 2009; 21(1): 9-17.
- Yoon JP, Yug JSP, Ki DY, et al. Caracterização de Erros de Medicação em uma Unidade de Terapia Intensiva de um Hospital Universitário na Coreia do Sul. Journal of Patient Safety, 2022.

21

A Cultura da Segurança em Medicina Intensiva: Como Implementá-la?

Marcos Freitas Knibel
Christian Nejm Roderjan

As unidades de terapia intensiva, assim chamadas em nosso meio, tiveram como primeira referência aquela idealizada pelo neurocirurgião Walter Edward Dandy, em 1926, em Boston.[1] Ela foi uma unidade de três leitos, e o Prof. Dandy objetivava um melhor tratamento aos pacientes por ele operados. E por que frisamos chamadas em nosso meio? A inclusão da palavra **terapia**, e não **cuidados**, como denominadas as *intensive care units*, os *soins intensifs* ou as unidades de cuidados intensivos, já predispõem a um comportamento de invasibilidade maior, e quanto maior este comportamento invasivo, maior a possibilidade de erro e consequente insegurança.

Com o passar dos anos, à medida que houve o avanço tecnológico do último século, as UTIs foram agregando, em um único espaço, todas as possibilidades tecnológicas, diagnósticas, de monitoração e terapêuticas em um comportamento característico do pensamento do século XX, de que a tecnologia por si só garantiria o melhor tratamento para os pacientes críticos. No entanto, à medida que as organizações em geral perceberam que o *hardware* não era o principal diferencial para a obtenção dos melhores resultados, mas sim o *humanware*, o humano que determinava qual tecnologia e quando utilizá-la, as UTIs também seguiram este caminho e passaram a contar com uma **equipe** cada vez mais aplicada de médicos, enfermeiros, fisioterapeutas, nutricionistas, psicólogos e fonoaudiólogos; cada um deles com uma arte, mas todos funcionando como **cuidadores da doença crítica**. Como um fenômeno decorrente da evolução de diagnósticos mais precoces e terapêuticas mais promissoras e ousadas realizado em um número cada vez maior de pacientes, os hospitais passaram pouco a pouco a contar com uma quantidade cada vez maior de leitos de tratamento intensivo, sendo uma realidade evidente nos dias de hoje.

Sendo assim, quanto mais tecnologia houver, maior será o número de profissionais e de pacientes – mais idosos – habitando essas enormes unidades que foram criadas para fornecerem um tratamento melhor para pacientes portadores de uma patologia, síndrome ou uma patologia comum a eles.

Como estabelecer uma cultura de segurança nesses ambientes? Para isso, é necessário que respondamos às seguintes perguntas:

- O que é cultura de uma organização? O que é cultura de uma UTI?
- O que é segurança?

A cultura organizacional não tem uma definição clara, mas a UTTAL,[2] com poucas palavras, em 1983, definiu como: são os valores e crenças que interagem com os sistemas de controle e estruturas de uma organização para produzir normas de comportamento (o modo como nós fazemos em nossa organização). Existem controvérsias sobre se uma cultura é algo que uma organização "tem" ou se é algo que ela "é".[3] Se ela tem, existe uma força gerencial que altera a cultura por meio da introdução de novas medidas e práticas; se ela é, emerge naturalmente dos valores, crenças e ideologias de todos os membros da organização.

Ela **ter** é defendida por gerentes e consultores de gestão, enquanto ela **ser** é preferida por cientistas sociais.

Estabelecer uma cultura depende muito mais daquilo que pode ser mudado por meio do estabelecimento de práticas diferentes ("o ter *approach*") do que o "ser *approach*", em que teríamos de alterar os valores coletivos de pessoas adultas, o que é extremamente difícil, senão impossível.

Quanto ao termo **segurança**, a definição no *Dicionário Aurélio*[4] é "o estado, qualidade ou condição de seguro; condição daquele ou daquilo em que se pode confiar enquanto **seguro** tem como definição livre de perigo; livre de risco; protegido".

Assim, podemos inferir que para estabelecer uma cultura de segurança em uma UTI devemos tomar medidas gerenciais que mudem as práticas, dessa forma, permitindo aflorar nos membros da equipe suas crenças e valores para que pacientes e familiares (como clientes diretamente ligados ao processo) possam se sentir livres de perigo, protegidos contra qualquer erro, seja ele físico, social, emocional ou psicológico durante o tratamento que é proporcionado por todos os membros da equipe. A International Classification for Patient Safety (ICPS) é um projeto desenvolvido pela World Health Organization – World Alliance for Patient Safety (WHO –WAPS)[5], o qual estabelece que o paciente seja a pessoa que recebe os cuidados de saúde. Segurança é definida como uma redução do risco de lesão desnecessária a um mínimo, quando relacionada com os cuidados de saúde. Consequentemente, **segurança do paciente** é a redução do risco de lesão desnecessária a um mínimo, quando relacionada aos cuidados de saúde.

O estabelecimento da cultura de segurança em uma UTI deverá, como pontuou Reason,[3] ter como bases: uma cultura relacional, uma cultura justa, uma cultura flexível e uma cultura de aprendizado.

Essas bases interativas, se adequadas a um sentimento real, criarão uma cultura de informação. A cultura de segurança deverá navegar em um sentimento positivo, para o alto e criativo, e não disseminar um comportamento negativo e punitivo.

Para que tudo isso realmente aconteça:

- Devemos ter uma liderança efetiva, atuante e que realmente acredite no valor segurança. Essa liderança deverá estar comprometida com a formação continuada de novos líderes que se comprometam efetivamente com a segurança do tratamento dos pacientes.[6]
- O líder deverá estabelecer um espírito de **equipe**, em que todos os seus componentes realmente pratiquem uma Medicina Intensiva segura, com a missão de que não devem acrescentar problemas e sofrimentos a quem já os tem de sobra. Essas equipes deverão se dedicar ao cuidado seguro como uma inovação disruptiva, estabelecendo processos compatíveis com esta tarefa fundamental.[7]
- A comunicação entre todos os membros da equipe deverá ser aberta, responsável, tranquila e clara.
- Os protocolos são idealizados por aqueles que os efetivarão na prática, e não são estabelecidos de cima para baixo.
- A meta é que todos deverão aceitar que o estabelecimento de protocolos, *checklists, bundles* e aparentes obviedades será uma

regra que salva vidas. O simples e o evidente atingem os melhores resultados.

- A prevenção dos riscos será a política que levará aos melhores resultados seguros e constituirá a alma condutora do comportamento de todos os intensivistas, independente de sua arte, medicina, nutrição, enfermagem, fisioterapia, fonoaudiologia, psicologia e quantas mais artes vierem se agregar a este conjunto.
- E, finalmente, caso ocorra algum evento adverso, pois, afinal, "errar é humano", o erro deverá ser compartilhado e avaliado de modo adequado, para que medidas corretivas e preventivas sejam implementadas, evitando-se, dessa forma, um comportamento evasivo e indulgente com o mal que infelizmente aconteceu. A busca por oportunidades de melhoria, antes mesmo que os eventos ocorram (*near misses*), é o estado da arte do **cuidado seguro**, e refletem uma cultura sólida e madura.

Com o florescer da cultura de segurança institucional com seus valores entendidos, praticados e perpetuados pelos agentes de saúde, o cuidado do paciente tende a ser mais seguro, humano e técnico. As oportunidades de melhorias nos processos tornam o caminho pelo "Graal" da segurança facilitado e factível.

Em resumo, cultura de segurança deve envolver:

- Liderança que acredita e realiza.
- Equipe que acredita.
- Prevenir é a grande meta.
- Evento adverso é aprendizado com oportunidade de aperfeiçoamento, e não grande culpa.
- Entendimento de que a complexidade do cuidado hospitalar é um ambiente favorável à ocorrência de falhas e todos somos responsáveis por buscar um cenário mais seguro e transparente possível. O caminho é difícil e não pode, nem deve ser percorrido, da noite para o dia, pois requer objetivos bem claros e cooperação resiliente contínuos.

Referências bibliográficas

1. Livne Y, Donchin Y. Building a safety culture within the ICU. In: Chiche JD, Moreno R, Putensen C, et al., eds. Patient safety and quality of care in intensive care medicine. Berlin: European Society of Intensive Care Medicine, 2009.
2. Uttal B. The corporate culture vultures. Fortune. 1983; 108(8): 66.
3. Reason J. Engineering a safety culture. In: Reason J. Managing the risks of organizational accidents. UK: Routledge, 1997.
4. Ferreira ABH. Novo Dicionário Aurélio da Língua Portuguesa. Curitiba: Positivo; 2004.
5. Thomson R, Lewalle P, Sherman H, et al. On Behalf of the World Alliance for Patient Safety Torwards on International Classification for Patient Safety: key concepts and terms. Int J Qual Health Care. 2009; 21: 18.26.
6. Charam R. O papel fundamental dos chefes. In: Charan R. O líder criador de líderes. São Paulo: Elsevier, 2008.
7. Christensen CMR. Será que sua organização é capaz de promover o crescimento disruptivo? In: O Crescimento pela inovação. São Paulo: Elsevier, 2003.

22

A Estratégia da Prevenção de Risco em Medicina... Só Assim Erraremos Menos

Alfredo Guarischi (*in memoriam*)

Introdução

Neste capítulo apresentarei uma proposta de treinamento para a equipe da saúde semelhante a já adotada na aviação, tanto civil como militar, e que visa a melhorar a eficácia do sistema. Quando ocorre um acidente aeronáutico, na maioria das vezes a investigação aponta para uma cadeia de eventos interligados, como elos de uma corrente. Esses elos aparentemente não relacionados compõem o que se chama uma cadeia de erros. Na aviação, está consolidade o conceito de que o fator humano e as habilidades não técnicas são as matrizes que compõem a cadeia de eventos que leva a acidentes. Mediante a utilização eficiente dos recursos humanos disponíveis com a aplicação dos conceitos de gestão do risco e do erro, a aviação se tornou uma atividade com reduzida taxa de acidentes fatais.

O erro em medicina

No sistema de saúde dos EUA, anualmente morrem mais pacientes em decorrência de falhas do sistema do que a soma de todas as mortes por câncer colorretal, de mama, de próstata, AIDS e acidentes (Figura 22.1).

Em estudo publicado em 2008, deVries *et al.*[1] constataram que, em 9% das internações hospitalares nos EUA, ocorre algum evento adverso (EA), levando a sequela permanente e mortalidade de 7%. Este trabalho corrobora os achados de estudos anteriores, publicados pelo Instititute of Medicine (IOM) há mais de 10 anos.[2] Apesar de todos os estudos que se seguiram, a previsibilidade do EA continua alta (mais de 40%), mostrando falha na prevenção. Em sistemas com maior foco na prevenção, a maioria dos acidentes ocorre como acaso ou questão fortuita, como, por exemplo, nos elevadores residenciais, comparando-se o número de viagens desse sistema de transporte com o número de acidentes. Cirurgia e medicação continuam sendo um grande fator de risco para ocorrência de EA. Decorrido tanto tempo das publicações iniciais, não vem ocorrendo o progresso na segurança dos pacientes como desejado. As diversas medidas propostas não conseguiram, de maneira sistêmica, impactar a melhoria dos indicadores. Esses dados apontam que há necessidade de se adotar uma estratégia diferente da que vem sendo utilizada (Tabela 22.1).

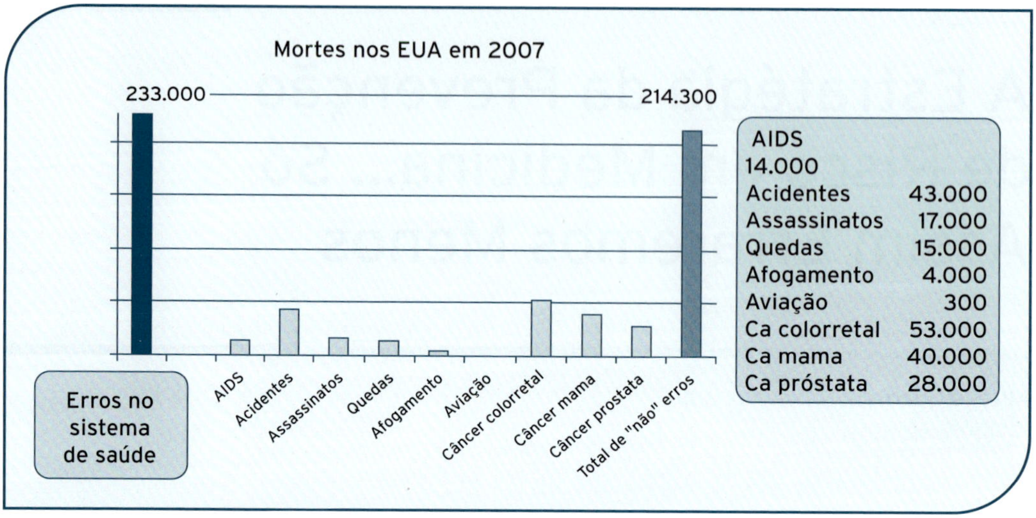

Figura 22.1: Números de mortos, por erros no sistema de saúde nos EUA, em 2007.

TABELA 22.1 EVENTOS ADVERSOS EM PACIENTES HOSPITALIZADOS

	1991 - 2006
Eventos adversos	9%
Lesão permanente	7%
Mortalidade	7%
Previsibilidade	43%
Eventos adversos em cirurgia (36%) e medicação (15%)	

Fonte: deVries *et al.* Qual Saf Health Care, 2008.

A mortalidade global entre pacientes internados pelo Sistema Único de Saúde (SUS) é de 3,4% (dado oficial do DATASUS, em 2007, acessado no http://tabnet.datasus.gov.br), o que significa que morrem, por dia, aproximadamente 800 pacientes internados. Se aplicarmos a taxa de mortalidade de 7%, descrita no estudo de deVries em relação às internações de pacientes em 2007 pelo SUS, hipoteticamente chegaremos a uma mortalidade de 190 pacientes por dia (oito por hora) decorrente de doença do sistema (25% das mortes ocorreram por falha do sistema de saúde). Esses dados são especulativos, pela falta de um banco de dados oficial, mas a maioria dos profissionais da saúde sabe que o sistema de saúde (público ou privado) não é seguro (Tabela 22.2).

O termo "esmeroldose" (a esmeralda é a pedra que simboliza os médicos) foi cunhado para explicar, de maneira lúdica, por que "parente de médico sempre complica quando é internado". Isso é absolutamente falso. A verdade é que os profissionais da saúde, ao verem internado um parente, percebem as inúmeras falhas do sistema por estarem acompanhando atentamente essa internação. Essas falhas, muitas das quais com baixo

TABELA 22.2	CUSTO DO PROBLEMA
Eventos adversos no Brasil – SUS – 2007	
DATASUS – 11 milhões de internações	
Taxa de mortalidade global no SUS = 3,4%	
800 óbitos por dia (todas as causas)	
610 óbitos ("doença do paciente") = 3/4	
190 óbitos ("doença do sistema") = 1/4	

Fonte: Projeção EUA, usando deVries. Qual Saf Health Care, 2008.

potencial de dano, passam despercebidas ao leigo. Como a maioria dos profissionais da saúde conhece o programado e o que foi efetivamente realizado, concluem que eventualmente haveria outra opção terapêutica, pois o resultado foi diferente do esperado, e com isso acabam tendo melhor percepção das falhas do sistema. Mesmo não ocorrendo dano, manifestam sua preocupação. Em geral, apenas quando há dano (consequência do erro) os leigos percebem. Atribuir a um tipo especial de fenômeno paranormal ("esmeroldose") a insatisfação com o sistema talvez tenha sido a maneira encontrada, pelos profissionais da saúde (médicos em particular), de não se conflitar com seus pares. O profissional da saúde, após sofrer com a "esmeraldose", ao voltar à atividade não gostaria de ser "visto como quem fala mal dos colegas", ou uma pessoa que "não entende que a cirurgia pode complicar, mas no final deu tudo certo" ou que "houve apenas uma complicação sem maiores consequências".[3,4]

Existe uma falta de entendimento entre o que é erro (inerente à atividade humana) e o que é o dano. Erros acontecem a toda hora, independente da capacidade do profissional e do seu grau de compromisso com o paciente. Incidentes, acidentes e fatalidades, não. As consequências dos erros não são universais ou inevitáveis.

Os dados no Brasil referentes aos EAs no sistema de saúde começam a aparecer, mas de forma modesta. Tradicionalmente determinados insucessos, são considerados "normais" para as "nossas condições de trabalho". Taxa de infecção ou mortalidade cirúrgica são discutidas apenas pelos profissionais da saúde. Com o aumento dos processos judiciais em busca de reparo por possíveis danos, a tendência dos profissionais foi encaminhar a discussão, procurando separar o que é erro por imperícia, negligência ou imprudência do que é complicação (erro considerado "aceitável"). Inicialmente, o termo "erro médico" ganhou grande popularidade, mas claramente os erros permeiam todos os profissionais da saúde, independente de categoria profissional, grau de treinamento e experiência, pois seres humanos naturalmente erram. Essa aceitação do erro como inerente à atividade humana envolve uma mudança de paradigma, pois, se houve erro, judicialmente cabe reparo por ele. O termo complicação do tratamento foi aplicado por muitos anos e atualmente "evento adverso" (uma ação não intencional) vem sendo utilizado para diferenciar complicações de erros decorrentes de violação (um tipo específico de erro) por imperícia, negligência ou imprudência. Essas violações são, na maioria das vezes, condenatórias. Os EAs (considerados complicações no passado) não seriam violações. Essa taxonomia não ajuda na prevenção, mas permite alguns avanços na discussão do tema. Agências de regulação (públicas e privadas) e publicações científicas passaram a utilizar o termo EA, procurando desse modo separar essas formas de insucesso ("deu errado") das violações ("não fez o correto, quando poderia tê-lo feito de alguma forma"). Com essa taxonomia houve espaço para promover a discussão do tema sem tanta pressão que a palavra "erro" promove. Mas o grande avanço vai ocorrer quando todos os que compõem e que utilizam o sistema de saúde considerarem que o erro é inerente a qualquer atividade humana. Reconhecer que erramos é uma oportunidade de nos aprimorarmos e influenciarmos o desenho do sistema.[5]

A maioria dos profissionais da saúde ainda escolhe essa atividade pensando em ajudar o próximo. Estabilidade financeira há muito tempo deixou de ser uma motivação, e a busca por determinadas especialidades vem deixando de ser atrativa. Essa é uma constatação mundial. As causas seriam temas para algumas teses de doutorado, mas a busca por melhor qualidade de vida no exercício profissional é um dos motivos. A intranquilidade no exercício profissional precisa ser discutida, assim como o profissional "problema" precisa ser identificado e cuidado. Em situações específicas, precisa ser afastado da profissão, pois, do mesmo modo que nenhuma companhia aérea mantém trabalhando um profissional "problema", no sistema de saúde existem inúmeros trabalhos que demonstram haver uma dificuldade de atitudes proativas em relação a esses profissionais. O corporativismo só é uma boa prática se conseguir separar uma ação eventual e não intencional de um comportamento repetitivo ou não profissional. Claramente a sociedade acaba, de uma forma ou de outra, descobrindo que existe esse problema e todos acabam sendo prejudicados. Cabe aos profissionais da saúde, nos seus conselhos e sociedades especializadas, promover e discutir a regulação de sua profissão. O compromisso e a proficiência técnica não são fatores excludentes da condição emocional equilibrada que o profissional deve ter, mesmo atuando sobre pressão. A aptidão para determinadas tarefas não pode ser ditada pelo desejo do profissional, mas pela validação durante sua formação e treinamento sobre supervisão. A recolocação, ou mesmo os impedimentos (parciais ou definitivos) de profissionais da saúde são fatos que precisam ser discutidos, diante da constatação da falta de aptidão ou do equilíbrio necessário.[6,7]

O sistema de saúde, na busca de combater os insucessos, cunhou inúmeros mecanismos de defesa da eventual culpa. Apenas após o relatório do *Err is Human*, publicado em 2000 pelo IOM despertou-se uma ação sistêmica. Este relatório tem por base um vasto estudo retrospectivo realizado por pesquisadores de Harvard, em pacientes internados em hospitais de New York nos anos 1980 e outro realizado nos estados de Utah e Colorado, ambos nos EUA. Na Tabela 22.1, atualizei esses dados utilizando o estudo de 2008, publicado por deVries.

Após o relatório do IOM, várias ações do governo norte-americano ocorreram. Também os governos da Inglaterra e Austrália desenvolveram políticas públicas para estudar o problema. O problema dos erros no sistema de saúde desde então passou a ser encarado como um problema mundial e inúmeros estudos vêm sendo publicados. Esses trabalhos científicos, escritos por profissionais de diversos países, das mais variadas especialidades e atuando nas mais diversas formas de sistemas de saúde (público, socializado, privado e padrões mistos), demonstram que a maneira como se entende segurança do paciente precisa ser repensada. A forma como se mede o insucesso também precisa de nova taxonomia. Enfim, o sistema de saúde moderno está doente e "envelheceu" na proporção inversa dos enormes avanços tecnológicos. A Organização Mundial da Saúde, nos últimos anos, tem uma agenda para o tema, a Organização Pan-americana de Saúde vem atuando, o Ministério da Saúde do Brasil desenvolve ações e, em especial, a Fiocruz tem trabalhado no tema. A maior dificuldade é que o problema não tem uma solução única, não há *copy and paste*. O mundo não busca uma bactéria ou vírus. O problema maior está no próprio sistema.

Florence Nightingale, enfermeira inglesa que na Guerra da Crimeia (1834 a 1856) diminuiu a mortalidade com apenas medidas de higiene e bom senso, sem antibióticos ou tecnologia,[8] vem sendo lembrada nos últimos anos. Suas ideias, mesmo passados 100 anos de sua morte, continuam atuais, como lavar as mãos antes e após tocar em um paciente. Semmelweis, em 1849, já discutia o tema em Viena, mas faltava-lhe uma base biológica. A teoria dos germes demonstrada por Pasteur e publicada em 1861 só então permitiu um melhor entendimento do que Florence e Semmelweiss defendiam. Seria uma grande decepção para ambos, se vivos ainda fossem, saber que ainda é necessário que sejam feitas campanhas mundiais incentivando os profissionais a lavarem as mãos.[9]

Florence, de maneira brilhante e utilizando um especial gráfico em forma de pizza, confirmou estatisticamente seus argumentos. Desse modo, convenceu os médicos e generais ingleses de que a derrota na guerra seria devida às péssimas condições de higiene dos hospitais, e não por um eventual fracasso decorrente de sangrentas batalhas contra os russos. Ela provou que os soldados ingleses morriam mais de infecção nos hospitais da Turquia do que nos campos de batalha. Os problemas de hoje relacionados a infecção hospitalar de alguma forma guardam semelhança com fatos ocorridos há mais de 140 anos. Buscamos um agente ou uma causa específica.

A observação crítica de Florence foi decisiva. Hoje buscamos explicações complexas para entender por que morrem tantos pacientes com infecção em nossos modernos hospitais. Não há argumento ético para se exigirem estudos randomizados, ou busca do número ideal de pacientes e do teste estatístico ideal para provar a hipótese em avaliação. Precisamos, como Florence fez, separar os pacientes conforme a gravidade e implementar medidas básicas de higiene. Florence reduziu a mortalidade de 60% para 40%. Está claro que, como na Crimeia, falta-nos uma Florence para dizer que o que vemos hoje com as altas morbidade e mortalidade no sistema de saúde é decorrente principalmente do fator humano e do modo como o sistema de saúde funciona. Precisamos rever com urgência como atuamos, assim como Florence ensinou há mais de um século. Medidas simples, como autoavaliação, mudança de atitudes e comportamento, serão mais eficazes como, ocorreu há mais de 140 anos.

A medicina ficou mais complexa. Procedimentos mais arrojados estão disponíveis, mas o tempo de treinamento e a dedicação de que dispõe o profissional da saúde para cuidar de seus pacientes diminuíram. Fica claro que ganhamos muito com o acúmulo de conhecimento e a inovação tecnológica, mas perdemos quase na mesma proporção pelo ritmo frenético e perda do foco altruísta do profissional da saúde (de cuidadores de paciente passamos a seguir protocolos com base em evidências passageiras, mas economicamente ou juridicamente respaldas).

As ações que visam à segurança encontraram na explicação do psicólogo Dr. James Reason (teoria do queijo suíço)[10] o seu maior paradigma. As barreiras aos eventuais danos podem ter falhas e, mesmo que diversas barreiras, sejam colocadas de forma sequencial, pode acontecer de as falhas se alinharem e a ameaça ultrapassar estas barreiras, causando o dano. Não há dúvida de que isso ocorre, mas não é só isso. O sistema de saúde faz parte dos sistemas complexos, como: aviação, energia nuclear e redes sociais, e suas propriedades, não são uma consequência natural de seus elementos constituintes vistos isoladamente. As propriedades emergentes de um sistema complexo decorre, em grande parte, da relação não linear entre as partes. Costuma-se dizer de um sistema complexo que o todo é mais que a soma das partes, portanto é necessário buscar entender o risco e a segurança em saúde com mais elementos.

Em 1999, o Dr. Helmreich[11] publicou um importante trabalho sobre as atitudes de pilotos e médicos. Afirmava que pilotos de todas as regiões do mundo têm sido vistos mantendo atitudes não realistas a respeito dos efeitos do estresse em seus desempenhos. A maioria sente, por exemplo, que um verdadeiro piloto profissional consegue deixar problemas pessoais para trás enquanto voa e que a sua habilidade de tomada de decisão é a mesma em emergências e em um voo normal. Essa atitude de invulnerabilidade pessoal é um componente negativo da cultura profissional de pilotos e médicos. O treinamento demonstrou que essas crenças são errôneas e superconfiantes. Cada indivíduo é sujeito ao estresse e pode adotar atitudes mais realistas por meio da redução do ônus relativo à vulnerabilidade pessoal. Por outro lado, pilotos que reconhecem a degradação do desempenho associado com o estresse se tornam mais dispostos a abraçar o treinamento de Gerenciamento de Recursos de Tripulação (CRM, do inglês Corporate Resource Management) com uma contramedida essencial.

Eu tive a oportunidade de ter treinamento com aviadores, sendo meu primeiro curso de CRM realizado em São Paulo, na TAM, na época sob a chefia da antropóloga Elizeth Lacerda. A ajuda dos aviadores Ten. Brig. Ar Jorge Godinho Barreto Nery (Diretor de Pessoal da FAB) e Maj. Brig. Ar Jorge Kersul Filho (Diretor do Centro de Investigação e Prevenção de Acidente Aéreos [CENIPA], dos Diretores de Saúde da Força Aérea Brasileira, Maj. Brig. Med. José Elias Matieli e Maj. Brig. Med. José Antonio Monteiro permitiu que este trabalho pudesse deixar de ser sonho para se tornar realidade e ser testado na prática.

Este extenso trabalho é fruto do labor cooperativo e transdisciplinar. Venho estudando o erro no sistema de saúde desde 2000 e logo entendi que apesar de estar inserido no seu cotidiano, o sistema de saúde era diferente quando se discutiam o certo e o errado. Aprendi que existe uma série de sistemas em que a soma de seus componentes é maior que o próprio sistema, os chamados sistemas complexos. O sistema de saúde faz parte desse tipo de sistema. A lógica cartesiana na qual profissionais da saúde são treinados não conseguia explicar as falhas desse sistema de forma consistente. Eu já havia entrado em contato com o mundo da aviação por muitos anos acompanhando a árdua vida de minha ex-mulher, uma comissária de bordo. Seus treinamentos lhe davam extrema segurança. Os relatos das emergências pelas quais passou, motivo de minha preocupação, eram o seu cotidiano. Dizia: "era tudo normal". Achar "normal" me soava um absurdo, pois nas duas oportunidades em que eu estava voando e ocorreu uma emergência (uma arremetida brusca no Aeroporto Santos Dumont e uma quase colisão com um avião de pequeno porte em Chicago), não achei nada "normal", exceto a tranquilidade da tripulação. Passaram-se os anos e, em 1999, fui convidado a trabalhar no Hospital da Força Aérea do Galeão. Já estudando Segurança do Paciente e movido pela certeza que os EAs eram um grave problema, percebi que havia muito da aviação a ser aplicado na medicina. Comecei então a busca por treinamento específico na área de segurança em aviação. Um colega, Cap. Med. Carlos Maurício Rezende Novoa, que havia trabalhado em um dos esquadrões de busca e salvamento de helicópteros, sabendo de meu interesse, apresentou-me, em maio de 2008, o Maj. Av. Felipe Koeller R. Vieira, piloto, instrutor de CRM e investigador do CENIPA. Nasceu daí o projeto de criarmos um CRM em saúde.

O primeiro problema foi a escolha do nome do treinamento. O termo CRM levava, na área da saúde, à confusão com Conselho Regional de Medicina. Escolhi, então, Gerenciamento de Recursos Humanos em Saúde (GERHUS), pois esse é o conceito fundamental.

Foram inúmeras reuniões. Compatibilizar o horário de dois *workaholics* e com deveres profissionais específicos foi tarefa complexa. Restaram os finais de semana e as jornadas noturnas para estudos, debates e criação de um treinamento factível. Manuais americanos ou europeus sobre o tema foram consultados, mas precisávamos de um programa que atendesse à cultura de nossa gente. Procuramos a ajuda de outros colegas, mas concluímos que era uma missão heterodoxa. Em 8 de junho de 2010, foi realizado o primeiro GERHUS no Hospital Central da Aeronáutica, comandado pelo Brig. Med. Jorge Marones.

Conceitos fundamentais – aspectos conceituais

Objetivos operacionalizados

- Reconhecer a existência constante de risco nos procedimentos de saúde.
- Compreender a taxonomia dos EAs na saúde.
- Avaliar criticamente os EAs sob ponto de vista dos recursos humanos disponíveis.
- Atingir o melhor resultado possível por meio do trabalho integrado em equipes.
- Gerenciar o erro com a criação de um ambiente de cultura justa.

Metodologia

A escolha da metodologia foi outro grande desafio. Inicialmente eu entendia que teríamos que fazer um treinamento seguindo um padrão adotado pelo sistema de saúde: um dia inteiro de treinamento ou em vários dias. Profissionais da saúde não ficariam dois dias inteiros, sem celular, treinando habilidades não técnicas. Foram muitas conversas e o Maj. Av. Felipe Koeller me convenceu. Ficou claro que um treinamento que visa a mudar a atitude das pessoas começa no desenho desse treinamento.

A montagem do treinamento foi longa. Criar uma linguagem que fosse adequada à saúde, mas que incorporasse os elementos consagrados e que funcionam na aviação, foi outra dificuldade. Outras discussões se seguiram, sem vencedores, mas com avanços de um verdadeiro trabalho transdisciplinar. Duas culturas diferentes estavam se unindo. Não buscamos adaptar à saúde o que vem sendo feito na aviação, mas criar um treinamento para um público (talvez desmotivado) que aceitasse que, após o treinamento, começaria um processo lento de mudança de cultura.

Eu sabia o que queria, mas o treinamento que estava criando visava a um público que já sabe que a comunicação é importante, que conflitos existem e que erros ocorrem, mas em cuja percepção esses problemas, quando ocorrem, são "culpa dos outros". O desafio também era demonstrar que eles poderiam ser os "outros" e que a "culpa" não era questão principal. Outro desafio era demonstrar, de uma forma pedagógica e não crítica, que o erro é uma grande oportunidade de aprendizado. Para isso é preciso uma análise ampla, criteriosa e franca, como ocorre na investigação realizada pelo CENIPA, da FAB. Na aérea da saúde, esse talvez seja o maior desafio.

Tripulantes de aviões e profissionais da saúde são muito diferentes. Passageiros e pacientes também são diferentes. A maioria dos passageiros viaja de avião por opção. A maioria dos pacientes é internada por necessidade. Tanto passageiros como pacientes têm identidade, mas os tripulantes sabem muito menos da identidade dos passageiros que os profissionais da saúde sabem da identidade de seus pacientes (ou deveriam saber). A escolha do voo não é urgente e ocorre em função do horário mais adequado para o passageiro, da companhia que tem melhor plano de milhagem e com o menor custo. O risco e a segurança do voo estão implícitos na compra da passagem. A escolha pelo tratamento de saúde atualmente segue essa mesma lógica, mas a percepção do risco é diferente. A segurança no voo envolve todos na aeronave, tripulantes e passageiros;

na saúde, apenas os pacientes são diretamente afetados em caso de "acidente".

A judicialização dos insucessos em saúde, em parte, foi o que motivou os gestores a se preocuparem com o problema. A discussão do que é insucesso previsível (aceito como "normal" ou "dentro das possibilidades de desfecho") e erro é que domina atualmente a maioria dos litígios. O outro ponto é de se encontrar(em) o(s) culpado(s). Isso em nada contribui para a segurança.

Nesses últimos 10 anos, desde a publicação do relatório do IOM, o que se encontra na literatura são provas de que é o próprio sistema de saúde (considerando todas as suas dimensões) o maior indutor de falhas. Também está claro que um sistema não se modifica por decreto. O Dr. Richard Cook, da Universidade de Chicago, tem uma frase lapidar sobre o tema: "Operadores humanos, nos sistemas complexos, têm dois papéis: fazer o sistema produzir e atuar como defesa contra falhas".

Ao final de meses de trabalho e teste de campo, criamos um treinamento perfeitamente aplicável ao sistema de saúde, seguindo as diretrizes consolidadas na aviação. O aprendizado que tivemos, aceitando e discutindo cada *slide* e cada exercício, deu consistência ao GERHUS. A segurança em saúde é um tema que só dará frutos reais com a mudança de cultura. A cultura do sistema de saúde foi sempre procurar distinguir o que é erro de complicação ou insucesso, pois à cultura vigente o erro é inadmissível ("precisamos ter erro zero"). Na aviação ocorreu o mesmo quando o CRM começou, pois pilotos veteranos experientes resistiam a aceitar compartilhar decisões. As investigações dos acidentes aéreos demonstraram a necessidade de mudança na cultura. O CRM foi um passo fundamental para que a aviação se tornasse menos imperfeita e mais segura, admitindo o erro como uma importante oportunidade de aprendizado. A percepção de risco, com essa mudança de cultura, também se modificou.

O caminho a percorrer com o GERHUS não será diferente, no entanto, pelo histórico do CRM e pela analogia que existe entre a medicina e a aviação, será uma oportunidade de vencer as naturais resistências para se mudar a cultura. Uma desvantagem dessa comparação entre os sistemas está na inexistência de uma caixa-preta, como a das aeronaves. Apenas em caso de acidente os dados e as gravações de voz são analisados, primariamente para entender o mecanismo do acidente e, sendo protegidos por lei específica. Na falta de uma "caixa-preta", os exames complementares e anotações de prontuário são os mecanismos utilizados na investigação acadêmica e com fins pedagógicos das causas dos insucessos. Essa avaliação exclui completamente os fatores cognitivos que sempre acompanham as decisões tomadas (certas ou erradas). Depoimentos ou comportamentos prévios dos profissionais envolvidos, na falta de mecanismos mais adequados, acabam distorcendo as avaliações cognitivas. Um profissional "problema" frequentemente tem mais dificuldade de esclarecer situações de relacionamento interpessoais ou como foi a comunicação durante um atendimento cujo resultado foi inadequado. Profissionais bem relacionados ou admirados, raramente despertam dúvidas não técnicas nos casos de insucesso dos quais participaram. Profissionais "queridos" podem cometer os mesmos tipos de falhas que profissionais "problema". O que se procura, em uma investigação de como o erro ocorreu, não é julgar a pessoa, mas o modo como ela agiu e interagiu naquela situação específica. A utilização de simulação com atores e manequins para a investigação de EA é uma ferramenta pouco explorada, mas pode ser utilizada na reconstituição do atendimento. Estamos estudando como incorporar a metodologia ao nosso projeto de segurança em saúde.

O aperfeiçoamento do GERHUS já começou, pois sabemos que erramos. Nós esperamos a ajuda de mais colaboradores e a crítica proativa, pois o aprimoramento deverá ser constante. O GERHUS não visa apenas a mudar a cultura da instituição, mas incorporar a cultura de segurança à instituição para sua própria sobrevivência e de seus usuários.

O que significa CRM e um breve histórico

Analisando-se os dados relativos aos acidentes aéreos na aviação geral ocorridos nos EUA de 1970 a 1974, usando-se a base do banco de dados do National Transportation Safety Board (NTSB), fica clara a importância do fator humano. A revisão dos acidentes fatais envolvendo erro dos pilotos indicava que em 264 casos houve erro de procedimento, em 2.496 havia relação com o motor e 2.940 foram relacionados com tomada de decisão.[12]

Em 1979, ocorreu um seminário promovido pela National Aeronautics and Space Administration (NASA), nos EUA, visando a entender as causas dos acidentes aeronáuticos. As pesquisas apresentadas nesse seminário identificavam como falhas de comunicação interpessoal na tomada de decisão e liderança como as principais causas dos erros humanos encontrados na maioria dos desastres. Esse seminário criou o termo Cockpit Resource Management a ser aplicado no processo de treinamento das tripulações para reduzir os erros dos pilotos, de modo que fizessem melhor uso dos recursos humanos disponíveis na cabine. Muitas companhias aéreas presentes nesse seminário se comprometeram a desenvolver novos programas de treinamento com ênfase na relação interpessoal. O primeiro treinamento efetivo foi iniciado na United Airlines, em 1981, e desde então várias gerações de CRM ocorreram. O termo "geração" traduz uma mudança no foco do treinamento com base nos ensinamentos contínuos adquiridos a cada investigação de acidente aéreo.

O conceito de Cockpit Resource Management evoluiu para Crew Resource Management (Gerenciamento de Recursos da Tripulação), estendendo o treinamento para além da cabine do avião, e finalmente chegando ao Corporate Resource Management (Gerenciamento de Recursos Corporativos), pois ficou claro que todos os elos da cadeia produtiva poderiam contribuir para erros e que deveriam estar envolvidos com segurança/cultura de segurança.

Na aviação, o foco principal da investigação é conhecer o que, por que e como o acidente ocorreu, visando ao aprendizado. Esses conhecimentos são para uso educacional, e não um instrumento de punição. Esse modo de investigar e utilizar o duro aprendizado com o erro faz que a indústria da aviação seja muito mais segura que a indústria da saúde. As investigações judiciais têm outro foco, e uma das grandes preocupações dos investigadores de acidentes aéreos é que os dados apurados não sejam utilizados fora do que a legislação garante em relação ao sigilo. Existem leis específicas preservando esta doutrina, porém, a cada dia, é mais frequente a tentativa de se usarem dados preliminares para instrução de processos judiciais ou especulações jornalísticas. A eficiência técnica com que os dados são apurados e a franqueza dos depoimentos prestados permitiram que houvesse mudanças importantes na concepção de aeronaves e no treinamento de pilotos. A mudança dessas regras será um enorme retrocesso. Na saúde, a falta de uma cultura de investigação contribui para o desconhecimento que temos em relação às reais falhas no sistema, já que o foco é quase sempre buscar de um ou vários culpados. O GERHUS procura unir essas ciências, pois, em ambas o fator humano é parte do problema e da solução.

A primeira geração do CRM foi com foco nos pilotos (C de *cockpit*).[13] Esse curso era ministrado por psicólogos e apenas para os pilotos. Não havia tripulantes como instrutores, o que gerava um distanciamento grande. Em 1986, a Delta Airlines iniciou a segunda geração do CRM com foco em todos os tripulantes da aeronave (C de *crew*). Em 1990, buscando-se adequar o treinamento à cultura do país e da organização, veio a terceira geração, com o CRM com foco na organização (C de *corporate* ou *companhy*). O Brasil, por intermédio da Varig, começou a adotar o CRM seguindo a metodologia da segunda geração.[14]

Logo em seguida, ainda em 1990, iniciou-se a quarta geração do CRM, com a Federal Aviation Administration (FAA) permitindo que as companhias aéreas inovassem em função da tecnologia existente e criassem treinamento para atender às necessidades específicas de cada organização. Essa quarta geração, o Advanced CRM (ou CRM Avançado), trouxe o Line Oriented Flight Training (ou Treinamento de Voo Orientado [LOFT]), no qual há a aplicação prática dos conceitos de CRM e fatores humanos dentro de uma cabine simulada e atendendo às especificações de cada equipamento. Em medicina, a simulação avançada e realística deve incorporar esse tipo de abordagem, pois, além da capacidade de resolver problemas técnicos, a gravação da simulação com o *debrifieng* vendo a gravação permite melhor avaliação de como o profissional atuou na esfera cognitiva. A gravação do treinamento e sua posterior reprodução permitem que o profissional se veja atuando e receba melhor instrução.

A quinta geração recebeu a denominação de Erros Management - CRM ou o CRM com foco no gerenciamento do erro (EMCRM). O CRM vem sendo fruto do trabalho de um grupo de pesquisadores e profissionais com diversas formações. Era um enorme desafio a mudança de cultura de uma indústria de alto culto e globalizada. Os trabalhos de Robert Helmreich, antropólogo e psicólogo da Universidade de Texas no Austin Human Factors Research Project, foram decisivos para a quinta geração do CRM. Essa geração considera a cultura da organização e do país, com foco no possível diante do contexto, mas admitindo a existência do erro, independente da qualidade do treinamento e do desempenho habitual do tripulante. Estimula os comportamentos assertivos (isso não significa insubordinação, mas cooperação independente da hierarquia); considera a influência do estresse e da fadiga no comportamento, traz o conceito diferenciado para erro e violação, introduz o conceito de cultura justa e estimula os relatórios confidenciais sobre erros. O LOFT é uma importante ferramenta para reforçar os conceitos de CRM e sua aplicação prática em ambiente simulado. A gerência deve estar envolvida, sendo também aluna nesse treinamento. Sua aceitação e compreensão são complexas em certos ambientes culturais, mas mesmo no Brasil essa quinta geração começa a ser fortalecida, principalmente na aviação militar.

Nos treinamentos de CRM que tive nos esquadrões da FAB, pude testemunhar como a hierarquia militar em nada os dificultou. A importância e a aceitação do método são disseminadas, proporcionando, ao final do treinamento, um clima cordial e que se reflete positivamente no gerenciamento das dificuldades do cotidiano desses incansáveis pilotos. Isso me deu convicção de que, se houver uma determinação da alta gerência, como ocorreu por parte do alto comando da FAB, o CRM no sistema de saúde poderá exercer um papel semelhante ao que ocorreu na aviação. A experiência inicial com o GERHUS na FAB foi positiva.

A sexta geração do CRM, apesar de sua abrangência, ainda tem pouca utilização no mundo. Ela utiliza todos os aspectos do EMCRM, porém utiliza o LOFT de rotina, estuda as ameaças (condições latentes), a segurança de voo, com auditoria desde a base da organização (companhia) até o topo (incluindo a sua atividade final, que é o voo). Esse é o conceito pleno do Corporate Resource Management, pois envolve todos os funcionários da empresa, mesmo aqueles não diretamente envolvidos com a atividade fim (voo). A implementação do Line Operating Safety Audity (LOSA) ou Auditoria de Segurança da Linha Aérea) tem por objetivo efetuar auditoria durante o voo, de caráter não punitivo e de forma anônima, para detectar e compreender como, por que e quando os tripulantes erram durante um voo normal no qual nenhum acidente ocorreu. Esses dados após análise passam a nortear novos treinamentos e procedimentos, além de aperfeiçoar os já existentes. O custo e as barreiras culturais dificultam a implantação dessa nova geração do CRM.

O CRM não é e jamais será um mecanismo para eliminar o erro e assegurar segurança absoluta em um ambiente de alto risco como o da aviação. A aviação militar de patrulha, de caça ou de busca e salvamento apresenta riscos específicos, mas nem por isso é menos segura do que a civil. O erro é inevitável e resultado da natural limitação da atividade humana e da função dos sistemas complexos. O CRM é um conjunto de ferramentas que as organizações podem e devem utilizar para lidar com o erro. A segurança em qualquer atividade sofre influência dos diversos aspectos da cultura profissional, organizacional e mesmo do país. A cultura de segurança busca entender cada um desses aspectos com a busca ativa dos erros de forma não punitiva e proativamente. Quando o CRM é visto no contexto da aviação, suas contribuições e limitações podem ser entendidas. Atualmente o treinamento em fatores humanos é bastante consistente, mas não era tão claro quando o CRM foi concebido. Existe uma pequena parcela de tripulantes que rejeita os conceitos do CRM, mas após quase 30 anos está cada vez menor. O maior desafio atual decorre da sofisticação dos equipamentos e da interação entre homem e máquina. Essa é uma nova fronteira para o treinamento, pois os computadores, que não conhecem a palavra subjetividade, entendem algumas vezes de forma equivocada o que "realmente" está ocorrendo. Tomadores de decisão (profissionais da saúde e pilotos), nessas ocasiões, têm um tempo de resposta muito pequeno para corrigir desvios em cascata. Em uma situação de emergência, precisam inicialmente anular as ordens automatizadas do computador, por estarem eles ineficientes nessa emergência. Em seguida, precisam assumir o comando das ações necessárias para estabilizar o(s) problema(s). Essas ações terão uma latência para atingir os efeitos desejados. O fator tempo pode significar a enorme diferença no resultado final. Profissionais da saúde, com a sofisticação dos equipamentos e a utilização de sistemas informatizados, acabam também tendo os mesmos problemas que os pilotos, talvez de um modo mais grave, (pois o paciente tem uma grande resiliência) e possuem uma "autonomia de voo" maior do que qualquer avião. A não percepção da gravidade do paciente é, de alguma forma, semelhante à desorientação espacial, na qual o piloto não consegue identificar sua correta localização. Nessa ocasião, pode ocorrer um dos mais traiçoeiros tipos de erros passíveis de serem cometidos por pilotos, conduzindo a aeronave para um acidente conhecido no meio aeronáutico pela sigla CFIT (em inglês, *controlled flight into terrain* ou, em tradução livre, voo controlado direto para o chão). Quando a "reserva" do paciente se esgota e o profissional percebe a gravidade, pode não haver mais tempo para remediar a situação.

O CRM não é um treinamento fechado. Cada companhia, rota ou equipamento voado tem características especiais. Ao desenhar o GERHUS, estou procurando estabelecer estratégias de implantação customizadas, fruto do que aconteceu com o CRM, e isso significa que teremos um caminho longo a seguir.[15]

O que o CRM mudou na aviação

O CRM mudou muito a atuação dos pilotos. O condicionamento de agirem sozinhos, a não utilização de todos os recursos disponíveis e o uso do copiloto com um sistema reserva, e não como uma extensão da atuação de pilotagem, modificaram-se com o treinamento em CRM. Todos são importantes e fazem parte da equipe treinada em CRM. O ambiente da tripulação passou a ter relevância, da mesma forma que os aspectos técnicos do voo.[13]

Os gravadores de voz de cabine (CVR), assim como os gravadores de dados da aeronave, permitiram um maior entendimento do que levou a determinados acidentes aéreos. Esse conjunto de dados reforçou a importância do treinamento em CRM.

É grande a semelhança entre a saúde e a aviação. Médicos, principalmente cirurgiões, intensivistas e emergencistas, têm forte componente de "pilotos sem CRM". A formação de equipe no sistema de saúde, principalmente em serviços de emergência, mesmo com profissionais com treinamento em ATLS, ACLS e outros tipos de capacitação em resposta rápida, contribuiu para a melhora da atuação técnica, porém muitos erros continuam acontecendo. As habilidades não técnicas raramente fazem parte do treinamento. As diversas categorias profissionais que compõem o sistema de saúde buscam autonomia e reconhecimento. A procura por maior reconhecimento profissional e melhor remuneração em alguns momentos contribuiu para a perda do foco no resultado do atendimento do enfermo. A questão jurídica, com a indústria do erro médico, levou a um maior distanciamento entre os profissionais. A ideia de que "não foi comigo, portanto não é meu problema" ocorre com certa frequência, o que não é uma atitude profissional. Algumas observações como "foi complicação clínica, e não cirúrgica", ou "o paciente acordou da anestesia e até então não havia qualquer problema", ou "a farmácia é que mandou o medicamento" em nada é contribuído para entender o que precisa ser modificado.

Estrutura do GERHUS

Este treinamento tem a mesma matriz didática e pedagógica que a utilizada no CRM da aviação de quinta geração. O treinamento é realizado em dois dias seguidos. Não são permitidos telefones celulares e a presença é obrigatória em todos os tempos do treinamento para certificação. Na formação dos instrutores, o tempo é mais longo, dependendo do grupo.

São ministradas aulas expositivas para apresentação dos conceitos aplicáveis, exercícios individuais para reflexão e oportunidade de autoconhecimento, exercícios de grupo para o desenvolvimento das habilidades de trabalho em equipe e treinamento da aplicação dos conceitos do GERHUS.

Utilizamos filmes editados de curta duração sobre situações fora da medicina, o que ajuda a motivar e alertar sobre temas complexos de insucesso na área médica.

Casos reais de insucesso em medicina são discutidos, porém não identificamos o paciente, a instituição ou o(s) profissional(ais). É estimulada a discussão aberta. Profissionais menos graduados, quando estimulados, mostram um profundo conhecimento do funcionamento do sistema. Isso demonstra como é importante, durante um atendimento, a utilização de todos os recursos humanos presentes. A ajuda de um menos graduado pode ser de enorme relevância. O desafio na saúde é aprender com os ensinamentos da aviação que hoje coloca mecânico, funcionários que trabalham na pista e controladores de voo discutindo situações reais com pilotos graduados. Esse cenário, mesmo na aviação, não é universal, mas vem ocorrendo. A experiência brasileira na aviação de transporte e de helicóptero é altamente positiva, sendo o CRM um dos pilares desse desempenho.

A formação das turmas deve obedecer à premissa de trabalharem em setores afins. A maior parte dos alunos deve ser do mesmo hospital ou ambulatório. A presença de alguns profissionais de outras instituições (mas com perfil semelhante de atuação) é útil, pois cria um clima de assimetria em relação à "cultura padrão da turma". Nos exercícios de grupo, essa assimetria favorece as discussões, desde que o instrutor se empenhe em ser um facilitador proativo.

Cirurgiões, intensivistas, anestesistas, enfermeiras de centro cirúrgico, terapia intensiva e de enfermaria, farmacêutico, nutricionista, psicólogos, técnicos de imagem, laboratório e administrativos podem perfeitamente fazer parte de uma mesma turma. As turmas devem ter entre 24 e 40 alunos, de modo a formar grupos para os exercícios e discussões. Uma turma na qual os alunos sejam predominantemente de uma única categoria profissional ou de um mesmo serviço é inadequada, pois o ponto central do treinamento é o trabalho em equipe e multidisciplinar. Do mesmo modo, ter uma turma de alunos de profissionais das diversas categorias, porém de inúmeras instituições, não é o ideal, portanto o envolvimento dos gestores na formação das turmas e a discussão com os instrutores sobre o perfil técnico dos alunos antes de finalizar a inscrição vai ajudar ou dificultar o aproveitamento do treinamento. Esse é um diferencial dos treinamentos em habilidades técnicas que podem ser realizados sem esse detalhamento. Existe, portando, uma customização no GERHUS, do mesmo modo que existe para o CRM da aviação.

O número de instrutores deve ser proporcional ao de alunos, variando de, no mínimo, dois a cinco instrutores, os quais devem, preferencialmente, ter de formação distinta (médicos e pilotos, enfermeiro, psicólogos etc.). A presença de um profissional com larga experiência em CRM é fundamental no começo da formação da equipe de instrutores. A utilização de um especialista em determinado tema (p. ex., comunicação ou gerenciamento do erro) pode se útil no curso de instrutores, mas, no treinamento das equipes, a instrução realizada por um "semelhante" que domine os vários temas do CRM-GERHUS aumenta a adesão dos alunos e estimula o recrutamento de futuros instrutores.

Realizamos, no início do treinamento no final do segundo dia, um questionário com perguntas estruturadas e algumas abertas. Essa avaliação faz parte do acompanhamento de evolução no desempenho dos instrutores e das equipes em treinamento.

Durante esses dois dias os diversos temas são apresentados, variando de 20 a 70 minutos por tema. Fazemos intervalos para *coffee-break* (10 a 20 minutos) a cada 120 minutos e um intervalo para almoço fora da sala de aula, pois são importantes essas pausas para conversas e descontração. Há necessidade de se ter uma estrutura de apoio para alimentação e trabalho de secretaria.

A última atividade do treinamento é um grande *brainstorm* de confraternização. Ao final do segundo dia (em torno de 14 horas de atividades), são entregues os certificados. Nesse mesmo dia, os instrutores, após o término do curso, continuam para uma reunião fechada de *debrifieng*.

Após o primeiro treinamento de dois dias, está prevista, do mesmo modo que na aviação, uma reciclagem anual, que, em geral, dura um dia. Questões específicas devem ser enfatizadas no retreinamento, pois a experiência dessa nova turma, que trabalhou com profissionais com e sem CRM, gera importantes reflexões. O CRM-GERHUS não tem um *script* definitivo; é um treinamento dinâmico.

Profissionais que se destacam no treinamento são convidados a fazer curso específico de facilitador de CRM-GERHUS. Não há um CRM igual, mas existe uma uniformidade nas metas a serem alcançadas no trabalho em equipe.

Temas abordados no GERHUS

Inicialmente, falamos sobre o histórico do CRM na aviação, seguido de uma introdução dos princípios do GERHUS. O aluno é relembrado do funcionamento do treinamento e dos tópicos que serão abordados. Não há intenção de oferecer textos para leitura prévia ou posterior, exceto quando houver necessidades específicas ou no curso de instrutor.

Comunicação

Nesse tempo discutimos o diagrama da comunicação e as formas mais frequentes encontradas no cotidiano, considerando as características da turma em treinamento. As barreiras que impedem e os filtros que modificam a comunicação são discutidos. A utilização de exercício e filme prepara o aluno para o próximo tema (relacionamento interpessoal).

Trata-se de uma experiência vivencial do cotidiano do profissional de saúde. O que se espera é que cada um aja com sua proficiência. Um caso de via aérea difícil, ou trauma abdominal, ou coma hipoglicêmico terá a participação desde o técnico de enfermagem ao chefe do departamento de pediatria ou cirurgia, conforme o caso vai se desenrolando. O cerne está mais na preocupação com a utilização dos recursos humanos, mesmo sem experiência técnica, para completar o atendimento de forma adequada (em relação ao conteúdo e à forma). O importante é que a equipe aja como equipe, utilizando adequadamente os recursos disponíveis ou procurando, no momento certo, a ajuda adequada. A capacidade de se comunicar, interagir, tomar decisão e gerenciar conflitos é que está sendo avaliada e treinada. Os que detêm mais conhecimento técnico devem orientar adequadamente os que têm menos, de modo a somar esforços nas ações.[11]

Essa é uma das razões para que a seleção dos alunos mantenha as assimetrias comuns do cotidiano da saúde.

Temas que devem ser esclarecidos e compreendidos nas discussões incluem quando é adequado e/ou urgente usar frases como "deixa comigo" ou "sai daí que eu tenho mais experiência" e como agir nessas situações, visto que o atendimento eventualmente ainda não estará concluído e, no futuro, os mesmos profissionais podem vir a trabalhar juntos novamente.

Relacionamento interpessoal

Inicialmente preferimos discutir o indivíduo e a equipe de trabalho. Muitos profissionais da saúde não estão familiarizados com a Pirâmide das Necessidades de Maslow (Figura 22.2).

O psicólogo Abraham H. Maslow publicou, em 1943, suas observações iniciais sobre a hierarquia de necessidades do indivíduo,[16] nas quais aquelas de nível mais baixo devem ser satisfeitas antes das necessidades de nível mais alto. Cada um tem de "escalar" uma hierarquia de necessidades para atingir a sua autorrealização. Ele definiu um conjunto de cinco necessidades descritas na pirâmide:

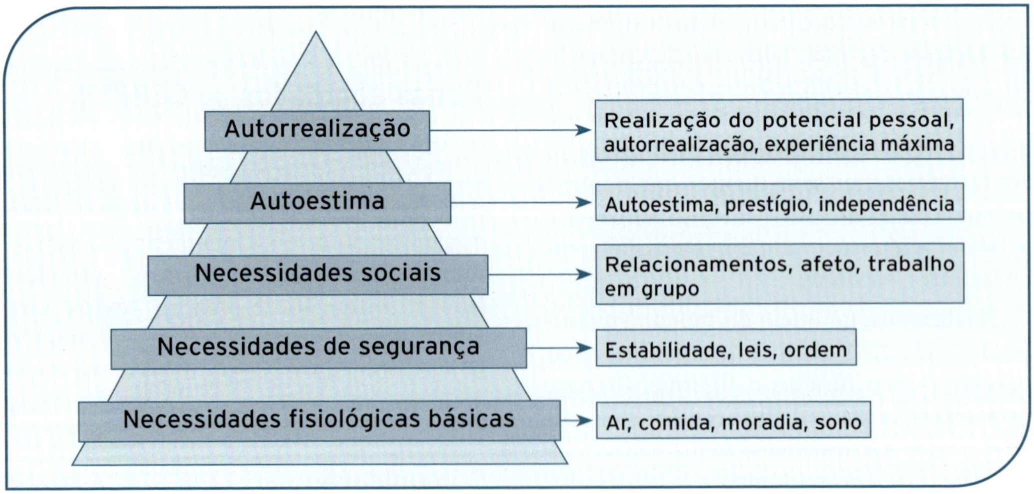

Figura 22.2: Modelo de hierarquia das necessidades de Maslow.
Fonte: Abraham Maslow, 1954.

necessidades fisiológicas (básicas), como a fome, a sede, o sono, o abrigo; necessidades de segurança, que vão desde sentir-se seguro dentro de uma casa até formas mais elaboradas de segurança, como um emprego estável, um plano de saúde ou um seguro de vida; necessidades sociais ou de amor, afeto, afeição e sentimentos, como pertencer a um grupo ou fazer parte de um clube; necessidades de estima, que passam por duas vertentes, o reconhecimento das nossas capacidades pessoais e o reconhecimento dos outros diante de nossa capacidade de adequação às funções que desempenhamos; necessidades de autorrealização, em que o indivíduo procura tornar-se aquilo que ele pode ser. É nesse último patamar da pirâmide que Maslow considera que a pessoa tem que ser coerente com aquilo que é na realidade: "...temos de ser tudo o que somos capazes de ser, desenvolver os nossos potenciais". Embora a teoria de Maslow tenha sido considerada uma melhoria em face das anteriores teorias da personalidade e da motivação, ela tem seus detratores, e o principal é que é possível uma pessoa estar autorrealizada, contudo não conseguir uma total satisfação de suas necessidades fisiológicas.

Outro ponto importante na relação interpessoal diz respeito às pessoas que trabalham sob pressão ou em estado de fadiga, ou ambos, e cujas necessidades básicas não atingidas ou cujo excesso de autoconfiança representam, por razões distintas, uma ameaça à segurança. Reconhecer o problema (a pessoa e/ou a equipe) é o primeiro passo para prevenir erros por esses motivos.

Diferentemente da aviação, o *briefing* e o *debriefing* são adotados de formas diferentes na saúde. Mostramos uma sistemática e realizamos exercício a respeito (Figura 22.3 A e B).

Aspectos como liderança, assertividade e resolução de conflitos também são discutidos.

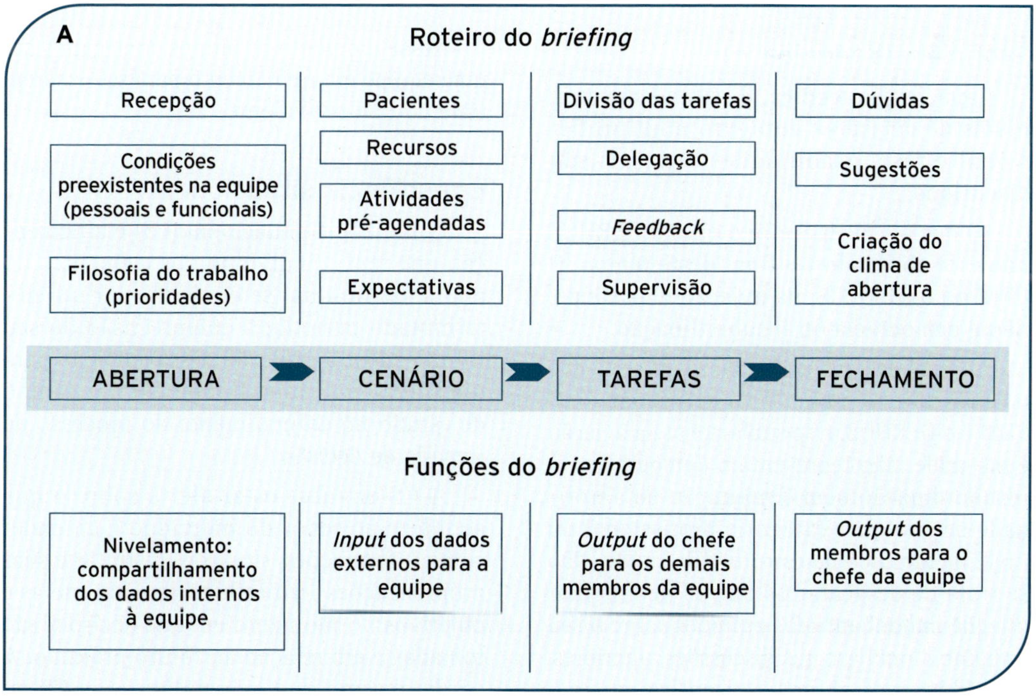

Figura 22.3A: Roteiro do *de briefing*. (Continua)

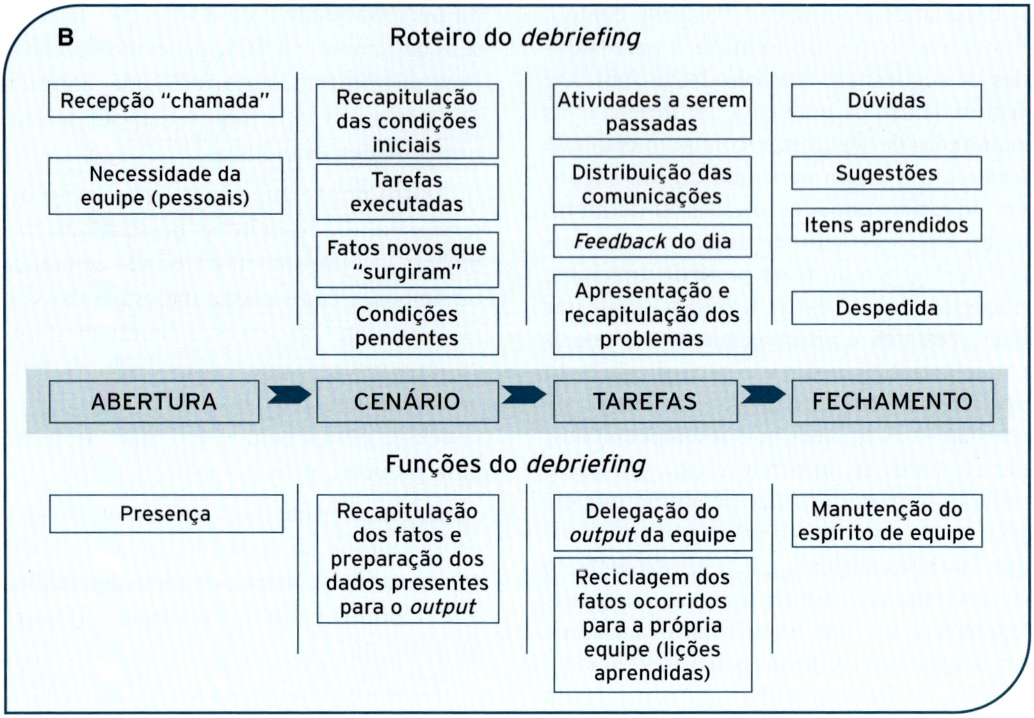

Figura 22.3B: (Continuação) Roteiro do *de briefing.*

Proficiência técnica

Capacitação técnica, direitos e deveres, níveis de decisão e contexto multiprofissional e responsabilidades setoriais são discutidos.

"O que o GERHUS é" e o que "o GERHUS não é" é abordado no final deste tempo. O CRM ou o GERHUS, na aviação e na saúde, não é democracia ou insubordinação.

Ao final desse módulo, abordam-se "o que o GERHUS é" e o que "o GERHUS não é". O CRM e o GERHUS, respectivamente na aviação e na saúde, não representam democracia ou insubordinação nem diminuição da autoridade de qualquer categoria profissional ou nível hierárquico na estrutura da saúde. Não se trata de desacatar os outros nem deixar que lhe imponham suas opiniões sobre o seu trabalho. Com base nas discussões anteriores, convidamos os alunos a discutir o que é o GERHUS ou o que esperam que seja.

Nesse momento os alunos começam a ser uma equipe em treinamento para se tornarem uma equipe proficiente.

Consciência situacional

Consciência situacional (CS) é a percepção que tem o indivíduo dos elementos do ambiente no qual se encontra por um determinado período; a compreensão do seu significado e a projeção dessa situação para um futuro próximo. É também um campo de estudo no entendimento do processo de tomada de decisão.

A CS envolve estar alerta sobre o que acontece ao redor do indivíduo e entender como informações, situações distintas e suas próprias ações irão influenciar suas metas e objetivos no momento em que decisões são tomadas e em relação ao futuro próximo. A perda, mesmo que momentânea, da CS ou mesmo sua inadequação (p. ex., por falha de percepção), por exemplo, são identificadas como causas primárias de acidentes. Em medicina, como na aviação, essa é uma constatação.

Embora a CS varie conforme a situação, cada um tem seu nível próprio, sendo que a CS da equipe é a soma das CS individuais. Todos sabem um pouco e compartilham conhecimento, mas ficam limitados pela CS do tomador de decisões ("chefe da equipe" ou "comandante"), pois é dele a condução do caso. Todos os membros da equipe devem fazer o máximo para alimentar de informações o tomador das decisões, de forma a aumentar a CS do grupo, e o tomador das decisões precisa manter um clima propício para a troca de informações.

São vários os fatores que contribuem para diminuir a CS: inexperiência, estresse, transferência negativa (situações "quase iguais"), distração por fatores internos e externos, relacionados com pessoa ou a equipe, fadiga, conflitos e complacência. A Complacência nada mais é do que a predisposição transformada em atitudes de aceitar "algo" nos outros que, para nós não é o certo, mas, resignadamente e passivamente, aceitamos (para sermos agradáveis?). Em medicina, mais do que na aviação, esse é um enorme problema.

Esse módulo é um momento crítico do GERHUS e exercícios em grupos são importantes.

Tomada de decisão

Decisões são escolhas que as pessoas fazem para enfrentar problemas e/ou aproveitar oportunidades. A tomada de decisão (TD) é inerente ao ser humano. A decisão possui dois objetos: ação no momento e descrição de um futuro. Há uma relação entre organização e decisão.

O processo de TD vem sendo estudado há alguns anos e sabemos, hoje, que se refere ao processo mental que utilizamos para escolher uma linha de ação. Por muito tempo, o processo decisório foi entendido como um subproduto da experiência. Apesar disso, a partir da década de 1970 as transcrições das gravações de cabine dos aviões, na investigação dos desastres aéreos, começaram a mostrar que isso não era verdade. Então a FAA desenvolveu uma metodologia para ensinar julgamento aos pilotos.

A maioria dos pilotos tende a agir rápido em uma situação de emergência. Nos aviões modernos, poucas emergências exigem que o piloto tome uma ação imediata. Na maioria das vezes, há tempo para utilizar o modelo de processo decisório. É importante separar as emergências críticas, nas quais a experiência e o treinamento farão diferença, daquelas em que pode ser analisado o que realmente está acontecendo, reunindo todas as informações disponíveis. Em seguida, devem-se identificar as alternativas possíveis, avaliando a influência de cada uma e procurando identificar a que melhor se aplica à situação, e, finalmente, acompanhar os efeitos da decisão. A tendência a se "agarrar" à primeira decisão ou ao "sempre fiz assim" pode resultar em desastre aéreo e na medicina. É importante manter a mente aberta e, à medida que aparecem novas informações, modificar o processo decisório, se necessário. A utilização de todos os recursos humanos em situações críticas é fundamental, pois apenas uma pessoa gerenciando todas as ações é sempre inadequado.

No GERHUS, realizamos exercícios que ajudam no processo de entender o que é trabalhar em equipe, trocando informações entre profissionais de diversas formações acadêmicas. Em algumas situações, a melhor decisão veio após a ajuda de um menos graduado, que, no primeiro exercício, ficou receoso de opinar.

Em outras situações, o tempo é curto e limita o processo decisório. Quando isso acontece, ser necessária uma resposta mais rápida. Nesses casos, a padronização de procedimentos e o treinamento preparam o piloto e os profissionais da saúde para uma ação rápida (ATLS, ACLS etc.). Os procedimentos padronizados em *checklist* contêm as decisões críticas já foram tomadas anteriormente e em condições ideais (Figura 22.4 A, B e C).

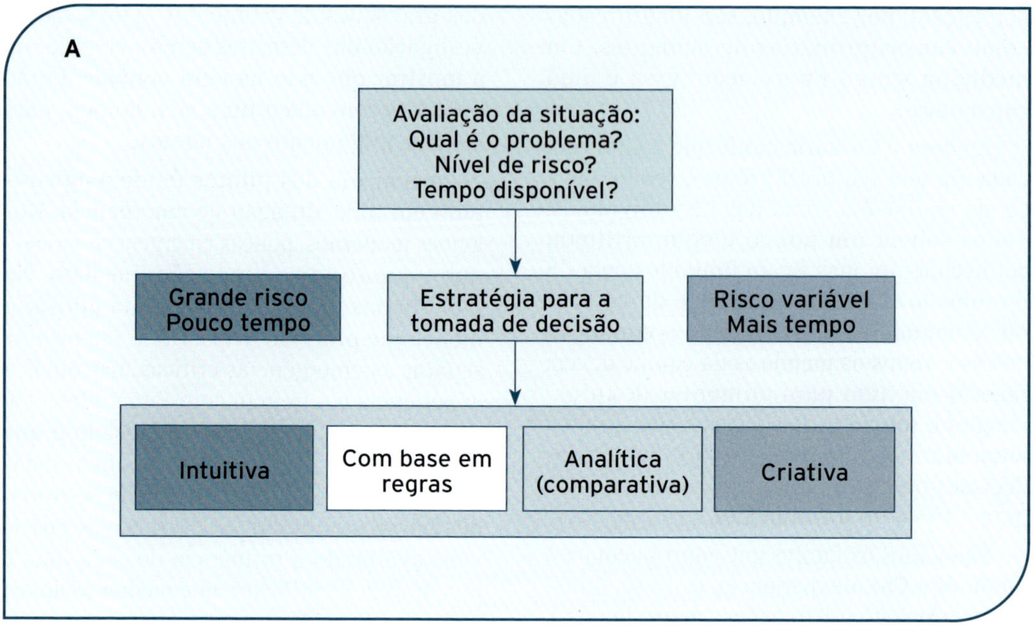

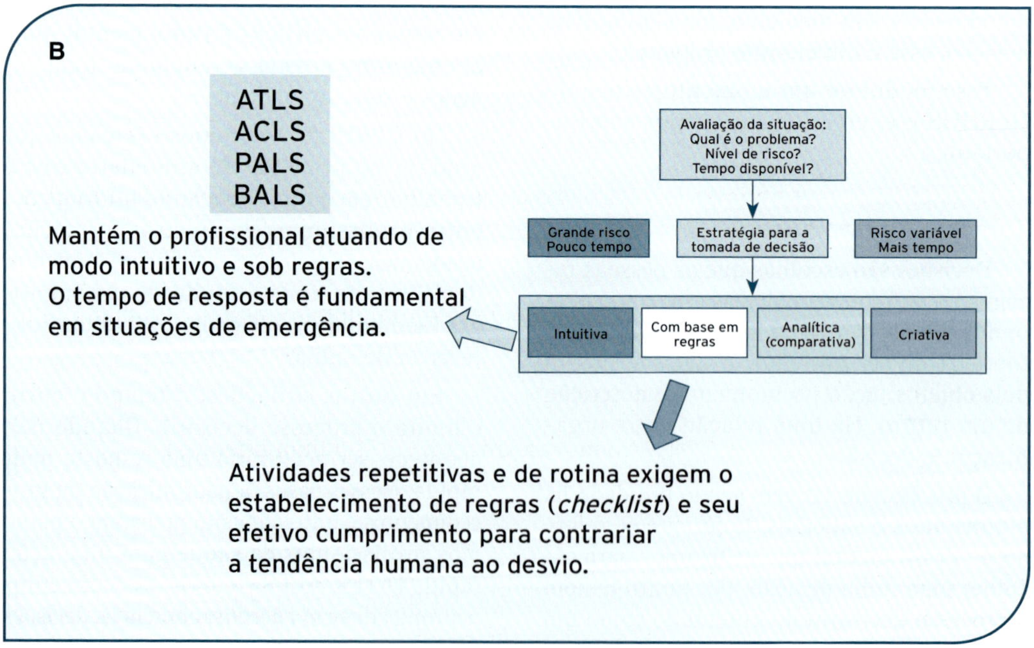

Figura 22.4A, B: GERHUS – modelos de tomada de decisão. (Continua)

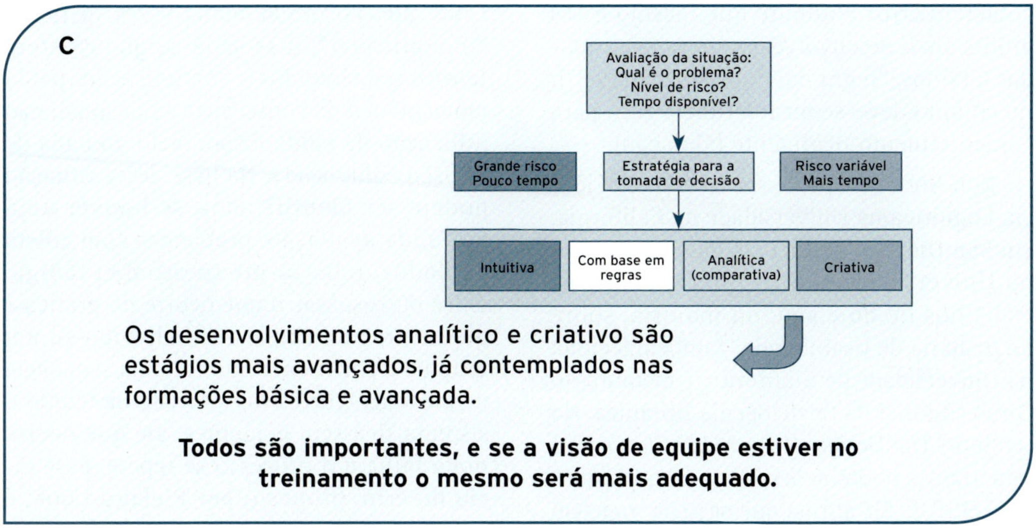

Figura 22.4C: (Continuação) GERHUS – modelos de tomada de decisão.
Fonte: Orasanu & Fisher. Naturalistic decision making, 1997.

O modelo de processo decisório dá ao profissional da saúde um método organizado de resolver problemas e adotar soluções na sua atuação.

Discutimos alguns modelos de tomada de decisão.

Cultura justa

Existem vários tipos primários de erro, e sua correta identificação é importante (Tabela 22.3).

O conceito de cultura justa, na visão do Dr. James Reason, é: "(...) uma atmosfera de confiança na qual as pessoas estão (...) esclarecidas sobre onde a linha deve ser traçada entre o comportamento aceitável e o não aceitável".

A Agency of Healthcare Research and Quality (AHRQ), que é o órgão oficial dos EUA que cuida da segurança e qualidade dos serviços de saúde em qualquer esfera, no seu *site* define Cultura justa como aquela na qual os profissionais da linha de frente (*sharp end*) sentem-se confortáveis relatando erros – incluindo os seus próprios –, mantendo sua responsabilidade profissional. Também reconhece que profissionais competentes

TABELA 22.3	TIPOS DE ERROS E SUA CORREÇÃO	
Estágio cognitivo	**Tipo primário de erro**	**Exemplo**
Planejamento (*planning*)	Equívoco – engano (*mistake*)	Escolheu a técnica inadequada
Armazenamento da informação (*storage*)	Lapso – distração (*lapse*)	Esqueceu partes da técnica correta
Execução (*execution*)	Deslize – tropeço (*slip*)	Executou equivocadamente a técnica correta

cometem erros e admite que mesmo esses profissionais desenvolvem normas inadequadas (atalhos, "regra da violação aceitável"); no entanto deve-se ter **tolerância zero** para comportamento negligente (violação).

Don Norman é professor emérito de Ciência Cognitiva na Universidade da Califórnia, em San Diego, e de Ciência da Computação na Universidade Northwestern, mas seus trabalhos de hoje são, na maioria, sobre Engenharia de Usabilidade. Também leciona na Universidade de Stanford e é membro do corpo editorial da Enciclopédia Britânica. No seu livro *The Design of Everyday Things*, faz importantes observações, as quais utilizamos no GERHUS. Ele afirma que pessoas cometem erros que levam a acidentes. Acidentes levam a mortes. A solução usual é acusar as pessoas envolvidas. Então faz a pergunta: se conseguirmos identificar quem cometeu o erro e puni-lo, nós resolvemos o problema, certo? O mesmo Normam responde enfaticamente: "Errado. O problema está raramente na falha de um indivíduo; o problema está na falha do sistema. Mude pessoas sem mudar o sistema e os problemas continuarão".

Essa é a filosofia de cultura justa que ensinamos no GERHUS.

Gerenciamento do erro

O erro, quando ocorre, requer uma apuração, em geral de caráter investigativo e menos de fundo pedagógico. Na maioria das vezes, por um equívoco de avaliação, são identificadas falhas humanas na ponta do processo (*sharp end*). Falhas mecânica (de equipamento) também são apontadas em menor frequência. Raramente são identificadas falhas múltiplas no sistema e muito menos falhas do sistema. Sabemos, pela investigação de acidentes em outros sistemas, diferentes da saúde, que, na maioria das vezes, ocorrem múltiplas falhas, tanto no número de operadores do sistema que estavam atuando, como na quantidade de falhas cometidas pelo mesmo operador mais de duas vezes. Essas falhas ocorrem muitas vezes, de forma "inexplicável", mas sabe-se que existem fatores relacionados a comunicação, perda momentânea da consciência situacional, não utilização de ajuda disponível e tomada de decisão equivocada. Na base dessa situação podem ser identificados, se houver uma profunda avaliação, problemas com coleta de dados, relação interpessoal e, fadiga, entre outros. Mas o que ocorre na prática é que se procura culpar um indivíduo ou um grupo e a partir daí segue-se uma sequência de medidas "corretivas". Por algum tempo o sistema fica sem acidentes, até que ocorre nova falha e o processo se repete. Esse ciclo do erro, proposto por Richard Cook, é o que vemos comumente na área da saúde (Figura 22.5).

No gerenciamento do erro (GE) discutimos alguns modelos conceituais do erro: Teoria dos Dominós, Reason (Queijo Suíço), Shell e Rasmussen.

Discutimos e damos exemplo de como o GE é uma atividade coletiva que pretende alcançar onde vive o erro. O GE se encaixa em todas as tarefas dos médicos, enfermeiros, técnicos, fisioterapeutas, psicólogos, nutricionistas, farmacêuticos, gestores etc. Todos têm importância, podem e devem agir diante do erro (Figura 22.6).

O GERHUS, do mesmo modo que o CRM, começa oferecendo conhecimento e discute atitudes de todos. Com o tempo e *feedback* buscamos modificação no comportamento individual. O comportamento coletivo (de grupo), em determinadas situações, é influenciado pelo "efeito da manada", no qual o senso crítico individual fica embotado e, assim como uma manada, sem controle. As brigas entre torcidas ou *crash* sobre ações, por serem situações muito voláteis e pouco "técnicas", são alguns exemplos de "efeito manada". Lideranças mal preparadas (ou mal intencionadas) contribuem para o "efeito manada". O GERHUS espera conseguir o que o CRM na aviação vem alcançando: o "efeito manada do bem". A experiência na aviação

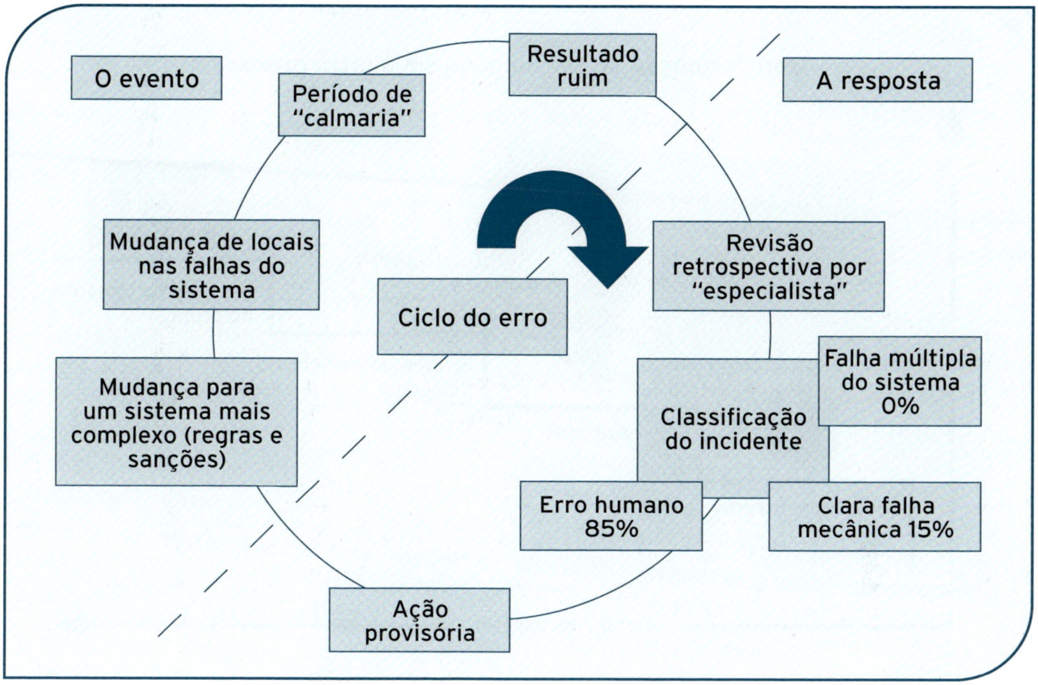

Figura 22.5: GERHUS – o ciclo do erro.

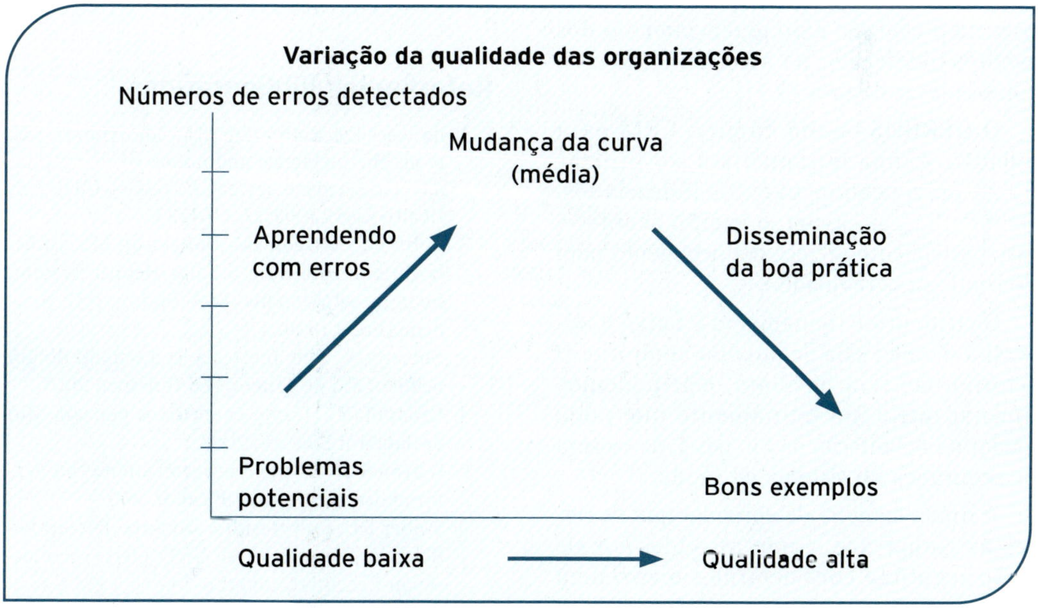

Figura 22.6: GERHUS – o gerenciamento do erro.
Fonte: Scally & Donaldson BMG, 1998.

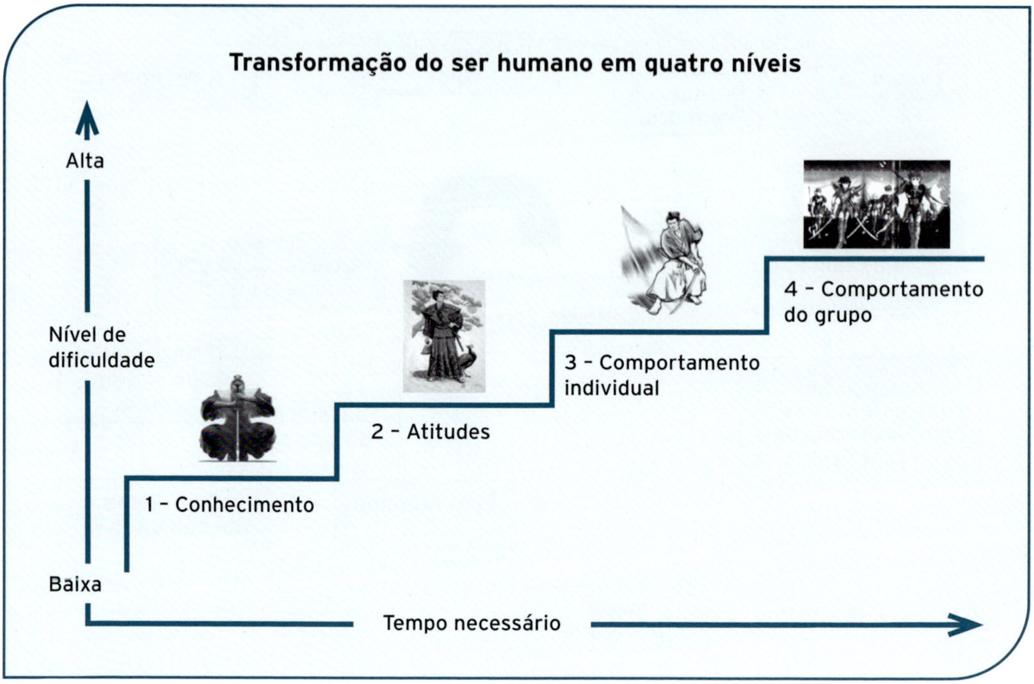

Figura 22.7: GERHUS – o gerenciamento do erro.
Fonte: modificada de Wiener *et. al.*[12]

mostra que a universalização do treinamento tem contribuído para a melhoria das tripulações na prevenção e no gerenciamento dos eventos indesejados na aviação, tanto civil como militar (Figura 22.7).

O GERHUS, assim como o CRM para aviação, é uma ferramenta a ser utilizada na prevenção de eventos indesejados. Quando, mesmo assim, o evento acontece, esse treinamento oferece conhecimento para diminuir sua gravidade.[17]

O custo desse treinamento é baixo e necessita de uma sala de aula ou auditório. O retorno não será imediato, mas podemos afirmar que é um treinamento que pode ajudar a implantação da tão desejada cultura de segurança no sistema de saúde.

A única maneira de entender que os sistemas complexos, como a saúde, jamais serão seguros é considerarmos o erro uma consequência de sermos humanos. Cabe a nós, humanos, atacar a consequência dos erros (o dano), que reside, em grande parte, nas imperfeições dos sistemas criados e gerenciados por nós mesmos.[18,19]

Referências bibliográficas

1. de Vries EN, Ramrattan MA, Smorenburg SM, et al. The incidence and nature of in-hospital adverse events: a systematic review Qual. Saf. Health Care. 2008;17:216-223.
2. Kohn LT, Corrigan JM, Donaldson MS. To Err Is Human. Building a Safer Health System. Institute of Medicine. Washington, D.C: Academy Press,1999.
3. Botsaris A. Sem anestesia. O desabafo de um médico. Rio de Janeiro: Ed Objetiva, 2001.
4. Groopman J. Como os médicos pensam. Rio de Janeiro: Ed Agir, 2007.
5. Gawande A. Better. A surgeon´s notes on performance. New York.: Picador, 2007.
6. Weber DO. Poll Results: Doctors' Disruptive Behavior Disturbs Physician Leaders. The Physician Executive. 2004: 6-14.
7. Gawande A. Complicações. Dilemas de um cirurgião diante de uma ciência imperfeita. Rio de Janeiro: Ed Objetiva, 2002.

8. Woodham-Smit C. Florence Nightingale. 1820-1010. Suffolk. Great Britain: Constable London, 1950.
9. Guarischi A. Entrevista com Florence Nightangale. Filme. Safety 2010. II Congresso Brasileiro sobre Segurança no Sistema de Saúde. III Congresso Brasileiro sobre Eventos Adversos em Medicina. Rio de Janeiro, 2010.
10. Reason J. Human error. New York: Cambridge University Press, 1990.
11. Helmreich RL, Merritt AC, Wilhelm JA. (1999). The evolution of Crew Resource Management training in commercial aviation. International Journal of Aviation Psychology. 1999; 9(1): 19-32.
12. Wiener EL, Kanki BG, Helmreich RL; Cockipt Resource Management Academic Press, 1993.
13. Paper Presented at the 22nd International Seminar International Society of Air Safety Investigators, Canberra Australia, November 1991, Does cockpit management training reduce aircrew error? Alan E. Diehl, Ph.D. Technical Advisor for Human Performance US Air Force Safety Agency Norton AFB, California.
14. Pereira MC. Voando com CRM. Da filosofia operacional técnica à filosofia interativa humana. Recife: Comunigraf Editora, 2004.
15. Nance J. Como fazer a segurança dos hospitais decolar? São Paulo: Ed Bookman, 2011.
16. Maslow AH. A Theory of Human Motivation. Psychological Review. 1943; 50(4): 370-96.
17. Bernstein PL. Desafio aos Deuses. A Fascinante história do risco. Rio de Janeiro: Rio de Janeiro: Elsevier, 1997.
18. Lee F. Se Disney administrasse seu hospital. São Paulo: Ed Artmed, 2004
19. Porter ME, Teisberg EO. Repensando a saúde. Estratégias para melhorar a qualidade e reduzir custos. São Paulo: Ed Bookman, 2007.

23

Prevenção de Infecções Relacionadas com a Assistência à Saúde: PAV, ICS-CVC, IU-CV

Mirella Oliveira
Josiane Bughay Ribas
Louise B. Lelli Tominaga

As unidades de terapia intensiva (UTIs) são locais de risco, pois possuem diversos dispositivos invasivos e processos de trabalho que podem, de alguma maneira, causar infecções e aumentar o tempo de permanência e o custo da internação, mas não raras vezes são necessários para a preservação da vida. Por outro lado, podem ocasionar aos pacientes danos fatais, incluindo prejuízos físicos, emocionais e sociais.[1]

De acordo com a Organização Mundial da Saúde (OMS), 10 em cada 100 pacientes internados em hospitais de países em desenvolvimento ficam expostos a infecções relacionadas a cuidados de saúde. No Brasil, acredita-se nas mesmas condições: que em torno de 70% dos danos registrados nas instituições do país poderiam ter sido evitados.[2]

Para um paciente ser considerado um portador de infecção relacionada à assistência à saúde (IRAS) associada ao dispositivo invasivo, ele deve ter feito uso do dispositivo invasivo por um período superior a dois dias seguidos, sendo considerado o D1 o dia da instalação do dispositivo invasivo. Além disso, na data da infecção, o paciente deve estar em uso do dispositivo ou este deve ter sido removido no dia anterior.[3]

Em uma análise do cenário mundial, estima-se que quase meio milhão de casos de IRAS ocorrem anualmente nas UTIs. As especificidades desse setor o tornam um ambiente propício a infecções, incluindo a gravidade clínica dos pacientes, a necessidade de internação prolongada, tratamento com imunossupressores, uso rotineiro de antibióticos e consequente resistência a microrganismos, além do uso comum de procedimentos considerados invasivos.[4]

Já no Brasil, mesmo com falta de dados consistentes, sabe-se que as IRAS estão classificadas entre as seis principais causas de óbito, aproximando-se das doenças cardiovasculares, neoplasias, doenças respiratórias e infecciosas.[5]

A prevalência brasileira é de 10,8%, porém a aferição da gravidade das IRAS é considerada embrionária e restringe-se às grandes cidades, no caso as capitais.[6]

Por outro lado, supõe-se que, quando são adotadas medidas que atuam na prevenção, pode-se evitar até 69% dos danos, o que, traduzido em números, significa 380.000 infecções e 9.000 óbitos por ano.[7]

Uma medida que deve ser especialmente considerada no combate às infecções é a utilização de *bundles*, cujo conceito consiste em um conjunto de medidas com base em evidências científicas interligadas e definidas para diminuir infecções. Os *bundles* foram difundidos em 2004, por uma campanha do Institute for Health Improvement intitulada "Salve 100.000 vidas".[8]

Essas medidas ou estratégias, com base em evidência cientificamente comprovadas, estão descritas em guias internacionais de boas práticas para prevenção de IRAS, e são fortemente recomendados pelo rigor e qualidade metodológica, assim como a quantidade de estudos publicados a respeito do tema.[9]

Os *bundles* são aplicados em formato de *checklist* e devem ser supervisionados de forma metódica por toda a equipe de saúde envolvida no cuidado aos dispositivos, por meio de vigilância constante dos procedimentos operacionais e intensas ações educativas, sendo seu objetivo orientar ações que reduzam o risco de aquisição de infecção relacionada ao uso de dispositivos, possibilitando uma melhor qualidade assistencial.[9]

A aplicação de *bundles* não cria as ações, tampouco testa evidências para tal; ela cria um ambiente de discussão e de comunicação entre diversos profissionais, de diversas áreas e especialidades, com o objetivo único de garantir que as medidas determinadas sejam tomadas, sem questionamentos quanto a quem pertence tal ação, mas sim como um compromisso de todos para o cuidado certo, no tempo certo, com eficácia, eficiência, equidade, segurança e centrado no paciente.[10]

Em uma inciativa realizada no Brasil, em 2017, o projeto colaborativo denominado "Melhorando a Segurança do Paciente em Larga Escala no Brasil - **Saúde em nossas Mãos"** foi uma parceria entre o Ministério da Saúde, no âmbito do Programa de Desenvolvimento Institucional do Sistema Único de Saúde (PROADI-SUS), contando também com a parceria dos principais hospitais de excelência do Brasil. O projeto recebeu apoio técnico do **Institute for Healthcare Improvement**, que instituiu como objetivo principal implantar melhores práticas para a redução das IRAS em UTI, tutoreando 119 hospitais do Sistema Único de Saúde (SUS).[2-11]

Essa colaborativa convidou hospitais de excelência do país para unir suas *expertises* e elaborar em conjunto de rotinas para inovar e desenvolver iniciativas que reduzam pela metade as principais infecções relacionadas às unidades de terapia intensiva. Segundo resultados divulgados pelo Ministério da Saúde do Brasil, em três anos de projeto foram evitados 7.634 casos de IRAS, reduzindo em 55% o número de infecções adquiridas por pacientes internados em UTI, salvando 2.687 vidas, adotando o princípio de prestar aos pacientes submetidos a tratamento intensivo uma gama de cuidados oportunos, com base nas melhores evidências e de forma confiável.[2-11]

Uma das ferramentas propostas para estruturar projetos e desenvolver melhorias foi a implementação de "Digrama Direcionador", que funcionou como um norteador do planejamento de atividades da qualidade e segurança do paciente. As estratégias propostas pelo diagrama serão discutidas neste capítulo individualmente para cada uma das três infecções mais recorrentes em unidades de terapia intensiva: PAV, CVC, ITU.

Pneumonia associada à ventilação mecânica

A pneumonia associada à ventilação mecânica (PAVM) é a principal infecção nosocomial em pacientes submetidos à assistência ventilatória, considerada uma das mais incidentes dentro da unidade de terapia intensiva, tendo 6 a 50 casos por 100 internações.[12]

Sendo assim, a PAVM comumente apresenta altas taxas de mortalidade, que podem variar entre 24% até 76%, ocasionando aumento do período de hospitalização e importante incremento dos custos hospitalares.[13]

Segundo a Organização para a Cooperação e Desenvolvimento Econômico (ECDERO), Safety Improvement for Patients in Europe

(SIMPATIE) e Agência Nacional de Vigilância Sanitária (ANVISA), os casos de PAVM são destacados como um dos principais fatores causais de morbidade e mortalidade na UTI, sendo a incidência de PAV muito variável, afetando entre 6 e 52% dos pacientes que estão intubados, a depender dos fatores de risco dos pacientes. De modo geral, a PAV está associada a uma mortalidade atribuível de até 30%.[14]

São relatados como principais fatores de risco para o desenvolvimento da PAV: uso descontrolado de antimicrobiano, nível da magnitude da doença de base, tempo de estadia do paciente em outras unidades, tempo de internamento na UTI, procedimentos invasivos realizados e presença de tubo endotraqueal.[15]

O Projeto Saúde em Nossas Mãos, realizado durante o triênio 2017-2020, apresentou uma redução de 52% nas taxas de PAVN nas 116 UTIs participantes da colaborativa. Esses resultados foram divulgados pelo Ministério da Saúde.[2-11]

Suas principais recomendações são as descritas a seguir.

- **Realizar higiene oral diariamente.**

  Realizar a higiene oral três vezes ao dia nos dentes e partes moles (palato, bochecha e língua), incluindo a limpeza do tubo e sondas em pacientes sob ventilação mecânica (com gaze e espátula, ou escova de dente e clorexidina aquosa a 0,12%, ou água filtrada); realizar a aspiração da cavidade oral antes, durante e após o procedimento para evitar broncoaspiração.

- **Manter a cabeceira da cama elevada (30° a 45°).**

  Manter a cabeceira elevada (30° a 45°), inclusive, durante procedimentos como banho no leito e higienes; considere a adesão, ou não, todas as vezes que for verificado se estiver ou não na posição correta.

- **Evitar sedação profunda.**

  Avaliar o nível de consciência e controle da dor utilizando escalas; implementar diretriz de redução da sedação de pacientes sob ventilação mecânica utilizando: sedação por metas com uso de escalas padronizadas (SAS ou RASS). Considere a adesão no momento da verificação, caso o paciente esteja sedado de acordo com a meta; manter um nível de sedação que permita aos pacientes serem despertados quando estimulados; considere a adesão quando, no momento da verificação, o paciente possa ser despertado; instituir protocolo para paciente em posição prona; criar protocolo de analgesia e sedação; realizar a mobilização precocemente.

- **Verificar diariamente a possibilidade de extubação.**

  Utilizar critérios clínicos, laboratoriais e testes funcionais (TRE) para avaliar a possibilidade de extubação; registrar a avaliação da possibilidade de extubação diariamente; ter um protocolo de desmame de ventilação mecânica; incorporar o TRE ao *checklist* da visita multiprofissional; ter protocolos de uso de ventilação não invasiva.

- **Manter a pressão do balonete da cânula traqueal entre 25 e 30 cmH2O.**

  Implementar a medida da pressão do balonete da cânula traqueal (*cuff*), mantendo-a entre 25-30 cmH2O (ou 20-22 mmHg) pelo menos uma vez a cada 6 horas, ou antes e após o banho, higiene oral e fisioterapia; caso o paciente tenha contraindicação em um dos procedimentos (banho, higiene oral e fisioterapia) é necessário garantir que ocorra a mensuração de *cuff* a cada 6 horas; ter acesso ao plano de cuidados diário para avaliar a programação dos procedimentos (banho, higiene oral e fisioterapia) para cada paciente.

- **Manutenção do sistema de ventilação mecânica conforme as recomendações vigentes no país.**

  Realizar a troca dos circuitos somente em caso de sujidade; manter os circuitos ventilatórios com o mínimo de condensados; incorporar a verificação do sistema de ventilação mecânica: acotovelamento ou ruptura no circuito de ventilação/vazamentos nas conexões/posicionamentos adequados dos sistemas; conservar filtros dentro dos prazos (validade/sujidades/umidade); no uso de base aquecida, avaliar se o nível de água destilada no copo está completo. Verificar se o frasco de água destilada, que está sendo utilizado para completar o copo, está datado e no prazo de 24 horas; ter documentação da periodicidade das trocas; a aspiração subglótica está recomendada como parte do pacote de prevenção de PAV para pacientes que permanecerão entubados por mais de 48-72 horas (onde o insumo estiver disponível); realizar aspiração de secreção da via aérea superior e cavidade oral.

A Tabela 23.1 ilustra o modelo de *bundle* (*checklist*) para prevenção de PAV sugerido pelo Projeto Saúde em Nossas Mãos, 2020.

TABELA 23.1		*CHECKLIST* MODELO *BUNDLE*: PREVENÇÃO DE PNEUMONIA ASSOCIADA A VENTILAÇÃO MECÂNICA
1	Cabeceira da cama elevada (30º - 45º)?	
2	Cabeceira elevada durante o banho (mínimo a 30º)?	
3	Cabeceira elevada (30º - 40º) durante transporte?	
4	4a	Realizada higiene oral com o material padronizado no hospital?
	4b	Frequência da higiene oral três vezes ao dia?
	4c	Realizada a higiene oral com a técnica adequada?
5	Realizada higiene oral atendendo aos critérios de qualidade?	
6	Quantos dias de VM?	
7	Justificativa para continuar em VM?	
8	TOT ou TQT?	
9	Paciente neurológico?	
10	Realizada redução da sedação?	
11	Tentado desmame da VM ou extubação?	
12	Pressão do balonete da cânula (*cuff*) 25 a 30 cmH_2O (ou 20 - 22 mmHg)?	
13	Número de vezes de verificação da pressão de *cuff*?	
14	Avaliação da pressão de *cuff* antes do banho?	
15	Avaliação da pressão de *cuff* antes do transporte do paciente?	

Continua...

...Continuação

TABELA 23.1	*CHECKLIST* MODELO *BUNDLE*: PREVENÇÃO DE PNEUMONIA ASSOCIADA A VENTILAÇÃO MECÂNICA
16	Sistema de ventilação livre de condensados?
17	Sistema de ventilação limpo?
18	Posicionamento do sistema adequado de forma a evitar aspiração de condensado?
19	Filtro dentro do prazo de validade?
20	Filtro livre de sujidade?
21	Definição de papéis na manutenção do sistema de VM?
22	TOT ou TQT fixado de forma adequada?
23	Aspiração de maneira asséptica?
	Avaliado por:
	Informações Gerais:

Fonte: Projeto Saúde em Nossas Mãos, 2020.[11]

Considerando as consequências graves da PAV, vários estudos e publicações foram realizados, entre estes destaca-se o documento publicado em 2022 pela Society for Healthcare Epidemiology (SHEA), em colaboração com a Infectious Diseases Society of America, o American Hospital Association, a Association for Professionals in Infection Control and Epidemiology e a The Joint Commission, trazendo valorosas contribuições de especialistas no tema, em um guia contendo estratégias especializadas em prevenção de pneumonia em ventilação mecânica. Esse documento, para ser elaborado, tomou como base um compilado de evidências, fundamentos teóricos, práticas atualmente utilizadas, considerações práticas, consenso do grupo e consideração de danos potenciais, quando possivelmente aplicado. O objetivo desse documento é destacar as recomendações práticas para ajudar os hospitais nos cuidados intensivos, e priorizar e implementar estratégias para prevenir uma PAV e eventos associados.[16]

Foram definidas como "práticas essenciais" para a prevenção de IRAS:

- Utilizar cânula de oxigênio nasal de alto fluxo ou fazer uso de ventilação não invasiva com pressão positiva, como alternativas para evitar a intubação, diminuir o tempo de intubação e prevenir reintubações.
- Praticar despertares diariamente.
- Estabelecer protocolos de sedação como estratégias eficazes para minimizar a sedação em pacientes adultos.

Foram definidas como "práticas adicionais" para a prevenção de IRAS:

- Utilizar tubos endotraqueais com drenagem de secreção subglótica.
- Considerar a traqueostomia precoce.
- Considerar alimentação pós-pilórica em vez de alimentação gástrica em pacientes com alto risco de aspiração.

Foram definidas como práticas **não** recomendadas para a prevenção de IRAS:

- Utilizar clorexidina na higiene oral.
- Fazer uso de probióticos.
- Utilizar tubo endotraqueal com *cuffs* de poliuretano ultrafino e tubo endotraqueal cônico.
- Realizar controles automatizados de pressões do *cuff* endotraqueal e monitorar frequentemente a pressão do *cuff* endotraqueal.

Nenhuma diretriz ou guia de orientação especializado pode prever todas as situações clínicas envolvendo o paciente em uso de ventilação mecânica, e estas estratégias não objetivam substituir o julgamento clínico individual por profissionais especializados na área.

Indicadores relacionados a PAV

Os indicadores relacionados com a prevenção de PAV devem ser monitorados mensalmente e discutidos em reunião periódica mensal com a equipe multidisciplinar. [11] São eles:

- Adesão ao *bundle* da PAV, devendo ser avaliados o número total e a porcentagem de pacientes com todos os itens avaliados; devem ser descartados da contagem *bundles* com preenchimento incompleto.
- Avaliação individual de cada item checado no *bundle.*
- Número de reintubações em até 48 horas após a extubação.
- Taxa de utilização de ventilação mecânica (fórmula: número de VM-dia/pacientes-dia.

Infecção primária da corrente sanguínea relacionada com o uso de cateter venoso central

A infecção primária da corrente sanguínea relacionada ao Cateter (IPCSRC) é definida como uma infecção da corrente sanguínea do paciente em uso de cateter central por um período superior a dois dias consecutivos – sendo o D1, o dia de instalação do dispositivo – e que, na data da infecção, o paciente estava em uso do dispositivo ou este foi removido no dia anterior.[17]

A infecção primária de corrente sanguínea (IPCS) é considerada, entre as IRAS, como a de maior ocorrência, e tal associação está relacionada ao uso do cateter venoso central (CVC). A IPCS está associada a uma alta taxa de mortalidade, ocasionando maior tempo de internação e aumento dos custos relacionados com a assistência ao paciente.[18]

Na América Latina, a incidência de IPCS associadas ao CVC foi estimada em sete episódios por 1.000 cateter/dia, enquanto que em alguns estudos realizados na Europa e nos Estados Unidos da América apresentaram dois a três episódios/1.000 cateter/dia.[19]

No Brasil, segundo o boletim da Agência Nacional de Vigilância Sanitária, a incidência de IPCS associadas ao CVC em UTIs para adultos, em 2016, foi de 4,6 infecções a cada 1.000 CVC/dia.[20]

Diante da relevância das IPCS relacionadas ao CVC e suas implicações para os pacientes e as instituições, faz-se necessário o desenvolvimento de estratégias para a de prevenção e modificação dos processos de cuidados que possam estar contribuindo para este agravo.[21]

Segundo os Centers for Disease Control and Prevention (CDC), quando a equipe assistencial toma conhecimento da importância do problema e passa a aderir aos protocolos para prevenção de IRAS, eventualmente ocorre uma diminuição superior a 70% dos casos, inclusive de IPCS.[22]

Não diferente de outras IRAS, uma das estratégias para a redução das IPCS é a adoção de medidas em forma de pacotes de intervenções, descritas como *bundles.*[18]

Monitorar a adesão às medidas de prevenção de IPCS, com a utilização de *bundles,* demonstra ser uma estratégia fundamental para o apontamento das possíveis falhas e o auxílio para o desenvolvimento de melhorias na prática assistencial.[18]

Segundo o Institute of Health care Improvement (IHI), de 65% a 70% dos casos de infecção da corrente sanguínea poderiam ser prevenidos com adoção de medidas adequadas, como adesão aos *bundles* de boas práticas de inserção e a otimização das práticas de manutenção dos dispositivos, utilizando cuidados específicos no manejo apropriado do cateter central.[8]

As principais indicações de cateter venoso central são:

- Monitorização hemodinâmica invasiva (pressão venosa central, pressão de artéria pulmonar, débito cardíaco por termodiluição).
- Acesso vascular para a infusão de soluções cáusticas, irritantes ou hiperosmóticas (p. ex., fármacos vasoativos, cloreto de potássio, fenitoína etc.).
- Terapêutica substitutiva renal de urgência de hemofiltração, hemodiálise.
- Acesso vascular de longo prazo para nutrição parenteral prolongada ou quimioterapia.
- Reposição rápida de fluidos ou sangue no trauma ou cirurgia.
- Estimulação cardíaca artificial temporária.
- Acesso venoso em pacientes com veias periféricas ruins.
- Troca por infecção ou mau funcionamento do dispositivo.

O Projeto Saúde em Nossas Mãos, em 2017, também colaborou com ações para a diminuição de infecções relacionadas ao uso de cateter central. Segundo os resultados divulgados pelo Ministério da Saúde, houve uma redução de 46% de IPCLS nas 116 UTIs participantes da colaborativa. Neste projeto foram adotados e ensinados cuidados a serem prestados durante a punção e manutenção de cateter venoso central, sendo assim, foram planejados conceitos de mudança para cada item importante do processo, norteando a atuação do time de profissionais envolvidos com a prestação de cuidados ao cateter, e são estes conceitos que norteiam a prestação de cuidados de forma adequada. As principais recomendações do projeto estão descritas a seguir.

Cuidados durante a Inserção

- **Avaliar a indicação de inserção de CVC.**

  Avaliar a necessidade de inserção e discutir alternativas ao cateter venoso central; registrar a razão da necessidade do CVC; a adesão ao elemento do pacote se caracteriza quando, no dia da verificação, existe um registro da indicação; utilizar um formulário (*checklist*) para acompanhar todas as etapas de inserção de um CVC.
- **Utilizar precaução de barreira máxima.**

  Durante a inserção é obrigatório o uso de barreira máxima (máscara, gorro, avental estéril de manga longa, luva estéril, campo estéril da cabeça aos pés, óculos de proteção, *kit* para a inserção).
- **Realizar antissepsia da pele com clorexidina.**

  Realizar antissepsia da pele do paciente, preferencialmente, com solução alcoólica de clorexidina ≥ 0,5% ou PVPI alcoólico 10% (friccionar por 30 segundos e deixar secar espontaneamente por completo. Se sujidade, realizar degermação prévia com solução degermante de clorexidina a 2% e depois aplicar solução alcoólica de clorexidina a 0,5% ou PVPI alcoólico a 10%).
- **Selecionar o local mais adequado para a inserção do CVC.**

  Selecionar o tipo de cateter e sítio de inserção, priorizando as veias jugulares e subclávias. Em caso de utilização da veia femoral, realizar justificativa da escolha em prontuário; não utilizar fio guia para trocas e manipulação de cateteres.
- **Realizar curativo adequado após inserção.**

  Definir materiais de curativo padronizados na instituição; realizar técnica asséptica para curativo; documentar a data do curativo, preferencialmente, nele próprio.

Cuidados durante a manutenção

- **Avaliar a indicação de permanência do CVC.**

  Registrar a indicação de permanência do cateter. A adesão ao elemento do *bundle* se caracteriza quando no dia da verificação existe um registro da indicação da permanência (em qualquer momento: *huddles*, visitas multi, *checklist*); realizar visita multidisciplinar diária, com revisão da necessidade de permanência do cateter; prontidão em remover o cateter desnecessário; não realizar troca pré-programada do cateter central.

- **Aderir à técnica asséptica no manuseio do cateter.**

  Realizar a desinfecção dos conectores antes e depois do manuseio do cateter (com *swab* alcoólico a 70% ou gaze estéril umedecida em álcool a 70%, com movimentos aplicados de forma a gerar fricção mecânica de 5 a 15 segundos).

- **Realizar a manutenção do sistema de infusão de acordo com as recomendações vigentes do país.**

  Trocar conectores e equipos a cada 96 horas; datar circuitos; trocar equipos se houver infusão contínua a cada 96 horas e infusão intermitente a cada 24 horas; trocar equipos e dispositivo complementar de NPT a cada bolsa; trocar equipo e dispositivo complementar de propofol a cada 12 horas; trocar equipo de monitorização hemodinâmica a cada 96 horas; proteger a inserção do cateter com material impermeável durante o banho.

- **Avaliar as condições do curativo.**

  Definir materiais de curativo padronizados na instituição; troca dos curativos com intervalos de tempo, técnica e materiais adequados; avaliar presença de sinais flogísticos: se positivo, discutir a conduta a ser seguida; manter curativo aderido à pele; trocar curativo convencional a cada 24 horas (gaze e micropore) e sete dias se película; trocar curativo se houver sinais de descolamento, sujidade, umidade ou sangramento; datar o curativo na cobertura.

A Tabela 23.2 apresenta um dos modelos de *bundle* (*checklist*) propostos pelo Projeto Saúde em Nossas Mãos para a prevenção de IPCSL, 2020.

TABELA 23.2	MODELO *BUNDLE* DE PREVENÇÃO DE INFECÇÃO PRIMÁRIA DE CORRENTE SANGUÍNEA LABORATORIALMENTE CONFIRMADA (IPCSL)	DIA / LEITO
1	Tipo de cateter	
2	Curativo limpo e seco?	
3	Presença de sinais flogísticos?	
4	Reavaliado a necessidade de manutenção do CVC?	
5	Curativo convencional (gaze + fita adesiva estéril) com troca inferior a 48 horas	
6	Fixação do curativo de forma adequada?	

Continua...

...Continuação

TABELA 23.2	MODELO *BUNDLE* DE PREVENÇÃO DE INFECÇÃO PRIMÁRIA DE CORRENTE SANGUÍNEA LABORATORIALMENTE CONFIRMADA (IPCSL)		DIA / LEITO
7	Proteção do curativo durante o banho?		
8	Fixação correta do CVC (utilizando borboleta do cateter)?		
9	Banho realizado de forma adequada (sem excesso de água)?		
10	Curativo transparente com data de troca inferior a sete dias?		
11	Sistema de infusão (equipo e conectores) de medicações contínuas datadas e com troca inferior a 96 horas?		
12	Sistema de infusão (equipo e conectores) de medicações intermitentes datadas e com troca inferior a 24 horas?		
13	Equipos de infusão contínua sem desconexão proximal diária (desconexão do equipo com o conector do CVC)?		
14	Adesão à HM **imediatamente** antes da administração da medicação?		
15	HM entre a administração de múltiplas medicações no mesmo horário, quando indicado (quebra de barreira)?		
16	Desinfecção dos conectores antes da administração de medicações?		
17	Desinfecção dos conectores entre a administração de múltiplas medicações, quando indicado (se quebra de barreira)?		
18	**HM**	Higienização de mãos antes do preparo de medicação EVA?	
19		Higiene das mãos antes do contato com o paciente?	
20		Higiene das mãos após risco de exposição a fluidos corporais?	
21		Higiene das mãos após tocar no paciente?	
22		Higiene das mãos após tocar superfícies próximas ao paciente?	
23	Uso de luvas nos momentos adequados?		
	Avaliado por:		
	Informações gerais:		

Fonte: Projeto Saúde em Nossas Mãos, 2020.[11]

Em abril de 2022, a Society For Heathcare of America (SHEA), após recrutamento de especialistas no assunto, divulgou um guia sobre estratégias de prevenção de infecções de corrente sanguínea associadas ao uso de cateter venoso central intitulado *Strategies to prevent central line-associated bloodstream infections in acute-care hospitals:* 2022.[24]

Suas principais recomendações:

- Puncionar, preferencialmente, a veia subclávia.
- A inserção deve ser orientada por ultrassonografia.
- Utilizar curativos impregnados com clorexidina.
- Trocar os equipos a cada sete dias.
- Utilizar pomada antimicrobiana no local do cateter para pacientes que fazem uso deste dispositivo.
- Utilizar tampas com antissépticos, mas não substituir pela desinfecção manual (*Scrub the hub*).

Indicadores relacionados com IPCLS

Os indicadores relacionados com a prevenção de IPCLS devem ser monitorados mensalmente e discutidos em reunião periódica mensal com equipe multidisciplinar.[11] São eles:

- Densidade de infecção de corrente sanguínea relacionada a uso de cateter venoso central.
- Taxa de preenchimento do *bundle* de inserção.
- Taxa de preenchimento do *bundle* de manutenção do cateter venoso central.
- Adesão ao *bundle* de inserção e de manutenção do cateter venoso central.

Infecção do trato urinário relacionada com cateter vesical de demora

O cateterismo vesical de demora deve ter indicações bem específicas e deve permanecer no paciente apenas o tempo que realmente necessitar. É indicado nos casos de retenção urinária aguda, obstrução urinária, para ajudar na cicatrização de feridas sacrais ou perineais em pacientes incontinentes ou monitorização do débito urinário em pacientes críticos. Em pacientes cirúrgicos, está indicado no pré-operatório de algumas cirurgias urológicas, cirurgias de longa duração, cirurgias que necessitam avaliar o débito urinário, em casos de pacientes politraumatizados em que é necessária a imobilização prolongada e para promover conforto para os pacientes em cuidados paliativos.[25]

A infecção do trato urinário relacionada com cateter vesical de demora (ITU-RC) é considerada o tipo de IRAS mais comum. Estima-se que aproximadamente US$ 1.800,00 são acrescidos nos custos de internação hospitalar devido às complicações e tempo de internação prolongado de pacientes que desenvolvem ITU por meio da inserção do CVD. Os riscos para ITU, após a realização da inserção do CVD, aumentam significativamente ao decorrer de 72 horas de permanência, o que ainda pode ser agravado caso ocorra trauma do tecido uretral durante a inserção.[26]

A taxa de utilização do cateter vesical de demora (CVD) em pacientes críticos hospitalizados é de 12% na França. Já no Brasil, os estudos apontam que, em setores de cuidados críticos, como na UTI, mais de 90% dos pacientes fazem o uso do cateter, e 13% permanecem com o dispositivo mais de 30 dias seguidos.[27]

As chances de o paciente desenvolver uma ITU-RC aumentam à medida que o cateterismo é prolongado, podendo aumentar 5% as chances a cada dia de uso do CVD, culminando em um risco de 100% após 28 dias de cateterização.[28]

O Projeto Saúde em Nossas Mãos, em 2017, também colaborou com ações para a diminuição de infecções relacionadas ao uso de cateter vesical de demora. Segundo resultados divulgados pelo Ministério da

Saúde, houve uma redução de 68% de ITU-AC nas 116 UTIs participantes da colaborativa.

Seguem-se as principais recomendações a respeito do tema:

- Indicar o uso de cateter vesical de demora apenas se for apropriado; utilizar os critérios para indicação de inserção apropriada; considerar alternativas adequadas à inserção do cateter urinário e documentar a alternativa; documentar o motivo clínico da inserção com base nos critérios; selecionar corretamente o tipo e calibre adequado de cateter para cada indicação.
- Inserir cateter vesical com técnica asséptica; examinar a localização do meato urinário antes da inserção; realizar higiene íntima com água e sabão antes da inserção; conectar sonda à bolsa antes da inserção; utilizar lubrificante estéril de uso único; definir técnica adequada para prevenção de traumas; fixação adequada da sonda após a inserção seguindo protocolo.
- Na manutenção: manter o sistema de drenagem fechado; coletar urina para exames no sistema fechado, com técnica asséptica. Caso não tenha válvula, é necessário realizar a troca da sonda e do sistema, e coletar a urina posteriormente.
- Executar a técnica correta durante manipulação do sistema de drenagem; manter a bolsa de drenagem abaixo do nível da bexiga e, no mínimo, 10 cm distante do chão; manter o fluxo de urina livre, evitando dobras e acotovelamentos do sistema de drenagem; esvaziar a bolsa coletora quando estiver com dois terços da sua capacidade; utilizar um recipiente coletor individual; evitar contato do dispositivo de drenagem com o recipiente de descarte; definir os cuidados de transporte e transferência do leito.
- Realizar a higiene diária do meato uretral e mantê-lo livre de sujidade; fixar o cateter vesical de forma segura, prevenindo movimentação e tração.
- Verificar diariamente a necessidade de manter o cateter vesical; utilizar instrumento para varredura diária dos cateteres em uso e se estão com indicação apropriada; registrar diariamente no prontuário do paciente as razões para manutenção do cateter.

A Tabela 23.3 mostra um dos modelos de *bundle* (*checklist*) propostos pelo Projeto Saúde em Nossas Mãos, 2017, para a prevenção de ITU-AC.

Promovendo a cultura de segurança em relação às infecções relacionadas à assistência à saúde

Tópicos relacionados com a segurança do paciente tornaram-se, nos últimos anos, uma das questões prioritárias na área da saúde em todo o mundo, caracterizando-se como uma das principais metas a serem alcançadas pelas instituições de saúde relacionadas com o cuidado. No entanto, mesmo diante da preocupação em torno das políticas de segurança para melhorar a qualidade da assistência, os riscos e a ocorrência de eventos adversos têm aumentado de forma significativa, principalmente no ambiente hospitalar.[29]

Promover a cultura de segurança é um dos alicerces do movimento em prol da segurança do paciente. Para reconhecer os fatores organizacionais que podem influenciar e causar danos e eventos adversos ao paciente nas instituições de saúde, métodos de avaliação da cultura de segurança têm sido incentivadas, permitindo que os resultados desses estudos alavanquem a qualidade dos processos voltados para a segurança dos cuidados executados.[10]

Na saúde, a busca pelo cuidado com base em valor possibilita utilizar diversas metodologias para aumentar a qualidade do atendimento, para promover análises dos problemas e de melhorias nos serviços a fim

TABELA 23.3	*CHECKLIST* MODELO *BUNDLE* DE PREVENÇÃO DE ITU
1	Data:
2	Registro do paciente:
3	Indicação: ( ) Monitorização do volume urinário ( ) Obstrução do trato urinário ( ) Retenção urinária ( ) Irrigação contínua/intermitente ( ) Conforto ao paciente terminal
4	Tipo de sonda: ( ) SVA ( ) SVD silicone 2 vias nº____ ( ) SVD silicone 3 vias nº____ ( ) SVD látex 2 vias nº____ ( ) SVD látex 3 vias nº____
5	Foi realizado higienização das mãos? ( ) SIM ( ) NÃO
6	Foi realizada higiene íntima com água e sabão antes da passagem? ( ) SIM ( ) NÃO
7	Foi realizada técnica asséptica na abertura dos materiais? (Limpeza prévia com desinfetante de superfície da mesa que será aberto o material)
8	Foi realizada conexão da sonda ao coletor?
9	Foi realizado teste do balonete?
10	Foi realizado introdução da sonda em uma única tentativa? (Realizar exame físico antes, a fim de visualizar localização da uretra)
11	Foi insuflado o balão?
12	Fixação da Sonda realizada na região: ________________
13	Foi feita antissepsia com: ( ) PVPI tópico ( ) Clorexidina aquosa ( ) Outro
14	Foi utilizado: ( ) Luva estéril ( ) Campo estéril ( ) Máscara ( ) Gorro ( ) Avental estéril ( ) Óculos
15	Passada a sonda por: Procedimento avaliado por: Ass./ Carimbo: ________________ Ass./ Carimbo: ________________
	Avaliado por:
	Informações Gerais:

Fonte: Projeto Saúde em Nossas Mãos, 2020.[11]

de diminuir infecções, iatrogenias e demais problemas envolvidos. O Projeto "Melhorando a Segurança do Paciente em Larga Escala no Brasil – Saúde em nossas Mãos", além de ensinar práticas seguras na execução da assistência, também tocou em outro ponto importante para o melhor andamento das ações que visam à prevenção de infecção, que é a questão comportamental e de desenvolvimento das equipes em relação a cultura de segurança. Para tal, a colaborativa faz as seguintes recomendações:

- Desenvolver equipes multidisciplinares altamente efetivas, criando um ambiente de colaboração mútua no planejamento e na prestação dos cuidados.
- Instituir visitas multidisciplinares incluindo médicos, enfermeiros, farmacêuticos, fisioterapeutas, nutricionistas e assistentes sociais na equipe de visitas.
- Estimular pacientes e familiares a participarem das visitas multidisciplinares; as visitas multidisciplinares devem ser estruturadas de modo a incluir formulários (*checklists*) que incluam perguntas relativas a prevenção de infecções.
- Estabelecer metas diárias para cada paciente e documentar/comunicar aos familiares e membros da equipe multidisciplinar.
- Criar o quadro "gestão dos cuidados" para inserção das metas diárias.
- Divulgar os indicadores de segurança nas unidades assistenciais.
- Utilizar ferramentas de comunicação, por exemplo, SBAR.
- Utilizar passagem de plantão estruturada.
- Promover cultura de qualidade e segurança com relação à prevenção e ao controle de infecções, ou seja, desenvolver o diálogo aberto entre as equipes.
- Implementar mecanismos de *feedback* (providências tomadas) para as questões levantadas durante as rondas/reuniões.
- Dar *feedback* à equipe após a ocorrência de um evento adverso grave; promover o compartilhamento de aprendizados.
- Publicar o progresso dos resultados obtidos na instituição.
- Partilhar as aprendizagens com outras equipes, dentro e fora das UTIs; buscar ideias e soluções em outros serviços, dentro e fora da instituição.
- Buscar oportunidades dentro da organização para apresentar estratégias de melhorias e resultado das mudanças; divulgar seus resultados.
- Integrar pacientes e familiares na equipe de cuidados e na tomada de decisão, ou seja, tornar os cuidados assistenciais em cuidados centrados nos pacientes e famílias, promover comunicação transparente e aberta entre pacientes, familiares e membros da equipe multidisciplinar.
- Estabelecer canais para que o paciente acesse os profissionais quando tiver dúvidas sobre os cuidados oferecidos.
- Utilizar perguntas de ativação, acolher e anotar as necessidades dos pacientes.
- Informar/educar o paciente e os familiares sobre a forma como podem ajudar a prevenir infecção relacionada aos cuidados com a saúde.
- Criar condições para que família/paciente se sintam confortáveis em colaborar para a adesão aos *bundles* de prevenção de infecção.

Ampliar conhecimentos e aplicar estratégias e ferramentas de gestão e cultura de segurança do paciente entre os profissionais de saúde atuantes dentro das unidades de terapia intensiva, promovendo a melhoria da qualidade dos cuidados e reduzindo a ocorrência de eventos adversos. Um dos direitos humanos mais claros é o direito de estar a salvo dos possíveis riscos no decorrer da prestação de cuidados de saúde.[31]

Referências bibliográficas

1. Brasil. Agência Nacional de Vigilância Sanitária. Medidas de Prevenção de Infecção Relacionada à Assistência à Saúde. Brasília: Anvisa; 2017.
2. Programa de Apoio ao Desenvolvimento Institucional do Sistema Único de Saúde. Disponível em: http://hospitais.proadi-sus.org.br/projeto/melhorando-a-seguranca-do-paciente-em-larga-escala-no-brasil. Acesso em: 30 mar 2023.
3. Brasil. Agência Nacional de Vigilância Sanitária. Nota técnica GVIMS/GGTES nº 07/2021. Critérios diagnósticos das infecções relacionadas à assistência à saúde (IRAS): notificação nacional obrigatória para o ano de 2022. Brasília, DF: Anvisa; 2021.
4. Meddings J, et al. Multistate programme to reduce catheter-associated infections in intensive care units with elevated infection rates. BMJ Quality & Safety. 2020; 29(5): 418-429.
5. Michelin AF, Fonseca MRCCD. Perfil epidemiológico das infecções hospitalares na unidade de terapia intensiva de um hospital terciário. Nursing. 2018; 2037-2041.
6. Fortaleza C, et al. Multi-state survey of healthcare-associated infections in acute care hospitals in Brazil. Journal of Hospital Infection. 2017; 96(2): 139-144.
7. Brasil. Ministério da Saúde; Agência Nacional de Vigilância Sanitária. Medidas de Prevenção de Infecção Relacionada à Assistência à Saúde [Internet]. Brasília, DF: ANVISA; 2017 [citado 2018 fev. 19]. Série Segurança do Paciente e Qualidade em Serviços de Saúde. Disponível em: http://portal.anvisa.gov.br/documents/33852/3507912/Caderno+4+-+Medidas+de+Prevenção+de+Infecção+Relacionada+à+Assistência+à+Saúde/a3f23dfb-2c54-4e64-881c-fccf9220c373 Acesso em: 20 Mar 2023.
8. Institute for Health Improvement. Protecting 5 million lives. Cambridge [Internet]. 2004 [cited 2016 Jun 07]. Available from: http://www.ihi.org/engage/initiatives/completed/5MillionLivesCampaign/Pages/default.aspx. Acesso em: 21 mar 2023.
9. Parreira FC, Perdiz LB. Prevenção e Controle de Infecção Relacionada à Assistência à Saúde: 156 Perguntas e Respostas. In: Silva CPR. Quais as estratégias (bundles) para prevenção de infecção de sítio cirúrgico? São Paulo: Sarvier. 2012. p. 135.
10. Fonseca AS, Peterlini FS, Costa DA. Segurança do Paciente. In: Brauer L, Dias CA. Conceito de Bundle para a Segurança do Paciente, Segundo IHI. São Paulo: Martinari. 2014. p. 73.
11. Projeto Colaborativo Melhorando a Segurança do Paciente em Larga Escala no Brasil. Disponível em: https://saudeemnossasmaos.proadi-sus.org.br/biblioteca-virtual?categ=praticas-seguras&catid=31. Acesso em: 10 mar 2023.
12. Dalmora CH, et al. Defining ventilator-associated pneumonia: a (de) construction concept. Revista Brasileira de Terapia Intensiva. 2013; 25(81-86).
13. Gopaldas JA, Kumar AA. Pneumonia associada ao ventilador e ultrassom pulmonar: finalmente, o que está entre as orelhas é importante. Jornal indiano de medicina de cuidados intensivos: publicação oficial revisada por pares da Sociedade Indiana de Medicina de Cuidados Intensivos. 2021; 25(9): 1075-1076. https://doi.org/10.5005/jp-journals-10071-23936
14. Agência Nacional de Vigilância Sanitária (ANVISA). Indicadores nacionais de infecções relacionadas à assistência à saúde unidade de investigação e prevenção das infecções e dos eventos adversos – UIPEA. Gerência geral de tecnologia em serviços de saúde - GGTES. 2010.
15. Mota ÉC, Oliveira SP, Silveira BR, Silva PL, Oliveira AC. Incidência da pneumonia associada à ventilação mecânica em unidade de terapia intensiva. Ribeirão Preto: Medicina. 2017; 50(1), 39-46.
16. Klompas M, et al. Strategies to prevent ventilator-associated pneumonia,ventilator-associated events, and nonventilator hospital-acquired pneumonia in acute-care hospitals: 2022. 1-27. Disponível em: https://jhu.pure.elsevier.com/en/publications/strategies-to-prevent-ventilator-associated-pneumonia-ventilator. Acesso em: 10 mar 2023.
17. Brasil. Agência Nacional de Vigilância Sanitária. Nota técnica GVIMS/GGTES nº 07/2021. Critérios diagnósticos das infecções relacionadas à assistência à saúde (IRAS): notificação nacional obrigatória para o ano de 2022. Brasília, DF: Anvisa, 2021.
18. Lin FF, Murphy N, Martinez A, et al. An audit of central venous catheter insertion and management practices in an Australian tertiary intensive care unit: a quality improvement project. Intensive Crit Care Nurs. 2022; 70: 103217.
19. National Healthcare Safety Network. Patient safety component manual [Internet]. 2017 [citado em 2021 mar 13]. Disponível em: https://www. cdc.gov/nhsn/pdfs/pscmanual/pcsmanual_current.pdf. Acesso em: 13 mar 2023.
20. Brasil. Ministério da Saúde. Agência Nacional de Vigilância Sanitária. Avaliação dos indicadores nacionais das infecções relacionadas à assistência à saúde (IRAS) e resistência microbiana do ano de 2016. Brasília: ANVISA, 2017.
21. Quadros AI, Stocco JGD, Cristoff C, et al. Adherence to central venous catheter maintenance

bundle in an intensive care unit. Rev Esc Enferm USP. 2022; 56: e20220077.

22. Centers for Disease Control and Prevention. 2016 national and state healthcareassociated infections progress report [Internet]. 2016 [cited 2022 Nov 24]. Disponível em: https://www.cdc.gov/hai/pdfs/progress-report/2016-progress-report-executivesummary-h.pdf. Acesso em: 2 fev 2023.
23. Sangel B, et al. Arterial Blood Pressure. *In:* PINSKY M, et al. Hemodynamic monitoring. Belgium: Springer, 2019. p. 233-246.
24. Buetti N, Marschall J, Drees M. Strategies to prevent central line-associated bloodstream infections in acute-care hospitals: 2022 Update. Infect Control Hosp Epidemiol. 2022 May; 43(5): 553-569.
25. Campos CC, et al. Limpeza periuretral na realização do cateterismo urinário de demora: ensaio clínico randomizado. Repositório institucional da UFMG. [S. l.]. p. 1-101.
26. Barbosa LR, Mota ÉC, Adriana CO. Infecção do trato urinário associada ao cateter vesical em uma unidade de terapia intensiva. Revista Epidemiológica Controle Infecção. 2019; 9(2): 103-108.
27. Sousa JDN, et al. Efetividade do Arco de Maguerez no ensino de enfermagem sobre cateterismo vesical: estudo quase-experimental. Biblioteca Virtual em Saúde (BVS), 2021.
28. Mota EC, Oliveira SP., Silveira BR, et al. Incidência da pneumonia associada à ventilação mecânica em unidade de terapia intensiva. Medicina: 2017; 50(1):39-46.
29. Rocha RC, et al. Cultura de segurança do paciente em centros cirúrgicos: perspectivas da enfermagem. Rev. Esc. Enferm. USP 55, 2021. Disponivel em: < https://doi.org/10.1590/S1980-220X2020034003774. Acesso em: 27 mar 2023.
30. Fonseca AS. Transdisciplinaridade como único modo de garantir a cultura de segurança na instituição. In: Fonseca AS, Peterlini FL, Costa DA, coords. Segurança do paciente. São Paulo: Martinari, 2014.
31. Diz ABM, Lucas PRMB. Segurança do paciente em hospital - serviço de urgência - uma revisão sistemática. Ciênc. Saúde Coletiva. 2022; 27(5).

24

Medidas Preventivas da Lesão por Pressão no Âmbito da Terapia Intensiva

Mirella Oliveira
Louise B. Lelli Tominaga
Josiane Bughay Ribas

A lesão por pressão (LPP) é denominada como um dano tecidual na pele e/ou tecidos moles subjacentes, resultante de uma pressão contínua ou associada ao cisalhamento sobre uma proeminência óssea ou dispositivos médicos hospitalares ou artefato. Para demonstrar a extensão do dano tecidual, essas lesões são classificadas e avaliadas nos seguintes estágios: 1, 2, 3, 4, não classificável e lesão por pressão tissular profunda.[1]

Esse tipo de dano tecidual, infelizmente, é uma das consequências mais habituais da hospitalização prolongada, preponderante quando aliado a presença de fatores de risco como, por exemplo, a idade avançada, restrição ao leito por dificuldade de movimentação, a cronicidade da patologia de base e outros fatores associados.[2,3]

Na literatura, a pele é apontada como o maior órgão do corpo humano no que tange sua área de superfície e peso. Um de seus aspectos mais relevantes é o revestimento de todo o organismo, sendo uma barreira de proteção contra as injúrias externas. No entanto, as variações que acontecem no microclima da pele (umidade e temperatura) ou da perfusão tecidual, nutrição e a presença de comorbidades podem comprometer a tolerância tecidual, propiciando o surgimento de lesões, como dermatite associada à incontinência, lesão por fricção, lesão relacionada aos adesivos médicos ou lesão por pressão.[1,4,5]

Se faz relevante ressaltar que as LPPs que afetam a superfície do corpo de um indivíduo não estão restritas a pele. Esse tipo de lesão pode ocorrer sobre, dentro ou por baixo de uma membrana mucosa, tratos respiratório, gastrointestinal e geniturinário. As LPPs da mucosa estão relacionadas diretamente com a utilização de dispositivos médicos hospitalares.[6]

A ocorrência das LPPs nos ambientes hospitalares é um fator consternador tanto para as autoridades sanitárias quanto para os profissionais da saúde envolvidos na assistência direta ao paciente gravemente enfermo e, em especial, para a equipe de enfermagem que se mantém, grande parte do tempo de seu trabalho diário, em cuidados assistenciais diretos.[7]

Os episódios relacionados aos incidentes na assistência à saúde, principalmente os eventos adversos (EAs), compõem uma importante fragilidade na saúde pública, carecendo de ações efetivas e imediatas para sua redução.[8]

De acordo com o *Relatório Nacional de Incidentes Relacionados à Assistência à Saúde*, que analisou os dados referentes ao período de 2014 a dezembro de 2021 notificados ao Sistema Nacional de Vigilância Sanitária (SNVS), nas últimas informações do período de junho de 2019 a dezembro de 2021 foram elencados mais de 400 mil eventos notificados, sendo a LPP ocupante do segundo lugar entre essas notificações.[9]

Corresponderam às notificações de lesões por pressão, no âmbito hospitalar, durante este mesmo período, o segundo tipo de evento mais frequente dos serviços de saúde do país, com um número de mais de 100.000.[8]

Dados de 13.254 pacientes internados em 1.117 UTIs (90 países) revelaram 6.747 LPPs, sendo que 3.997 (59,2%) foram adquiridas nessas unidades hospitalares. A prevalência geral foi de 26,6%, e a prevalência adquirida na UTI foi de 16,2%. As regiões de maior acometimento das lesões foram sacrais (37%) e calcanhares (19,5%). Considerando os fatores independentemente associados às LPPs adquiridas na UTI, destacaram-se a idade mais avançada, o sexo masculino, baixo peso, a cirurgia de emergência, escore de Braden < 19, permanência na UTI > 3 dias, as comorbidades e o suporte de órgãos (substituição renal, ventilação mecânica na admissão na UTI).[10]

Existe divergência em relação aos fatores de risco associados à LPP, de acordo com a literatura, principalmente ao tratar-se de pacientes internados em Unidades de Terapia Intensiva (UTI). Sabe-se, no entanto, que estão associados à ocorrência de LPP:[11-19]

- Impossibilidade de perceber ou de comunicar desconforto provocado pela pressão.
- Uso de dispositivos que possam provocar lesões na pele e nos tecidos adjacentes, como sondas, cateteres e outros.
- Desnutrição.
- Idade avançada.
- Incapacidade de mobilizar-se no leito ou na cadeira.
- Umidade, fricção e cisalhamento.
- Instabilidade hemodinâmica.
- Tempo prolongado de internação hospitalar.

Destaca-se que vários fatores são contribuintes para a ocorrência da LPP, e ainda existem fatores geradores de confusão para sua determinação, sendo considerada uma ocorrência multifatorial, no entanto o principal fator associado à LPP é a mobilidade física prejudicada.[20]

Essa problemática evidenciada pela presença da LPP traz uma reflexão sobre os fatores de risco intrínsecos e extrínsecos ao paciente que são passíveis de modificação, com vistas à prevenção, cuja adoção é responsabilidade de gestores e profissionais assistenciais que compõem as equipes multidisciplinares do sistema de saúde.

Entre as principais medidas preventivas da LPP estão: a avaliação diária da integridade da pele com a utilização de escalas específicas; a proteção da pele do paciente contra excesso de umidade, ressecamento, fricção e cisalhamento; o controle do estado nutricional; a manutenção da hidratação da pele; a redistribuição da pressão por meio da mudança de decúbito; o incentivo à mobilização precoce; e a utilização de dispositivos apropriados para alívio da pressão (Figura 24.1).[1,3,20]

As LPPs fazem parte do cotidiano das internações de pacientes adultos em unidades de terapia intensiva, e estas lesões adquiridas neste contexto estão associadas, principalmente, a fatores intrínsecos e mortalidade. O aumento da conscientização clínica, a alocação apropriada de recursos e estratégias ideais de prevenção para estes indivíduos são pilares no enfrentamento dessa importante atemorização à segurança do paciente.[10]

A compreensão e o reconhecimento precoce dos dispositivos que causam as LPPs, bem como a ocorrência destas e sua identificação diária na UTI em momentos oportunos durante a realização dos cuidados como, por

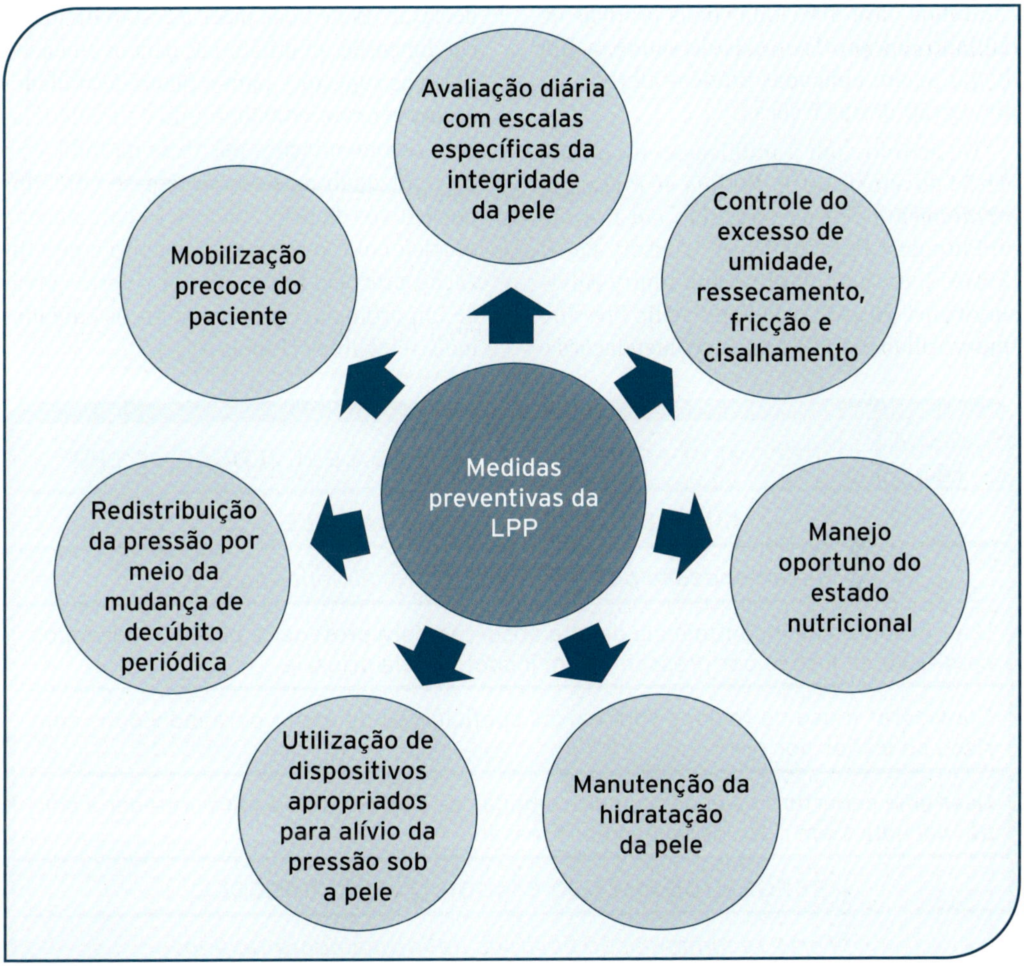

Figura 24.1: Diagrama com as principais medidas preventivas da LPP.
Fonte: elaborada pelas autoras (2023).

exemplo, durante a realização de um banho de leito, é fundamental como estratégia de prevenção. Entende-se que os pacientes em UTI podem estar mais suscetíveis a essas lesões devido a uma certa (in)visibilidade e (des)valorização desses eventos adversos no contexto de cuidados críticos.[21]

Perante essa percepção, se faz necessário o gerenciamento do risco das LPPs e o controle de fatores de risco e contribuintes, com o exercício ativo de cada um dos componentes da equipe multidisciplinar no processo de assistência, com a definição de planos individualizados de cuidados que possibilitem a melhora do quadro clínico do paciente. Ademais, o emprego de protocolos institucionais e o aprimoramento do julgamento clínico da equipe é crucial.

A avaliação do gerenciamento de risco e a prevenção são impactados positivamente pela utilização e adesão de escalas de mensuração de risco, como a escala de Braden na prática clínica. Prevenir durante o cuidado e padronizar o processo é a estratégia mais econômica, eficaz e eficiente.[22-25]

Considerando as repercussões à saúde do indivíduo causada por LPP, é imprescindível definir um planejamento capaz de demonstrar caminhos para direcionar boas práticas de cuidado dos profissionais de saúde, a fim de que sejam aplicadas práticas efetivas na prevenção destas lesões.[26]

De acordo com a publicação da última versão do ano de 2019 do *Guia de Prevenção e Tratamento de Úlceras/Lesões por Pressão* do European Pressure Ulcer Advisory Panel (EPUAP), do National Pressure Injury Advisory Panel (NPIAP) e da Pan Pacific Pressure Injury Alliance (PPPIA), as recomendações e declarações de boas práticas estão divididas em dimensões multifatoriais para os cuidados. Entre as sugestões para o plano de cuidados de prevenção, considerando as evidências com recomendações positivas na indicação da realização da prática, têm-se cuidados preventivos da pele, a avaliação e tratamento nutricional e o reposicionamento e mobilização precoce. Para cada uma destas áreas de importância, estão incluídos os cuidados mais relevantes (Tabela 24.1).[1]

TABELA 24.1	RECOMENDAÇÕES POSITIVAS PARA PREVENÇÃO DE LPP
CUIDADOS PREVENTIVOS DA PELE	
Recomendação positiva fraca: provavelmente fazê-lo	
Usar produtos de incontinência de alta absorção para proteger a pele em indivíduos com risco de lesões por pressão e com incontinência urinária	
Considerar o uso de tecidos com baixos coeficientes de atrito para indivíduos com risco de lesões por pressão	
Usar uma cobertura de espuma multicamadas de silicone macio para proteger a pele de indivíduos em risco de lesões por pressão	
REPOSICIONAMENTO E MOBILIZAÇÃO PRECOCE	
Forte recomendação positiva: definitivamente fazê-lo	
Determinar a frequência de reposicionamento considerando o nível de atividade, mobilidade e habilidade de reposicionamento independente do indivíduo	
Reposicionar todos os indivíduos com ou sob risco de lesões por pressão em horário individualizado, a menos que contraindicado	
Implementar estratégias de lembrete de reposicionamento para promover a adesão aos regimes de reposicionamento	
Reposicionar o indivíduo para aliviar ou redistribuir a pressão usando técnicas de manuseio manual e equipamentos que reduzam o atrito e o cisalhamento	
Ao reposicionar, usar a posição de decúbito lateral a 30° em preferência à posição lateral a de 90°	
Promover a posição sentada fora da cama em uma cadeira ou cadeira de rodas apropriada por períodos de tempo limitados	

Continua...

...Continuação

TABELA 24.1	RECOMENDAÇÕES POSITIVAS PARA PREVENÇÃO DE LPP
	REPOSICIONAMENTO E MOBILIZAÇÃO PRECOCE
	Forte recomendação positiva: definitivamente fazê-lo
	Selecionar uma posição sentada reclinada com as pernas do indivíduo elevadas
	Inclinar o assento para impedir que o indivíduo deslize para frente ao sentar-se na cadeira ou cadeira de rodas
	Ensinar e incentivar as pessoas que passam longos períodos sentados a realizar manobras de alívio de pressão
	Implementar um programa de mobilização precoce que aumente a atividade e a mobilidade tão rapidamente quanto tolerado
	Iniciar pequenas mudanças frequentes na posição do corpo para indivíduos gravemente enfermos, que estão muito instáveis hemodinamicamente para manter um cronograma regular de reposicionamento e para complementar o reposicionamento regular
	AVALIAÇÃO E TRATAMENTO NUTRICIONAL
	Forte recomendação positiva: definitivamente fazê-lo
	Realizar triagem nutricional para indivíduos em risco de lesão por pressão
	Realizar uma avaliação nutricional abrangente para adultos em risco de lesão por pressão que foram triados como em risco de desnutrição, e para todos os adultos com lesão por pressão
	Desenvolver e implementar um plano de atendimento nutricional individualizado para indivíduos desnutridos ou em risco de desnutrição, com ou sob risco de lesão por pressão
	Fornecer de 30 a 35 kcal/kg de peso corporal/dia para adultos com lesão por pressão desnutridos ou em risco de desnutrição
	Fornecer de 1,2 a 1,5g de proteína/kg de peso corporal/dia para adultos com lesão por pressão desnutridos ou em risco de desnutrição
	Oferecer suplementos nutricionais com alto nível calórico-proteico, além da dieta usual para adultos com lesão por pressão desnutridos ou com risco de desnutrição, se os requisitos nutricionais não puderem ser alcançados com a ingestão alimentar normal

Fonte: elaborada pelas autoras (2023), adaptada do *Guia de Prevenção e Tratamento de Úlceras/Lesões por Pressão* do European Pressure Ulcer Advisory Panel (EPUAP), do National Pressure Injury Advisory Panel (NPIAP) e da Pan Pacific Pressure Injury Alliance (PPPIA) de 2019.

As medidas de prevenção e contenção das LPPs devem seguir estratégias multimodais e transdisciplinares, pois, apesar de muitas estratégias serem relativamente simples e rotineiras dentro da prática assistencial, é entendido como um evento de complexo gerenciamento.

A Figura 24.2 traz uma síntese, em termos de estratégias gerenciais, que complementa os cuidados de prevenção.

O *Protocolo de Prevenção de Lesão por Pressão*, instituído em 2013 pelo Ministério da Saúde, recomenda que as instituições monitorem três indicadores de processo e um indicador de resultado. Os indicadores recomendados para a prevenção da LPP são:[20]

- Percentual (%) de pacientes submetidos à avaliação de risco para LPP na admissão.
- Percentual (%) de pacientes de risco recebendo cuidado preventivo apropriado para LPP.

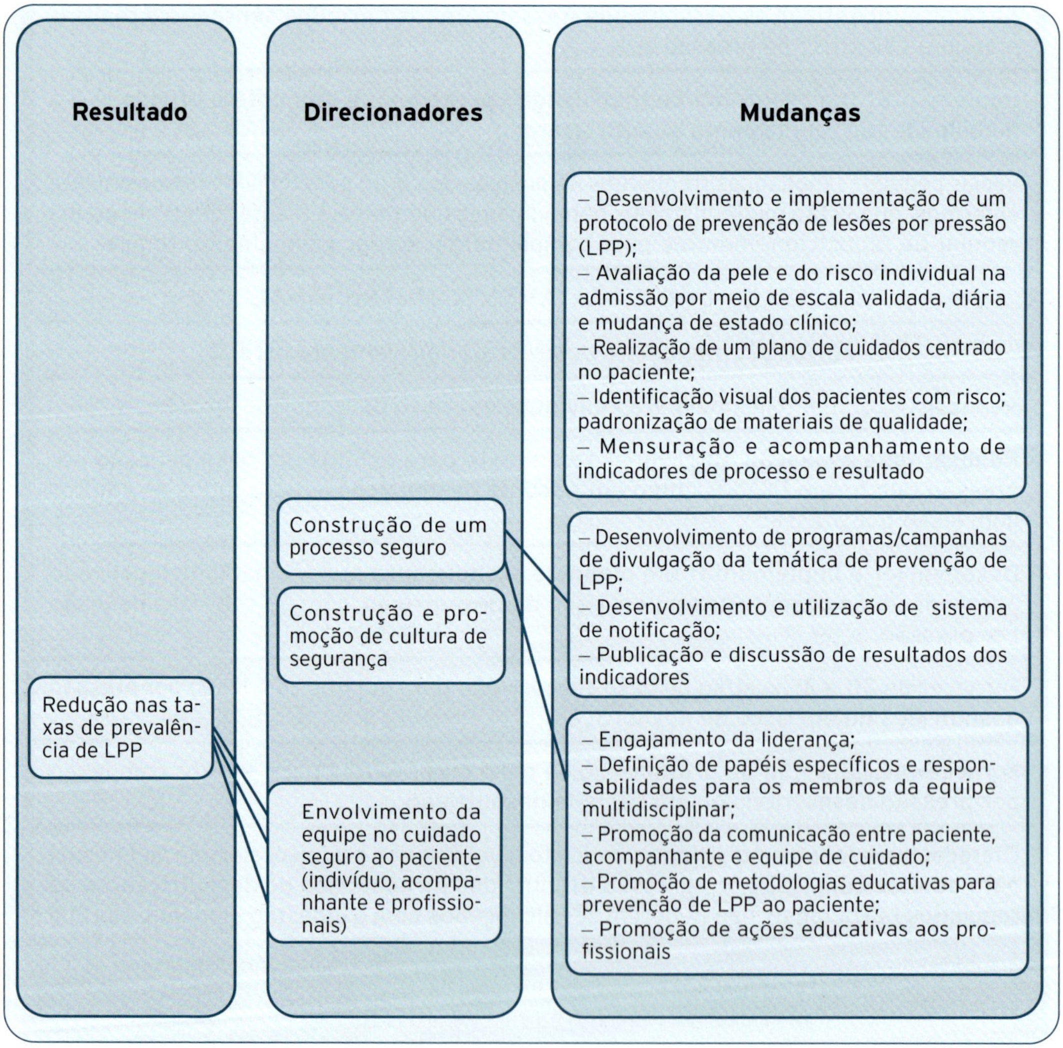

Figura 24.2: Diagrama direcionador com as estratégias gerenciais para prevenção de LPP.
Fonte: elaborada pelas autoras (2023), adaptada do Programa de Apoio ao Desenvolvimento Institucional do Sistema Único de Saúde (PROADI-SUS), 2021.27

- Percentual (%) de pacientes recebendo avaliação diária para risco de LPP.
- Incidência de LPP: número de casos novos de pacientes com LPP em um determinado período, dividido pelo número de pessoas expostas ao risco de adquirir LPP (pacientes internados) no período, multiplicado por 100.

A redução dos riscos e dos danos e a incorporação de boas práticas favorecem a efetividade dos cuidados prestados pela equipe multiprofissional. Para atingir esta melhoria, além do estabelecimento de protocolo institucional, é primordial a mudança de cultura dos profissionais de saúde, alinhada à política de segurança do paciente instituída nacionalmente. Acredita-se que o gerenciamento da prevenção e tratamento de LPP, assim como estratégias de educação permanente e continuada *in loco*, sob a luz dos resultados dos indicadores de qualidade assistencial, contribuirão para a aprimoramento do cuidado prestado.[28,29]

Referências bibliográficas

1. European Pressure Ulcer Advisory Panel, National Pressure Injury Advisory Panel and Pan Pacific Pressure Injury Alliance. Prevention and treatment of pressure ulcers/injuries: quick reference guide. Prague: EPUAP/NPIAP/PPPIA; 2019 [citado em 2023 mar 27]. Disponível em: https://www. internationalguideline.com/static/pdfs/Quick_Reference_Guide-10Mar2019.pdf.
2. Cox J. Pressure injury risk factors in adult critical care patients: a review of the literature. Ostomy Wound Manage. 2017; 63(11): 30-43.
3. Almeida RMF, Tura LFR, Silva RC. Preventive measures for pressure injuries: structure of social representations of nursing teams. Rev Esc Enferm USP. 2022; 56: e20220012.
4. Kanitakis J. Anatomy, histology and immunohistochemistry of normal human skin. Eur J Dermatol 2002; 12(4): 390-401.
5. Monteiro DS, Borges EL, Spira JAO, Garcia TF, Matos SS. Incidência de lesões de pele, risco e características clínicas de pacientes críticos. Texto Contexto Enferm. 2021; 30: e20200125.
6. Gamba MA, Petri V, Costa MTF. Feridas - Prevenção, Causas e Tratamento. Rio de Janeiro: Grupo GEN, 2016.
7. Araújo CAF, et al. Avaliação do conhecimento dos profissionais de Enfermagem na prevenção da lesão por pressão na terapia intensiva. Escola Anna Nery. 2022; 26
8. Brasil. Agência Nacional de Vigilância Sanitária. Nota técnica GVIMS/GGTES nº 03 - Práticas seguras para prevenção de Lesão por Pressão em serviços de saúde. Brasília: ANVISA, 2017.
9. Brasil. Ministério da Saúde. Boletim Segurança do Paciente e Qualidade em Serviços de Saúde nº 27: Incidentes Relacionados à Assistência à Saúde - 2014 a 2021; Resultados das notificações realizadas no Notivisa. Brasília: Ministério da Saúde, 2021.
10. Labeau SO, Afonso E, Benbenishty J, et al. Prevalência, fatores associados e desfechos de lesões por pressão em pacientes adultos em unidade de terapia intensiva: o estudo DecubICUs. Intensive Care Med. 2021; 47, 160-169.
11. Lopes ANM, Batassini E, Beghetto MG. Lesão por pressão em uma coorte de pacientes críticos: incidência e fatores associados. Rev Gaúcha Enferm. 2021; 42: e20200001.
12. Otto C, Schumacher B, Wiese L. Fatores de risco para o desenvolvimento de lesão por pressão em pacientes críticos. Enferm Foco. 2019; 10(1): 7-11.
13. Loudet CI, Marchena MC, Maradeo MR, et al. Reducing pressure ulcers in patients with prolonged acute mechanical ventilation: a quasi-experimental study. Rev Bras Ter Intensiva. 2017; 29(1): 39-46.
14. Cavalcanti EO, Kamada I. Medical-device-related pressure injury on adults: an integrative review. Texto Contexto Enferm. 2020; 29: e20180371.
15. Galetto SGS, Nascimento ERP, Hermida PMV, et al. Medical device-related pressure injuries: an integrative literature review. Rev Bras Enferm. 2019; 72(2): 505-12.
16. Nuss S, Medeiros K, Alonso M. Importância da abordagem multidisciplinar no tratamento da úlcera por pressão em pacientes com sequelas incapacitantes: relato de caso Sara. Acta Biomed Bras. 2015; 6(1): 78-83.
17. McInnes E, Jammali-Blasi A, Bell-Syer SEM, et al. Support surfaces for pressure ulcer prevention. Cochrane Database Syst Rev. 2015; 9(5): CD001735.
18. Tayyib N, Coyer F, Lewis P. Saudi Arabian adult intensive care unit pressure ulcer incidence and risk factors: a prospective cohort study. Int Wound J. 2016; 13(5): 912-9.
19. Becker D, Tozo TC, Batista SS, et al. Pressure ulcers in ICU patients: incidence and clinical and epidemiological features: a multicenter study in Southern Brazil. Intensive Crit Care Nurs. 2017; 42: 55-61.

20. Brasil. Ministério da Saúde, Agência Nacional de Vigilância Sanitária, Fundação Oswaldo Cruz. Protocolo para prevenção de úlcera por pressão. Brasília: Anvisa, 2013.
21. Galetto SGS, Nascimento ERP, Hermida PMV, et al. Percepção de profissionais de enfermagem sobre lesões por pressão relacionadas a dispositivos médicos. Esc Anna Nery. 2021; 25(2): e20200225.
22. Jesus MAP, Pires PS, Biondo CS, et al. Incidência de lesão por pressão em pacientes internados e fatores de risco associados. Rev Baiana Enferm. 2020; 34: e36587.
23. Sousa RG, Oliveira TL, Lima LR, et al. Fatores associados à úlcera por pressão (UPP) em pacientes críticos: Revisão Integrativa da Literatura. Universitas: Ciências Saúde. 2016; 14(1): 77-84.
24. Edsberg LE, Black JM, Goldberg M, et al. Revised National Pressure Ulcer Advisory Panel Pressure Injury Staging System Revised Pressure Injury Staging System. J Wound Ostomy Cont Nurs. 2016 Nov 14; 43(6): 585-97.
25. Padula WV, Pronovost PJ, Makic MBF, et al. Value of hospital resources for effective pressure injury prevention: a cost-effectiveness analysis. BMJ Qual Saf. 2018 Aug; 28(2): 132-41.
26. Matos SDO, Souza APMA, Abreu MSN, et al. Pressure injury prevention in older people: construction and validation of an instrument for caregivers. Rev Bras Enferm. 2023; 76(1): e20210930.
27. Brasil. Ministério da Saúde. Programa de Apoio ao Desenvolvimento Institucional do Sistema Único de Saúde (Proadi-SUS). Ministério da Saúde: Brasília, 2021.
28. Protocolo gerenciado na prevenção e tratamento de lesão por pressão. Revista Qualidade HC. FMRP – USP, Ribeirão Preto.
29. Prado CP, Moysés AMB, Pileggi SO, et al. Protocolo gerenciado na prevenção e tratamento de lesão por pressão. Revista Qualidade HC. FMRP – USP, Ribeirão Preto. 463.pdf (usp.br).

25

A Terminalidade e o Tratamento Fútil em Medicina Intensiva

Rodrigo Santos Biondi

Introdução

Nas últimas décadas, a mudança do local de óbito tem sido observada, na maioria dos centros urbanos, com uma transição dos lares para os hospitais. Isso resultou em um cenário em que muitos pacientes passam seus momentos finais nas unidades de terapia intensiva (UTIs). Ao contrário do passado, quando esse momento era compartilhado com familiares e amigos próximos, hoje testemunhamos um movimento silencioso que evita encarar a morte até o seu inevitável desfecho. Conversas finais, declarações derradeiras e até mesmo rituais religiosos, como a extrema unção, foram substituídos pelos sons dos monitores eletrônicos. Essa mudança é resultado dos avanços médicos que tornaram possíveis tratamentos para doenças antes consideradas terminais ou de prognóstico sombrio, como tuberculose, cirrose, diabetes, infarto e até mesmo câncer. Essa transformação possibilitou a transição de patologias letais para crônicas, alterando a abordagem tradicionalmente humana, passiva e natural para uma postura mais proativa e técnica. Inúmeros pacientes se beneficiaram desses avanços, especialmente no campo da Medicina Intensiva. Nesse ambiente especializado, todos os recursos necessários para a manutenção das funções dos órgãos e sistemas são empregados. No entanto, fatores como a incorporação de tecnologia, ênfase acadêmica, pressões sociais e a crença de que a morte representa invariavelmente uma falha técnica geralmente contribuem para uma visão mais focada na técnica e menos humanista da prática clínica dos médicos no cuidado aos pacientes.[1]

Apesar dos avanços na discussão, o tema de terminalidade ainda é tabu, mesmo dentro de sociedades médicas, faculdades das áreas de saúde e, principalmente, entre familiares e os profissionais envolvidos nos cuidados. Boa parte do tabu está relacionado à falta de comunicação e também à carência de conhecimento adequado dos conceitos. São pouquíssimos os exemplos de faculdades no Brasil que têm disciplinas de cuidados paliativos na sua grade curricular; e entre as que possuem, na sua maioria, são optativas. Dessa forma, temos milhares de jovens médicos despreparados para lidar com dilemas da vida e morte, perpetuando esse cenário nefasto. Muitas vezes, o médico evita afeiçoar-se ao paciente para não sofrer quando chegar o instante mais natural de todo ser vivo: a hora da morte. No sentido contrário a esse movimento, ganha força uma modalidade chamada Cuidados Paliativos. Essa modalidade de abordagem do caso clínico, que pode ser iniciada em associação à terapia convencional (dita curativa), tem como foco o indivíduo e o seu bem-estar.[2] O maior objetivo desta abordagem é melhorar a qualidade de vida com terapias e procedimentos com sólida base científica. Outra grande característica dos cuidados paliativos é a manutenção de comunicação estreita com paciente e familiares (estes também são foco do tratamento), com abordagens periódicas sobre a condição do paciente e evolução da doença. Em estágios avançados de uma doença pode haver uma predominância dos cuidados paliativos frente às outras modalidades de tratamento, já que a cura não é mais viável. Em ambientes sem acesso adequado aos cuidados paliativos são evidentes os excessos, e a obstinação terapêutica tem espaço, muitas vezes, agregando apenas mais sofrimento, com seus questionamentos éticos pertinentes.

Neste capítulo analisaremos os conceitos mais importantes, no cenário mundial, que agrega a maioria de estudos sobre o tema (inclusive com análises financeiras de custo-efetividade), e, no cenário nacional, as melhores práticas relacionadas ao tema e as tendências, especialmente no Brasil.

Conceitos fundamentais

Há uma grande variedade de interpretações e mitos em relação ao tema. Visto que a comunicação adequada é fundamental na abordagem de pacientes e familiares, é necessário alinhar os conceitos.[3]

- Pacientes terminais: aquele que vai morrer em um curto período (de três a seis meses) ou que não tem chance de cura, mesmo com tratamento médico. De forma geral são considerados pacientes terminais aqueles que apresentam os seguintes elementos: presença de uma doença avançada, progressiva e incurável com falta de possibilidades razoáveis de respostas a tratamentos específicos. Também podem incluir pacientes com inúmeros problemas ou sintomas intensos, múltiplos, multifatoriais, com grande impacto emocional no paciente, família e equipe de cuidados, estritamente relacionado com a presença explícita ou não da morte. Por fim, agrega-se aqueles pacientes com prognóstico de vida inferior a seis meses.
- Eutanásia: antecipação da morte de paciente incurável, geralmente terminal e em grande sofrimento, movido por compaixão para com ele. Esta ação não é considerada ética e não é aprovada pelas diretrizes na prática da medicina intensiva brasileira, mesmo que assistidos e a pedido do paciente e/ou familiares; é crime em nosso país e não entra em discussão nas UTIs.
- Distanásia: medida que visa à manutenção da vida por meio de tratamentos desproporcionais, levando a um processo de morte prolongado e com sofrimento físico ou psicológico. Na Europa, o termo é utilizado como sinônimo de obstinação terapêutica, e nos EUA, como futilidade médica (*medical futility*).
- Ortotanásia: é a morte natural, sem interferência da ciência, permitindo ao paciente morte digna, sem sofrimento, deixando a evolução e percurso da doença.
- Mistanásia: é a morte miserável, que ocorre pela total falta de acesso a serviços ou recursos de saúde, não importando o prognóstico da doença de base.
- Obstinação terapêutica: designa a atitude dos médicos que utilizam sistematicamente todos os meios médicos para manter uma pessoa viva. O emprego de meios terapêuticos intensivos, tendo como objetivo o prolongamento da vida de um doente no estágio terminal, sem real esperança de melhorar seu estado.
- Cuidados paliativos: segundo a Organização Mundial da Saúde, cuidados paliativos são as ações ativas e integrais prestadas a pacientes com doença progressiva e

irreversível, e a seus familiares. Nesses cuidados é fundamental o controle da dor e demais sintomas mediante a prevenção e alívio do sofrimento físico, psicológico, social e espiritual.[4]

- Tratamento fútil: modalidade de tratamento em que há baixa (ou nenhuma) probabilidade de melhorar as condições do paciente e que o médico não teria o dever de prover. É toda intervenção que não atenda ou que seja incoerente com os objetivos propostos no tratamento de um determinado doente.

Na prática clínica nem sempre é fácil determinar se um tratamento é fútil ou se está ocorrendo obstinação terapêutica, especialmente em paciente com doenças crônicas acometidos por situações agudas passíveis de tratamento.[1] Há uma tendência de aceitação da morte quando: (1) pacientes e familiares são bem informados acerca da evolução de suas doenças; (2) quando informadas as modalidades de tratamento possíveis e seus desmembramentos; (3) assim como dos princípios éticos de autonomia, não maleficência, beneficência e proporcionalidade.

Tema no mundo

O morrer sempre foi considerado um processo natural, exceto na história moderna. Independente se a causa era uma infecção na infância, ataque cardíaco ou pneumonia, o intervalo entre o reconhecimento de que se tinha uma doença com risco de morte iminente e a morte em si, sempre foi questão de dias ou semanas. Consideremos, por exemplo, os presidentes norte-americanos que morreram antes da era moderna: George Washington teve uma infecção de garganta em sua casa em 13 de dezembro de 1799, que o levou à morte na noite seguinte. John Quincy Adams, Millard Fillmore e Andrew Johnson sucumbiram a acidentes vasculares cerebrais e morreram em três dias. Hoje em dia, doenças com fim catastrófico são a exceção; para a maioria das pessoas, a morte vem apenas após uma grande e longa luta da medicina contra condições incuráveis – câncer avançado, insuficiência progressiva de órgãos (frequentemente coração, rim ou fígado), ou as várias debilidades que acompanham a idade avançada. Em todos estes casos a morte é certa, mas a forma e o tempo não é. Dessa forma, todas as pessoas lutam contra esta incerteza (como e quando) até aceitar que a batalha está perdida. A tecnologia sustenta nossos órgãos até que nós tenhamos passado do ponto da preocupação e da coerência.[5]

O Instituto Nacional do Câncer norte-americano define cura como "melhorar ou reestabelecer a saúde". Um erro conceitual comum refere-se à expressão "cinco anos livre de doença" como o objetivo de vários estudos clínicos em oncologia. Uma melhor definição, entretanto, seria se tivéssemos uma taxa de mortalidade de um paciente oncológico igual a de um paciente não oncológico com a mesma idade e condição clínica. Apesar dos maiores esforços empregados, mais de um terço dos pacientes diagnosticados com câncer nos países de primeiro mundo não serão considerados curados, e irão morrer de complicações da doença. Dessa forma, tem crescido a percepção na classe médica de que a ênfase deveria ser modificada da luta pela cura pelo conceito de "morte saudável".[6]

Nos países desenvolvidos, é notável que a maioria dos pacientes, durante os últimos seis meses de vida, prioriza o alívio da dor e do desconforto, mesmo que isso não prolongue sua vida, no entanto mais de 60% desses pacientes são hospitalizados e aproximadamente 10%, são submetidos a procedimentos avançados para a manutenção da vida em seu último mês. Além disso, mesmo que a preferência da maioria dos pacientes nos EUA seja morrer em casa, mais de 25% dos pacientes com diagnóstico de câncer acabam falecendo no hospital. Esses números destacam a existência de uma lacuna entre as preferências dos pacientes em relação aos cuidados no fim da vida e a realidade da prática médica.[6] É interessante notar que, entre os idosos hospitalizados com doenças graves, uma intervenção pragmática de preparação da comunicação voltada para o clínico não especialista em cuidados paliativos melhorou significativamente a documentação das discussões sobre os objetivos do cuidado no prontuário eletrônico.[7]

O tema que aborda os elevados custos relacionados aos cuidados de saúde tem se tornado cada vez mais relevante. Nos Estados Unidos, o aumento desses custos representa a maior ameaça para a solvência do sistema no país em longo prazo, sendo que as doenças terminais desempenham um papel significativo nesse cenário. Cerca de 25% de todos os gastos do programa Medicare são destinados a apenas 5% dos pacientes que se encontram em seu último ano de vida, sendo que grande parte desses recursos é utilizada nos cuidados prestados nos últimos dois meses, mesmo com benefícios aparentemente limitados. Se levarmos em consideração que parte do tratamento aplicado aos pacientes na fase final de vida não agrega qualidade e tampouco quantidade de vida, observa-se grande oportunidade de racionalização dos recursos, trazendo, inclusive, melhores resultados clínicos a esses pacientes por meio da abordagem paliativa no final da vida. Além do impacto emocional, os cuidadores de pacientes terminais também enfrentam uma carga financeira considerável. Uma pesquisa com cuidadores informais revelou que o ônus econômico nos últimos seis meses de vida pode chegar a US$ 14 mil, incluindo custos associados à perda de renda dos cuidadores, despesas relacionadas à realocação e custos adicionais para aquisição de suporte domiciliar.[8] Em uma metanálise de seis estudos sobre o tema, os custos hospitalares foram menores para os pacientes atendidos por uma equipe especialista em cuidados paliativos do que para os pacientes que não receberam esses cuidados. A associação estimada foi maior para aqueles com diagnóstico primário de câncer e aqueles com mais comorbidades em comparação com aqueles com diagnóstico não oncológico e aqueles com menos comorbidades.[9]

O gasto com uma doença como o câncer tende a um padrão particular. Há um alto custo inicial enquanto o câncer é tratado. Depois, se tudo correr bem, estes custos são minimizados drasticamente. Para um paciente com um quadro fatal da doença, entretanto, os custos têm uma curva em U, aumentando novamente no final do tratamento para uma média de US$ 63 mil durante os últimos seis meses de vida num câncer de mama incurável.[6]

Diante deste vasto conhecimento, hoje disseminado na classe médica, poderíamos imaginar que os médicos estariam bem embasados para traçar suas condutas, mas não é o que acontece por dois motivos principais: O primeiro é que a visão pode ser irreal a respeito do prognóstico do paciente. Um estudo demonstrou uma acurácia na expectativa de vida de apenas 32%.[10]

O segundo ponto é que os médicos, mesmo ao dizer que um câncer não é passível de cura, são relutantes em definir prognósticos, mesmo se pressionados. Mais de 40% dos oncologistas oferecem tratamentos que eles acreditam ser de baixa probabilidade de benefício.[6]

Reforça esse entendimento o estudo que avaliou a expectativa de pacientes e oncologistas a respeito do tempo de sobrevida. As estimativas dos oncologistas foram significativamente associadas à sobrevida. A maioria dos pacientes com câncer avançado não tinha ciência do estado avançado da doença ou superestimou seu tempo de sobrevida em comparação com seu oncologista, destacando a necessidade de treinamento de comunicação de prognóstico aprimorado.[11]

Adicionalmente, há um sentimento de que a discussão do prognóstico vai diminuir a esperança do paciente, provocando danos psicológicos. A falta de discussões francas a respeito do prognóstico pode levar a expectativas erradas.

Uma barreira para garantir uma boa qualidade nos cuidados no fim de vida é exatamente a falha na comunicação entre paciente, família e equipe assistencial. A habilidade de comunicação é considerada pedra fundamental para garantir melhoria de resultados nesse cenário.

Há muito tempo já foi estabelecido que a qualidade do atendimento aos pacientes numa fase terminal estaria relacionada à comunicação. Há mais de uma década, um estudo avaliou a associação entre a comunicação e a redução do uso de recursos em terapia intensiva. Este estudo mostrou que essa habilidade permitiu a retirada precoce de medidas de suporte avançados quando eles eram considerados ineficientes.[12] Em outro estudo do mesmo grupo houve a associação entre redução de tempo de permanência e mortalidade de pacientes clínicos. Este processo encorajava a permanência de medidas avançadas para pacientes com potencial de sobrevivência e permitia a retirada desse suporte quando ele era considerado ineficaz por meio de aconselhamentos com equipe multidisciplinar.[13]

Apesar de grande número de estudos demonstrando o benefício da boa comunicação, é interessante notar que médicos considerados bons neste quesito não tiveram maior capacidade de transmitir o entendimento correto a respeito de quimioterapia paliativa, e seus pacientes acreditavam tratar-se de uma terapia curativa.[14] Isso pode ser um motor para mais tratamento fútil, com consequente aumento dos custos em saúde.

Nesse contexto de discussões a respeito de cuidados de fim de vida, vale ressaltar a experiência de uma cidade do interior de Wisconsin, que tem como rotina um questionário para todos os pacientes que são admitidos no hospital, num asilo ou clínicas de pacientes crônicos. Pergunta-se ao paciente se naquele momento de sua vida:[6]

- Você deseja ser ressuscitado se o seu coração parar?
- Você deseja tratamentos agressivos como intubação orotraqueal ou ventilação mecânica?
- Você quer antibióticos?
- Você deseja nutrição por sonda ou venosa se não tiver mais capacidade de se alimentar?

O mais importante neste caso é a possibilidade de se levantar a questão para uma ampla discussão possibilitando, inclusive, acesso a informações, entre elas o acesso a medidas alternativas de tratamentos e *hospices* para aqueles pacientes considerados terminais.

Um marco nos cuidados paliativos foi estabelecido pelo trabalho que analisou pacientes com câncer de pulmão não pequenas células metastáticas. O peso e a importância deste trabalho estão na metodologia muito bem desenhada, por ser prospectivo e randomizado. Os pacientes submetidos a cuidados paliativos precoces tiveram aumento significativo da qualidade de vida e redução de depressão quando comparados com pacientes no tratamento padrão. Apesar do fato do menor número de pacientes que foram submetidos a cuidados paliativos precoces receberem terapias agressivas no fim de vida, a média de sobrevida destes pacientes foi maior do que dos pacientes que receberam o tratamento padrão.[2] Em outro estudo do mesmo grupo, a maioria dos pacientes que foram randomizados para cuidados paliativos optou por não receber quimioterapia nos últimos 60 dias de vida, fase em que é improvável surtir qualquer efeito benéfico. Os pacientes que discutiam suas preferências para o fim de vida com o médico receberam cuidados de fim de vida menos agressivos e foram encaminhados a *hospices* mais cedo.[15] O grupo conseguiu, de forma pioneira, provar que os pacientes submetidos a cuidados paliativos são beneficiados não só pelo melhor controle de seus sintomas e de suas necessidades, como também têm benefício na sobrevida.[2,16] Esses resultados foram replicados para outros tipos de câncer, além do pulmonar. Levanta ainda um questionamento: será que o tratamento padrão, além de não benéfico ao paciente, podendo ser chamado, portanto, de fútil, não seria maléfico? E qual impacto que esses tratamentos fúteis teriam para a sociedade?

Times de cuidados paliativos estão associados à redução dos custos. Foram analisados 2.966 pacientes paliativos que receberam alta, comparados com outros pacientes submetidos a tratamento padrão. Os pacientes no grupo paliativo tiveram uma média de economia de US$ 1.696 de custos diretos por admissão e US$ 279 por dia. Esta economia foi significativa em exames laboratoriais e cuidados de terapia intensiva quando comparada a pacientes de tratamento padrão.[17] Pacientes com câncer avançado, que confirmaram discussões sobre cuidados de fim de vida com seus médicos, tiveram significativamente menos custos na última semana de vida. Por outro lado, maiores custos foram associados a pior qualidade da morte.[18]

Apesar do consenso geral de que a terapia fútil deve ser combatida ao máximo, ainda neste tema, há controvérsias. Situações excepcionais poderiam justificar, por exemplo, manobras de ressuscitação cardiopulmonar nos casos em que é improvável o sucesso.[19] É preciso analisar o cenário e o entendimento dos familiares para permitir maior aceitação e reduzir o estresse pós-traumático. A mensagem para as nossas equipes não é a de encorajar ou forçar procedimentos agressivos e desnecessários, mas num pequeno número de casos, entender que a realização de manobras de ressuscitação cardiopulmonar pode ser um ato sincero, de cuidado e compaixão.

Salvo essas exceções, devemos considerar a terapia fútil não só inócua, como também perigosa e prejudicial para outros pacientes. Comparado com pacientes jovens, os idosos nos Estados Unidos utilizam mais a terapia intensiva com custos maiores e ainda assim agregam maior mortalidade.[20] Mesmo se não considerarmos os recursos limitados, o uso de antibióticos para aqueles em tratamento fútil pode ser considerado antiético devido à possibilidade de resistência microbiana, que pode, por sua vez, tornar o tratamento de outros pacientes impossível.[20] Pacientes paliativos podem representar uma reserva de bactérias resistentes nas terapias intensivas.[21]

Tema no Brasil

No Brasil, a terminalidade e os cuidados paliativos ainda são carregados de grande tabu e polêmica. Carecemos de estudos clínicos do porte daqueles encontrados em países norte-americanos e europeus, especialmente no que se refere às análises de custos.

A ortotanásia, em 2005, começou a ter notoriedade na sociedade brasileira após o ex-governador de São Paulo, Mário Covas, optar por passar os últimos momentos de sua vida recebendo apenas cuidados paliativos. Outro exemplo conhecido de prática da ortotanásia foi o caso do Papa João Paulo II, que faleceu no mesmo ano.

Em 2006, o CFM aprovou uma resolução regulamentando a prática da ortotanásia. O texto deixava claro que tratamentos desnecessários poderiam ser interrompidos quando não houvesse chances de cura.

A própria igreja católica manifestou-se a favor da ortotanásia. Segundo Dom Antônio Augusto Dias Duarte, membro da Comissão de Bioética da CNBB: "A igreja considera imorais tanto a eutanásia como a distanásia. Nos dois casos, a vida humana é desrespeitada. De qualquer forma, o texto da resolução do CFM poderia ser mais explícito. Como trata da vida das pessoas com doenças incuráveis, deveria deixar claro, que a eutanásia é um mal".

Desde então vem aumentando a discussão na sociedade a respeito de obstinação terapêutica, ortotanásia e eutanásia. Um grande marco balisador foi dado com a publicação do *Novo Código de Ética Médica*. Em cerimônia realizada em 13 de abril de 2010, autoridades médicas e políticas celebraram a entrada em vigor do Código. Pela primeira vez, o texto normativo da atividade médica trata de cuidados paliativos, como se vê a seguir: "Nos casos de doença incurável e terminal, deve um médico oferecer todos os cuidados paliativos disponíveis, sem empreender ações diagnósticas ou terapêuticas inúteis ou obstinadas, levando sempre em consideração a vontade expressa do paciente, ou na sua impossibilidade, a de seu representante legal".

Mais um avanço no tema foi conquistado mediante a Resolução CFM nº 1.995/2012, destinada a consagrar a autonomia do paciente sobre o seu destino por meio do testamento vital, documento que possibilita ao paciente determinar, de forma antecipada, quais o nível e a intensidade de seu tratamento numa fase terminal.

Apesar de todos esses avanços na legislação, existem barreiras que precisam ser ultrapassadas para que os cuidados paliativos sejam disseminados: as crenças e a escassez de conhecimentos técnicos da equipe de trabalho na UTI; a resistência dos médicos assistentes que fazem o acompanhamento dos pacientes e, por vezes, são contrários a sugestões de condutas de intensivistas, e, por fim, familiares, quando não bem esclarecidos.

Um estudo no Brasil, realizado num hospital universitário da região sul do país, mostrou que há diferenças na forma de abordagem de pacientes a depender do local de sua internação. Houve maior reconhecimento da condição de terminalidade nos pacientes atendidos nas enfermarias se comparado àqueles internados na UTI; nos pacientes que morreram na UTI, os que tinham doenças crônicas (doença pulmonar obstrutiva crônica [DPOC] ou hepatopatia) ou aqueles com doenças classicamente ditas terminais (câncer ou SIDA), receberem menos intensamente tratamento pleno com vistas a cura. Apesar disso, esses pacientes tiveram, em média, o dobro do tempo de internação em comparação com o grupo que recebeu terapêutica plena.[22]

Melhores práticas

A abordagem dos cuidados paliativos desempenha um papel fundamental na gestão de recursos na UTI. Os cuidados paliativos concentram-se em melhorar a qualidade de vida de pacientes com doenças graves e avançadas, oferecendo suporte físico, emocional e espiritual. Essa abordagem ajuda a gerenciar recursos de várias maneiras:

- Identificação adequada dos pacientes: os cuidados paliativos ajudam a identificar os pacientes que podem se beneficiar do tratamento paliativo na UTI. Isso evita a utilização desnecessária de recursos intensivos em pacientes cujos objetivos de tratamento estão alinhados com o conforto e a qualidade de vida, em vez da cura.
- Comunicação e tomada de decisão compartilhada: os cuidados paliativos enfatizam a comunicação aberta e honesta com os pacientes e suas famílias. Isso permite uma tomada de decisão compartilhada, na qual os desejos e valores do paciente são considerados, levando a escolhas de tratamento mais informadas e coerentes.
- Controle de sintomas: os cuidados paliativos têm *expertise* no controle de sintomas físicos e emocionais, como dor, dispneia, ansiedade e depressão. Ao fornecer um cuidado efetivo para esses sintomas, os cuidados paliativos podem reduzir a necessidade de intervenções intensivas e prolongadas na UTI.
- Redução de hospitalizações repetidas: os cuidados paliativos também se concentram em cuidados de transição e apoio contínuo após a alta hospitalar. Isso ajuda a evitar readmissões frequentes à UTI, garantindo que os pacientes recebam cuidados adequados e sejam encaminhados para serviços de cuidados paliativos em ambientes mais apropriados.
- Suporte à família: os cuidados paliativos não se limitam apenas ao paciente, mas também fornecem suporte emocional e prático aos familiares. Isso pode reduzir o estresse e a ansiedade da família, permitindo que eles participem ativamente das decisões de tratamento e auxiliando na gestão de recursos.

Em resumo, a abordagem dos cuidados paliativos na UTI pode ajudar na gestão de recursos ao identificar adequadamente os pacientes, facilitar a comunicação e a tomada de decisão compartilhada, controlar os sintomas de forma eficaz, reduzir hospitalizações repetidas e fornecer suporte abrangente à família. Essas medidas contribuem para uma utilização mais eficiente e efetiva dos recursos disponíveis na UTI.

Referências bibliográficas

1. Schramm FR. Quando o tratamento oncológico pode ser fútil? Um ponto de vista bioético sobre a questão. Revista Brasileira de Cancerologia. 2008; 54(4): 417-420
2. Temel JS, Joseph AG, Muzikansky A, et al. Early palliative care for patients with metastatic non-small-cell lung cancer. N Engl J Med. 2010 Aug 19; 363(8): 733-42.
3. Villas-Bôas ME. A ortotanásia e o direito penal brasileiro. Rev Ordem Med. 2008; 16(1): 61-83.
4. Clotet J, Oliveira MG. Bioética: uma visão panorâmica. Port Alegre: EDIPUCRS, 2005. 280 p.
5. Moritz RD, Lago PM, Souza RP, et al. Terminalidade e cuidados paliativos na unidade de terapia intensiva. Rev. Bras. Ter. Intensiva. 2008; 20(4): 422-428.
6. Gawande A. Letting go. New Yorker. [Internet]. 2010Disponível em: <https://www.partnersforcommunitywellness.org/wp-content/uploads/2015/10/lettinggo.pdf>. Acesso em: 7 ago 2023.
7. Curtis JR, Lee RY, Brumback LC, et al. Intervention to Promote Communication About Goals of Care for Hospitalized Patients With Serious Illness: A Randomized Clinical Trial. JAMA. 2023; 329(23): 2028-2037.
8. Van Houtven CH, Ramsey SD, Hornbrook MC, et al. Economic burden for informal caregivers of lung and colorectal cancer patients. Oncologist. 2010 Jul 28; 15(8): 883-93.
9. May P, Normand C, Cassel JB, et al. Economics of Palliative Care for Hospitalized Adults With Serious Illness: A Meta-analysis. JAMA Intern Med. 2018 Jun 1; 178(6): 820-9.
10. Christakis NA, Lamont EB. Extent and determinants of error in doctors' prognoses in terminally ill patients: prospective cohort study. BMJ. 2000 Feb 19; 320(7233): 469-72.
11. Smith-Uffen MES, Johnson SB, Martin AJ, et al. Estimating survival in advanced cancer: a comparison of estimates made by oncologists and patients. Support Care Cancer. 2020 Jul; 28(7): 3399-407.
12. Weeks JC, Catalano PJ, Cronin A, et al. Patients' expectations about effects of chemotherapy for advanced cancer. N Engl J Med. 2012 Oct 25; 367(17): 1616-25.
13. Lilly CM, De Meo DL, Sonna LA, et al. An intensive communication intervention for the critically ill. Am J Med. 2000 Oct 15; 109(6): 469-75.
14. Kao SCH, Butow P, Bray V, et al. Patient and oncologist estimates of survival in advanced cancer patients. Psychooncology. 2011 Feb; 20(2): 213-8.
15. Greer JA, Pirl WF, Jackson VA, et al. Effect of early palliative care on chemotherapy use and end-of-life care in patients with metastatic non-small-cell lung cancer. Journal of Clinical. 2011; 30(4): 394-400.
16. Greer JA, Pirl WF, Jackson VA, et al. Effect of early palliative care on chemotherapy use and end-of-life care in patients with metastatic non-small-cell lung cancer. J Clin Oncol. 2012 Feb 1; 30(4): 394-400.
17. Morrison RS, Penrod JD, Cassel JB, et al. Cost savings associated with US hospital palliative care consultation programs. Arch Intern Med. 2008 Sep 8; 168(16): 1783-90.
18. Zhang B, Wright AA, Huskamp HA, et al. Health care costs in the last week of life: associations with end-of-life conversations. Arch Intern Med. 2009 Mar 9; 169(5): 480-8.
19. Paris JJ, Angelos P, Schreiber MD. Does compassion for a family justify providing futile CPR? J Perinatol. 2010 Dec; 30(12): 770-2.
20. Niederman MS, Berger JT. The delivery of futile care is harmful to other patients. Crit Care Med. 2010 Oct; 38(10 Suppl): S518-22.
21. Levin PD, Simor AE, Moses AE, et al. End-of-life treatment and bacterial antibiotic resistance: a potential association. Chest. 2010 Sep; 138(3): 588-94.
22. Moritz RD, Machado FO, Heerdt M, et al. Avaliação das decisões médicas durante o processo do morrer. Rev. Bras. Ter. Intensiva. 2009; 21(2): 141-147.

26

A Ventilação Mecânica com Segurança: Tratar sem Lesar

Carmen Silvia Valente Barbas
Rosane Goldwasser
Cid Marcos N. David

Introdução

A partir do final do século passado, a Academia Nacional de Medicina Americana provocou uma reflexão em relação a cultura da segurança do paciente no sistema de saúde com prioridade em identificar e prevenir eventos adversos nessa área.[1] Propõem-se inúmeras adaptações de estratégias de sucesso utilizadas em áreas consideradas superseguras como a aviação, as usinas nucleares e a indústria química. Essa solução, no entanto, não parece ser tão simples e, talvez, a maior barreira para se atingir um sistema de saúde seguro seja a dificuldade em abandonar precedentes históricos e culturais ligados ao bom desempenho da experiência pessoal individual e a autonomia profissional.[2] A cultura da segurança deve ser compartilhada pela equipe multiprofissional, e isso pode ser conseguido por meio de programas de treinamento.

De acordo com estudos epidemiológicos, aproximadamente 30% a 40% dos pacientes internados em UTI recebem suporte ventilatório por mais de 12 horas.[3] A ventilação mecânica (VM) pode proporcionar numerosas complicações nos pacientes das unidades de cuidados intensivos (UCI), com aumento da morbimortalidade. Os mecanismos que desencadeiam as diversas etapas da prática de segurança do paciente envolvem desde os cuidados no momento da intubação traqueal, o período da ventilação mecânica invasiva protetora, o processo de desmame e extubação até a manutenção dos equipamentos e a troca dos circuitos e dispositivos. Na Tabela 26.1 estão descritos os eventos adversos do processo de intubação e da ventilação mecânica.[4]

A intubação com a ajuda de videolaringoscópicos tem facilitado a visualização das estruturas das vias áreas superiores e das cordas vocais, facilitando o processo de intubação e diminuindo as lesões das vias aéreas durante o processo de intubação.[5]

A VM é utilizada para fazer as funções dos pulmões de ventilação e oxigenação enquanto o organismo se recupera do quadro de insuficiência respiratória aguda. Esta função pode ser tempo-limitada à recuperação funcional aguda pulmonar ou, em alguns casos, tornar-se definitiva, o que caracteriza a insuficiência respiratória crônica com dependência da ventilação mecânica. Pode ser parcial, isto é, o paciente é responsável por comandar parte do volume minuto e do trabalho ventilatório (ventilação assistida),

TABELA 26.1	EVENTOS ADVERSOS DO PROCESSO DE VENTILAÇÃO MECÂNICA[4]
Intubação traqueal	
Trauma: lesões labiais, dentárias, nasais, amigdaliana. Condrite da orelha	
Paralisia da corda vocal. Intubação seletiva Extubação não programada	
Estenose (5% após intubação) e malácia traqueal Ruptura traqueal	
Vômitos e aspiração durante a intubação	
Aspiração. Microaspiração	
Cardiovasculares	
Diminuição do volume sistólico. Hipotensão arterial	
Diminuição da volemia e edema (PEEP)	
Diminuição da contratilidade por redução do fluxo sanguíneo coronariano (PEEP)	
Bloqueio de ramo direito. Arritmia cardíaca	
Aneurisma da veia jugular interna (Spiro *et al.*, 1991)	
Aumento do *shunt* direito-esquerdo intracardíaco e em doenças angiomatosas pulmonares	
Aumento da resistência e da pressão arterial pulmonar (volume corrente e/ou PEEP elevadas)	
Isquemia miocárdica silenciosa durante o desmame	
Redução da pré-carga do ventrículo esquerdo durante a ventilação por pressão positiva	
Aumento da pré-carga e da pós-carga ventricular esquerda durante o desmame	
Isquemia da mucosa brônquica	
Isquemia cerebral (alcalose respiratória acentuada)	
Embolia gasosa sistêmica e cerebral	
Alterações da distribuição do fluxo sanguíneo pulmonar	
Metabólicas	
Alcalemia. Hipofosfatemia. Retenção de sódio e água	
Diminuição do fator natriurético atrial e aumento da aldosterona (pressão positiva)	
Aumento da secreção de vasopressina com diminuição do débito urinário	

Continua...

...Continuação

TABELA 27.1	EVENTOS ADVERSOS DO PROCESSO DE VENTILAÇÃO MECÂNICA[4]
Neurológicas e neuromusculares	
Aumento da pressão intracraniana e diminuição do fluxo sanguíneo cerebral	
Polineuromiopatia do paciente grave. Atrofia muscular	
Diminuição da força de contração diafragmática	
Incoordenação muscular respiratória	
Relacionadas ao aumento da pressão transpulmonar	
Barotrauma e volutrauma. Atelectrauma e broncotrauma	
Enfisema intersticial pulmonar	
Pneumotórax unilateral e bilateral. Pneumomediastino. Pneumoperitônio	
VILI, VALI. Edema pulmonar. SARA	
Liberação de mediadores inflamatórios. Biotrauma	
Disfunção orgânica múltipla	
Aumento da pressão ocular	

ou total (ventilação controlada), quando o equipamento passa a comandar toda a função ventilatória. Totalmente necessária, embora antifisiológica, a VM não está isenta de riscos.

Nas últimas décadas, das cinco mudanças de conduta no tratamento dos pacientes em VM, quatro tiveram impacto, como a ventilação protetora com a utilização de volumes correntes mais baixos nos pacientes com síndrome de angústia respiratória aguda (SARA), o desmame mais acelerado, o uso de ventilação não invasiva e a menor utilização de ventilação mandatória intermitente sincronizada (Tabela 26.2).[6]

Mais recentemente, se somaram os cuidados para evitar assincronias durante a ventilação mecânica e evitar a lesão autoinfligida (P-SILI).[7,8]

O tamanho do problema e a padronização

A VM ainda é uma das principais ferramentas utilizadas nas unidades de terapia intensiva (UTIs) para suporte de vida enquanto o sistema respiratório se recupera do quadro de insuficiência aguda. Pode ser instituída como método terapêutico primário, como nas estratégias de proteção pulmonar na SARA, ou secundária, por exemplo, para poupar o consumo de oxigênio da musculatura respiratória diante dos estados de instabilidade hemodinâmica grave ou de falência muscular respiratória.

Em estudo realizado em 412 UTIs envolvendo 4.153 pacientes de países da América do Norte, América do Sul, Portugal e Espanha, observou-se o uso de ventilação mecânica

TABELA 26.2 MUDANÇAS NAS PRÁTICAS DE VENTILAÇÃO MECÂNICA COM BASE EM RESULTADOS DE PESQUISAS COMPARANDO A *COHORT* REALIZADA NO ANO DE 1998 COM 2004[6]

Parâmetros	1998	2004	p
Uso de VNI (% de aumento)	4,4	11,1	< 0,001
VC (mL) nos pacientes com SARA	9,1	7,7	< 0,001
Aumento da PEEP na SARA (média)	7,7	8,7	0,02
Desmame após teste de ventilação espontânea (%)	62	77	< 0,001
SIMV (%)	11	1,6	< 0,001

VNI = ventilação não invasiva; VC = Volume corrente; SIMV = Ventilação mandatória intermitente sincronizada.

em 39% dos pacientes. No Brasil, 44% dos pacientes das UTIs envolvidas neste estudo estavam sob algum método ventilatório.[9]

Os métodos ventilatórios utilizados variam de acordo com a doença que acomete o sistema respiratório ou o organismo, mas, principalmente, de acordo com critérios subjetivos das diversas Unidades de Terapia Intensiva, da mesma forma, os métodos empregados para a realização do desmame da ventilação mecânica.[9,10] Vários estudos têm mostrado a relação da falta de padronização com base em evidências com maior tempo de ventilação mecânica, maiores complicações, como a pneumonia associada a ventilação mecânica e aumento dos custos.[11,12]

Com o desenvolvimento dos equipamentos respiratórios e os dispositivos empregados para compor a terapêutica, outras preocupações têm surgido, como a abordagem na troca e esterilização dos circuitos e máscaras. Os estudos desenvolvidos nesse aspecto visam a identificar métodos adequados para minimizar as complicações associadas a contaminações, colonizações microbianas e os custos.[13,14]

Esforços devem ser realizados para evitar lesões acidentais oriundas de má prática ou intercorrências nos pacientes em ventilação mecânica. Desde o acesso as vias aéreas até o desmame da prótese ventilatória, o paciente deve receber vigilância quanto às inúmeras possibilidades de intercorrências. A intubação seletiva, a migração do tubo traqueal durante o banho ou a mudança de decúbito, além da formação de rolha de secreção são alguns dos exemplos dos cuidados com o manuseio da via aérea artificial. Em 2002, foram revistos 23 eventos adversos associados à ventilação mecânica prolongada, em que 19 resultaram em óbito e quatro em evolução para o coma. Desses 23 eventos, 65% estavam relacionados ao alarme do aparelho, 52% a desconexão e 26% ao deslocamento do tubo traqueal.[15] Os fatores que contribuíram para esses eventos estão na Tabela 26.3.

Com base nesses achados, algumas recomendações foram sugeridas com a finalidade de oferecer segurança ao paciente em ventilação mecânica, como: (1) promover orientação da equipe e treinamento em ventilação mecânica; (2) estabelecer processos de teste e verificação do estado do ventilador mecânico e de seus alarmes; (3) estabelecer novos procedimentos relacionados à pronta resposta ao soar os alarmes; (4) rever o desenho do ambiente da unidade para melhorar o campo para a visão dos pacientes em ventilação mecânica e (5) melhorar a manutenção preventiva dos ventiladores.

Aspectos de elegibilidade

A insuficiência respiratória é uma frequente causa de indicação para internação em UTI. Não raro, os pedidos de internação são para pacientes portadores de doenças terminais que, em algum momento da evolução natural da sua doença, apresentam insuficiência respiratória ou aqueles onde a falência respiratória é parte do quadro de disfunção de múltiplos órgãos. No entanto, existe um grupo, facilmente identificável, que apresenta necessidade de ventilação mecânica para realização de cirurgia ou por complicação de evento cirúrgico.

Os pacientes idosos e crônicos constituem os maiores consumidores de cuidados intensivos. Mais de 40% desses pacientes têm alguma limitação funcional e já apresentavam baixa qualidade de vida antes da admissão na unidade de Terapia Intensiva por uma causa aguda.[16] Essas considerações devem ser feitas todas as vezes que houver indicação de internação para cuidados intensivos. Atualmente são disponibilizados

TABELA 26.3 — FATORES QUE CONTRIBUÍRAM PARA OS 23 EVENTOS ADVERSOS[15]

Relacionadas à equipe multiprofissional	(%)
Orientação inadequada/falta de treinamento	87
Número insuficiente de profissionais	35
Falta de comunicação	
Entre os membros da equipe	70
Com paciente/família	9
Avaliação incompleta do paciente	
Áreas da unidade com observação ruim	30
Atraso na correção do problema	22
Não reconheceu a alteração no monitor	13
Equipamento	
Alarme desligado ou limites incorretos	22
Alarme não audível em todas as áreas da unidade	22
Distração	
Ruído ambiental	22

métodos de monitorização e de ventilação não invasiva que permitem, em alguns casos, a abordagem terapêutica desses pacientes mesmo fora da UTI. Deve-se investir no treinamento do profissional envolvido no manuseio dos equipamentos e do paciente em insuficiência respiratória.

Controle de custos

De 5% a 10% dos leitos hospitalares destinados aos pacientes graves geram um terço de todas as despesas hospitalares. Com a tendência atual da desospitalização, os hospitais deverão destinar maior número de leitos aos pacientes graves (cirúrgicos e críticos). Vários são os fatores que fazem estes custos, por vezes, tornarem-se proibitivos para a assistência adequada à saúde, e hoje é impossível à classe médica ignorar alguns dados e implementar estratégias para redução dos custos na terapia intensiva. Um estudo prospectivo de pacientes em VM prolongada (> 48 horas) foi realizado para verificar a relação entre a idade e os custos hospitalares. Verificou-se que os custos totais da hospitalização, bem como o custo diário foram inferiores nos pacientes idosos quando comparados aos mais jovens. Essa relação invertida entre idade e custos persistiu mesmo após os ajustes de gênero, tipo de UTI (clínica ou cirúrgica), número de comorbidades, gravidade da doença, tempo de permanência e sobrevida. Os autores relacionam esses achados a possível menor utilização de recursos agressivos nesta população. Esse viés pode estar relacionado à decisão dos profissionais em incluir idade como fator comórbido nas decisões terapêuticas, desejo dos pacientes ou familiares em preferir terapêuticas menos agressivas ou pacientes mais graves com maior mortalidade e menor tempo de permanência gerando, consequentemente, menores custos.[17]

Segurança do paciente em VM

Monitorização com oximetria de pulso

Várias situações clínicas de agravamento de quadros hipoxêmicos agudos podem ser evitadas com a simples monitorização da oximetria de pulso e a instituição de oxigênio sob as mais diversas formas de aplicação. A monitorização da saturação de oxigênio deve ser mantida e estabelecida como uma meta para não haver o abuso da utilização de oxigênio. Deslocamento do transdutor e a baixa perfusão tissular, são causas de leitura não adequadas da saturação de oxigênio que devem ser percebidas e corrigidas.

Mecanismos e prevenção da lesão pulmonar produzida pela ventilação mecânica (VILI) e da injúria pulmonar associada à ventilação mecânica (VALI)

Sabe-se que a VILI, definida em conferência de consenso internacional como a lesão produzida pela ventilação mecânica em modelos animais, pode causar, por si só, a piora do dano pulmonar inicial além da liberação de mediadores inflamatórios e biotrauma.[18] Um melhor termo atualmente proposto e utilizado em modelos humanos é a VALI. Trata-se da lesão pulmonar que se assemelha a SARA em pacientes que recebem ventilação mecânica, incluindo aquelas superpostas ao pulmão previamente lesado. Elevados volumes pulmonares aplicados durante a ventilação mecânica, o aumento da pressão transpulmonar, a superdistensão alveolar e os movimentos repetitivos de abertura e fechamento alveolar são responsáveis pela VALI.[19] Portanto, estratégias de proteção pulmonar devem ser realizadas com a finalidade de diminuir este dano. Entre elas estão a rápida restituição da ventilação espontânea, utilização de métodos não invasivos quando indicados, equipamentos adequados, modo de suporte que atenda às necessidades ventilatórias do paciente, fra*ção inspirada de* oxigênio (FIO_2) para manter

TABELA 26.4	ESTRATÉGIAS PARA MINIMIZAR OS EFEITOS ADVERSOS DA VENTILAÇÃO EM RELAÇÃO AO VOLUTRAUMA MECÂNICA[4]
Em relação ao barotrauma	
Evitar pressão de pico acima de 40 cmH_2O	
Evitar pressão de platô acima de 30 cmH_2O	
Evitar pressões acima do ponto de inflexão superior da curva pressão-volume do sistema respiratório pela excessiva distensão alveolar	
Controlar a pressão alveolar e não a $PaCO_2$	
Em relação ao volutrauma	
Evitar grandes volumes correntes	
Rotineiramente usar volume corrente $<$ 8 mL/kg de peso predito	
Na SARA usar volume corrente $\leq$ 6 mL/kg de peso predito	
Na asma brônquica usar volume corrente entre 5 a 7 mL/kg de peso predito	
Na DPOC, usar volume corrente entre 5 a 7 mL/kg de peso predito	
Permitir a hipercapnia se os valores de volume e pressão estiverem além dos indicados como estratégia de proteção pulmonar, salvo contraindicação (acidose metabólica, lesão cerebral e hipertensão intracraniana, instabilidade hemodinâmica e insuficiência coronariana aguda)	
Em relação a utilização de PEEP	
PEEP suficiente para evitar o colapso das bases pulmonares e evitar a hiperdistensão, ou, ainda, PEEP suficiente para permitir a oxigenação adequada do paciente sem causar distúrbio hemodinâmico	

saturação arterial > 90%, evitar FIO_2 > 50% a 60% e as técnicas de proteção pulmonar, indicadas na Tabela 26.4.[4]

Prevenção da pneumonia associada a VM (PAV)

Por definição, a PAV é a infecção pulmonar desenvolvida 48 horas após a intubação traqueal.[20] Das infecções nosocomiais, a PAV representa 5%-18% de todas as infecções nas unidades de terapia intensiva.[21] Em vários estudos, a pneumonia é o local mais comum de origem da sepse.[22,23] Além disso, a PAV prolonga o tempo de ventilação mecânica, o tempo de internação na UTI e os custos hospitalares. Os conhecidos "pacotes" ou *bundles* se referem a uma série de intervenções que, quando implementadas em conjunto, conseguem atingir um objetivo melhor que se aplicadas individualmente.[24] O pacote de prevenção da PAV está descrito na Tabela 26.5.

TABELA 26.5	PACOTE DE PREVENÇÃO DA PAVM
Elevação da cabeceira da cama (30º a 45º)	
Interrupção diária da sedação e tentativa diária de extubação	
Trocar o circuito do ventilador uma vez por semana ou quando sujo	
Manter os coletores de secreções do circuito ao nível do leito	
Fazer higiene das mãos antes e após manusear o sistema e o paciente	
Limpar o ventilador uma vez por dia	
Verificar três vezes ao dia o resíduo gástrico da nutrição enteral	
Na presença de sinusite optar por sonda orogástrica	
Evitar a aspiração do condensado contaminado do circuito do ventilador	
Higiene oral diária com Clorexidina	
Usar preferencialmente espaçador no circuito para administração de fármacos ou promover a troca do nebulizador três vezes ao dia	
Treinar a equipe de saúde	

Desmame e liberação da ventilação mecânica

Postergar a retirada da ventilação mecânica se correlaciona com complicações como pneumonia, barotrauma, lesões laringotraqueais, repercussões hemodinâmicas, tromboembolismo, atrofia muscular e toxicidade pelo oxigênio. Estas complicações variam com a gravidade da doença, o tempo de permanência em prótese ventilatória e técnicas ventilatórias.[25-27] A precocidade desta remoção pode, por outro lado, relacionar-se com outros riscos, como dificuldade do acesso às vias aéreas, prejuízo na troca gasosa, além do aumento de pneumonia e da mortalidade.[28-30.]

Protocolos para desmame conduzido pela equipe multiprofissional de saúde têm sido praticados por demonstrarem a capacidade em encurtar o tempo de desmame.[31] Wesley *et al.*[8] comprovaram que o uso sistemático de intervenções produziu melhor resultado relacionado ao desmame do paciente. Goldwasser e David propuseram a utilização do termo "estratégia", como método de memorização, por meio de *checklist*, em que cada letra da palavra lembra alguns aspectos-chave relacionada ao assunto. Isso cria um mecanismo facilitador para a equipe multidisciplinar que, após a visita diária a beira do leito possa identificar o paciente capaz de se submeter ao teste de ventilação espontânea ou método de interrupção e, com isso, abreviar o tempo de ventilação mecânica (Figura 26.1[32]). O Consenso Brasileiro de Ventilação Mecânica definiu vários critérios para o desmame, com base em evidências da literatura.[33]

Das estratégias para reduzir os dias de ventilação mecânica, a interrupção da sedação diária (*sedation vacation*) está incluída no *bundle* de ventilação mecânica como recomendação do *Institute of Health*

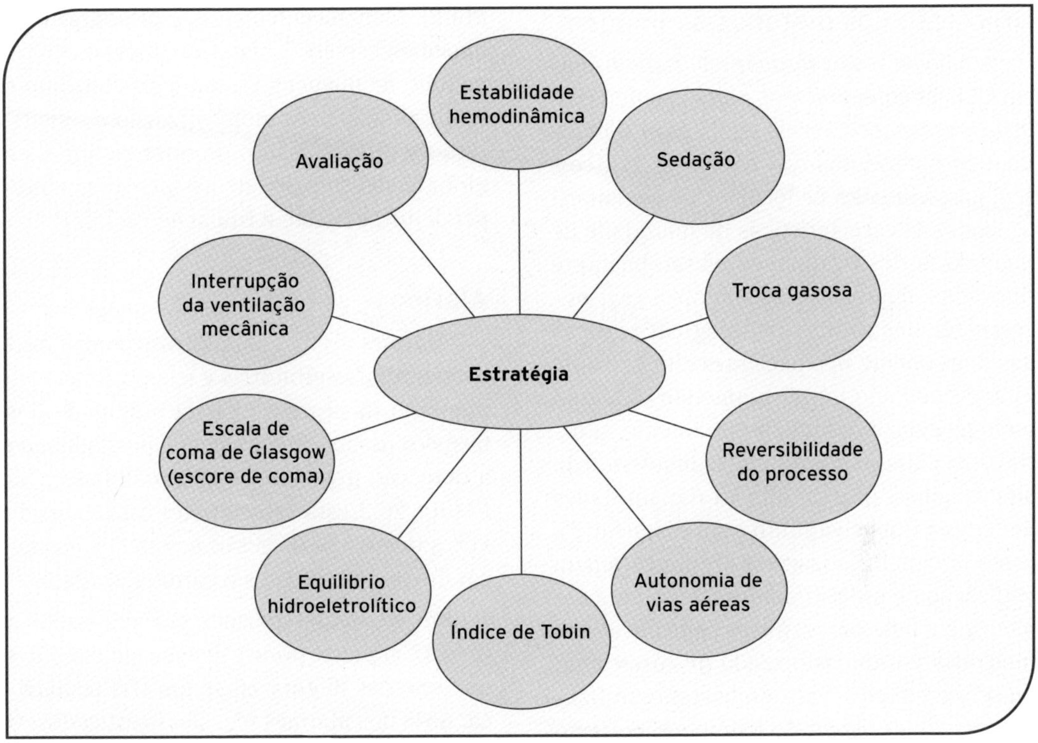

Figura 26.1: Estratégia como método de memorização para o desmame.[32]

Improvement.[34] Kress *et al.* mostraram que a interrupção da infusão de sedativos se correlacionou com a redução do número de dias de ventilação mecânica e o tempo de permanência na UTI, por outro lado, também pode aumentar extubações não programadas (ENP), aumentando os riscos dos pacientes.[35,36] A estratégia proposta requer a interrupção da sedação em certa hora do dia definida pela equipe multidisciplinar. Alguns pacientes podem não estar aptos para o desmame e requerem manutenção de sedoanalgesia para conforto e sincronismo com o ventilador. Para esse grupo, que corresponde a dois terços dos pacientes ventilados, essa medida pode oferecer riscos e prover desconforto, dor e ansiedade.[37] É possível que nas UTIs que tenham uma visita diária de médicos intensivistas e equipe multidisciplinar a interrupção da sedação diária deva ser preconizada somente para aqueles pacientes previamente selecionados aptos a realizar o desmame.[38] Mais recentemente tem se preconizado a titulação da sedoanalgesia por escala de conforto realizada pela equipe de enfermagem.

Mudanças dos circuitos do ventilador

Com a utilização dos recursos de inaloterapia, muito se tem discutido sobre a frequência da troca dos circuitos e as repercussões clínicas, principalmente referentes à PAV. Quando se comparou a troca de circuito a cada 72 horas *versus* a troca semanal do circuito em dois grupos de pacientes em ventilação mecânica, com características semelhantes, observou-se que a troca semanal reduziu significativamente o número previsto de circuitos utilizados e este fato provocou uma economia/ano de U$ 20.246,90; além disso, não ocorreu maior incidência de pneumonia adquirida em ventilação mecânica (9,1% no grupo 72 horas *vs.* 6,2% no grupo 7 dias, $p = 0{,}44$).[39]

Utilização dos métodos de imagem

Avalia-se o uso rotineiro de radiografias em UTI. Os equipamentos portáteis oferecem informações, por vezes, vitais para o diagnóstico e condutas nos pacientes críticos, sem possibilidades de locomoção. No entanto, como as características de qualidade de imagem destes equipamentos são bastante limitadas, deve-se reconsiderar a real necessidade das rotinas radiológicas realizadas diariamente nos pacientes clinicamente estáveis que não foram submetidos a algum método invasivo. Mais recentemente, o ultrassom pulmonar e do diafragma tem sido adicionado à prática clínica das unidades de terapia intensiva tanto para diagnóstico, como para monitorização e seguimento para realização de procedimentos, como punções pleurais e punções venosas centrais. A tomografia computadorizada de tórax com ou sem contraste tem sido bastante utilizada para diagnóstico de tromboembolismo pulmonar, SARA, pneumonias intersticiais, assim como para verificação da extensão do comprometimento pulmonar. Também tem sido utilizada para ajustes da ventilação mecânica (recrutamento alveolar e ajuste da PEEP). Mais recentemente, a tomografia de impedância elétrica tem sido utilizada como método de imagem à beira leito contínuo e sem radiação para monitorização da ventilação e da perfusão pulmonar regionais e globais, diagnóstico de assincronias como pendeluft, e ajuste e titulação da PEEP.[40]

Alarmes

Alarmes visam à monitorização das funções cardiorrespiratórias e respiratórias e ao aumento da segurança e da qualidade dos métodos usados no tratamento, possibilitando a detecção precoce das anormalidades. Na Figura 26.2 está relacionado o número de vezes que os alarmes são acionados, destacando-se ventiladores e cardiovasculares.[4]

Em média, os alarmes são acionados a cada 37 minutos, principalmente em pacientes não sedados (Figura 26.3). Em UTI pediátrica, 68% dos alarmes não são justificados. O número de vezes que o alarme é acionado depende da faixa de monitorização desejada e do tipo de paciente.

Após o acionamento do alarme, somente 5,9% exige algum tipo de intervenção médica.

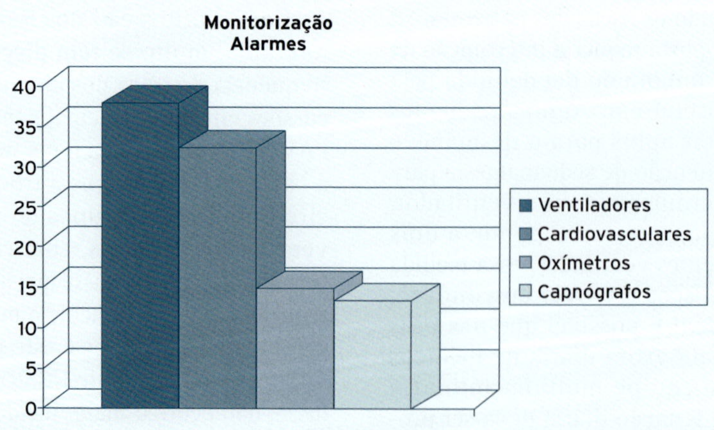

Figura 26.2: Tipos de alarmes usados em UTI e taxas de disparo do alarme.
Fonte: Intens Care Med. 1999; 25: 1360-1366.

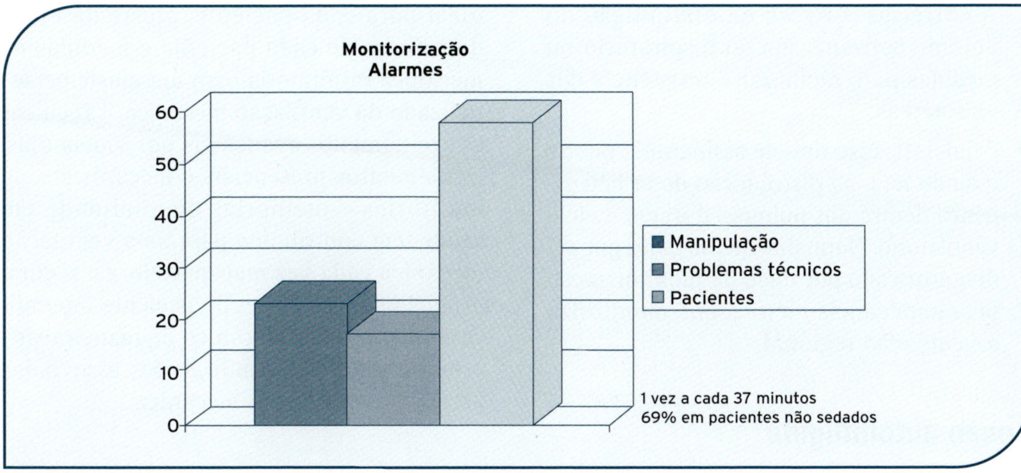

Figura 27.3: Motivo de acionamento do alarme.
Fonte: Intens Care Med 1999; 25:1360-1366.

Assincronias

Mais recentemente, o diagnóstico, monitorização e correção das assincronias do paciente com o ventilador mecânico tem se tornado um importante tópico na segurança do paciente em ventilação mecânica, pois sua ocorrência, especialmente o duplo disparo, pode levar a ventilação não protetora do paciente com consequente VILI. As principais assincronias que devem ser diagnosticadas e corrigidas são:[7]

- Autodisparo: o ventilador é disparado por oscilações no circuito ou pelos batimentos cardíacos e não pelo paciente. A correção consiste na verificação do circuito com retirada de água e secreções, diminuindo a sensibilidade do ventilador.
- Duplo disparo: geralmente ocasionado pelo esforço excessivo do paciente, um tempo inspiratório curto demais ou volume ou delta de pressão baixos. A correção dever ser feita com o aumento do tempo inspiratório ou aumento do volume corrente ou das pressões do ventilador sempre em níveis protetores. Medidas para diminuir o esforço excessivo do paciente, como ajuste da sedoanalgesia, devem ser realizadas.
- Esforço ineficaz ou esforço perdido: nessa assincronia, o esforço realizado pelo paciente não consegue disparar o ventilador mecânico. Neste caso, deve ser diminuída a sedação, as alcaloses metabólicas e aumentada a sensibilidade do ventilador mecânico, ou ainda mudada a forma de disparo do ventilador: de disparo a pressão para disparo a fluxo ou, ainda, para disparo neural.
- Ciclagem precoce: nessa assincronia, o disparo do ventilador ocorre antes do tempo neural de ventilação do paciente. O tempo inspiratório deve ser prolongado e ajustado ao tempo neural do paciente.
- Ciclagem tardia: nessa assincronia o ventilador cicla após o tempo neural do paciente já ter sido atingido.
- Disparo reverso: nessa assincronia, a ventilação mecânica controlada estimula o diafragma do paciente, que se contrai e inicia um ciclo assistido logo após o ciclo ventilatório controlado.
- Auto-PEEP: a ocorrência do auto-PEEP também é considerada uma forma de assincronia, em que o tempo expiratório é insuficiente para saída do volume corrente inspirado dos pulmões. Esta assincronia ocorre especialmente em pacientes obstruídos ou quando colocado volume corrente muito alto para aquele tempo expiratório.

A correção consiste na diminuição do volume corrente, tempo inspiratório ou medidas para melhorar a resistência das vias aéreas.

- Pendeluft: esse tipo de assincronia ocorre quando há uma distribuição do ar heterogênea dentro dos pulmões durante o ciclo ventilatório. Normalmente, só consegue ser diagnosticado por meio da monitorização pela impedância elétrica que monitoriza a ventilação regional.

Lesão autoinfligida

Recentemente tem sido descrita a lesão autoinfligida que acomete o paciente durante a ventilação mecânica. Está lesão ocorre quando o paciente faz um esforço excessivo que, somado a pressão inspiratória do ciclo ventilatório do ventilador mecânico, ocasiona pressões transpulmonares excessivas e lesão associada à ventilação mecânica. Esta lesão pode ser evitada ou diminuída com a monitorização dos esforços dos pacientes em ventilação mecânica assistida (medidas de Pmus com a aplicação de pausa expiratória ou por meio de monitorização do esforço com ajuda de colocação de um balão esofágico). Sua correção consiste no ajuste do ventilador mecânico para se evitar pressões transpulmonares elevadas e ajustes na sedoanalgesia para evirar esforços excessivos.[8]

Conclusão e perspectivas

O uso inadequado da ventilação mecânica está associado a complicações que levam a morbimortalidade e aumento do tempo de ventilação mecânica. O desenvolvimento de melhores métodos de monitorização, monitorização a distância para um melhor controle e métodos automáticos de monitorização, assim como técnicas de *machine learning* estão sendo desenvolvidos para uma melhor monitorização da ventilação mecânica protetora para ajuste de volume corrente, PEEP ideal, frequência respiratória ideal para cada paciente, ajuste da FIO2, do esforço de cada paciente e medidas de mecânica respiratória para um ajuste personalizado da ventilação mecânica.[42] Técnicas de treinamento avançadas por videoaulas, treinamentos presenciais e mecanismos de auditorias e melhorias de qualidade em saúde têm contribuído para uma ventilação mecânica cada vez mais protetora e segura, propiciando condições do paciente interagir com o ventilador mecânico de maneira síncrona e segura evitando lesões associadas ao uso da ventilação mecânica.

Referências bibliográficas

1. Kohn LT, Corrigan JM, Donaldson MS. Err is Human: Building a Safer Health System. Committee on Quality in America. Washington DC: Institute of Medicine, National Academy Pr, 1999.
2. Amalberti R, Auroy Y, Berwick D, et al. Five System Barriers to Achieveng Ultrasafe Health Care. Ann Intern Med. 2005; 142: 756-764.
3. Esteban A, Anzueto A, Frutos F, et al; Mechanical Ventilation International Study Group. Characteristics and outcomes in adult patients receiving mechanical ventilation: a 28-day international study. JAMA. 2002; 16; 287(3): 345-55.
4. David CM. Efeitos Adversos da Ventilação Mecânica. In: David CM. Ventilação Mecânica: Da Fisiologia à Prática Clínica. Rio de Janeiro: Revinter, 2010.
5. Hansel J, Rogers AM, Lewis SR, et al. Videolaryngoscopy versus direct laryngoscopy for adults undergoing tracheal intubation. Cochrane Database Syst Rev. 2022 Apr 4; 4(4): CD011136.
6. Esteban A, Ferguson N, Meade M, et al. Evolution of Mechanical Ventilation in Response to Clinical Research. *Am J Respir Crit Care Med.* 2008; 177: 170-177.
7. Doerschug KC. Patient-Ventilator Synchrony. Clin Chest Med. 2022; 43(3): 511-518.
8. Pettenuzzo T, Sella N, Zarantonello F, et al. How to recognize patients at risk of self-inflicted lung injury. Expert Rev Respir Med. 2022 Sep; 16(9): 963-971.
9. Esteban A, Anzueto A, Alía I, et al. How Is Mechanical Ventilation Employed in the Intensive Care Units. An International Utilization Review. Am J Respir Crit Care Med. 2000; 161(5): 1450-8.

10. Esteban A, Aliá I, Ibanez J, et al. Modes of Mechanical Ventilation and Weaning: A National Survey of Spanish Hospitals. Chest. 1994; 106: 1188-93.
11. Ely EW, Baker AM, Dunagan DP, et al. Effect on the Duration of Mechanical Ventilation of Identifying Patients Capable of Breathing Spontaneously. N Engl J Med. 1996; 335: 1864-69.
12. Kress JP. Daily Interruption of Sedatives Infusion in Critically Ill Patients Undergoing Mechanical Ventilation. N Engl J Med. 2000; 342(20): 1471-7.
13. Kotilainen HR. Cost Analysis and Clinical Impact of Weekly Ventilator Circuits Changes in Patients in the Intensive Care Unit. Am J Infect Control. 1997; 25(2): 117-20.
14. Marini J. ICU Utilization and Cost Control. In: Marini J, Wheeler A, eds. Critical Care Medicine: the Essentials. 2nd ed. Baltimore: Williams & Wilkins, 1997.
15. Joint Comission on Accreditation of Health Care Organizations. Preventing ventilator-related death injuries. Sentinel Event Alert. [Internet]. Disponível em: http://www.jointcommission.org/SentinelEvents/SentinelEventAlert/sea_25.htm.
16. Hough C, Curtis R. Long-Term outcomes after mechanical ventilation. In: TOBIN MJ. Principles and Practice of Mechanical Ventilation. 2. ed. New York: McGraw-Hill, 2006. p. 1371.
17. Chelluri L, Mendelsohn AB, Belle SH, et al. Hospital costs in patients receiving prolonged mechanical ventilation: Does age have an impact? Crit Care Med. 2003 Jun; 31(6): 1746-51.
18. International Consensus Conferences in intensive care medicine American Thoracic Society, European Society of Intensive Care Medicine, Societe de Reanimation Langue Francaise. Ventilator-associated lung injury in ARDS. Intensive Care Medicine. 1999; 25: 1444-52.
19. Peñuelas O, Frutos-Vivar F, Esteban A. Primum nocere: Avoiding harm during mechanical ventilation. In: Chiche JD, Moreno R, Putensen C, Rhodes A, Eds. Patient Safety and Quality of Care in Intensive Care Medicine. Berlim: MWV&Co. KG, 2009. p. 315-26.
20. Burke JP. Infection control – a problem for patient safety. N Engl J Med. 2003; 348: 651-6.
21. Shorr AF, Kollef MH. Ventilator-associated pneumonia: insights from recent clinical trials. Chest. 2005; 128(Suppl 2): S583-91.3.
22. Sales Júnior JAL, David CD, Hatum R. Sepse no Brasil: estudo epidemiológico da sepse em Unidades de Terapia Intensiva brasileiras. RBTI. 2006; 18: 9-17.
23. Vincent JL, Sakr Y, Sprung CL, et al. Sepsis in European intensive care units: results of the SOAP study. Crit Care Med. 2006; 34: 344-53.
24. Tablan OC, Anderson LJ, Besser R, et al. CDC Healthcare Infection Control Practices Advisory Committee. Guidelines for preventing health care-associated pneumonia, 2003: Recommendations of CDC and the Healthcare Infection Control Practices Advisory Committee. MMWR Recomm Rep. 2004; Mar 26; 53(RR-3): 1-36.
25. Macintyre N, Cook DJ, Ely EW, et al. Evidence-based guidelines for weaning and discontinuing ventilatory support: a collective task force facilitated by the American College of Chest Physicians; The American Association for Respiratory Care; and The American College of Critical Care Medicine. Chest. 2001; 120(Suppl6): S375-S39t.
26. Fagon JY, Chastre J, Domart Y, et al. Nosocomial pneumonia in patients receiving continuous mechanical ventilation: prospective analysis of 52 episodes with use of protected specimen brush and quantitative culture techniques. Am Rev Respir Dis. 1989; 139: 877-884.
27. Kollef MH, Shapiro SD, Silver P, et al. A randomized, controlled trial of protocol-directed versus physician-directed weaning from mechanical ventilation. Crit Care Med. 1997; 25: 567-574.
28. Epstein SK, Nevins ML, Chunh J. Effect of unplanned extubation on outcome of mechanical ventilation. Am J Respir Crit Care Med. 2000; 161: 1912-6
29. Esteban A, Alia I, Gordo F, et al. Extubation outcome after spontaneous breathing trials with T-tube or pressure support ventilation. The Spanish Lung Failure Collaborative Group. Am J Respir Crit Care Med. 1997; 156: 459-465
30. Torres A, Gatell JM, Aznar E, et al. Re-intubation increases the risks of nosocomial pneumonia in patients needing mechanical ventilation. Am J Respir Crit Care Med. 1995; 152: 137-141.
31. Brook AD, Ahrens TS, Schaiff R, et al. Effect of a nursing implemented sedation protocol on the duration of mechanical ventilation. Crit Care Med. 1999; 27: 2609-2615.
32. Goldwasser RS, David CM. Desmame da ventilação mecânica: promova uma estratégia. RBTI. 2007; 19: 107-112.
33. Goldwasser R, Farias A, Saddy F, et al. Desmame in III Consenso Brasileiro de Ventilação Mecânica J Bras Pneumol. 2007; 33(Supl 2): S128-S136.
34. Resar R, Pronovost P, Haraden C, et al. Using a Bundle Approach to Improve Ventilator Care Processes and Reduce Ventilator Associated Pneumonia. J. Qual. Patient Saf. 2005; 31: 243-248.
35. Kress J, Pohlman A, O'connor F, et al. Daily interruption of sedative infusions in critically

ill patients undergoing mechanical ventilation. N Engl J Med. 2000; 342: 1471-1477.
36. Girard TD, Kress JP, Fuchs BD, et al. Efficacy and safety of a paired sedation and ventilator weaning protocol for mechanically ventilated patients in intensive care (awakening and breathing controlled trial): a randomized controlled trial. Lancet. 2008; 371: 126-134.
37. Chevron V, Menard JF, Richard JC, et al. Unplanned extubation: Risk factors of development and predictive criteria for reintubation. Crit. Care Med. 1998; 26: 1049-1053.
38. Venkatram S, Nayak J, Kanna B. Safety of daily sedation interruptions in mechanically ventilated inner-city patients - an alternative approach. Journal of Medicine and Medical Sciences. 2010; 1(6): 242-247.
39. David CMN. Complicações da Ventilação Mecânica. In: Carvalho CRR, David CMN, eds. Ventilação Mecânica e Relatório do II Consenso Brasileiro de Ventilação Mecânica. CBMI. 2000; 8: 404.
40. Toy D, Siegel MD, Rubinowitz AN. Imaging in the Intensive Care Unit. Semin Respir Crit Care Med. 2022 Dec; 43(6): 899-923.
41. Chambrin MC, Ravaux P, Calvelo D, et al. Multicentric study of monitoring alarms in the adult intensive care unit (ICU): a descriptive analysis. Intensive Care Med. 1999, 25: 1360-1366.
42. Pelosi P, Ball L, Barbas CSV, et al. Personalized mechanical ventilation in acute respiratory distress syndrome. Crit Care. 2021; 25(1): 250.

27

A Reposição Volêmica com Segurança: Tratar sem Lesar

Ciro Leite Mendes
Erick César de Farias Albuquerque

Introdução

A reposição intravenosa de fluidos é uma intervenção comumente utilizada no tratamento de pacientes aguda e gravemente enfermos, visando a manter ou restabelecer um débito cardíaco adequado às demandas energéticas imediatas. No entanto, apesar de sua ampla utilização, essa terapia pode ter efeitos adversos graves, se usada sem o devido critério. O maior problema desse procedimento advém da nossa limitada capacidade para apontar, de forma suficientemente confiável e segura, qual paciente, de fato, terá seu débito cardíaco elevado, assim como sua oferta sistêmica de oxigênio aumentada, após receber uma alíquota de fluido intravenoso, administrada exclusivamente com esse propósito. Por outro lado, diversas séries têm evidenciado que apenas cerca de metade dos pacientes internados em unidades de terapia intensiva (UTI) respondem de forma positiva a essa abordagem, como também existem dados que demonstram inconsistência desse benefício, mesmo nessa metade que responde à medida. Adicionalmente, os efeitos prejudiciais proporcionados pela sobrecarga de fluidos estão agora claramente demonstrados e há evidências desses malefícios em diversos subgrupos de pacientes. Assim é que o excesso de fluidos aumenta o tempo de ventilação pulmonar invasiva e a taxa de mortalidade dos pacientes críticos com e sem sepse, daqueles com síndrome do desconforto respiratório agudo (SDRA), hipertensão intra-abdominal, lesão renal aguda e em pós-operatório de diversos tipos de cirurgia.[1-9]

Nos últimos anos, diante desse contexto, surgiram inúmeras abordagens metodológicas, por meio de diferentes testes, índices e novas tecnologias, com o objetivo de aprimorar a identificação dos pacientes que realmente se beneficiariam da reposição intravenosa de fluidos.[10-17] Esses métodos têm em comum o propósito de reduzir, ao mínimo, a incerteza nas tomadas de decisão associadas a essas opções, uma vez que tanto a oferta desnecessária quanto a reposição volêmica insuficiente podem acarretar graves e prejudiciais consequências ao paciente. Isso ocorre, de um lado, porque a administração excessiva de fluidos pode determinar aumento desproporcional da pré-carga, desenvolvimento de edema e prejuízo ao transporte de oxigênio, seja nos pulmões, seja nos tecidos periféricos; e, no flanco oposto, a reposição volêmica semiplena pode levar à persistência da hipoperfusão, a qual, se suficientemente grave e prolongada, determina disfunções orgânicas, onerando o prognóstico do paciente de forma proporcional ao seu número e à sua magnitude.

Outro aspecto importante conferido a essa intervenção, é a escolha oportuna do tipo de fluido a ser administrado. Essa definição é relevante, na medida em que pode influenciar o desfecho do paciente, sendo esse um dos principais motivos pelos quais é obrigação de todo intensivista discriminar propriedades como composição, características físico-químicas, assim como prever o comportamento farmacocinético e farmacodinâmico de cada uma das diversas modalidades de fluidos disponíveis, em confronto com as peculiaridades relacionadas ao enfermo e às metas terapêuticas pretendidas.[18-20]

Para esse propósito, as evidências científicas acumuladas ao longo dos últimos anos têm contribuído para orientar as diretrizes clínicas e fornecer recomendações mais consistentes sobre a escolha desses agentes. Estudos comparativos têm avaliado os efeitos de diferentes tipos de fluidos na resposta hemodinâmica, função renal, morbidade e mortalidade dos pacientes.

Escopo do capítulo

É importante, a esta altura, deixar claro o objetivo global deste capítulo, que pretende estabelecer uma perspectiva suficientemente ampla e atualizada sobre tópicos fundamentais, para a prática diária do intensivista, representados pelos principais conceitos e evidências relacionadas à previsão e à avaliação da resposta à infusão de fluidos intravenosos com o propósito específico de preservar ou, no pior cenário, restabelecer perfusão e oxigenação sistêmicas a patamares seguros para o paciente.

Esse escopo limitado pode parecer, ao leitor exigente, pouco ambicioso e superficial em principio, no entanto, quando se compreendem a complexidade do tema e sua integração com inúmeras variáveis fisiológicas, patológicas e ambientais capazes de se apresentarem sob a forma de diversas configurações, que possibilitam aumentar ainda mais a quantidade de fatores intervenientes, torna-se possível entender a razão pela qual os autores optaram por restringir o conteúdo deste capítulo ao entendimento dos fundamentos sobre os quais encontram-se estruturados todos os demais aspectos do conhecimento necessário ao diagnóstico e tratamento individualizado e preciso exigido pelos pacientes críticos para os quais a decisão de ofertar fluidos surge como uma alternativa.

O que há de tão complicado em decidir "fazer 'quinhentinhos' de soro"?

O cenário em que é preciso se decidir sobre a administração de fluidos intravenosos a um paciente em uma condição crítica, frequentemente associada a outras complicações e com diferentes níveis de gravidade, pode ser considerado um exemplo de sistema complexo.[21,22] Nesse contexto, estão presentes todos os elementos e características que assim o definem. Além disso, um fator adicional de complexidade surge a partir da própria proposta de tratamento, que pode apresentar tanto benefícios quanto riscos, com igual probabilidade.

Esses cenários são tão frequentes e importantes, que levaram à criação de um ramo específico da Ciência denominado "Teoria dos Sistemas Complexos", cuja finalidade exclusiva é estudar e entender esse tipo de modelo. As características que tornam o cenário da decisão sobre a administração de fluidos intravenosos a pacientes críticos tão semelhante a um sistema complexo podem ser assim listadas:[23]

- Envolvimento de múltiplas variáveis fisiológicas, patológicas e ambientais, que interagem entre si no contexto da administração de fluidos.

- Existência de diferentes graus de acometimento e nuances de gravidade nos pacientes, exigindo uma avaliação abrangente e individualizada.
- Potencial para uma ampla variedade de configurações e combinações de tratamento, que devem ser consideradas em relação aos benefícios e riscos associados.
- Necessidade de uma abordagem holística e precisa, levando em conta informações detalhadas sobre o quadro do paciente e as respostas esperadas aos fluidos intravenosos.
- Adaptação contínua às mudanças nas condições do paciente, evolução da doença e respostas aos tratamentos.
- Exigência de conhecimento especializado para a tomada de decisões adequadas e seguras.
- Sensibilidade às características individuais dos pacientes e reconhecimento de que as respostas podem variar significativamente.
- Importância de uma cuidadosa análise dos riscos e benefícios associados à administração de fluidos, considerando os possíveis desfechos e complicações.

Na Figura 27.1, o diagrama apresenta os diversos fatores que podem interferir na avaliação da necessidade de fluidos e destaca as interações que podem estar envolvidas entre essas diferentes variáveis.[24]

Ainda outra explicação: um glossário...

Após legitimar o conteúdo propositadamente direcionado deste capítulo a esses dois tópicos, surge ainda uma opção também não

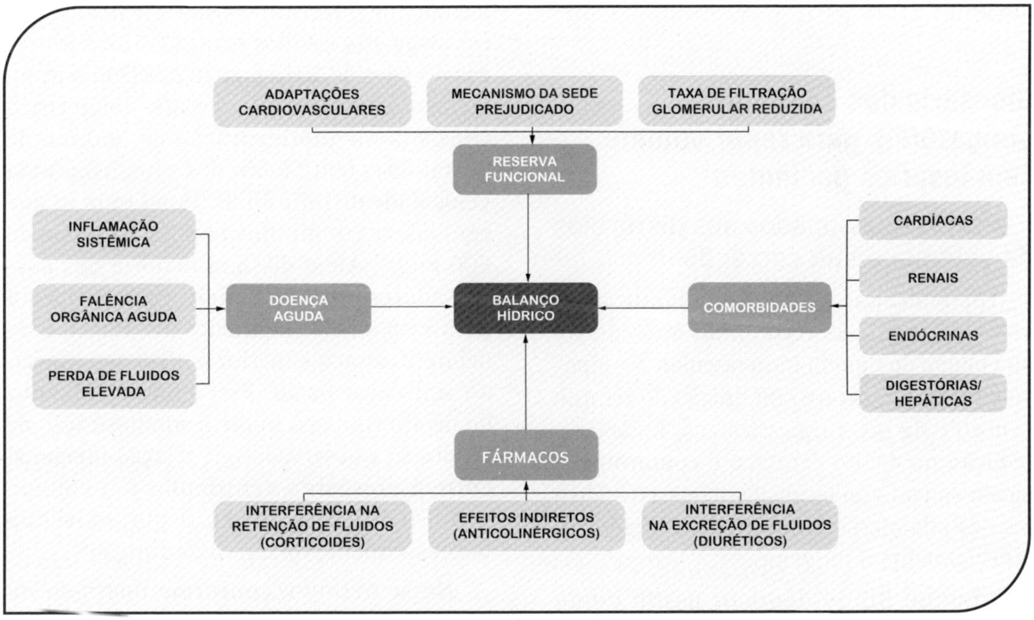

Figura 27.1: Diagrama indicando os fatores que podem influenciar a avaliação sobre a necessidade de fluidos. Neste contexto, são apresentados quatro grupos de fatores que afetam o equilíbrio de fluidos em um paciente e, consequentemente, a avaliação sobre a necessidade de fluidos. Esses fatores são subdivididos em subgrupos que ilustram as possíveis complexidades envolvidas.
Fonte: adaptada e traduzida de Messina *et al.*[24]

muito convencional para ser sustentada: a adoção de um glossário de termos, a qual consideramos ser uma ideia vantajosa por oferecer uma referência rápida e clara dos principais conceitos relacionados, facilitando o entendimento do conteúdo e possibilitando tornar mais fluido o corpo principal do texto, o que favorece tanto o seu entendimento quanto a sua aplicação prática nos cuidados à beira do leito e, por fim, ainda tem como vantagem facilitar, ao leitor pouco familiarizado com a temática deste capítulo, uma busca mais rápida e objetiva, sem que precise percorrer longos segmentos de texto para encontrar o termo de seu interesse.

Os termos apresentados a seguir foram selecionados por sua relevância para o tema abordado neste capítulo, bem como pela sua interdependência com outros conceitos. O objetivo é fornecer uma explanação detalhada e abrangente de cada termo, buscando simultaneamente objetividade e compreensão integral.

Glossário dos conceitos obrigatórios para repor volume sem lesar os pacientes

I. Termos relacionados aos distúrbios da volemia e sua correção

Hipovolemia: refere-se à diminuição do volume sanguíneo, resultando em redução no volume do líquido intravascular. Na hipovolemia grave, ocorre diminuição do retorno venoso e da pré-carga cardíaca, levando a redução no débito cardíaco e comprometimento da perfusão tecidual sistêmica devido à restrição da oferta de substratos energéticos, especialmente o oxigênio.[25,26]

Choque hipovolêmico: assim como qualquer tipo de choque circulatório, é caracterizado pela presença de hipoperfusão, que, nesse caso, ocorre devido à grave hipovolemia. A diminuição do volume sanguíneo, por sua vez, resulta em queda do retorno venoso, da pré-carga ventricular e, consequentemente, do débito cardíaco. Essa última é a responsável por uma oferta sistêmica de oxigênio insuficiente em suprir as demandas energéticas do organismo como um todo, levando ao desenvolvimento de hipóxia, disfunção e, eventualmente, à morte celular.[25,26]

A quantidade de células envolvidas está relacionada à magnitude do desequilíbrio e, quando esse número é muito elevado, a função global do órgão ao qual elas pertencem também é prejudicada. Além disso, a gravidade e o número de disfunções podem ser influenciados por fatores como idade, reserva funcional e, presença de comorbidades, entre outros.[25]

Desafio volumétrico: é uma estratégia que envolve a administração rápida de uma quantidade significativa de fluido intravenoso em um curto intervalo de tempo.

Apesar de não existir consenso sobre quaisquer dos parâmetros envolvidos no método, uma recente revisão sistemática que envolveu 124 estudos realizados no decorrer das décadas de 2010 e 2020 detectou que, na maioria deles (76,6%), o desafio volumétrico consistia na administração de 500 mL de cristaloides (em 56,6% dos estudos) a uma velocidade de infusão de 25 mL/min (o que equivale a 20 minutos para um volume de 500 mL).[27] Além disso, a maioria dos pesquisadores (70,9%) definiu como resposta positiva à infusão de fluidos um aumento do débito cardíaco superior a 15% em relação ao seu valor basal. Esse comportamento do débito cardíaco frente à administração de fluidos só é observado se a relação funcional entre a pré-carga ventricular e o volume sistólico de ejeção do ventrículo* estiver na fase ascendente da curva de função**.

Nesse período, conforme ilustrado na Figura 27.2, há uma relação direta e proporcional entre a pré-carga (a variável independente, pois permite ser manipulada) e

* Consultar *Curva de Frank-Starling* neste glossário.

** Consultar Fase pré-carga dependente neste glossário.

o volume sistólico (a variável dependente, visto ser afetada ou depender da independente). Isso significa que, sempre que uma intervenção é realizada nessa fase e resulta em elevação da pré-carga, o volume sistólico aumentará obrigatoriamente como resposta.[28]

Síndrome do extravasamento capilar (SEC): é uma condição clínica caracterizada pelo aumento anormal da permeabilidade dos capilares sanguíneos, levando ao extravasamento de líquido e proteínas, particularmente albumina, para os espaços intersticiais e cavidades corporais. Essa síndrome pode ser causada por diferentes condições, incluindo infecções graves, doenças inflamatórias, lesões traumáticas, reações alérgicas e outras patologias.[29]

Os principais sinais e sintomas da SEC incluem: edema generalizado, hipotensão, hemoconcentração, hipoproteinemia e formação de efusões em diferentes territórios e órgãos, como pulmões, abdômen e tecidos subcutâneos.

O mecanismo que origina a SEC envolve a disfunção da barreira endotelial dos capilares, resultando em aumento da permeabilidade vascular e extravasamento de fluidos e proteínas para os tecidos circundantes, o que determina redução na volemia efetiva, comprometimento da perfusão tecidual e disfunção orgânica.

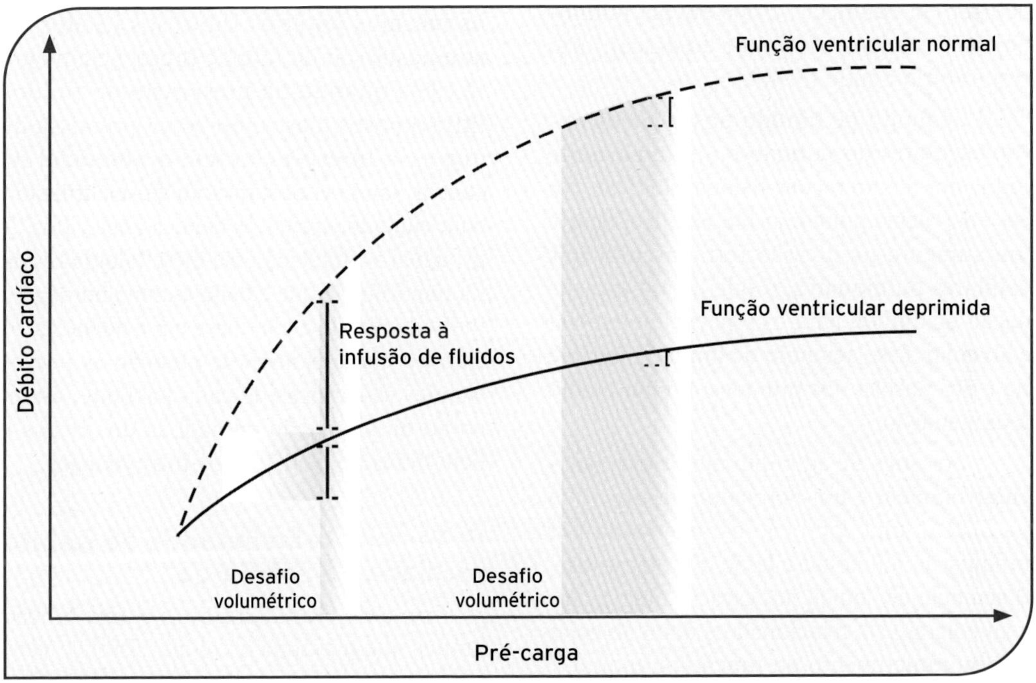

Figura 27.2: Gráfico cartesiano com a representação de duas curvas de função cardíaca (mais conhecidas como "curvas de Frank-Starling). Essa curva representa a relação entre a pré-carga (variável independente, no eixo horizontal) e o débito cardíaco (variável dependente, no eixo vertical). A curva superior, linha pontilhada é a de um coração com função ventricular normal, enquanto a inferior, linha fina, corresponde à curva de um coração com função ventricular bastante deprimida. Observe que o aumento do débito cardíaco em resposta a um aumento da pré-carga depende não só da fase em que a curva de função se encontra, mas também da contratilidade ventricular.
Fonte: adaptada de Marik.[54]

A oferta exagerada de fluidos na fase de ressuscitação de pacientes com hipovolemia pode contribuir para o agravamento da SEC, portanto é fundamental que nessa fase seja mantido um equilíbrio cuidadoso entre a administração de fluidos e as necessidades individuais do paciente, com o propósito de prevenir ou minorar as complicações associadas à SEC.

Água pulmonar extravascular (APEV ou EVLW, do inglês *extravascular lung water*): refere-se à quantidade de líquido presente nos espaços intersticiais e alveolares do pulmão, fora dos vasos sanguíneos pulmonares.[30-32] Essa medida é utilizada para avaliar o acúmulo de líquido nos pulmões, que pode ocorrer em condições como edema pulmonar hidrostático e síndrome do desconforto respiratório agudo (SDRA).

O acúmulo de líquido nos espaços extravasculares do pulmão é um importante indicador de alterações fisiopatológicas. No caso do edema pulmonar hidrostático, ocorre um aumento na pressão intravascular nos capilares pulmonares, o que leva à transudação de líquido para os espaços intersticial e alveolar. Esse acúmulo de líquido interfere na troca gasosa nos pulmões, prejudicando a oxigenação.

A presença de água pulmonar extravascular também é um marcador significativo na SDRA, uma condição caracterizada por inflamação pulmonar e lesão alveolar difusa. O acúmulo de líquido nos espaços intersticiais e alveolares está relacionado a dano alveolar e comprometimento da função pulmonar.

Vários estudos investigaram a relação entre a quantidade de água pulmonar extravascular e a mortalidade de pacientes sépticos, daqueles com síndrome do desconforto respiratório agudo e de pacientes gravemente enfermos, de uma maneira geral. Uma recente metanálise avaliou o resultado desses estudos e detectou que a APEV foi significativamente menor nos sobreviventes quando em comparação com a dos não sobreviventes, com uma diferença média de -4,97 mL/kg (IC 95% [-6,54; -3,41], $p < 0,001$).

Modelo de tratamento do choque por fases (modelo dos "4 D"): trata-se de uma abordagem que divide o tratamento do choque em quatro fases: *ressuscitação, otimização, estabilização e reescalonamento ou evacuação.* Cada uma dessas fases envolve diferentes maneiras de utilizar fluidos intravenosos.[25] Essa metodologia foi inspirada na abordagem usada na antibioticoterapia, conhecida como "abordagem dos 4 D": "*Drug*" (droga), "*Dose*" (dose), "*Duration*" (duração) e "*Descalonation*" (redução gradual).

A ideia por trás dessa estratégia é aplicar os mesmos critérios rigorosos usados na administração de fármacos potencialmente tóxicos quando da prescrição de fluidos intravenosos, baseando-se na premissa de que essa intervenção tem o potencial de causar danos e, portanto, deve ser utilizada com cuidado e critérios bem estabelecidos. A principal vantagem dessa metodologia reside na importância que é dada a uma abordagem individualizada e com base em evidências ao tratar o choque, além da atenção às necessidades específicas de cada paciente, assim como da avaliação cuidadosa dos riscos e benefícios ao usar fluidos intravenosos.

II. Termos relacionados ao débito cardíaco e à pré-Carga

Curva de Frank-Starling: é uma função gráfica que relaciona o volume sistólico ventricular (ou débito cardíaco) no eixo vertical e uma estimativa da pré-carga ventricular no eixo horizontal.[33,34] Ela está ilustrada por meio do gráfico apresentado na Figura 27.3 e descreve a relação entre o volume de sangue que se encontra no ventrículo ao final da diástole (o análogo mais aproximado da pré-carga que é factível de mensurar, usualmente) e a força de contração do ventrículo (volume sistólico).

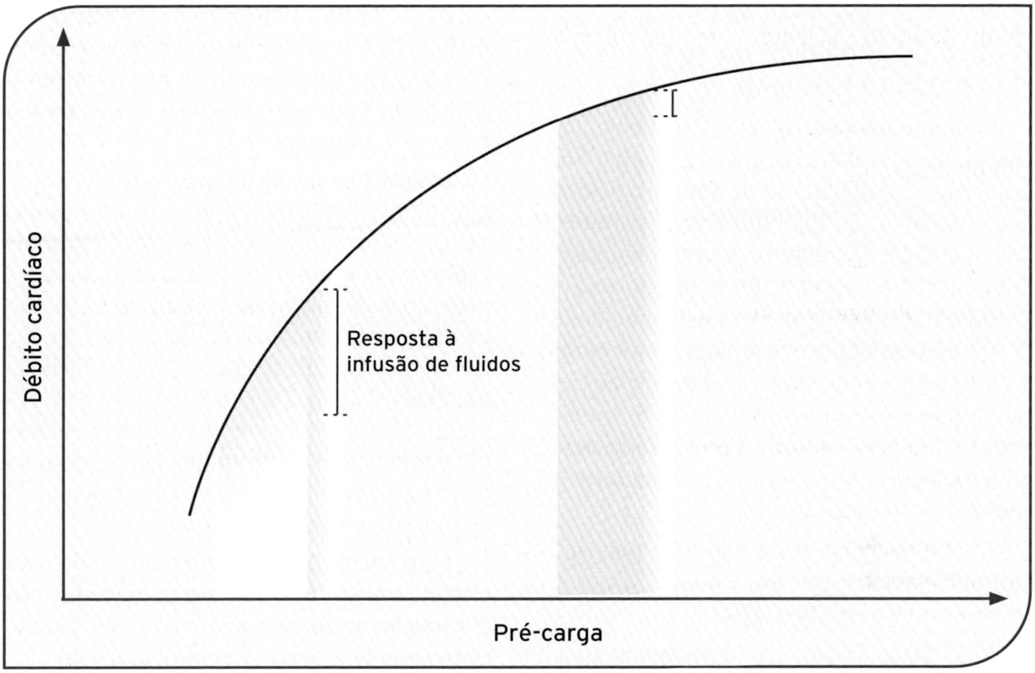

Figura 27.3: A curva de Frank Starling, que representa a relação entre a pré-carga (variável independente, no eixo horizontal) e o débito cardíaco (variável dependente, no eixo vertical).
Fonte: adaptada da Marik.[54]

Fase pré-carga dependente*: como ilustrado na Figura 27.3, corresponde ao segmento ascendente da curva de Frank-Starling, em que o aumento da pré-carga, geralmente obtido pela administração de fluidos intravenosos, resulta em um aumento proporcional e significativo no volume sistólico ventricular e, consequentemente, no débito cardíaco.[35]

* Essa fase é comumente denominada, na literatura médica em língua portuguesa, "fase de fluidorresponsividade" ou "fase responsiva a fluidos", que são variações da tradução do termo em inglês *fluid responsiveness* que é, nosso ver, impreciso, visto que os aumentos de pré-carga não são exclusivamente determinados por incrementos da volemia, da mesma forma que nem todo paciente com hipovolemia terá obrigatoriamente aumentado o seu débito cardíaco em resposta a uma oferta de fluidos.[36] O uso do termo traduzido, além de herdar a mesma imprecisão, também é inadequado, uma vez que as palavras 'responsividade' e 'responsivo' não existem na língua portuguesa.

Fase pré-carga independente:** consiste na continuação da curva de Frank-Starling em que o aumento da pré-carga não resulta em um incremento significativo ou até mesmo nenhum aumento no volume sistólico, como ilustrado na Figura 27.3. Nessa fase, o paciente não se beneficia ou pode ser prejudicado pela administração excessiva de fluidos, especialmente se ocorrer de forma rápida.[35]

** Da mesma forma como ocorre com a anterior, essa expressão é frequentemente denominada, nos textos científicos em língua portuguesa, com base na tradução do inglês *fluid non-responsiveness*, resultando em aberrações como 'fase não responsiva a fluidos' ou 'fase de não responsividade a fluidos'. Essas traduções não apenas mantêm a imprecisão, como também revelam um vocabulário inapropriado.

III. Termos relacionados ao retorno venoso e à dinâmica da sua relação com o débito cardíaco

Complacência vascular: o termo complacência, de uma maneira geral, é usado para descrever a capacidade de uma estrutura oca e elástica em distender suas paredes, ante a atuação de uma força deformadora,[37] Complacência vascular, no contexto da fisiologia humana, é a medida da capacidade de um vaso sanguíneo se dilatar e aumentar o volume de sangue em seu interior ao ser submetido a um aumento da pressão transparietal (ou transmural), representada pela diferença entre a pressão intravascular e a aquela circundante ao vaso.

A complacência (C) é expressa pela seguinte equação:

$$C = \Delta V/\Delta P$$

Onde ΔV representa a variação do volume e Δ P, a variação de pressão.

Essa equação estabelece que a complacência de uma estrutura é diretamente relacionada à quantidade de fluido que pode ser acomodada em seu interior, ou seja, à magnitude da deformação que a estrutura pode sofrer. Por outro lado, é inversamente proporcional à variação de pressão necessária para causar essa deformação.

Dito ainda de outra forma, ela estabelece que, quanto maior a facilidade com que uma estrutura pode ser deformada para acomodar o volume de um fluido, maior será a sua complacência. Nesse caso, uma pequena variação de pressão resultará em uma grande mudança de volume da estrutura. Por outro lado, se um órgão requer uma grande variação de pressão para sofrer uma deformação apenas perceptível, admite-se que tenha uma baixa complacência.

De maneira geral, as estruturas com paredes mais finas tendem a ser mais complacentes e ter menor elastância*. Isso ocorre porque a espessura da parede influencia a capacidade da estrutura em resistir à deformação e retornar à sua forma original. Paredes mais finas permitem que a estrutura se deforme com mais facilidade, o que resulta em maior complacência.

Essa é uma das principais características morfológicas que distinguem as artérias das veias. As primeiras têm paredes bem mais espessas, enquanto as últimas têm paredes mais finas. Como consequência, as veias são consideravelmente mais complacentes do que as artérias. Estima-se que a complacência de uma veia sistêmica seja pelo menos 20 vezes maior do que aquela de uma artéria correspondente, tendo em vista que apresenta uma distensibilidade oito vezes maior e acomoda o triplo de volume.[38,39]

Elastância (E): mede a tendência de uma estrutura retornar à sua forma original após a remoção da força que a havia deformado. Corresponde à função recíproca da complacência e é expressa pela equação:

$$E = 1/C \Rightarrow E = \Delta P/\Delta V$$

Quanto maior a elastância de uma estrutura, mais prontamente ela retorna à sua forma original, o que implica maior resistência à deformação inicial.

Complacência, capacitância e distensibilidade: a capacitância ou capacidade vascular refere-se à faculdade de um vaso ou território vascular para armazenar volume sanguíneo em resposta a mudanças de pressão. Ela está relacionada à quantidade total de sangue que pode ser contida no vaso ou sistema vascular em determinado momento e é influenciada pela complacência das paredes dos vasos, ou seja, pela aptidão dessas paredes de ainda se distenderem em resposta a variações de pressão.[39]

Por outro lado, a complacência vascular, como já discutido, é a medida da facilidade com que os vasos sanguíneos se distendem em resposta a um aumento de pressão e é relacionada à capacidade dos vasos de se adaptarem e responderem a alterações de volume, sendo determinada pelas propriedades físicas do tecido vascular.[39]

* Consultar *Elastância*, neste glossário.

A Figura 27.4 apresenta um gráfico que ilustra a relação entre pressão e volume nas veias, considerando as alterações relacionadas à complacência, à capacitância e aos volumes estressado e não estressado. A capacitância é representada como um ponto no gráfico que reflete o volume de sangue contido no vaso em uma determinada pressão. Por sua vez, a

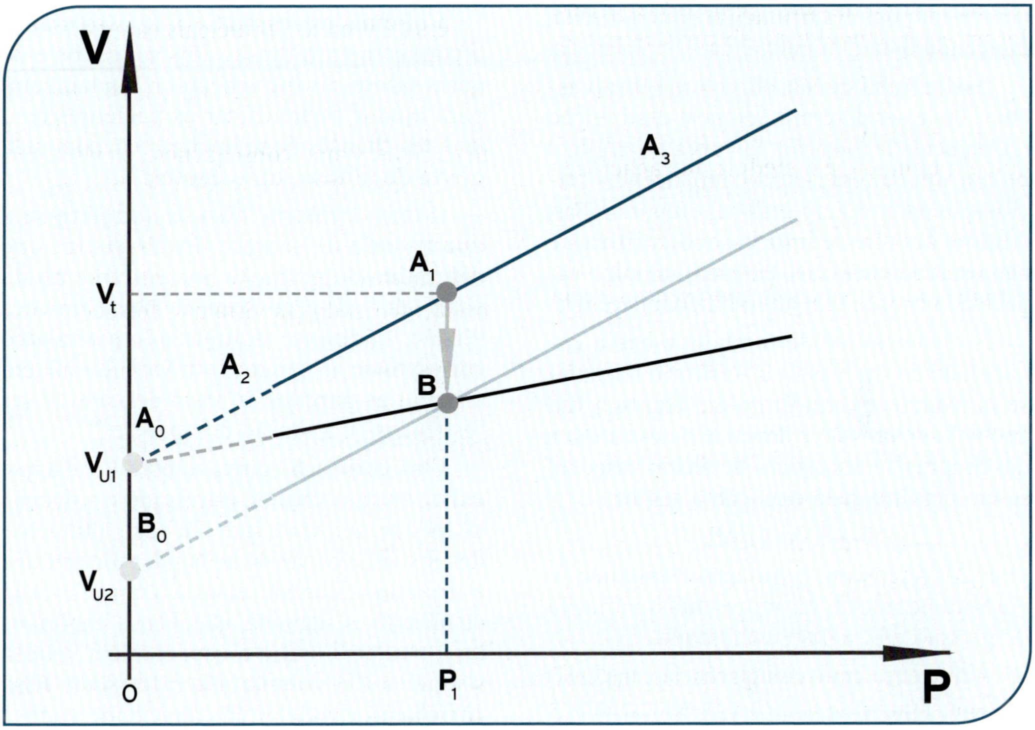

Figura 27.4: Capacidade e complacência venosa, volumes estressados e não estressados.
O ponto A_1 representa o volume total do sangue nas veias sob uma pressão transmural P_1. Os pontos A_2 e A_3 representam a variação de volume induzida pela alteração na pressão dentro das veias. A linha azul-escuro contínua representa a complacência basal. O ponto A_0 é obtido extrapolando-se a linha azul-escuro (linha cinza pontilhada) até cruzar o eixo y, esse ponto (A_0) representa o volume de sangue sob pressão transmural zero, que é o volume não estressado (V_{u1}). A diferença entre o volume total (V_t) e V_{u1} corresponde ao volume estressado (V_s). Quando uma certa quantidade de sangue é retirada das veias, o ponto A_1 se desloca para o ponto B (seta), as veias agora contém menos sangue, mas mantêm a mesma pressão intramural (P_1). A remoção do volume de sangue entre os pontos A_1 e B pode não ser necessariamente associada a uma mudança na angulação da reta que representa a relação pressão-volume (linha azul-claro paralela e inferior à linha azul-escuro), o que significaria que a complacência venosa não haveria sofrido alteração, mas que a capacitância teria variado. O ponto B_0, (extremidade da linha cinza pontilhada que se continua da reta azul-claro até o eixo dos y) representa uma diminuição no volume não estressado (de V_{u1} para V_{u2}). No entanto, a relação pressão-volume dentro das veias pode ser semelhante à reta preta. A mesma quantidade de sangue é mobilizada (do ponto A_1 para B), mas V_u permanece inalterado: a linha cinza pontilhada que se continua da reta preta cruza o eixo y no mesmo ponto A_0; o sangue mobilizado é recrutado por meio de uma queda na complacência, em vez de uma diminuição no V_u.
Fonte: adaptada de Funk *et al.*[80]

complacência é representada pela inclinação da reta nesse gráfico. Um deslocamento para a esquerda indica maior variação de volume em resposta a mudanças na pressão, sugerindo um aumento da complacência. O oposto ocorre com um deslocamento para a direita, indicando uma diminuição da complacência.

Assim, uma queda no volume intravascular pode ser determinada pela diminuição na capacidade (posição da curva no gráfico) ou por uma alteração na complacência (inclinação da curva no gráfico) ou por ambas. Alguns agentes, como vasoconstritores e agonistas adrenérgicos, podem diminuir a capacidade venosa sem alterar a complacência.

A distensibilidade também mede a capacidade de um vaso ou território vascular se deformar, expandindo-se, frente a um aumento de pressão e depende da estrutura e das propriedades elásticas do tecido vascular, sendo definida pela equação a seguir:

$$D = [\Delta V/V]/\Delta P,$$

onde ΔV representa a variação de volume, V é o volume inicial, ΔP representa a variação de pressão e D, a distensibilidade.

A diferença entre complacência e distensibilidade é que essa última está relacionada à variação percentual do volume estressado do vaso em resposta a uma variação de pressão aplicada, ou seja, ela mede o quanto o volume estressado se altera em relação à mudança na pressão, considerando uma escala percentual. Ou seja, a distensibilidade indica o grau de elasticidade do vaso em resposta a variações de pressão, levando em conta apenas o volume estressado.

Já a complacência está relacionada às variações absolutas de volume e pressão, considerando tanto o volume estressado quanto o volume não estressado. Ela indica a capacidade do vaso em acomodar mudanças de volume em resposta a variações de pressão, levando em conta tanto o volume estressado quanto o volume não estressado. Dessa forma, a complacência reflete a relação entre as variações absolutas entre as duas variáveis, independentemente do estado inicial de estresse do vaso.

Por fim, ainda que haja uma relação entre essas grandezas, já que se relacionam com distensão, pressão e armazenamento de volume pelos vasos, elas explicam aspectos diferentes do comportamento vascular.

Volumes estressado e não estressado: o conhecimento desses dois conceitos e de quais fatores os influenciam é fundamental para ajudar a identificar os pacientes com maiores chances de se favorecerem com uma oferta de fluidos intravenosos.

O termo volume *estressado* refere-se à quantidade de sangue intravascular que determina deformação por estiramento da parede do vaso e, consequentemente, provoca tensão, enquanto volume *não estressado* corresponde ao sangue intravascular abaixo do qual as paredes do vaso deixam de ser "esticadas" e a tensão desaparece.[40]

Uma correlação direta importante é a que existe entre o volume estressado e a distensibilidade, uma vez que um vaso altamente distensível é capaz de acomodar um volume estressado maior em resposta a uma elevação de pressão. A segunda, não menos importante, é a relação entre a capacitância venosa sistêmica e o volume *não estressado*. Essa correlação é reflexo da capacidade venosa sanguínea de armazenamento em condições basais, nas quais a parede vascular não sofre tensão por estiramento.[41]

Pressão média de enchimento circulatório (PMEC): refere-se a uma pressão teórica que seria estabelecida após a cessação dos batimentos cardíacos e quando o volume sanguíneo fosse redistribuído completa e uniformemente para todos os territórios vasculares.[42,43] Essa pressão seria definida pela quantidade de sangue e pela capacidade de expansão dos vasos sanguíneos em diferentes regiões do sistema circulatório, a qual, por sua vez, dependeria da complacência e da distensibilidade desses territórios. Assim sendo, a PMEC, nessas circunstâncias, seria determinada pelo equivalente do volume sanguíneo não estressado, o que indicaria um estado de equilíbrio elástico entre o sangue no interior dos vasos e a complacência das suas paredes. Embora a PMEC seja uma abstração teórica, seu entendimento nos permite compreender os princípios básicos da distribuição sanguínea e suas interações com o volume sanguíneo e o espaço disponível nos vasos.

Pressão média de enchimento sistêmico (PMES): é o equivalente à pressão média de enchimento circulatório (PMEC) na presença dos batimentos cardíacos e, descontada a influência exercida pelo fluxo sanguíneo pulsátil e pelas variações de pressão que eles determinam.[38,42,44] Entretanto, é importante ressaltar que, nessas condições, o sistema circulatório está sujeito às variações dinâmicas das pressões geradas pelos batimentos cardíacos, além de outros fatores, como interferências neuro-hormonais, portanto a PMEC e a PMES podem não ser exatamente equivalentes durante a atividade cardíaca pulsátil.

Independentemente disso, a pressão média de enchimento sistêmico (PMES) tem uma atuação semelhante à da PMEC, determinando o gradiente pressórico necessário para vencer a resistência ao retorno venoso, representada pela pressão atrial direita (PAD) e sendo gerada por meio do potencial de retração elástica armazenado nas paredes das veias. Essa pressão é definida e diretamente proporcional ao volume sanguíneo estressado presente no território venoso, assim como é representada, no modelo de Guyton, como a pressão atrial direita em que o retorno venoso diminui ao valor de zero.*[45]

Retorno Venoso

O território venoso sistêmico, como já enfatizado, é o local onde se encontra a maior parte do volume sanguíneo em decorrência de todas a propriedades elásticas desses vasos, anteriormente discutidas. A Figura 27.5 ilustra o percentual da volemia contida nos diferentes territórios vasculares do organismo humano. Resta-nos entender o papel dessas principais características do território venoso, que consistem em:

- Acomodar enormes volumes de sangue, em decorrência da complacência e capacitância desses vasos, ambas elevadas.
- Dilatar-se ou contrair-se em resposta a mudanças de pressão, o que confere a esses vasos uma grande distensibilidade. Essa característica pode ser considerada uma forma de quantificar a capacidade das veias para acomodar o volume estressado, levando em conta a participação da complacência e da capacitância desses vasos.

A importância dessas variáveis e suas interrelações na determinação do retorno venoso não pode ser subestimada, pois elas têm um impacto direto na quantidade de sangue que retorna ao coração. As propriedades elásticas das veias, como complacência, distensibilidade e capacitância venosa sistêmica, desempenham um papel crucial na capacidade desses vasos em acomodar o volume sanguíneo. São essas características que determinam a relação entre os volumes estressado e não estressado, os quais, por sua vez, definem o gradiente de pressão necessário à manutenção de um retorno venoso eficiente ao coração.[44]

IV. Termos associados à abordagem gráfica na interpretação Hemodinâmica

Análise gráfica de Guyton

Arthur Clifton Guyton talvez seja um dos nomes mais conhecidos entre os principais personagens globais da medicina contemporânea. Sua obra escrita mais conhecida, o *Textbook of Medical Physiology* (*Tratado de Fisiologia Médica*, no Brasil), é o livro-texto adotado, ou pelo menos foi, durante década, como a principal referência pela maioria das faculdades, não só médicas, como também de boa parte das escolas superiores da área de saúde humana.

Seu principal legado, entretanto, foram as análises dos resultados de uma série de experimentos que deram origem a uma sistemática hoje conhecida como "Modelo de Guyton". Antes disso, embora os conceitos de débito cardíaco e retorno venoso já fos-

* Consultar *Curva de Função Vascular Sistêmica*, neste glossário.

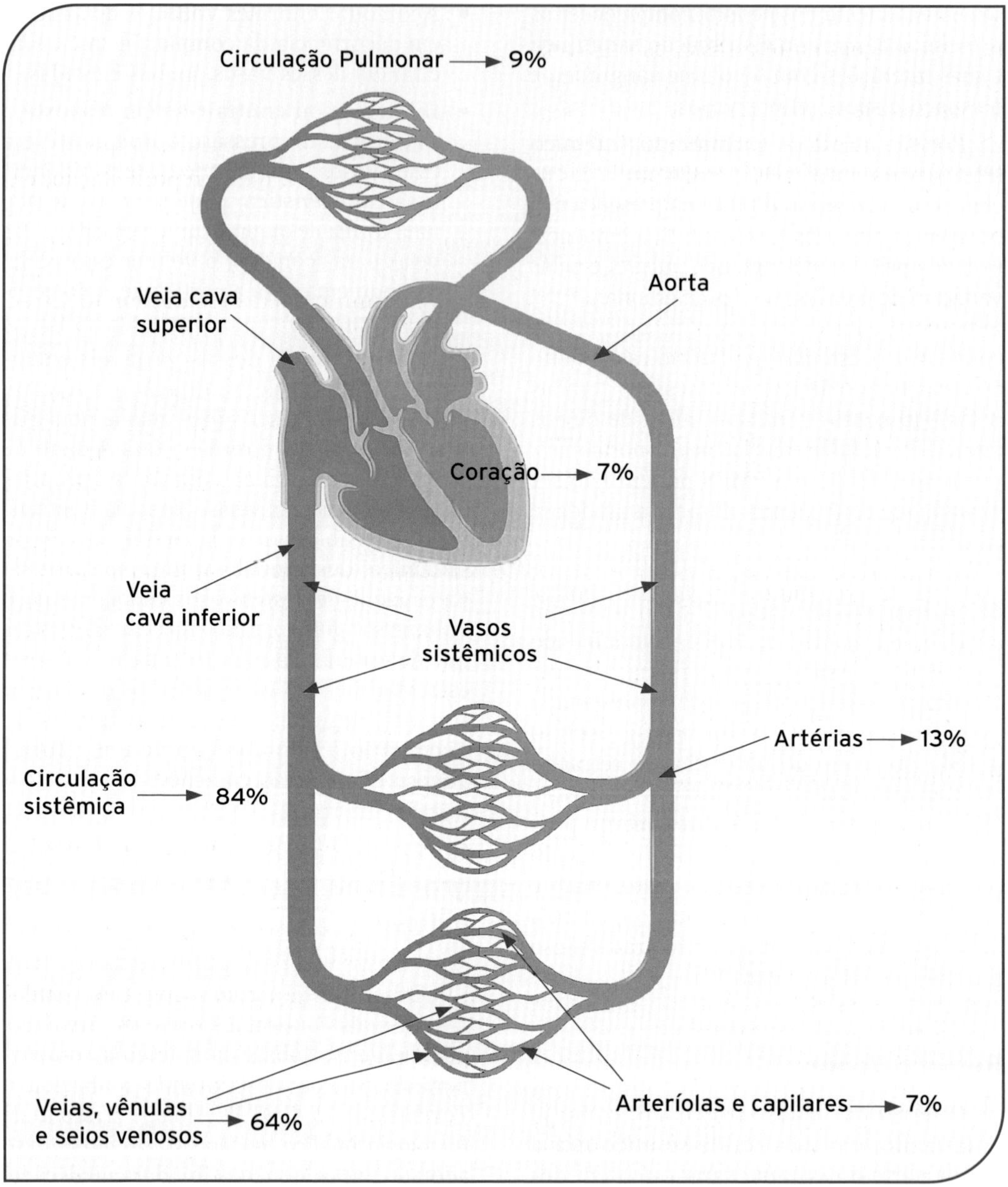

Figura 27.5: Percentuais do volume sanguíneo distribuídos normalmente entre os diferentes territórios vasculares do corpo humano. Observar que as vênulas e veias acomodam a maior parte da volemia, em decorrência da grande complacência e distensibilidade desses vasos.
Fonte: adaptada de Guyton *et al.*[45]

sem bem definidos, o conhecimento sobre as inter-relações entre essas duas variáveis era bastante limitado. Guyton e sua equipe de pesquisadores realizaram uma extensa série de experimentos e estudos para explorar e elucidar essa relação e que envolviam intervenções no débito cardíaco por meio de uma bomba artificial.

Importância da pressão atrial direita (PAD)

Um dos achados que chamou a atenção dos pesquisadores consistia sempre na queda da pressão do átrio direito e à medida que o débito cardíaco era aumentado.[44-46] A interpretação proposta por Guyton foi de que o débito cardíaco seria regulado principalmente pelo retorno venoso, o qual, a seu turno, seria gerado pela diferença de pressão entre as veias e o átrio direito, com o coração esvaziando o átrio direito para manter a pressão atrial direita (PAD) baixa. Partindo desse pressuposto, postulou-se que a PAD representaria uma resistência ao retorno venoso e que, ao aumentar seu débito, o coração esvaziaria o átrio direito mais eficientemente, diminuindo a PAD, o que teria como resultado um gradiente de pressão favorável ao retorno do sangue venoso para o coração.

Nessa perspectiva, o coração desempenharia o papel de uma bomba, responsável por manter uma diferença de pressão expressiva entre as veias (PMES) e o átrio direito (PAD). De acordo com esse pressuposto, um aumento no débito cardíaco resultaria em diminuição na PAD, o que levaria a um gradiente maior entre PMES e PAD. Isso impulsionaria o retorno venoso, permitindo que mais sangue fosse drenado das vênulas e veias para o átrio direito. Ao mesmo tempo, o aumento do débito cardíaco iria determinar a elevação da pressão aórtica média, como ilustrado na Figura 27.2; essa interpretação sugere que o sistema cardiovascular possui um mecanismo regulatório que ajusta a pressão do átrio direito de acordo com o débito cardíaco, buscando manter um equilíbrio entre a quantidade de sangue que entra e sai do coração.

Relação entre débito cardíaco e retorno venoso

Guyton também concebeu um modelo gráfico que explica a relação entre o débito cardíaco e o retorno venoso, mencionada anteriormente. Nessa representação, ele considerou que o fluxo sanguíneo ocorre em um circuito fechado, no qual o coração bombeia sangue para o sistema arterial, que se ramifica pelos tecidos e retorna ao coração pelas veias, completando o ciclo. Com base nisso, ele concluiu que o débito cardíaco deve ser necessariamente igual ao retorno venoso, pois o volume de sangue transferido das veias para as artérias pelo coração é igual ao volume de sangue que flui das artérias pelos vasos de resistência e retorna para as veias. Portanto, o fluxo sanguíneo sistêmico, quer seja considerado o que sai (débito cardíaco) ou o que retorna ao coração (retorno venoso), é influenciado por ambas as funções: cardíaca e vascular sistêmica.[43,47-49]

Integração das curvas de função vascular sistêmica e cardíaca

Guyton idealizou a *curva de função vascular sistêmica*, também conhecida como *curva de retorno venoso (RV)*, que descreve a relação do fluxo sanguíneo venoso sistêmico de retorno ao coração pelas veias cava com a PAD, e a cotejou com a curva de Frank-Starling, que relaciona o volume sistólico (VS) de ejeção ventricular com a pressão diastólica final do ventrículo (PDF), também representada pela PAD.[42-45,47,49] A curva de RV apresenta uma forma inversa em relação à curva de função cardíaca de Starling. Essa abordagem distinta ocorre porque Guyton optou por plotar o fluxo em relação à pressão de saída em vez da pressão de entrada, como é comum em outras representações.

A escolha de Guyton por utilizar a pressão atrial direita como variável no eixo x, em vez do volume diastólico final do ventrículo, faz sentido, uma vez que essas grandezas estão intimamente relacionadas. A PAD é um substituto adequado para o volume diastólico final do ventrículo direito, uma vez que desempenha um papel importante em sua determinação. Além disso, ao usar a PAD no eixo x, é possível representar o retorno venoso e o débito cardíaco (ambos medidos na mesma unidade) no mesmo gráfico. Essa representação integrada facilita a compreensão da relação entre esses dois parâmetros, permitindo visualizar as variações do débito cardíaco em resposta às alterações na PAD e avaliar objetivamente a função de bombeamento do coração.

Interferências sobre a PMES

Os experimentos de Guyton e de seus colaboradores[42-45,50] permitiram que eles modificassem a PMES por meio da adição ou retirada de fluido do sistema circulatório enquanto mantinham fixas todas as outras variáveis de interesse. Por meio dessas manipulações, eles foram capazes de registrar uma série de curvas de retorno venoso, algumas delas representadas na Figura 27.6, que evidenciaram as mudanças provocadas nesse fluxo em decorrência das alterações induzidas na PMES pela oferta ou subtração de fluido da circulação dos cães.

Agregando as curvas: equilíbrio circulatório e a importância da análise integrada.

Guyton também identificou um ponto de interseção entre a curva de débito cardíaco e a de retorno venoso, que ele chamou de "equilíbrio circulatório". Esse ponto, destacado na Figura 27.6, representa a estabilidade alcançada entre os valores desses dois fluxos, tendo em vista a natureza cíclica e fechada da relação entre eles.[43]

A análise integrada das curvas de função vascular e cardíaca proposta por Guyton pode ser visualizada na Figura 27.7. Essa apreciação tem diversas vantagens para auxiliar na compreensão da fisiologia cardiovascular, visto que permite explorar, de forma mais abrangente e detalhada, as interações entre o coração e o sistema vascular. Isso inclui investigar mais eficientemente a relação entre o débito cardíaco (representado pela curva de função cardíaca) e o retorno venoso (representado pela curva de função vascular), notadamente o já discutido equilíbrio circulatório, cuja análise apropriada fornece uma visão clara de como as alterações em uma variável afetam a outra e como os sistemas cardiovascular e venoso se adaptam para manter a homeostase.

Além disso, essa abordagem permite observar as interações complexas e dinâmicas entre o coração e a vasculatura, proporcionando, assim, uma perspectiva mais nítida sobre como fatores tais quais contratilidade cardíaca, resistência vascular periférica e complacência venosa influenciam no débito cardíaco e no retorno venoso, o que facilita estabelecer uma abordagem mais individualizada e precisa em relação ao diagnóstico e ao tratamento dos distúrbios cardiovasculares, particularmente do choque circulatório.

Adicionalmente, essa análise facilita a interpretação de dados obtidos em experimentos e estudos clínicos. Ao se observarem as curvas de função vascular e cardíaca em conjunto, é possível identificar padrões, tendências e anomalias que não seriam perceptíveis se cada curva fosse analisada isoladamente.

É importante distinguir, entretanto, entre as funções cardíaca e de retorno venoso e seus respectivos valores reais, como o débito cardíaco e o fluxo de retorno venoso. As funções representam conjuntos de saídas ou retornos para um determinado conjunto de condições, enquanto o débito cardíaco e o retorno venoso são valores reais resultantes da integração dessas funções.

Além disso, tanto a curva de função cardíaca quanto aquela de retorno venoso têm limitações que precisam ser destacadas. Inicialmente, porque o músculo cardíaco não pode ser superdistendido como o músculo esquelético e o pericárdio limita a dilatação aguda do coração. Isso resulta em uma quebra acentuada na curva de enchimento passivo do coração direito, após a qual o aumento da função de retorno venoso não determina elevações do débito cardíaco.

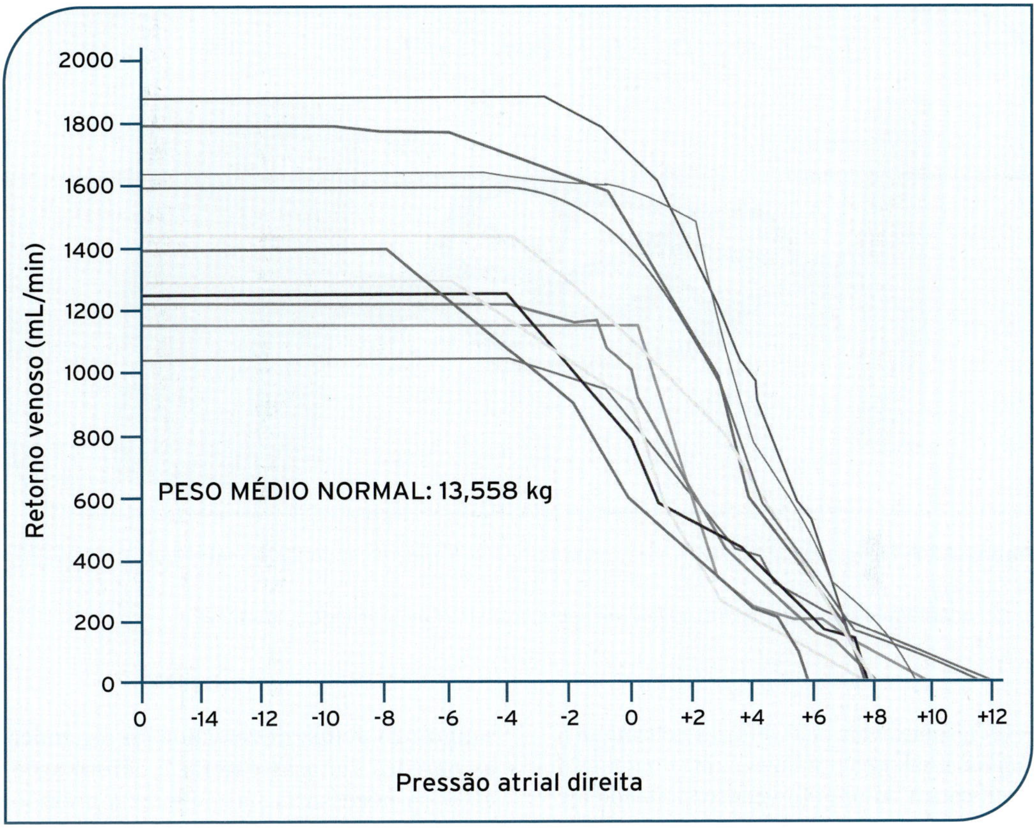

Figura 27.6: O gráfico apresenta curvas de retorno venoso como função da pressão atrial direita em 12 cães com tórax aberto, submetidos aos experimentos de Guyton, nos quais um sistema de bombeamento substituía a função cardíaca. Esse sistema era responsável por extrair o sangue do átrio direito e impulsioná-lo diretamente para a aorta. Dessa forma, o débito cardíaco era mantido sem a ação pulsátil do coração. Durante o experimento, a pressão média de enchimento sistêmico era controlada mediante a adição de fluido ao sistema. Essa variação no volume do fluido permitia ajustar a pressão média de enchimento no sistema circulatório. Por outro lado, a resistência vascular venosa era mantida constante ao longo dos experimentos. Isso significa que a resistência oferecida pelas veias para o retorno venoso não foi alterada. Essas condições experimentais permitiram a análise do efeito da pressão média de enchimento sistêmico no retorno venoso, isolando-o dos outros fatores que influenciam o sistema cardiovascular. Observe que o retorno venoso, invariavelmente, para de aumentar quando a pressão atrial diminui a níveis iguais ou inferiores a 0 mmHg. Esse fenômeno decorre do grande aumento na resistência vascular ao fluxo sanguíneo decorrente do colapso venoso que ocorre a partir desses níveis de pressão atrial.
Fonte: adaptada de Guyton *et al.*[44]

Da mesma forma, a função de retorno venoso é influenciada pelas restrições decorrentes do fluxo limitado nas grandes veias. Quando a pressão dentro de uma veia fica menor do que a pressão circundante, o que indica uma pressão transparietal negativa, ocorrem o colapso do vaso e a interrupção do fluxo sanguíneo. Consequentemente, quando as pressões atriais caem para níveis negativos, ocorre o colabamento das grandes

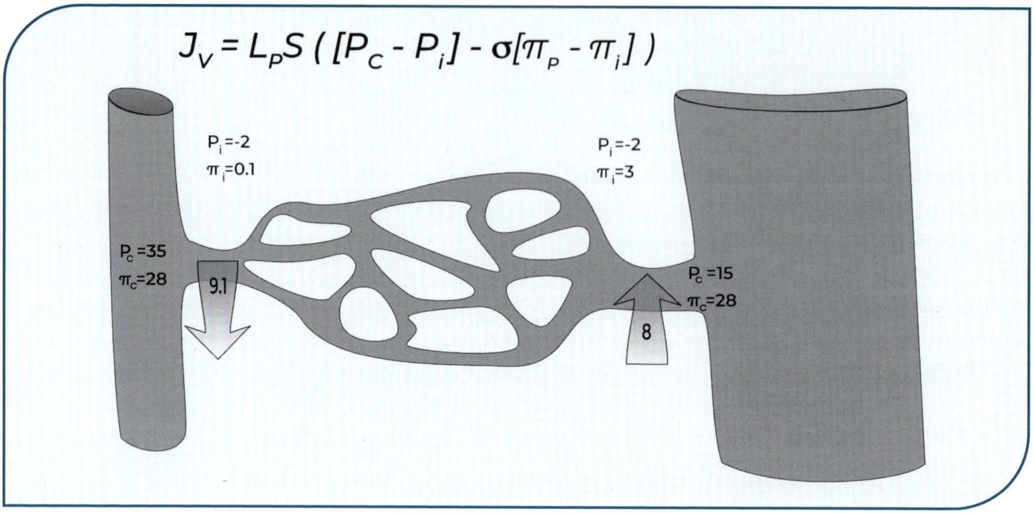

Figura 27.7: Equação de Starling e diagrama apresentando as principais variáveis da equação de Starling.
Fonte: adaptada e traduzida de: http://en.wikipedia.org/wiki/File:StarlingEquation.svg

veias responsáveis pelo retorno do sangue à câmara atrial. Isso resulta em uma diminuição significativa no retorno venoso, podendo até mesmo alcançar valores próximos a zero. Portanto, a função de retorno venoso pode apresentar uma curva plana ou diminuir quando as pressões atriais diminuem, incluindo pressões atriais negativas. Por outro lado, o retorno venoso também pode chegar a zero quando a pressão atrial direita se iguala à pressão média de enchimento sistêmico.

O território venoso como um reservatório de sangue recrutável

Como já mencionado anteriormente, as veias esplâncnicas, em particular, são uma região vascular caracterizada por alta complacência e elevada capacitância.[50] Aproximadamente dois terços do volume sanguíneo total estão presentes nessas veias. Dessa quantidade, os 70% que constituem o volume não estressado têm como função apenas preencher essa região, não exercendo tensão distensiva nas paredes das veias e resultando em uma pressão intravascular correspondente a zero. Isso implica que somente o volume sanguíneo acima desse valor irá distender as paredes venosas e gerar a deformação elástica necessária para elevar a pressão intravascular acima de zero. A partir desse ponto, inicia-se o retorno venoso, o qual aumenta proporcionalmente à quantidade de sangue contida no volume estressado.

Um aspecto importante relacionado às características discutidas no parágrafo anterior é que a resposta ao estímulo simpático é mais eficiente em reduzir a capacitância do que em aumentar a resistência, especialmente nas veias. Isso significa que a vasoconstrição mediada pelo sistema simpático tem um efeito mais pronunciado na diminuição da capacitância venosa do que no aumento da resistência arterial. A vasoconstrição direcionada aos vasos de capacitância venosa resulta em redução significativa da complacência desses vasos, levando a uma diminuição da sua capacitância. Como resultado, o sangue é deslocado em direção às artérias.

Em contraste, a constrição dos vasos arteriais tem um impacto menor na resistência vascular. Isso ocorre porque esses vasos possuem maior tonicidade basal e são menos complacentes em relação às veias.

Essa diferença tem implicações clínicas relevantes: em situações de choque com componente de hipovolemia, a terapia vasoconstrictora seletiva nos vasos de capacitância venosa pode ser uma abordagem eficaz para aumentar o retorno venoso e o débito cardíaco, melhorando a perfusão tecidual. Essa abordagem evita um aumento excessivo na resistência arterial sistêmica, que poderia comprometer a perfusão de órgãos vitais, e promove uma redistribuição adequada do volume sanguíneo para a circulação arterial, sem sobrecarregar os leitos venosos. Além disso, essa estratégia de terapia vasoconstritora seletiva reduz a quantidade de fluidos intravenosos necessários para restaurar a perfusão em condições associadas à hipovolemia.

No entanto, é importante ressaltar que a seleção e a administração da terapia vasoconstritora seletiva devem ser feitas com critério, levando em consideração as características clínicas e hemodinâmicas individuais de cada paciente. É essencial realizar um acompanhamento contínuo e rigoroso do paciente, independentemente da opção terapêutica escolhida, visando a garantir sua segurança.

Prevendo e avaliando a resposta à oferta de fluidos intravenososos

Como já foi ressaltado neste texto, a resposta à infusão é variável e depende da diversidade e magnitude dos fatores envolvidos, por isso é fundamental utilizar dispositivos que possibilitem estabelecer o estado hemodinâmico do paciente e auxiliem a prever a resposta à infusão de fluidos, assim como a determinar a efetividade de sua administração.[28]

Em relação a esse aspecto, é sempre importante ter em mente que essa intervenção pode levar à sobrecarga de líquidos, e isso é particularmente verdade quando houver aumento da capacitância do leito vascular decorrente de vasodilatação e vazamento capilar, ambos presentes nos distúrbios inflamatórios, assim como dos próprios efeitos hemodinâmicos transitórios das infusões de fluidos (Figura 27.8).[51]

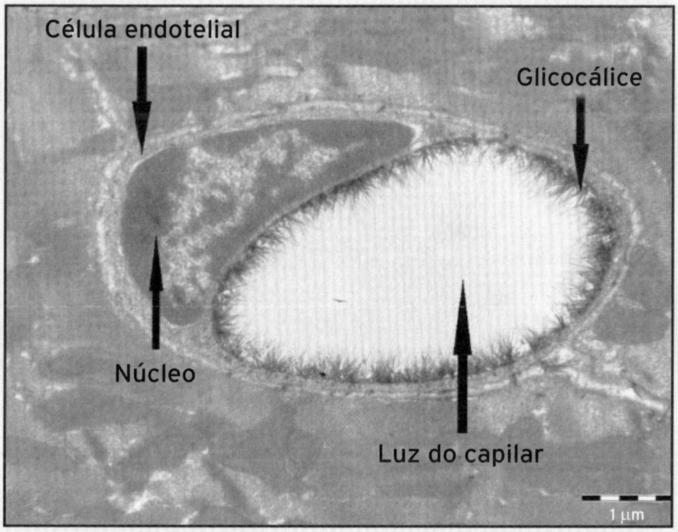

Figura 27.8: Imagem de microscopia eletrônica de transmissão do glicocálix.
Fonte: adaptada e traduzida de Hubert *et al.*[62]

É importante também estar atento aos fluidos de manutenção, em especial após a fase inicial de otimização do tratamento, principalmente naqueles pacientes em que se avalia que os benefícios da administração de fluidos serão mínimos (Figura 27.9).[52,53]

Dessa forma, o uso adequado dos dispositivos de monitorização hemodinâmica e uma abordagem cautelosa na administração de fluidos são importantes para garantir a segurança do paciente.

Quais informações os equipamentos de monitorização hemodinâmica disponíveis conseguem fornecer?

As ferramentas de monitorização disponíveis para uso clínico fornecem dois tipos de informação:

- Uma avaliação indireta da volemia por meio da estimativa de volumes ou pressões dos vasos e das câmaras cardíacas, geralmente com o intuito de avaliar em qual fase da curva de Frank-Starling o paciente se encontra (pré-carga dependência ou pré-carga independência).
- O acompanhamento de variáveis que refletem a intolerância do paciente aos fluidos, as consequências da oferta excessiva de fluidos ou ambos.

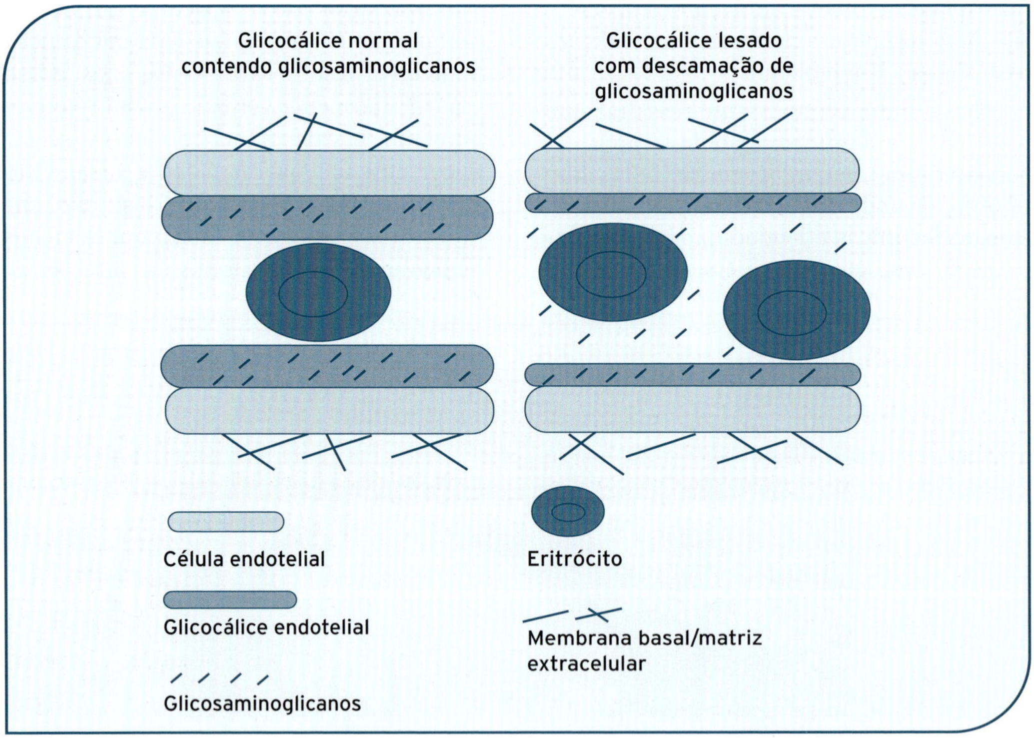

Figura 27.9: Diagrama ilustrando o volume intravascular contém o volume de fluido não circulante do glicocálice e o volume de plasma circulante. Os eritrócitos são excluídos da camada do glicocálice. A compactação da camada do glicocálice aumenta o volume plasmático e o volume de diluição dos eritrócitos independentemente das mudanças no volume intravascular.
Fonte: adaptada de Woodcock TE, Woodcock TM.[63]

Essas informações são, à luz do que já foi discutido neste capítulo, nitidamente incompletas. Isso exige a adoção de uma estratégia com a qual o maior número de dados deverá ser integrado, com o intuito de obter, ao final, o mínimo de incerteza a respeito da segurança da intervenção.[51,54-56]

Muito genericamente, podemos classificar as estimativas de volume e pressão da seguinte forma:

- Medidas estáticas de pré-carga, representadas pelas estimativas de pressão (pressão atrial direita ou pressão de oclusão de artéria pulmonar) ou seus sucedâneos volumétricos (geralmente fornecidos pela ultrassonografia ou por modelos específicos de cateter de artéria pulmonar), que têm como grande limitação a incapacidade de delimitar em que fase da curva de Frank-Starling o paciente se encontra.
- Medidas dinâmicas, nas quais alguma intervenção é associada a medidas do fluxo sanguíneo (volume sistólico ou débito cardíaco) e que consiste, de maneira geral, em induzir variações no retorno venoso, seja por interferências na pressão intratorácica (por meio da manipulação nos parâmetros ventilatórios ofertados pelo ventilador artificial, como volume corrente, pausas inspiratórias ou expiratórias), seja por induzir variações reversíveis do volume sanguíneo (elevação passiva das pernas). A depender da fase na curva de função cardíaca em que esteja o paciente, essas variações irão determinar, ou não, mudanças no volume sistólico/débito cardíaco. Essas medidas, apesar de serem mais exatas em determinar a capacidade do paciente em responder à oferta de fluidos, têm limitações que, geralmente recaem sobre as diversas exigências ou restrições relacionadas à metodologia para sua realização, que podem limitar significativamente a utilidade dessas mensurações na prática clínica.

Em relação às medidas de limite de segurança referentes à intolerância ou à verificação e acompanhamento de eventual sobrecarga de fluidos já imposta ao paciente, há duas abordagens atualmente úteis a esses propósitos:

- Termodiluição transpulmonar: além de mensurar com precisão a quantidade de água pulmonar extravascular (é o método padrão-ouro para esse tipo de medida à beira do leito), fornece outras informações relevantes, como o próprio débito cardíaco, medidas da pré-carga global do coração, estimativa da permeabilidade do leito capilar pulmonar e a medida do volume sistólico, batimento a batimento, por meio da análise calibrada da curva de pressão arterial sistêmica.
- Ultrassonografia pulmonar: oferece uma análise semiquantitativa, mas bastante confiável, da APEV, fornecida pela quantificação das linhas B, um artefato extremamente sensível e precoce que surge e aumenta em número proporcional e diretamente à quantidade de APEV.

Todas essas metodologias têm vantagens e desvantagens que podem e devem ser consideradas ante a necessidade de definir se um paciente específico irá ou não se beneficiar da administração de líquidos intravenosos. Para isso, antes mesmo de levar em conta as exigências metodológicas de cada uma dessas técnicas, o responsável pela intervenção deverá ter em mente os princípios fisiopatológicos discutidos que norteiam as relações entre volemia e o estado cardiovascular daquele paciente em particular, visto que a pertinência dessa avaliação precede inclusive a escolha da mesma e da ferramenta a utilizar.[28,51,54-56]

Tipos de fluidos

O entendimento da importância dos fluidos na homeostasia tem mais de dois séculos de estudos. O fisiologista francês Claude Bernard, em sua obra iniciada a partir de 1860, destacou a importância do líquido extracelular na manutenção das funções vitais.[57] O conceito de homeostasia (propriedade do organismo em regular o seu ambiente interno por meio de mecanismos dinâmicos para se manter em uma condição estável) foi elaborado em 1932 por Walter Bradford Cannon.

Em 1896, Ernest Starling, por meio de estudos nos quais injetava solução salina e soro em cachorros, deduziu o comportamento dos capilares como membranas semipermeáveis, além de descrever as forças envolvidas no movimento de fluidos nesses vasos, desenvolvendo, assim, a equação de Starling.[58]

Krooh *et al.* adaptaram esses princípios à fisiologia humana:

- Coeficiente de filtração (K_f): permeabilidade da parede capilar para os líquidos.
- Pressão hidrostática capilar (P_c).
- Pressão hidrostática intersticial (P_i).
- Coeficiente de reflexão (R): índice da eficácia da parede capilar para impedir a passagem de proteínas (em condições normais, admite-se que é igual a 1, ou seja, totalmente impermeável; em situações patológicas, inferior a 1, até alcançar o valor 0, quando pode ser atravessado pelas proteínas).
- Pressão oncótica capilar (π_c).
- Pressão oncótica intersticial (π_i).

Mais recentemente, em 2004, Adamson *et al.* demonstraram que as trocas transvasculares de fluidos eram menores que as preditas pela equação de Starling, sugerindo, assim, que tal teoria deveria ser revisada.[60] Propôs-se, então, que capilares não fenestrados filtrariam fluidos para o líquido intersticial por sua extensão, e que não ocorreria absorção pela extremidade venular dos capilares ou das vênulas; além disso, a pressão oncótica capilar se oporia, mas não reverteria a filtração, e a maioria dos fluidos acabaria por retornar à circulação pela linfa (provendo maior relevância ao sistema linfático no equilíbrio hemodinâmico). Para explicar melhor esse sistema, Levick e Michel propuseram a existência de um sistema de pequenos poros transvasculares da membrana endotelial.[61] Esse sistema cobriria as fendas endoteliais intercelulares, separando o plasma de um espaço denominado subglicocálice, o qual seria praticamente livre de proteínas. Nesse novo modelo, a pressão osmótica subglicocálice tomaria o lugar da pressão oncótica capilar para determinar o fluxo transcapilar. Em sua superfície encontrar-se-iam receptores que interagiriam com mudanças locais, como a inflamação e a lesão alveolar induzidas pelo ventilador, provocando mudanças na sua estrutura, na pressão subglicocálice e, por conseguinte, no fluxo transvascular. O aumento da porosidade endotelial, relacionado com sua disfunção (como na rcsposta inflamatória e na sepse), provocaria uma elevação do fluxo transcapilar sob qualquer pressão capilar (a qual tenderia a diminuir quando esse fluxo se aproximasse de zero). Em síntese, esse novo modelo descreve um equilíbrio entre o glicocálice, a pressão subglicocálice, a pressão intersticial e o fluxo transcapilar, levantando preocupações quanto aos processos patológicos ou terapêuticos que pudessem interferir no glicocálice e na pressão subglicocálice (Figuras 27.8 e 27.9).

Na Tabela 27.1 podemos ver as diferenças básicas entre o modelo original de Starling e aquele revisado, acrescido da teoria do glicocálice.

A partir dessa contextualização, pode-se entender a importância dos fluidos na regulação homeostática. Veja na Tabela 27.2 tipos de soluções e suas características. Agora serão abordados os dois principais grupos de fluidos para reposição volêmica.

Cristaloides

Cristaloides são definidos como soluções iônicas capazes de passar por membranas semipermeáveis. O principal componente das soluções cristaloides é o cloreto de sódio. O sódio, por sua vez, é o principal íon extracelular. As soluções cristaloides mais

TABELA 27.1	DIFERENÇAS ENTRE O MODELO TRADICIONAL DE STARLING E O MODELO REVISADO COM O ADENDO DA TEORIA DO GLICOCÁLICE
Modelo original de Starling	**Modelo revisado de Starling e modelo do glicocálice**
O volume intravascular é composto pelo plasma e pelos elementos celulares	O volume intravascular é composto pelo glicocálice, pelo plasma e pelos eritrócitos
Capilares separam o plasma (com alta concentração de proteínas) do líquido intersticial (com baixa concentração de proteínas)	Tecidos sinusoidais (medula óssea, fígado e baço) têm capilares descontínuos e o seu líquido intersticial é parte essencial do volume plasmático Capilares fenestrados produzem o filtrado glomerular renal Capilares fenestrados em tecidos especializados podem absorver líquido do espaço intersticial para o plasma Capilares contínuos não apresentam absorção O glicocálice é semipermeável para proteínas aniônicas e suas concentrações nas fendas intercelulares é muito baixa
As forças importantes são: diferença de pressão transendotelial e diferença da pressão coloidosmótica entre o plasma e o interstício	As forças importantes são: diferença de pressão transendotelial e diferença de pressão coloidosmótica entre o glicocálice e o plasma. A pressão oncótica intersticial não é um determinante direto do fluxo transcapilar
O líquido é filtrado das arteríolas e capilares e absorvido nas vênulas, sendo uma pequena parte reabsorvida na circulação linfática Um aumento da pressão coloidosmótica aumenta a absorção e desloca o fluido do interstício para o plasma	O fluxo transcapilar é muito menor que o predito por Starling, e a maior via de retorno para a circulação é pela linfa O aumento da pressão coloidosmótica do plasma reduz o fluxo transcapilar, mas não causa absorção
Na presença de pressão capilar abaixo dos valores normais, a absorção líquida aumenta o volume de plasma	Na presença de pressão capilar abaixo do normal, o fluxo transcapilar se aproxima de zero. A autotransfusão é aguda, transitória e limitada a cerca de 500 mL

Continua...

...Continuação

TABELA 27.1	DIFERENÇAS ENTRE O MODELO TRADICIONAL DE STARLING E O MODELO REVISADO COM O ADENDO DA TEORIA DO GLICOCÁLICE
Modelo original de Starling	**Modelo revisado de Starling e modelo do glicocálice**
Na presença de pressão capilar acima do normal, o aumento da filtração aumenta o volume intersticial	Na presença de pressão capilar acima do normal, quando a diferença de pressão coloidosmótica é máxima, o fluxo transcapilar é proporcional à diferença de pressão transendotelial
As soluções coloides infundidas são distribuídas pelo volume plasmático As soluções salinas infundidas são distribuídas pelo volume extracelular	As soluções coloides infundidas são inicialmente distribuídas pelo plasma As soluções salinas infundidas são distribuídas pelo volume intravascular Na presença de pressão capilar acima do normal, a administração de coloides preserva a pressão coloidosmótica do plasma e aumenta a pressão capilar e o fluxo transcapilar Na presença de pressão capilar acima do normal, a administração de soluções salinas também aumenta a pressão capilar, mas diminui a pressão coloidosmótica e, então, aumenta o fluxo transcapilar mais que o mesmo volume de coloides Na presença de pressão capilar abaixo do normal, a administração de coloides aumenta o volume plasmático; como também acontece com a administração de solução salina, o fluxo transcapilar permanece próximo a zero em ambos os casos

Fonte: adaptada de Woodcock TE, Woodcock TM. *Revised Starling equation and the glycocalyx model of transvascular fluid exchange: an improved paradigm for prescribing intravenous fluid therapy. British Journal of Anaesthesia.* 2012 - 108 (3):390[42].

TABELA 27.2 SOLUÇÕES E SUAS CARACTERÍSTICAS

Soluções	Características e composição	Comentários
Salina a 0,9%	Osmolaridade 308 mOsm/L (calculado) Osmolalidade 286 mOsm/kg (medida) pH 5 Na+ 154 mmol; Cl- 154 mmol	Fluido intravenoso mais utilizado Associado a acidose metabólica hiperclorêmica Alta carga de Cl- pode estar associada com IRA Fluido de escolha em pacientes com TCE
Lactato de sódio (Solução de Hartmann)	Osmolaridade: 280,6 mOsm/L (calculado) Osmolalidade: 254 mOsm/kg (medido) pH 5-7 Na+ 131 mmol, K+ 5,4 mmol, Cl- 111 mmol, Ca2+ 2 mmol e lactato 29 mmol	Solução salina tamponada na qual o cloreto é substituído por outros ânions para reduzir a carga de Cl- Propensão reduzida ou ausente para causar hipercloremia em comparação com salina 0,9%
Lactato de Ringer	Osmolaridade: 273 mOsm/L (calculado) Osmolalidade: 273 mOsm/kg (medido) pH 6,5 Na+ 130 mmol, K+ 4 mmol, Cl- 109 mmol, Ca2+ 2,7 mmol e lactato 28 mmol	A infusão rápida ou grande volume pode resultar em alcalose metabólica Menor possibilidade de causar IRA quando comparada com salina a 0,9% O uso perioperatório pode estar associado a menos complicações pós-operatórias
Acetato de Ringer	Osmolaridade: 304 mOsm/L (calculado) Osmolalidade: 254 mOsm/kg (medido) pH 4,6-5,4 Na+ 140 mmol, K+ 4 mmol, Cl- 127 mmol, Ca2+ 2,5 mmol, acetato 24 mmol, malato 5 mmol e Mg2+ 1 mmol	Ensaios multicêntricos comparando PlasmaLyte 148 com solução salina em pacientes críticos não mostraram diferença significativa
PlasmaLyte 148	Osmolaridade: 294 mOsm/L (calculado) Osmolalidade: 271 mOsm/kg (medido) pH 4-6,5 Na+ 140 mmol, K+ 5 mmol, Cl- 98 mmol, acetato 27 mmol, gluconato 23 mmol e Mg2+ 1,5 mmol	As soluções salinas tamponadas têm composições variadas; considerá-las uma 'classe' de fluidos pode ser imprudente
PlasmaLyte A	Osmolaridade: 294 mOsm/L (calculado) Osmolalidade: não determinada pH 7,4 Na+ 140 mmol, K+ 5 mmol, Cl- 98 mmol, acetato 27 mmol, gluconato 23 mmol e Mg2+ 1,5 mmol	As soluções salinas tamponadas têm composições variadas; considerá-las uma 'classe' de fluidos pode ser imprudente

utilizadas em Medicina Intensiva tendem a ser isotônicas em relação ao plasma. Elas são compostas de pequenas moléculas como sódio, cloreto e outros ânions que determinam sua tonicidade em relação ao líquido extracelular. Essas propriedades físico-químicas são determinantes importantes da eficácia do fluido para a expansão do volume vascular e sua toxicidade. Até um terço delas é transferido para o espaço intersticial. Por esse motivo, em geral, administra-se um volume de cristaloides em média três vezes maior que a perda estimada, o que também explica o surgimento de edema periférico associado à administração de grandes volumes de cristaloides. Estima-se que aproximadamente 20% desse volume administrado tendem a permanecer no intravascular até 2 horas após sua infusão. As principais soluções cristaloides são as descritas a seguir.

Coloides

As soluções coloides disponíveis comercialmente são suspensões de grandes moléculas derivadas do plasma ou semissintéticas que não são capazes de atravessar as membranas semipermeáveis intactas. A duração da expansão intravascular produzida por coloides específicos varia e depende da taxa de metabolismo e depuração das moléculas constituintes.

Geralmente, a expansão do volume intravascular alcançado por derivados do plasma (4-6 horas) é mais longo do que o produzido por coloides semissintéticos (1-4 horas), embora a real duração varie substancialmente entre os pacientes.[65] A vantagem teórica sobre os cristaloides seria a necessidade de um volume reduzido para produzir a mesma expansão do volume intravascular. No entanto, as evidências de ensaios clínicos randomizados (ECVRs) cegos de alta qualidade comparando a segurança e eficácia de soluções patenteadas de coloides e cristaloides consistentemente mostram um volume poupado muito modesto.[65]

Estudos têm demonstrado, porém, que a pressão oncótica intravascular não exerce influência entre pacientes sépticos e não sépticos além de não ter correlação com o fluxo transcapilar em pacientes com edema pulmonar e, consequentemente, não apresentar papel determinante nos pacientes gravemente enfermos.[66] Além disso, o uso dessas soluções tem decrescido em decorrência da sua associação com alterações na coagulação, do seu alto custo e da sua menor disponibilidade em comparação com as soluções cristaloides. De uma maneira geral, gradativamente, mais evidências têm se acumulado e desencorajado o seu uso nesse cenário.[67] Os principais tipos de soluções coloides estão descritos a seguir.

A albumina é uma proteína humana responsável por 80% da pressão coloidosmótica plasmática. As formulações de albumina podem ser isotônicas, albumina humana a 4 ou 5%, e hipertônicas, albumina humana a 20 ou 25%. Sua meia-vida é de aproximadamente 16 horas.

No geral, o uso de albumina ou solução salina para ressuscitação produz resultados semelhantes. Em um grande estudo conduzido com 6.997 pacientes na Austrália e Nova Zelândia, a ressuscitação volêmica com albumina a 4% ou salina isotônica não mostrou diferença na mortalidade por todas as causas em 28 dias, embora efeitos diferentes tenham sido observados em alguns subgrupos de pacientes.[68]

A administração de albumina se mostrou segura. Uma metanálise avaliou a incidência de suas complicações (incluindo morte) em pacientes internados em UTI, demonstrando que a albumina diminuiu comorbidades (RR 0.92, CI 0.86-0.98). Em outro estudo, a albumina apresentou baixas taxas de eventos adversos gerais (3.1-8.6/10.0000 infusões) e graves (1.3/10.00000 infusões).[69] Isso foi corroborado por uma revisão sistemática recente, que considerou a albumina um coloide seguro.[70]

Solução de amido hidroxietílico

As soluções de amido hidroxietílico (HES), são produzidas pela substituição de hidroxietil de amilopectina obtido do sorgo, milho ou batata, são os coloides semissintéticos mais comumente utilizados em todo o mundo.[71] As diferentes soluções HES são diferenciadas por sua concentração (g/100 mL, expresso em porcentagem), sua massa molecular média e o grau de substituição molar, definido como a fração de unidades de glicose hidroxietilada. Por exemplo, uma solução HES com concentração de 10 g/100 mL, massa molecular média de 200 kDa e 6 grupos hidroxietil por 10 resíduos de glicose é designada como 10% HES (200/0,6). O padrão de substituição de hidroxietil também influencia a suscetibilidade das moléculas de HES à hidrólise por amilases no sangue. Um alto grau de substituição protege contra a degradação, prolongando assim a duração do plasma e, seu efeito na expansão volêmica e seu potencial para se acumular no sistema reticuloendotelial, o que progressivamente aumenta o risco de lesão renal, necessidade de terapia renal substitutiva (TRS), prurido e coagulopatia.

Metanálises têm demonstrado o aumento do risco de morte e a necessidade de TRS em pacientes tratados com soluções HES.[72] A nefrotoxicidade também é aparente em rins transplantados de doadores que receberam a TRS.[73] Esses resultados levaram a recomendações contra o uso das soluções HES em pacientes gravemente enfermos, principalmente aqueles com sepse ou grandes queimados.[74]

Gelatinas

As gelatinas são preparadas pela hidrólise do colágeno advindo de proteínas bovinas ou suínas. Tem massa molecular relativamente baixa, entre 30-35 kDa, expandindo o volume do plasma por apenas 1-2 horas, sendo depois metabolizadas e excretadas pelos rins. Estão relacionadas a um aumento no risco de insuficiência renal aguda (IRA) devido ao seu acúmulo no sistema reticuloendotelial,[75] podendo também causar anafilaxia com risco de morte.[76] Igualmente aos HES, o uso de gelatinas na ausência de evidência de superioridade com relação aos cristaloides é difícil de se justificar.[77]

Conclusão

Como resumo de todo o exposto, podemos destacar como mensagens principais:

- A reposição intravenosa de fluidos é amplamente utilizada no tratamento de pacientes gravemente enfermos para manter ou restabelecer um débito cardíaco adequado. No entanto, seu uso inadequado pode levar a efeitos adversos graves.
- Identificar quais pacientes se beneficiarão dessa terapia é um desafio, e apenas metade dos pacientes em unidades de terapia intensiva responde positivamente.
- Além disso, a sobrecarga de fluidos pode causar danos em vários subgrupos de pacientes.
- Para lidar com esse problema, surgiram abordagens metodológicas que buscam melhorar a identificação dos pacientes adequados para a reposição intravenosa de fluidos, reduzindo a incerteza nas decisões.
- A administração excessiva de fluidos pode levar a edema e prejuízo na oferta de oxigênio, enquanto uma reposição insuficiente pode resultar em hipoperfusão.
- A escolha do tipo de fluido também é crucial, pois pode afetar o desfecho do paciente.
- É importante que os profissionais da saúde avaliem as propriedades e características dos fluidos disponíveis, levando em consideração as necessidades do paciente e as metas terapêuticas.

Referências bibliográficas

1. Yerram P, Karuparthi PR, Misra M. Fluid overload and acute kidney injury. Hemodialysis International. 2010; 14: 348-354.
2. Woodward CW, Lambert J, Ortiz-Soriano V, et al. Fluid overload associates with major adverse kidney events in critically ill patients with acutekidney injury requiring continuous renalreplacement therapy. Crit Care Med. 2019; 47(9): e753-e760.
3. Gist KM, Selewski DT, Brinton J, et al. Assessment of the Independent and Synergistic Effects of Fluid Overload and Acute Kidney Injury on Outcomes of Critically Ill Children. Pediatric Critical Care Medicine. 2020; 21(2): 170-177.
4. Murphy CV, Schramm GE, Doherty JA, et al. The importance of fluid management in acute lung injury secondaryto septic shock. Chest. 2009; 136(1): 102-109.
5. Boyd JH, Forbes J, Nakada TA, et al. Fluid resuscitation in septic shock: A positive fluid balance and elevated central venous pressure areassociated with increased mortality. Crit Care Med. 2011; 39: 259-265.
6. Malbrain MLNG, Chiumello D, Pelosi P, et al. Prevalence of intra-abdominal hypertension in criticallyill patients: A multicentre epidemiologicalstudy. Intensive Care Med. 2004; 30(5): 822-829.
7. Tigabu BM, Davari M, Kebriaeezadeh A. Fluid volume, fluid balance and patient outcome in severe sepsis and septic shock: A systematic review.Journal of Critical Care. 2018; 48: 153-159.
8. Macdonald S. Fluid Resuscitation in Patients Presenting with Sepsis: Current Insights. Open Access Emerg Med. 2022; 14: 633.
9. Myles PS, Bellomo R, Corcoran T, et al. Restrictive versus Liberal Fluid Therapy for Major Abdominal Surgery. New England Journal of Medicine. 2018; 378(24): 2263-2274.
10. Monnet X, Lai C, Teboul JL. How I personalize fluid therapy in septic shock? Critical Care. 2023; 24; 27(1): 123.
11. Lai C, Shi R, Beurtonet A, et al. The increase in cardiac output induced by a decrease in positive end- expiratory pressure reliably detects volume responsiveness: the PEEP-test study. 2023 Apr 9; 27(1): 136.
12. Laight NS, Levin AI. Transcardiopulmonary Thermodilution-Calibrated Arterial Waveform Analysis:A Primer for Anesthesiologists and Intensivists. Journal of Cardiothoracic and Vascular Anesthesia. 2015; 29: 1051-1064.
13. Picano E, Pellikka PA. Ultrasound of extravascular lung water: a new standard forpulmonary congestion. Eur Heart J. 2016; 37: 2097.
14. Lee CW, Kory PD, Arntfield RT, et al. Development ofa Fluid Resuscitation Protocol Using Inferior Vena Cava and Lung Ultrasound. J Crit Care. 2016; 31(1): 96-100.
15. Lichtenstein, D. Fluid administration limited by lung sonography: The place oflung ultrasound in assessment of acute circulatory failure (the FALLS-protocol). Expert Review of Respiratory Medicine. 2012; 6: 155-162.
16. Theerawit P, Touman N, Sutherasan Y, et al. Transthoracic ultrasoundassessment of B-lines for identifying the increment of extravascular lung water in shock patients requiring fluid resuscitation. Indian Journal of Critical Care Medicine. 2014; 18:195-199.
17. Mohamed MFH, Malewicz NM, Zehry HI, et al. Fluid administration in emergency room limited by lung ultrasound in patients with sepsis: Protocol for a prospective phase iimulticenter randomized controlled trial. JMIR Res 2020; 26; 9(8): e15997.
18. Chow RS. Terms, Definitions, Nomenclature, and Routes of Fluid Administration. Front Vet Sci. 2021; 7: 59121.
19. Messina A, Bakker J, Chew M, et al. Pathophysiology of fluid administration in critically ill patients. Intensive Care Med Exp. 2022 Nov 4; 10(1): 46.
20. Vincent JL. Types of intravenous fluid: Which fluid for which patient, and do RCTshelp? Anaesth Crit Care Pain Med. 2020; 39: 753-754.
21. Rusoja E, Haynie D, Sievers J, et al. Thinking about complexity in health: A systematic review of the key systems thinking and complexity ideas in health. Journal of Evaluation in Clinical Practice. 2018; 24(3): 600-606.
22. Carroll A, Collins C, McKenzie J, et al, A. Original research: Applicationof complexity theory in health and social care research: a scoping review. BMJ Open. 2023; 13: e069180.
23. Complex adaptive systems: Evidence scan. The Health Foundation Inspiring Improvement. [Internet]. UK: The Health Foundation; 2010. [Accessed on Aug 2023]. Available from:https://www.health.org.uk/publications/complex-adaptive-systems.
24. Seccombe A, Sapey E. What is the evidence base for fluid resuscitation in acutemedicine? Clinical Medicine. 2018; 18: 225.
25. Vincent J-L, De Backer D. Circulatory shock. N Engl J Med. 2013; 369: 1726-1734.
26. Kislitsina ON, et al. Shock – Classification and Pathophysiological Principles of Therapeutics. Curr Cardiol Rev. 2018; 15: 102-113.
27. Messina A, Calabrò L, Pugliese L, et al. Fluid challenge in critically ill patients receiving

haemodynamic monitoring: a systematic review and comparison of two decades. Crit Care. 2022; 26(1): 186.
28. Monnet X, Marik PE, Teboul J-L. Prediction of fluid responsiveness: an update. Ann Intensive Care. 2016; 6: 111.
29. Siddall E, Khatri M, Radhakrishnan, J. Capillary leak syndrome: etiologies, pathophysiology, and management. Kidney Int. 2017; 92: 37-46.
30. Jozwiak M, Teboul JL, Monnet X. Extravascular lung water in critical care: recent advances and clinical applications. Ann Intensive Care. 2015; 5: 1-13.
31. Isakow W, Schuster DP. Extravascular lung water measurements and hemodynamic monitoring in the critically ill: Bedside alternatives to the pulmonary artery catheter. Am J Physiol Lung Cell Mol Physiol. 2006; 291(6): L1118-31.
32. Eichhorn V, Goepfert MS, Eulenburg, C, et al. Comparison of values in critically ill patients for global end-diastolic volume and extravascular lung water measured by transcardiopulmonary thermodilution: A metaanalysis of the literature. Med Intensiva. 2012; 36: 467-474.
33. Starling EH. The Linacre Lecture on the Law of the Heart. London: Longmans, Green and Co., 1918.
34. Patterson SW, starling EH, et al. On the mechanical factors which determine the output of the ventricles. J Physiol. 1914; 48(5): 357-79.
35. Cherpanath TGV, Geerts BF, Lagrand WK, et al. Basic concepts of fluid responsiveness. Netherlands Heart Journal. 2013; 21: 530-536.
36. Lindén A, Statkevicius S, Bonnevier J, et al. Blood volume in patients likely to be preload responsive: a post hoc analysis of a randomized controlled trial. Intensive Care Medicine Experimental. 2023; 11(1): 14.
37. Warner DS, Warner MA, Gelman, S. Venous Function and Central Venous Pressure A Physiologic Story. Anesthesiology. 2008; 108(4): 735-48.
38. Hall JE, Hall ME. Vascular Distensibility and Functions of the Arterial and Venous Systems. In: Hall JE, Hall ME. Guyton and Hall Textbook of Medical Physiology. Philadelphia: Saunders Elsevier, 2021. p. 183-192.
39. Guyton AC, Abernathy B, Langston JB, et al. Relative importance of venous and arterial resistances in controlling venous return and cardiac output. Am J Physiol. 1959; 196(5): 1008-14.
40. Chalkias A, Laou E, Papagiannakis N, et al. Assessment of Dynamic Changes in Stressed Volume and Venous Return during Hyperdynamic Septic Shock. J Pers Med. 2022; 12(5): 724.
41. Vincent JL. Intravascular Volume Assessment in the Critically Ill Patient. Clin JAm Soc Nephrol. 2020; 15: 557-559.
42. Guyton AC, Poliz D, Armstrong GG. Mean Circulatory Filling Pressure Measured Immediately After Cessation of Heart Pumping. Am J Physiol. 1954; 179(2): 261-7.
43. Guyton AC. Determination of cardiac output by equating venous return curves with cardiac response curves. Physiol Rev. 1955; 35; 123-129.
44. Guyton AC, Lindsey AW, Abernathy B, et al. Venous return at various right atrial pressures and the normal venous return curve. Am J Physiol. 1957; 189: 609-615.
45. Guyton AC, Langston JB, Carrier O. Decrease of venous return caused by right atrial pulsation. Circ Res. 1962; 10: 188-196.
46. Guyton AC, Lindsey AW. Abernathy B, et al. Mechanism of the increased venous return and cardiac output caused by epinephrine. Am J Physiol. 1958; 192: 126-130.
47. Beard DA, Feigl EO. Understanding Guyton's venous return curves. Am J Physiol Heart Circ Physiol. 2011; 301(3): H629-33.
48. Hall JE, Guyton AC. Guyton and Hall Textbook of Medical Physiology. Philadelphia: Saunders Elsevier, 2016.
49. Sunagawa, K. Guyton's venous return curves should be taught at medical. Journal of Physiological Sciences. 2017; 67: 447-458.
50. Guyton AC, Lindsey AW, Abernathy B, et al. Mechanism of the Increased Venous Return and Cardiac Output Caused by Epinephrinel. Am J Physiol. 1958; 192(1): 126-30.
51. Boehm D, Menke, H. A history of fluid management – from "one size fits all" to an individualized fluid therapy in burn resuscitation. Medicina (Kaunas). 2021; 57(2): 187.
52. Aubry ST, Napolitano LM. Fluid Management in Critically Ill Surgical Patients. https://www.facs.org/for-medical-professionals/news-publication.
53. Cordemans C, De Laet I, Van Regenmortel N, et al. Fluid management in critically ill patients: the role of extravascular lung water, abdominal hypertension, capillary leak, and fluid balance. Ann Intensive Care. 2012 Jul 5; 2(Suppl 1).
54. Marik PE, Lemson J. Fluid responsiveness: an evolution of our understanding. BJA: British Journal of Anaesthesia. 2014; 112: 617-620.
55. Miller A, Mandeville J. Predicting and measuring fluid responsiveness with echocardiography. Echo Res Pract. 2016; 3(2): G1-G12.
56. Monnet X, Shi R, Teboul JL. Prediction of fluid responsiveness. What's new? Annals of Intensive Care. 2022; 12(1): 46.
57. Bernard, C. Leçons sur les phénomènes de la vie communs aux animaux et aux végétaux. Paris: Librairie Philosophique J. Vrin, 1868.
58. Starling EH. Principles of Human Physiology. Philadelphia: Lea & Febiger, 1912.

59. Krogh A, Landis EM, Turner AH. The movement of fluid through thehuman capillary wall in relation tovenous pressure and to the colloid osmotic pressure of the blood. Journal of Clinical Investigation. 1932; 11: 63.
60. Adamson RH, Lenz JF, Zhang X, et al. Oncotic pressures opposing filtration across non-fenestratedrat microvessels. J Physiol. 2004; 557(Pt 3): 889-907.
61. Levick JR, Michel CC. Microvascularfluid exchange and the revised Starling principle. Cardiovascular Research. 2010; 87(2): 198-210.
62. Haeren RHL, van de Ven SEM, Zandvoort MAMJ, et al. Assessment and Imaging of the Cerebrovascular Glycocalyx. Curr Neurovasc Res. 2016; 13(3): 249-60.
63. Woodcock TE, Woodcock TM. RevisedStarling equation and the glycocalyx model of transvascular fluid exchange: An improved paradigm for prescribing intravenous fluid therapy. British Journal ofAnaesthesia. 2012; 108: 384-394.
64. Finfer S, Myburgh J, Bellomo R. Intravenous fluid therapy in critically ill adults. Nature Reviews Nephrology. 2018; 14(9): 541-557.
65. Finfer, S. A comparison of albumin and saline for fluid resuscitation in the intensivecare unit. N. Engl. J. Med. 2004; 350: 2247-2256.
66. Caironi P, Tognoni G, Masson S, et al. Albumin Replacement in Patients with Severe Sepsis or Septic Shock.New England Journal of Medicine. 2014; 370: 1412-1421.
67. Hartog C, Reinhart K. CONTRA: Hydroxyethyl starch solutions are unsafe incritically ill patients. Intensive Care Med. 2009; 35: 1337-1342.
68. Finfer S, Bellomo R, Boyce N, et al. A comparison of albumin and saline for fluid resuscitation in the intensive care unit. N Engl J Med. 2004; 350: 2247-2256.
69. Barron ME, Wilkes MM, Navickis RJ. A systematic review of the comparativesafety of colloids. Arch Surg. 2004; 139: 552-563.
70. Groeneveld ABJ, Navickis RJ, Wilkes MM. Update on the comparative safety of colloids: A systematic review of clinical studies. Ann Surg. 2011; 253: 470-483.
71. Finfer S, Liu B, Taylor C, et al. Resuscitation fluid use in critically ill adults: an international cross- sectional study in 391 intensive care units. Crit Care. 2010; 14(5): R185.
72. Zarychanski R, Abou-Setta AM, Turgeon AF, et al. Association of Hydroxyethyl Starch Administration With Mortality and Acute Kidney Injury in Critically Ill Patients Requiring Volume Resuscitation: A Systematic Review and Meta-analysis. JAMA. 2013: 309(7): 678-688.
73. Cittanova ML, Leblanc I, Legendre C, et al. Effect of hydroxyethylstarch in brain-dead kidney donors on renal function in kidney-transplant recipients. Lancet. 1996; 348(9042): 1620-2.
74. European Medicines Agency. Hydroxyethyl-starchsolutions for infusion to be suspended – CMDh endorses PRAC recommendation. [Internet]. Amsterdam, 2018. [Accessed on Aug 2023]. Available from: www.ema.europa.eu/contact.
75. Bayer O, Reinhart K, Kohl M, et al. Effects of fluid resuscitation with synthetic colloids or crystalloids alone on shock reversal, fluid balance, and patientoutcomes in patients with severe sepsis: a prospective sequential analysis. Crit. Care Med. 2012; 40(9): 2543-2551.
76. Moeller C, Fleischmann C, Thomas-Rueddel D, et al. How safe is gelatin? A systematic review and meta-analysis of gelatin-containing plasma expanders vs crystalloids and albumin. J Crit Care. 2016; 35: 75-83.
77. Perel P, Roberts I, Ker K, et al. Colloids versus crystalloids for fluid resuscitation in critically ill patients. Cochrane Database Syst Rev. 2013; (2): CD000567.
78. Seccombe A, Sapey E. What is the evidence base for fluid resuscitation in acutemedicine? Clin Med. 2018; 18(3): 225-230.
79. Funk DJ, Jacobsohn E, Kumar A. The role of venous return in critical illness and shock-Part I: Physiology. Critical Care Medicine. 2013; 41(1): 255-62.
80. Funk DJ, Jacobsohn E, Kumar A. Therole of venous return in critical illness andshock – part I: physiology. Crit. Care Med. 2013; 41: 255-262.
81. Guyton AC, Lindsey AW, Kaufmann BN. Effect of mean circulatoryfilling pressure and other peripheral circulatory factors on cardiac output. Am J Physiol. 1955; 180: 463-468.
82. Guyton AC. Determination of cardiac output by equating venous return curves with cardiac response curves. Physiol Rev. 1955; 35(1): 123-9.

28

Injuria Renal Aguda no Paciente Crítico: Tratar sem Lesar

Pedro Tulio Rocha

Introdução

A injúria renal aguda (IRA) é uma complicação frequente em terapia intensiva, podendo acometer mais de 50% dos pacientes.[1] Apesar de sua frequência e de, atualmente, encontrar-se amplamente disponível a terapia dialítica para o tratamento das formas mais graves, a IRA ainda apresenta elevadas taxas de morbidade e mortalidade. Visando a reverter esses desfechos, recentemente iniciativas para normatização do diagnóstico, prevenção da IRA, terminologia relacionada com terapia dialítica e parâmetros de qualidade e segurança na terapia da IRA têm sido implementados. Neste capítulo iremos rever estas iniciativas.

A nomenclatura e as definições consensuais foram elaboradas incluindo os conceitos de IRA, doença renal aguda (DRA) e doença renal crônica (DRC). Adicionalmente, todas as modalidades dialíticas e os procedimentos extracorpóreos relacionados com a IRA atualmente aprovados e disponíveis no país foram abordados neste documento pelo Departamento de IRA da Sociedade Brasileira de Nefrologia.

Definição

A terminologia anteriormente utilizada de insuficiência renal aguda foi alterada para injúria renal aguda, que abrange desde os casos iniciais, com alterações funcionais celular e tecidual, até os casos de lesão anatômica estabelecida, levando ao reconhecimento precoce da IRA. Esse conceito foi inicialmente introduzido após a conferência de 2004 do Acute Dialysis Quality Initiative (ADQI),[2] iniciativa global, com mais de 150 profissionais de diferentes especialidades cujo propósito é melhorar o cuidado dos pacientes com IRA.

Restava ainda a necessidade de uma normatização do diagnóstico de IRA, já que definições muito heterogêneas eram utilizadas por diferentes autores, impossibilitando a convergência de dados para metanálises e a análise dos desfechos. A primeira classificação proposta foi a RIFLE (acrônimo de *risk*, *injury*, *failure*, loss e *end stage*), que se baseava em critérios urinários e relacionados com a taxa de filtração glomerular (TFG) calculada a partir da creatinina sérica.[3] Embora pioneira, a classificação de RIFLE mostrou-se falha por conter estágios que não corresponderiam à IRA, e sim à doença renal crônica prévia ou recém-instalada, além de apresentar fragilidade no uso de equações para o cálculo da TFG em pacientes críticos, visto que essas foram desenvolvidas para pacientes ambulatoriais com função renal razoavelmente estável.

Visando a aprimorar a classificação e superar essas falhas, a classificação de AKIN (acrônimo para *acute kidney injury network*) eliminou os estágios *loss* e *end stage*, assim como baseou os critérios apenas em valores de creatinina sérica, aumentando a sensibilidade no estágio I, valorizando pequenas elevações como 0,3 mg/dL e mantendo os critérios de débito urinário.[4] Essa classificação foi reeditada com mínimas alterações pelo Kidney Disease Global Outcomes (KDIGO), iniciativa global de diretrizes em diferentes temas da Nefrologia, em seu consenso sobre IRA.[5] A Tabela 28.1 mostra as diferentes classificações e seus parâmetros.

Quanto à terminologia associada à terapia dialítica, com o intuito de facilitar a comunicação e o entendimento entre as equipes responsáveis pelo cuidado do paciente crítico com IRA, assim como instituições de saúde, empresas privadas de assistência, seguradoras e entidades governamentais, um consenso

TABELA 28.1 CLASSIFICAÇÕES DE RIFLE, AKIN E KDIGO

Classe/ Estágio	RIFLE (Creat)	AKIN (Creat)	KDIGO (Creat)	RIFLE (Débito urinário)	AKIN (Débito urinário)	KDIGO (Débito urinário)
Risco 1	↑ Creat > 1,5 × e/ou ↓TFG > 25%	↑ Creat ≥ 0,3 mg/dL e/ou ↑ 1,5-2 × valor de base	↑ Creat ≥ 0,3 mg/dL e/ou ↑ 1,5-2 × valor de base	< 0,5 mL/kg/h (por 6 horas)	< 0,5 mL/kg/h (por 6 horas)	< 0,5 mL/kg/h (por 6 horas)
Injúria 2	↑ Creat > 2 × e/ou ↓ TFG > 50%	↑ Creat 2-3 × valor de base	↑ Creat 2-3 × valor de base	< 0,5 mL/kg/h (por 12 horas)	< 0,5 mL/kg/h (por 12 horas)	< 0,5 mL/kg/h (por 12 horas)
Falência 3	↑ Creat > 3 × e/ou ↓TFG > 75% e/ou Creat > 4 mg/dL	↑ Creat > 3 × e/ou Creat > 4 mg/dL Com ↑ > 0,5 mg/dL e/ou início de TRS	↑ Creat > 3 × (em até 7 dias) e/ou Creat > 4 mg/dL com ↑ > 0,5 mg/dL e/ou início de TRS	0,3 mL/kg/h (por 24 horas) e/ou anúria por 12 horas	0,3 mL/kg/h (por 24 horas) e/ou anúria por 12 horas	0,3 mL/kg/h (por 24 horas) e/ou anúria por 12 horas

Creat: creatinina; TFG: taxa de filtração glomerular; TRS: terapia renal substitutiva.

recente do departamento de IRA da Sociedade Brasileira de Nefrologia foi publicado estabelecendo como devemos nos referir a cada modalidade de suporte renal artificial:[6]

- **Suporte renal artificial extracorpóreo:**
  - hemodiálise convencional;
  - ultrafiltração convencional;
  - hemodiafiltração convencional;
  - hemodiálise prolongada;
  - ultrafiltração prolongada;
  - hemodiafiltração prolongada;
  - hemodiálise contínua;
  - hemofiltração contínua;
  - hemodiafiltração contínua;
  - ultrafiltração contínua.
- **Suporte renal artificial peritoneal:**
  - diálise peritoneal manual intermitente;
  - diálise peritoneal manual contínua;
  - diálise peritoneal automatizada intermitente;
  - diálise peritoneal automatizada contínua de baixo volume;
  - diálise peritoneal automatizada contínua de alto volume.

Prevenção da injúria renal aguda

A prevenção da IRA em pacientes de terapia intensiva é uma preocupação significativa, visto sua alta morbimortalidade. A utilização de critérios mais sensíveis valoriza pequenas alterações em débito urinário e creatinina sérica, visando à detecção precoce. Outras estratégias importantes são:

- *Manutenção da perfusão renal*: por ser um órgão altamente vascularizado, o rim é particularmente suscetível a alterações hemodinâmicas. Dessa forma, a otimização da perfusão renal é fundamental para prevenir a IRA. Isso pode ser alcançado por meio do suporte hemodinâmico apropriado, incluindo a manutenção de uma pressão arterial adequada com eventual uso de aminas vasoativas em quadros sem resposta à reposição volêmica. É importante frisar também que, em pacientes previamente hipertensos, a manutenção de níveis tensionais considerados dentro da normalidade pode ser insuficiente, o que caracteriza a IRA por isquemia normotensiva.[7]
- *Evitar exposição a nefrotoxinas*: agentes nefrotóxicos, como medicamentos, contrastes radiológicos e substâncias químicas, devem ser evitados ou utilizados com extrema cautela em pacientes de terapia intensiva. Uma revisão cuidadosa da medicação utilizada, a escolha por formulações menos tóxicas e o eventual ajuste na posologia de acordo com a função renal podem reduzir o risco de IRA.
- *Hidratação adequada:* indiscutivelmente, a manutenção de um estado de hidratação adequado é importante para a função renal saudável, porém estudos recentes têm mostrado os impactos negativos do estado de hiper-hidratação, com repercussão direta também na função renal, caracterizando a IRA congestiva, na qual, entre outros mecanismos, o aumento da pressão venosa renal leva à redução da filtração glomerular.[8] Sendo assim, as estratégias de reposição volêmica devem ser guiadas por metas, sejam elas hemodinâmicas, perfusionais, ecográficas ou, ainda, de acordo com o acesso da responsividade e a tolerância a fluidos.[9] Embora a questão da preferência por coloides ou cristaloides pareça estar sacramentada com estudos mostrando piores desfechos em pacientes que recebem coloides,[10] a controvérsia atual se refere a haver ou não impacto na escolha de formulações de cristaloides com conteúdo fisiológico de cloro (balanceadas) em detrimento de

soluções hiperclorêmicas (não balanceadas). Embora estudos tenham mostrado melhores desfechos com a utilização de soluções balanceadas, estudo recente multicêntrico não mostrou esse benefício, sendo possível, inclusive, em pacientes neurocríticos, haver desfechos piores do que os com soluções não balanceadas.[11]

- *Controlar a hiperglicemia*: a associação entre níveis elevados de glicose e IRA já é conhecida, especialmente em pacientes cirúrgicos.[12] O entendimento dessa associação era de que a hiperglicemia seria como um marcador secundário de gravidade ou pela sua associação com diabetes preexistente, porém estudos recentes mostram que, agudamente, a hiperglicemia leva ao aumento de expressão de proteínas de expansão da matriz mesangial e tubular, resultando em fibrose, assim como citocinas pró-inflamatórias.[13]

Segurança e qualidade em IRA

Como citado anteriormente, embora a terapia dialítica para IRA seja amplamente disponível há décadas, a alta taxa de mortalidade sem redução efetiva motivou iniciativas que, além de estabelecerem definições, critérios diagnósticos, nomenclaturas universais e estratégias preventivas, voltaram-se para a avaliação de qualidade e segurança no tratamento dialítico, entre elas principalmente a ADQI, cujo acrônimo inicialmente referia-se à qualidade em diálise, tendo sido posteriormente alterado para doença, abordando outros aspectos da IRA.[14] Entender os principais riscos relacionados com o procedimento dialítico, assim como os parâmetros de qualidade que possam nortear a melhor prática médica, contribui para a maior segurança do paciente.

Estruturação dos serviços de diálise intra-hospitalar

Inicialmente, os serviços de diálise intra-hospitalar devem ser estruturados com uma equipe dedicada composta de médicos nefrologistas, enfermeiros e técnicos de diálise, além de profissionais afins (engenheiro biomédico, técnico de manutenção etc.). Embora ainda não haja uma regulação federal específica para essa atividade, parâmetros mínimos de segurança estabelecidos pela RDC ANVISA nº 11/2014,[15] que versa sobre a regulamentação dos serviços de diálise ambulatorial, deverão ser seguidos, como necessidade de coleta periódica de amostras do tratamento de água e das máquinas de diálise utilizadas à procura de potenciais contaminantes químicos e microbiológicos, assim como manejo de linhas, capilares e efluente do dialisato.

Adequação do tratamento

Embora a remoção de toxinas urêmicas seja parte fundamental da terapia dialítica em IRA, a dose adequada de diálise, muito bem estabelecida em cenário de diálise ambulatorial, é fruto de controvérsias e discussões. A forma mais utilizada de cinética de ureia, o Kt/V, apresenta sérias limitações de aplicabilidade no cenário de IRA, já que, no paciente crítico, variáveis de interferência, como qualidade do acesso vascular, anticoagulação utilizada, instabilidade hemodinâmica, flutuações no volume de distribuição e interrupções precoces da terapia, fazem que não seja um parâmetro fidedigno.[16] O que já está estabelecido é que a frequência diária das sessões de diálise intermitente reduz a mortalidade e aumenta as chances de recuperação da função renal quando em comparação com sessões intercaladas[17] e que a dose de diálise contínua superior a 35 mL/

kg/hora de difusão ou convecção não resulta em melhores desfechos.[18] Sendo assim, os objetivos que devem nortear a adequação da terapia dialítica são: prover adequado controle de solutos, prevenir o dano extrarrenal pelo ambiente urêmico e permitir que outras terapias (nutrição, ventilação) possam ser executadas sem limitações.

Controle hídrico

O controle hídrico preciso é essencial na IRA. O excesso de líquido está associado a piores desfechos, como maior tempo em ventilação mecânica, internação hospitalar e mortalidade. Por outro lado, a restrição excessiva de líquidos pode levar a desidratação e disfunção de órgãos, portanto é necessária a monitorização cuidadosa e diária. A ferramenta mais utilizada para esse propósito, o cálculo do balanço hídrico por entradas e saídas, tem, porém, baixa correlação com achados clínicos e é superado pela pesagem diária do paciente, que se correlaciona melhor com o método considerado referência, a bioimpedância transtorácica.[19] A remoção de fluidos em terapia dialítica deve ser calculada de forma criteriosa, de acordo com o objetivo terapêutico e, em pacientes hemodinamicamente instáveis, taxas de ultrafiltração superiores a 2mL/kg/h são mais bem toleradas em terapias contínuas.[20] Outras estratégias para minimizar o impacto da ultrafiltração são a utilização de maior concentração de sódio no dialisato, o uso de bicarbonato como tampão, a redução na temperatura do dialisato, a correção da anemia e a utilização de menores fluxos de sangue.[20]

Acesso vascular

O acesso vascular para hemodiálise é parte fundamental da terapia, porém pode resultar em complicações que levem a dano ao paciente. Essas potenciais complicações podem ser divididas em infecciosas, hemorrágicas e mecânicas. No tocante à prevenção de eventos infecciosos, embora estudo multicêntrico não tenha mostrado diferença em infecção no sítio femoral quando em comparação com o jugular,[21] a utilização deste último resulta em menos complicações relacionadas com o fluxo do cateter e deve ser adotado preferencialmente. A utilização de soluções com antibiótico ou bacteriostáticos, como citrato, não tem benefício comprovado no cenário de IRA e leva a preocupações como resistência antimicrobiana e hipocalcemia.[22] A ultrassonografia para guiar a punção vascular resulta em maior êxito no procedimento, menor número de tentativas, menor incidência de punções arteriais e hematomas quando em comparação com a punção por referências anatômicas, mesmo quando realizada por operadores experientes, e deve ser empregada rotineiramente.[23]

A Tabela 28.2, adaptada de Suassuna e Ruzany, elenca as principais complicações relacionadas com a terapia renal substitutiva, suas consequências e potenciais estratégias preventivas e medidas corretivas.

TABELA 28.2	COMPLICAÇÕES MAIS PREVALENTES E MEDIDAS PREVENTIVAS/CORRETIVAS DO SUPORTE RENAL ARTIFICIAL PARA PACIENTES COM INSUFICIÊNCIA RENAL AGUDA	
Tipo de complicação	**Complicação específica**	**Prevenção e medidas corretivas**
Relacionadas ao acesso venoso profundo	Acidente de punção	Verificar/corrigir hemostasia, punção guiada por imagem, experiência do profissional, posicionamento adequado do paciente
	Estenose venosa residual	Evitar via subclávia, evitar longa permanência
	Infecção do acesso por via extraluminal	Evitar longa permanência na via femoral, técnica asséptica estrita para punção e curativos, troca programada de acesso, cateteres tunelizados, cateteres e curativos com propriedades antimicrobianas
	Infecção do acesso por via intraluminal	Evitar uso do acesso para outro propósito, técnica asséptica estrita para punção e curativos, preenchimento da luz com solução antimicrobiana
	Endocardite e outras infecções a distância, embolização distal	Evitar longa permanência desnecessária, vigilância microbiológica, evitar manutenção de acesso infectado
Relacionadas à circulação extracorpórea	Falha/disfunção do equipamento ou linhas de diálise	Atenção a: embolia gasosa, hemorragias por desconexão, falha no controle de temperatura (hipotermia, hipertermia), contaminação do banho com toxinas ou produtos microbianos, falha na preparação do banho (hipo ou hipertônico), falha no controle de ultrafiltração (insuficiente ou excessiva), hemólise por injúria mecânica, térmica ou tóxica, falha ou desarme de alarmes de segurança, hipotensão por sequestro extracorpóreo de volume vascular (crianças, instabilidade hemodinâmica)
	Ganho ou perda calórica	Não prescrever diálise com temperatura ≥ 37 ºC que causa vasodilatação periférica e hipotensão (exceto, se indicada para hipotermia grave). Não prescrever diálise < 35 ºC (exceto, se deliberada para tratamento de hipertermia maligna)

Continua...

...Continuação

TABELA 28.2	COMPLICAÇÕES MAIS PREVALENTES E MEDIDAS PREVENTIVAS/CORRETIVAS DO SUPORTE RENAL ARTIFICIAL PARA PACIENTES COM INSUFICIÊNCIA RENAL AGUDA	
Tipo de complicação	**Complicação específica**	**Prevenção e medidas corretivas**
Relacionadas ao processo de depuração	Instabilidade hemodinâmica	Desproporção entre ultrafiltração prescrita e preenchimento vascular a partir do interstício, prescrição de banho hipotônico, tratar arritmias cardíacas existentes e atentar para arritmias secundárias aos distúrbios eletrolíticos associados à depuração rápida ou prolongada
	Síndrome de desequilíbrio por redução rápida da osmolalidade	Atenção em pacientes com edema cerebral (encefalopatia hepática ou lesão do sistema nervosos central), evitar redução rápida da ureia em pacientes com níveis iniciais muito elevados, prescrever hemodiálise convencional inicial com tempo reduzido (duas horas) ou métodos com menor eficiência por unidade de tempo (prolongado ou contínuo)
Eletrolíticas e ácido-básicas	Arritmias por hipo ou hiperpotassemia	Atenção à prescrição da concentração de potássio do banho, atenção à reposição venosa paralela de potássio
	Hipofosfatemia, hipomagnesemia	Atenção ao risco aumentando em procedimentos diários, prolongados ou contínuos, monitorar fosfatemia e magnesemia e repor em via venosa paralela, adicionar fosfato de sódio ao concentrado de diálise (concentração final de 3 a 5 mg/dL)
	Agravamento de acidose respiratória	Atenção para pacientes com acidose metabólica grave (aumento da geração de CO_2 por tamponamento) e para pacientes com retenção prévia de CO_2 dialisados com tampão bicarbonato (pCO_2 do banho de 100 mmHg), monitorar pCO_2 e ajustar parâmetros ventilatórios
	Agravamento de acidose lática	Evitar banhos com lactato em pacientes com acidose lática prévia ou falência grave hepática ou circulatória
Metabólicas	Hipoglicemia	Atenção em pacientes com disfunção hepática grave ou em uso de insulina, utilizar banhos contendo glicose, monitorar glicemia

Continua...

...Continuação

TABELA 28.2	COMPLICAÇÕES MAIS PREVALENTES E MEDIDAS PREVENTIVAS/CORRETIVAS DO SUPORTE RENAL ARTIFICIAL PARA PACIENTES COM INSUFICIÊNCIA RENAL AGUDA	
Tipo de complicação	**Complicação específica**	**Prevenção e medidas corretivas**
	Perda de aminoácidos e vitaminas hidrossolúveis	Considerar as perdas (8 a 10 g de aminoácidos/sessão de diálise) no cálculo do suporte nutricional, reposição de vitaminas
Relacionadas à anticoagulação	Coagulação do circuito extracorpóreo	Usar anticoagulantes em doses adequadas (quando possível), lavagem frequente do circuito (hemodiluição), manter fluxo sanguíneo da diálise acima de 100 mL/min, evitar paradas frequentes da bomba de sangue
	Sangramento e hemorragia	Atenção em pacientes previamente discrásicos, evitar anticoagulação excessiva, uso de estratégias alternativas em pacientes de risco ou com sangramento ativo (diálise sem heparina, heparina de baixo peso, anticoagulação regional com citrato, banhos contendo citrato)
	Trombose sistêmica	Atenção em pacientes com trombocitopenia induzida por heparina do tipo II (maior risco com heparina não fracionada), monitorar contagem de plaquetas, dosar anticorpo antifator plaquetário 4, evitar heparina para anticoagulação ou preenchimento do cateter em casos suspeitos, anticoagulação com citrato ou inibidores diretos da trombina
	Hipocalcemia e alcalose metabólica	Específico da anticoagulação regional com citrato, monitorização frequente da calcemia iônica e reposição sistêmica adequada de cloreto de cálcio, ajustar infusão de citrato para evitar/controlar alcalose

Fonte: adaptada de Suassuna e Ruzany.

Referências bibliográficas

1. Hoste EA, Bellomo R, Kellum JA, et al. Epidemiology of acute kidney injury in critically ill patients: the multinational AKI-EPI study. Intensive Care Med. 2015 Aug; 41(8): 1411-23.
2. Bellomo R, Ronco C, Palevsky P, et al. Acute renal failure – definition, outcome measures, animal models, fluid therapy and information technology needs: the Second International Consensus Conference of the Acute Dialysis Quality Initiative (ADQI) Group. Crit Care. 2004; 8(4): R204-12.
3. Bellomo R, Kellum JA, Ronco C. Defining and classifying acute renal failure: from advocacy to consensus and validation of the RIFLE criteria. Intensive Care Med. 2007; 33(3): 409-13.
4. Mehta RL, Kellum JA, Levin A, et al. Acute Kidney Injury Network: report of an initiative to improve outcomes in acute kidney injury. Crit Care, 2007; 11: R31.
5. Kidney Disease: Improving Global Outcomes (KDIGO) Acute Kidney Injury Work Group. KDIGO Clinical Practice Guideline for Acute Kidney Injury. Kidney Inter. 2012; 2(Suppl): 1-138.
6. Reis T, Suassuna JHR, Yu, L et al. Acute kidney injury and renal replacement therapy: terminology standardization. J Bras Nefrol. 2022 Jul-Sep; 44(3): 434-442.
7. Abuelo JG. Normotensive ischemic acute renal failure. N Engl J Med. 2007 Aug 23; 357(8): 797-805.
8. Ding X, Cheng Z, Qian Q. Intravenous Fluids and Acute Kidney Injury. Blood Purif. 2017; 43(1-3): 163-172.
9. Argaiz ER, Rola P, Verbrugge FH, et al. Fluid management in acute kidney injury: from evaluating fluid responsiveness towards assessment of fluid tolerance. Eur Heart J Acute Cardiovasc Care. 2022 Nov 2; 11(10): 786-793.
10. Wills BA, Nguyen MD, Farrar JJ, et al. Comparison of three fluid solutions for resuscitation in dengue shock syndrome. N Engl J Med. 2005 Sep 1; 353(9): 877-89.
11. Zampieri FG, Machado FR, Cavalcanti AB, et al. BaSICS investigators and the BRICNet members. Effect of Intravenous Fluid Treatment With a Balanced Solution vs 0.9% Saline Solution on Mortality in Critically Ill Patients: The BaSICS Randomized Clinical Trial. JAMA. 2021 Aug 10; 326(9): 1–12.
12. van den Berghe G, Wouters P, Bouillon R, et al. Intensive insulin therapy in critically ill patients. N Engl J Med. 2001 Nov 8; 345(19): 1359-67.
13. Mariappan MM, DeSilva K, Kasinath BS, et al. Combined acute hyperglycemic and hyperinsulinemic clamp induced profibrotic and proinflammatory responses in the kidney. Am J Physiol Cell Physiol. 2014 Feb 1; 306(3): C202-11.
14. Kashani K, Kellum JA, Wu VC, et al. Quality Improvement Goals for Acute Kidney Injury. Clin J Am Soc Nephrol. 2019 Jun 7; 14(6): 941-953.
15. Reunião da Diretoria Colegiada da Agência Nacional de Vigilância Sanitária número 11. ANVISA, 2014. Disponível em: https://bvsms.saude.gov.br/bvs/saudelegis/anvisa/2014/rdc0011_13_03_2014.pdf. Acesso em: 5 jun. 2023.
16. Clark WR, Leblanc M, Ronco C, et al. Quantification and Dosing of Renal Replacement Therapy in Acute Kidney Injury: A Reappraisal. Blood Purif. 2017; 44(2): 140-155.
17. Schiffl H, Lang SM, Fischer R. Daily hemodialysis and the outcome of acute renal failure. N Engl J Med. 2002 Jan 31; 346(5): 305-10.
18. Palevsky PM, Kellum JA, Peduzzi P, et al.; VA/NIH Acute Renal Failure Trial Network. Intensity of renal support in critically ill patients with acute kidney injury. N Engl J Med. 2008 Jul 3; 359(1): 7-20.
19. Köster M, Dennhardt S, Hopf HB, et al. Cumulative changes in weight but not fluid volume balances reflect fluid accumulation in ICU patients. Acta Anaesthesiol Scand. 2017 Feb; 61(2): 205-215.
20. Murugan R, Bellomo R, Kellum JA, et al. Ultrafiltration in critically ill patients treated with kidney replacement therapy. Nat Rev Nephrol. 2021 Apr; 17(4): 262-276.
21. Parienti JJ, Daubin C, Charbonneau P, et al; Members of the Cathedia Study Group. Femoral vs. jugular venous catheterization and risk of nosocomial events in adults requiring acute renal replacement therapy: a randomized controlled trial. JAMA. 2008 May 28; 299(20): 2413-22.
22. Skofic N, Kovac J, Premru V, et al. Hemodialysis catheters with citrate locking in critically ill patients with acute kidney injury treated with intermittent online hemofiltration or hemodialysis. Ther Apher Dial. 2009; 13(4): 327-33.
23. Skofic N, Kovac J, Premru V, et al. Hemodialysis catheters with citrate locking in critically ill patients with acute kidney injury treated with intermittent online hemofiltration or hemodialysis. Ther Apher Dial. 2009; 13(4): 327-33.

29

Distúrbios da Coagulação em Medicina Intensiva: Tratar sem Lesar

Rubens C. Costa Filho
Murillo Santucci Cesar de Assunção
Haggéas da Silveira Fernandes

Introdução

Os distúrbios da coagulação podem ter manifestações clinicamente perceptíveis, seja por sangramentos excessivos (hemorragias) ou tromboses detectáveis, inclusive visualmente (trombofilias). No contexto da medicina intensiva, esses dois fenômenos podem coexistir, o que torna a abordagem diagnóstica e terapêutica, na maioria das vezes, um grande desafio na prática diária. É fundamental adquirir o entendimento relativo à hemostasiologia para lidar com situações discrásicas que, habitualmente, surgem em decorrência de uma imensa variedade de condições patológicas subjacentes, como sepse grave, trauma, doenças hematológicas, neoplasias, trombocitopenias imunológicas e não imunológicas, pacientes cirúrgicos complexos, transplantes, disfunções hepáticas graves, hemorragias obstétricas, entre outras. Como exemplo, a coagulopatia aguda induzida pelo trauma (CAIT) ocorre em aproximadamente 25% a 35% dos pacientes admitidos nas salas de emergências,[1] porém, além de sua elevada frequência, a CAIT tem se relacionado com pior desfecho, e, ao contrário do entendimento fisiopatológico do passado, acontece precocemente, ou seja, antes de qualquer consumo de fatores da coagulação ou administração de fluidos, presença de acidose, hipocalcemia ou hipotermia relevantes.[2] Muito além do trauma, as preocupações com os sangramentos são historicamente mais intensas do que as tromboses, que lideram a mortalidade de todos os pacientes adultos internados em unidades de terapia intensiva. Isso tem origem em duas vertentes: a primeira é que as hemorragias são visíveis e têm mais apelo emocional do que as tromboses "clandestinas" e muitas vezes silenciosas; a segunda é que, quando ocorrem as hemorragias, na maioria das vezes elas se associam aos procedimentos médicos ou são fruto do emprego de fármacos anticoagulantes/antitrombóticos. O senso de responsabilidade relativo às hemorragias, portanto, sobretudo decorrentes das ações médicas, é muito mais significativo. Este capítulo descreve os distúrbios da coagulação mais prevalentes em terapia intensiva do paciente adulto. Os autores disponibilizam informações que consideram relevantes para o exercício das melhores práticas.

O modelo celular da coagulação – importância no cenário crítico

Uma das principais funções do endotélio é manter o fluxo de sangue, evitando os distúrbios pró-coagulantes. Suas propriedades anticoagulantes, antiadesivas e fibrinolíticas são decisivas para a fluidez do sangue, entre outros fatores que compõem a rede de hemostasia (Figura 29.1). O endotélio ativo e saudável controla e proporciona o *milieu* ideal para o *fluxo sanguíneo local*, a adequada *permeabilidade capilar*, além de minimizar as interações entre leucócitos, plaquetas e células endoteliais, corrigindo os desequilíbrios metabólicos. Afora o compartimento vascular, ou na presença de injúria endotelial, o sangue rapidamente se transforma de semilíquido em semissólido, o que se denomina *coagulação*. O fator tissular (FT) é o gatilho primário daquilo que, em maio de 1964, foi denominado por MacFarlane de cascata da coagulação, e era o exemplo da via extrínseca,[3] mas somente 37 anos após passou a ser entendido como o modelo celular da coagulação.[4] O modelo da cascata de Macfarlane[3] e Davie[5] tinha como principal objetivo elucidar a identidade, a função e as interações dessas proteínas solúveis. O atual modelo celular compreende três estágios:

- **Início** – que acontece com a exposição do FT (monócitos, plaquetas, endotélio).
- **Amplificação** – as plaquetas e os cofatores são ativados e, sobre suas membranas ricas em fosfolípides, organizam-se em complexos tenase (IXa/VIIIa) e protrombinase (Xa/Va), descritos a seguir, para produzir trombina adicional.
- **Propagação** – quantidades abundantes de trombina são formadas ao redor das plaquetas ativadas, fazendo que sejam levadas aos locais de injúria.

Esse modelo é mais esclarecedor atualmente, sobretudo em relação aos aspectos da hemostasia e da trombose, do que o anterior modelo de cascata, centrado muito mais em proteínas (zimogênios) da coagulação em sua fase solúvel (acelular). A visão de MacFarlane e Davie era *proteinocêntrica*, enquanto a de Hoffman e Monroe é *celulocêntrica*. O modelo

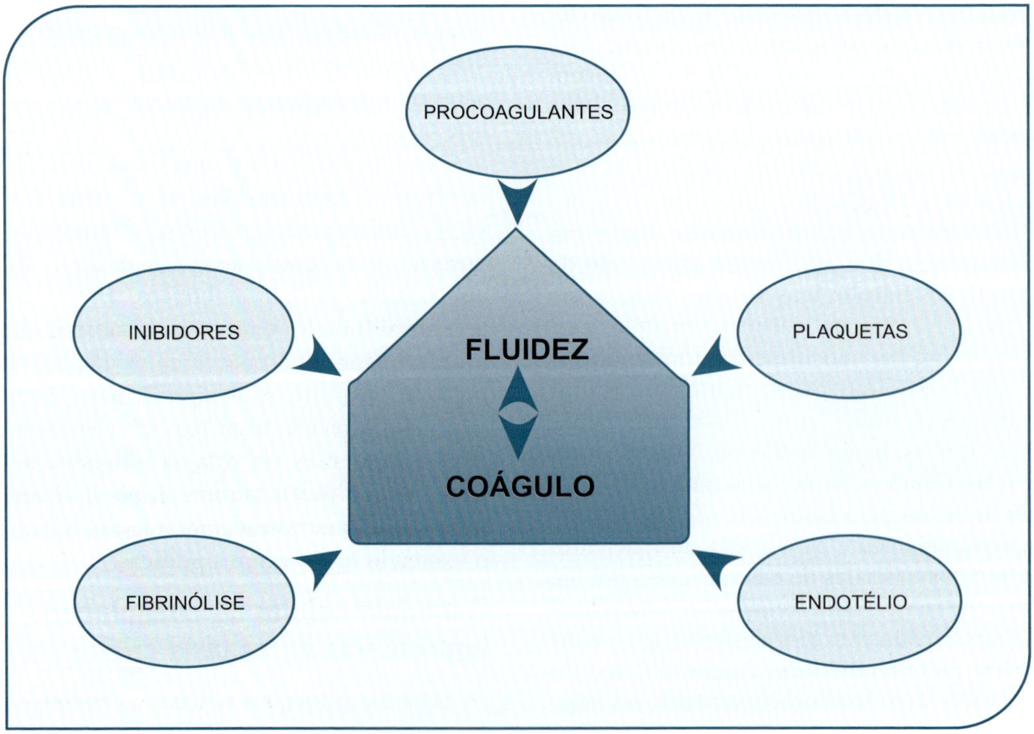

Figura 29.1: Componentes da rede de hemostasia.

celular considera o endotélio. O endotélio é uma camada de células que reveste os vasos e que, isoladamente, pesa cerca de 1 kg em um indivíduo de tamanho e peso medianos. Poderia cobrir uma superfície de 4.000 m² a 7.000 m².[6] Se essas células pudessem ser alinhadas de ponta a ponta, dariam quatro voltas ao redor da Terra, estendendo-se por cerca de 160.000 km. Isso concretiza uma visão da magnitude do problema quando esse sistema entra em disfunção ou sofre injúrias.

O fator tissular e a célula

O FT é o receptor celular para a glicoproteína de síntese hepática, o fator VII, convertendo-o em uma serina protease, o fator VIIa. Essa proteína, se não combinada com o FT, tem pouca ou nenhuma atividade fisiológica.[7,8] O complexo fator tissular/fator VIIa (FT/FVIIa) transforma os zimogênios FIX e FX na presença de fosfolípides e íons de cálcio, sendo naturalmente modulado por um anticoagulante natural denominado inibidor do caminho do fator tecidual (TFPI, do inglês, *tissue factor pathway inhibitor*), inclusive atenuado nas respostas inflamatórias e infecções sistêmicas. O fator X ativado (FXa), junto com seu cofator (FVa), é referido como *complexo protrombinase*, que cliva a protrombina em trombina. O fator IX ativado (FIXa) liga-se ao cofator (FVIII) para formar o *complexo tenase*, que catalisa o fator X em FXa. É importante enfatizar que o complexo protrombinase ($Xa/Va/PCPS/Ca^{+2}$), que catalisa o fator II em FIIa (trombina), e o complexo tenase ($IXa/VIIIa/PCPS/Ca^{+2}$), que catalisa o fator X em FXa, amplificam exponencialmente a eficiência das reações enzimáticas em $1{,}80 \times 10^8$ e $7{,}94 \times 10^9$, respectivamente.[9] Destaca-se que os cofatores V e VIII são ativados por pequenas quantidades de trombina que se formam sobre a superfície das plaquetas ativadas. Cerca de 25% do fator V ficam alojados nos grânulos plaquetários. Dessa forma, torna-se clara a importância de se conjugarem complexos sobre membranas celulares para que a produção de trombina seja adequada e suficiente em magnitude, no sentido de se garantir uma boa estruturação do coágulo mediante apropriada formação de fibrinas. A meia-vida da trombina é tênue, cerca de 15 segundos. A transglutaminase (FXIII) também é ativada pela trombina produzida, e seu propósito é fortalecer as ligações entre os monômeros de fibrinas, estabilizando-o e aprisionando as plaquetas numa rede. Daí o nome coágulo rico em plaquetas, ou *white-clot*, dominante no sistema arterial. A Figura 29.2 exemplifica as principais ações da trombina.

A boa hemostasia depende da concentração e da integração de zimogênios, serinas proteases e anticoagulantes naturais (PC, proteína S [PS], receptor endotelial da proteína C [EPCR], TFPI e antitrombina ATIII, entre outros). Os ativadores da coagulação são revelados após injúria mecânica do endotélio vascular, como as forças de cisalhamento ou processos inflamatórios repetitivos. Os estados de choque prolongado associados a hipoxemia, alterações bioquímicas, como aquelas presentes na sepse grave, trauma ou importante resposta inflamatória, estimulam a síntese de receptores (moléculas de adesão) e citoquinas (células da linhagem monocitária), principalmente por envolver o FT. O excesso ou a disfunção desses fenômenos biológicos pode provocar tromboses e graves distúrbios na microcirculação.[10]

Esse conjunto de acontecimentos, agravado nos estados de choque secundários a hipoperfusão prolongada e hipoxemia, é também pano de fundo para o surgimento de coagulopatias como a coagulação intravascular disseminada (CIVD), também denominada síndrome trombo-hemorrágica.

Em indivíduos saudáveis, pequenos coágulos hemostáticos são frequentemente encontrados sobre o endotélio vascular e normalmente não impedem o fluxo de sangue, pois o sistema fibrinolítico endógeno desempenha o papel de equilíbrio fisiológico, no entanto, na presença de estímulos repetitivos e inflamações de

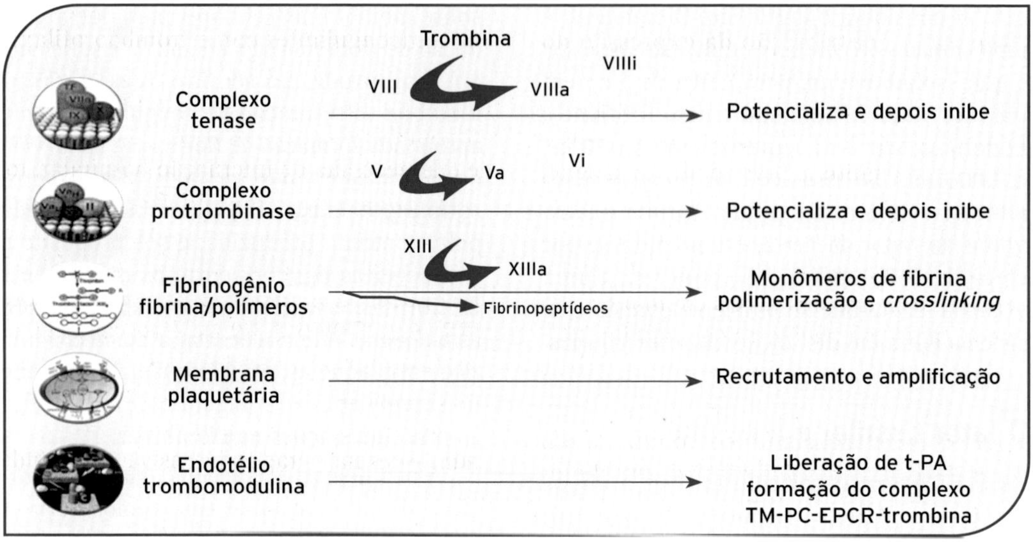

Figura 29.2: Múltiplas ações da trombina. As múltiplas ações da trombina resultam em tendências pró-coagulantes, potencialização das reações de estruturação da fibrina e ativação das plaquetas, efeitos limitadores da formação do coágulo e, por último, ao se conjugar com a proteína C (PC) e a trombomodulina (TM), ativa os mecanismos contrarreguladores anticoagulantes. As setas em curvas fazem o papel da proteína C ativada, que desmonta esses complexos, diminuindo a produção de trombina em um *feedback* negativo. O endotélio lesionado carece de trombomodulina, que é destruída pelas elastases dos neutrófilos e, portanto, a ação protetora da proteína C ativada deixa de existir por não haver a formação do complexo.
TM: trombomodulina (glicoproteína de membrana sobre o endotélio saudável); EPCR: proteína endotelial receptora de proteína C (PC).

grande magnitude, podem romper o equilíbrio da coagulação, causando tromboses. Essas ocorrências trombóticas resultam de respostas patológicas ao dano vascular, como a ruptura de placas arterioscleróticas, acarretando a trombose arterial. Em indivíduos saudáveis, se o FT permanecesse "envelopado" ao redor do vaso, não causaria esses eventos. Em contraste, a expressão reativa patológica do FT dentro do vaso, ou na corrente sanguínea, poderia ser o disparo para a trombose, caso se apresentasse (expressasse) em concentrações elevadas.[11] Esse entendimento, hoje, deveria ser ponderado pelos intensivistas que utilizam o rFVIIa em doses elevadas para reverter processos hemorrágicos. O perfil de segurança dessa medicação de alto custo ainda é desconhecido, sobretudo quando aplicada em indicações *off-label*. O'Connell *et al.*[12] descreveram a presença de elementos tromboembólicos arteriais e venosos mesmo após decorridas 24 horas de sua administração. Os achados do estudo analisaram os efeitos adversos espontaneamente relatados à Food and Drug Administration (FDA). Os autores sugerem que o rFVIIa poderia ser mais trombogênico nos pacientes sem hemofilias, e uma atenção especial deveria ser considerada àqueles com condições predisponentes às tromboses, como:

- Cirurgia.
- Gravidez.
- Falência hepática.
- Insuficiência cardíaca congestiva.
- Doença arteriosclerótica coronariana.

O FT encontra-se elevado em várias doenças. A contribuição da expressão do FT oriundo do endotélio vascular exposto *versus* o FT circulante ainda é tópico para debate. O estado de FT na parede do endotélio excede muito a quantidade no sangue, com uma estimativa proporcional ao redor de 1000:1 (≈ 20 pM [picomolar] no vaso *vs.* 20 fM [femtomolar] na forma circulante),[13,14] sendo que os maiores níveis circulantes são encontrados em pacientes com artrite.[15]

O FT é expresso pelos monócitos nos estados de sepse grave, no câncer e na anemia falciforme, proporcionando ao clínico um maior entendimento dos riscos de tromboses presentes nesses estados.

Fatores associados a fármacos antitrombóticos

É importante destacar o aumento progressivo dos indivíduos que usam alguma forma de anticoagulação, o que torna o manuseio do paciente grave e cirúrgico mais complexo. Cerca de 1% dos adultos tem fibrilação atrial (FA), todavia a prevalência aumenta com a idade (10% naqueles com mais de 80 anos). A FA, em equivalência, aumenta o risco de acidente vascular encefálico isquêmico (AVEI) em cerca de quatro a cinco vezes, tornando a prescrição de anticoagulantes como tromboprofilaxia necessária. A taxa anual estimada de eventos adversos relacionados com medicações, para a população com mais de 65 anos de idade e que necessita de internação hospitalar, foi quase sete vezes maior do que pessoas com menos de 65 anos (1,6 por 1.000; intervalo de confiança [IC] de 95%, 0,7-2,5 *vs.* 0,23 por 1.000; IC 95%, 0,15-0,31) (razão de risco [RR], 6,8; IC 95%, 4,3-9,2). Nesse contexto, os anticoagulantes são prescritos para milhões de pessoas no mundo anualmente. O aumento do número de procedimentos operatórios, de admissões nas terapias intensivas, sobretudo envolvendo essa população de usuários de antitrombóticos e com mais de 65 anos de idade, torna-se muito importante (Tabela 29.1).[16-18] O médico moderno, além do entendimento das melhores evidências científicas que norteiam o emprego dos fármacos anticoagulantes/antitrombóticos em diversos cenários clínicos, muitas vezes se depara com situações que deveriam ser individualizadas e contextualizadas, pois não existem protocolos definidos universalmente. Para tal, faz-se necessário conhecer os procedimentos que, *a priori*, deveriam ser prescritos com base nos riscos maiores e/ou menores de sangramentos ou tromboses. Intensivistas lidam com circunstâncias por vezes muito

TABELA 29.1 — USO DE ANTITROMBÓTICOS NA POPULAÇÃO NORTE-AMERICANA

Indicação	Proporção de uso
Prevenção de embolia arterial de origem cardíaca (incluindo fibrilação atrial e valvas)	55%
Prevenção de eventos adversos maiores cardiovasculares no contexto de síndromes coronarianas e procedimentos percutâneos	21%
Tromboprofilaxia de pacientes clínicos	13%
Tromboprofilaxia de pacientes cirúrgicos	11%

complexas e que fogem do cotidiano, como, por exemplo, o seguinte caso clínico descrito a seguir.

- Uma colecistectomia de urgência (baixo risco de sangramento operatório) em paciente que utiliza bloqueio duplo plaquetário e anticoagulante oral (risco de sangramento do paciente induzido por medicação), contudo usuário de *stents* coronarianos há menos de 12 meses (risco de trombose coronariana se não usar bloqueio duplo plaquetário), *versus* o risco trombótico do hospedeiro (idoso, diabetes tipo 2, síndrome metabólica, obesidade, fibrilação atrial crônica e câmaras cardíacas dilatadas).

Por outro lado, o intensivista deve conhecer os diversos cenários, como o clínico-cirúrgico, de pacientes ortopédicos (quadril e joelho), os quais apresentam chances 40 a 60 vezes maiores de desenvolver tromboses venosas e embolia pulmonar.[19-21]

A variabilidade das definições

A hemostasia poderia ser definida como uma resposta fisiológica à injúria vascular, e o sangramento excessivo (hemorragia), como o resultado da incapacidade do hospedeiro de utilizar seus mecanismos hemostáticos, algumas vezes desequilibrados por outros processos patológicos subjacentes. A necessidade de controlar os sangramentos excessivos combina-se com o interesse comum de assegurar o *primum non nocere*, notadamente como as transfusões de sangue e componentes, excessivamente utilizadas no passado. Hoje, a medicina tende a disponibilizar mais opções para o emprego de estratégias hemostáticas.[22,23] Adicionalmente, como apontam recentes evidências,[24,25] as preferências são restritivas às hemotransfusões, comuns nas terapias intensivas e salas operatórias, exceto em casos de hemorragia maciça, [26] cuja visão mais atual orienta administrar sangue obedecendo a uma proporcionalidade entre hemácias, plasma e plaquetas, de forma rápida e liberal, embora, em alguns casos, preconizem-se guias com base em tromboelastometria.

Tudo posto dessa forma, a menor variabilidade na alocação de tantos recursos depende de uma definição razoável, reproduzível e apropriada para os sangramentos. O uso de escalas de sangramento ainda é muito heterogêneo e não é universal. Em uma era em que a qualidade assistencial e o gerenciamento dos custos em saúde são pano de fundo para melhores práticas médicas, a sociedade moderna vem se tornando intolerante aos danos oriundos de terapias não planejadas, intervenções mal executadas e desperdícios.[27,28] As escalas de sangramento são importantes não somente como ferramentas para diminuir a heterogeneidade dos ensaios clínicos, mas principalmente para acessar os efeitos das terapias alocadas ao paciente hemorrágico, estimando o impacto da doença, as complicações e os efeitos adversos, frutos dessas ações sobre os eventos de natureza hemorrágica. Numa recente revisão, Koreth *et al.*[29] descreveram e analisaram essas escalas nos cenários de transplante de medula óssea, púrpura trombocitopênica idiopática, câncer e quimioterapia. Os autores apresentaram o papel quantitativo e a utilização subjetiva das intervenções e respostas às mudanças de pelo menos 17 escalas de sangramento, mas nenhuma destinada ao paciente grave. Na escala de Nevo,[30] a taxa de transfusão depende da interpretação do observador. O primeiro estudo prospectivo de um centro sobre sangramento em terapia intensiva[31] identificou que, em 1988, entre pacientes graves estudados, 10,4% desenvolveram pelo menos um episódio de sangramento após sua admissão e 29,2% sangraram coincidentemente na sua admissão. Os que apresentaram sangramentos após a admissão eram mais velhos, permaneceram mais tempo internados e tinham o pior escore prognóstico quando comparados com os que não sangraram. Recentes evidências de dois grandes estudos observacionais[32,33] apontam que cerca de 35% a 45% dos pacientes críticos recebem, em média, cinco concentrados de hemácias, por várias razões, enquanto em regime de terapia intensiva. Cabe ressaltar que cerca de 25% a 30% de todos os recursos de hemotransfusão são consumidos pela terapia intensiva.[34]

A hemorragia é uma complicação tão temida quanto a trombose, todavia existem situações em que ambas coexistem, como no cenário cirúrgico de urgência e trauma. Estima-se que a cirurgia e o trauma aumentam o risco basal de tromboses em cerca de 100 vezes.[35] No cenário médico, a cirurgia é a maior causa de perda sanguínea, definida como 20% ou mais do volume total de sangue. Destacam-se os procedimentos cardiovasculares, transplantes hepáticos, ressecções hepáticas, cirurgias ortopédicas (joelho e quadril) e da coluna vertebral.[22]

As características de sangramentos avaliadas pela observação clínica particularmente consideram as particularidades da lesão, a intensidade do sangramento, os locais e o tempo. Os testes laboratoriais, isoladamente, não são definitivos no diagnóstico, podendo levar a conclusões e intervenções errôneas (Quadro 29.1). Didaticamente, as características clínicas das discrasias poderiam ser categorizadas entre aquelas que envolvem os fatores vasculares ou relacionadas com o endotélio e os plaquetários e que estejam associadas a adesividade/agregação (distúrbios primários da hemostasia), e aquelas que apresentam disfunções associadas aos fatores de coagulação (distúrbios secundários da hemostasia), conforme demonstrado na Tabela 29.2.

Uma nova escala de sangramento denominada HEmorrhage MEasurement (HEME)[36] foi designada para pacientes graves, sobretudo para estabelecer maior compreensão sobre a frequência e a gravidade dos sangramentos dentro das UTIs. Essa ferramenta de monitorização clínica do sangramento deveria ser aplicada no campo da terapia intensiva não somente para guiar os intensivistas ao entendimento sobre comportamento, gravidade, incidência, duração, causas e consequências de todos os locais que sangram, mas para ajudá-los a diminuir a subjetividade e a arbitrariedade analítica de prevalências ocul-

QUADRO 29.1	DEFINIÇÕES DE HEMORRAGIA MACIÇA
Substituição de uma volemia dentro do período de 24 horas	
Transfusão com mais de quatro concentrados de hemácias em até 4 horas e quando o sangramento continua	
Reposição de mais de 50% do volume sanguíneo dentro de três horas	
Uma unidade de concentrado de hemácias para cada 10 kg/h e o sangramento continua	
Avaliação do Volume sanguíneo AVS* [ml] = (Fator ligado ao sexo x Peso corporal [kg]) Homem: 66 mL/kg; Mulher: 60 mL/kg - de acordo com a American Association of Blood Banks	
Pérolas do volume sanguíneo: I. O Volume sanguíneo (VS): aproximadamente 75 mL/kg (cerca de 10 unidades em um adulto de 70 kg) II. Após 1 volemia, aproximadamente 65% a 75% do VS foram repostos III. A transfusão de 1 VS é o equivalente a dois terços da troca volêmica	

* AVS é com base na massa corpórea magra, e é mais fidedigno do que o peso atual.

TABELA 29.2	CARACTERÍSTICAS DOS DISTÚRBIOS DO SANGRAMENTO DE ACORDO COM A COAGULOPATIA PRESENTE	
Características	**Distúrbios primários da hemostasia (fatores vasculo-plaquetários)**	**Distúrbios secundários da hemostasia (fatores solúveis plasmáticos)**
Início do sangramento	Espontâneo e imediato à injúria ou trauma	Tardio após a injúria ou trauma
Locais do sangramento	Superfícies	Tecidos profundos
Pele	Petéquias e equimoses	Hematomas
Mucosas	Comuns (nasal, oral, gastrointestinal e geniturinária)	Raro
Outros locais	Raro	Comum (articulações, músculo e retroperitônio)
Exemplos clínicos	Trombocitopenia, defeitos plaquetários funcionais, fragilidade vascular, coagulação intravascular disseminada, falência hepática	Deficiência congênita de fatores, inibidor adquirido, anticoagulação, CIVD e falência hepática

tadas em decisões não baseadas em melhores evidências.[35] A escala HEME contempla três categorias:

- Local do sangramento (subdivididos em 10 locais).
- Gravidade do sangramento (fatal, maior e menor).
- Momento (novo, mantido e recorrente).

Por último, as definições relativas à hemorragia maciça são diversas (Quadro 29.2) e resumem:

- Perda sanguínea durante um certo período.
- Quantidade de hemocomponentes utilizados.
- Excesso de sangramento repetitivo, inclusive dentro de um determinado período.

A variabilidade das definições de sangramento, portanto, mesmo os mais graves, em termos quantitativos e qualitativos, perdem-se na complexidade da medicina intensiva, tornando as análises epidemiológicas e de desfecho mais emaranhadas.[29,35]

QUADRO 29.2	TIPOS DE SANGRAMENTOS EM GERAL
Efeito sistêmico subjacente	
Sangramentos de múltiplos sítios	
Um único local	
Possível problema anatômico como causa de sangramento	

Controle do dano hematológico

A importância do controle precoce e agressivo da coagulopatia do trauma ainda é pouco compreendida, entretanto recentemente, um estudo conduzido pelo Centro Médico da Universidade de Vanderbilt,[37] descortinou novas evidências para o controle do dano. Sua hipótese é de que, diante de uma hemorragia maciça (protocolo de trauma exangue [PTE]), os componentes de sangue possam ser infundidos com base em rapidez e proporcionalidade durante a fase de ressuscitação, diminuindo, portanto, a mortalidade com a redução da administração demasiada de hemocomponentes. Assim, Cotton *et al.*[37] demonstraram que a "agressividade no tempo correto" e de modo predefinido reduziu significativamente as chances de mortalidade, assim como a utilização inadequada dos componentes. No Brasil, ainda são escassos os centros que dispõem de um serviço de medicina transfusional próprio, inclusive com protocolos bem definidos para transfusão maciça. Essa visão deveria ser *sine qua non* para assegurar as melhores práticas transfusionais em nosso meio, alinhada à qualidade da instituição hospitalar. Ainda se observa que as práticas transfusionais errôneas, com base no empirismo, potencializam as coagulopatias, seja em pacientes de trauma, cirúrgicos ou clínicos graves.

Há uma tendência dominante de que a reposição volêmica agressiva com fluidos é o estado da arte em muitas situações críticas. Isso pode ser verdade para as primeiras horas da sepse grave, mas não no trauma ou nas hemorragias maciças. Evidências crescentes têm demonstrado que as estratégias de ressuscitação com base em cristaloides estão associadas a maiores complicações cardiopulmonares, desenvolvimento de síndrome compartimental abdominal, distúrbios da coagulação e disfunções imunológicas/inflamatórias.[38-42] Barak *et al.*[39] demostraram que os pacientes que receberam menos de 3 litros de cristaloides no tempo intraoperatório tiveram menos distúrbios da coagulação em comparação com aqueles nos quais infundiram-se menor volume. Esse conceito é evidente em vários momentos do paciente cirúrgico, pois pode levar a hemodiluição dos fatores. O estudo de Cotton *et al.*[37] demonstra que o emprego rápido e premeditado dos hemocomponentes, obedecendo à proporção preestabelecida de 1:1:1 (concentrado de hemácias:plasma:plaquetas) beneficiou a redução da mortalidade em 30 dias, mitigando o desenvolvimento de coagulopatia, independente do controle de hipotermia, hipocalcemia, acidemia (tríade letal) (Quadro 29.3).

QUADRO 29.3	COMPONENTES DE GRAVIDADE NO TRAUMA[1,2]
Causas de coagulopatia no trauma	
Consumo, perda e hemodiluição dos fatores da coagulação e plaquetas	
Disfunção do sistema hemostático e plaquetas	
Hiperfibrinólise (dano + choque + anóxia)	
Infusão de coloides	
Hipocalcemia, hipotermia, acidose (tríade letal)	
A coagulopatia ocorre precocemente no trauma e é um preditor independente de mortalidade	

O *advanced trauma life support* (ATLS) preconiza a administração de *até* 2 litros de cristaloides seguidos de sangue e componentes com a meta de se obterem pulso e pressão normais, todavia inclui essa recomendação:

"A ressuscitação volêmica contínua e agressiva não é substituta para manter o controle operatório da hemorragia".

As trombocitopenias e contagens falsas

As anormalidades da coagulação envolvendo as plaquetas (quantidade e função) são os distúrbios da coagulação mais comumente encontrados no ambiente de terapia intensiva (discrasia primária da coagulação). Cerca de 50% dos pacientes graves apresentam trombocitopenia[43,44] relacionada, na maioria das vezes, com o emprego de diversas medicações. Em UTI, sua incidência varia de 15% a 60%, o que se deve à grande variabilidade de definições encontradas na literatura, às populações estudadas e ao tempo de permanência nas UTIs[43,45] (Figura 29.3).

Cabe ressaltar que nem todas as trombocitopenias causam sangramentos, portanto merecem abordagens médicas distintas. Por outro lado, a baixa contagem de plaquetas pode ser artificial, especialmente quando elas se aderem aos neutrófilos, produzindo um fenômeno denominado *satelismo plaquetário*, induzido pelo ácido etilenodiaminotetracético (EDTA) dos tubos de coleta. Esse fenômeno é identificado pela análise da lâmina e contagem manual utilizando-se a contagem microscópica.[35] Deve-se enfatizar que, embora o método por contraste de fase manual seja padrão-ouro na contagem de plaquetas, ele também apresenta limitações, como subjetividade, consumo de tempo e elevado nível de imprecisão (coeficiente de variabilidade [CV] interobservador em cerca de 10% a25%).[35,46-48] Adicionalmente, existe a possibilidade de a trombocitopenia ser muito mais intensa, ou baixa, do que poderia parecer, principalmente se existir a presença de partículas similares às plaquetas, as quais não poderiam ser discriminadas pela maioria dos equipamentos existentes, que utilizam análise por impedância (Pentra-120) ou ótica (ADVIA 120 ou ADVIA 2120).[46] A presença dessas interferências superestima a contagem de plaquetas,[47,49] portanto cabe ao intensivista conhecer quais instrumentos seu laboratório de referência utiliza e qual o contexto da trombocitopenia avaliada para que suas ações intervencionistas sejam seguras e qualificadas. Não identificar uma trombocitopenia mais grave por valores de contagem falsamente elevados poderia induzir ao erro por postergar intervenção transfusional profilática ou terapêutica e, dessa forma, possibilitar um sangramento evitável. As transfusões de plaquetas são normalmente consideradas quando a contagem está entre 5.000 e 30.000/mm^3, o que representa risco elevado de sangramentos. Para cirurgias ou procedimentos invasivos, o limite de segurança é acima de 50.000 mm^3. Os fatores que podem interferir na análise de contagem estão resumidos na Tabela 29.3.

Testes globais da coagulação e risco de sangramento

Existem muitas situações laboratoriais isoladas que induzem os intensivistas a tratar inapropriadamente os pacientes críticos com sangue, componentes ou derivados do sangue pelo temor de sangramentos. Os testes globais da coagulação (tempo de protrombina [TP], tempo de tromboplastina parcial ativado [TTPa], razão internacional normalizada (INR, do inglês international normalized ratio) e a contagem de plaquetas não são, e nunca foram projetados para prever sangramentos, e muito menos deveriam ser considerados oráculos hemostáticos.[50,51] A interpretação desses testes deve ser realizada com prudência antes de qualquer ação de intervenção terapêutica. Um TTPa prolongado não é um forte preditor de sangramento nem um TTPa curto prediz risco hemorrágico.[35,50] O

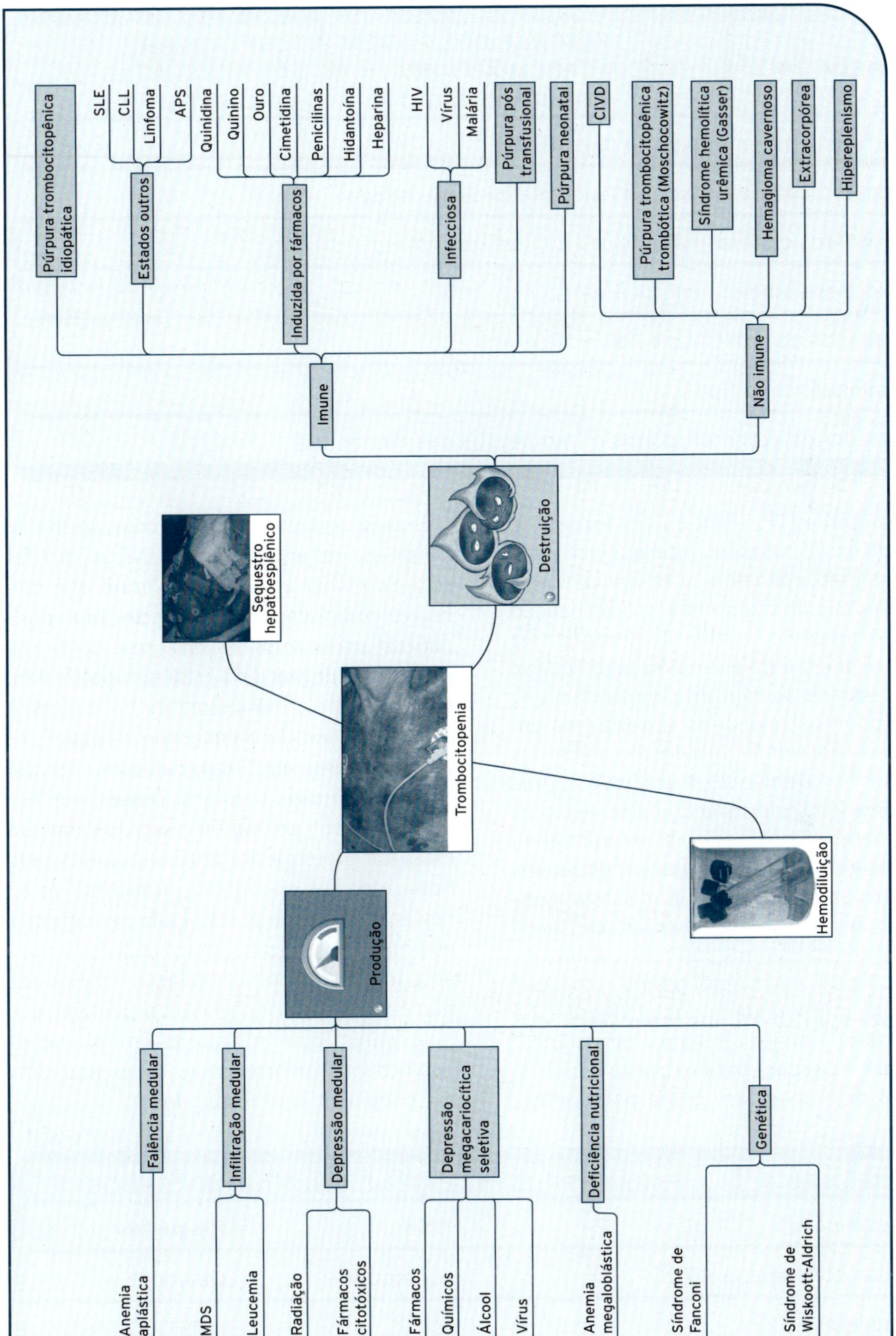

Figura 29.3: Causas de trombocitopenia. As plaquetas basicamente se desequilibram em decorrência das alterações de produção, destruição, diluição e sequestro hepatoesplênico. Pode existir mais de uma causa conjunta nos pacientes críticos.

TABELA 29.3	FATORES QUE PODEM INTERFERIR NA CONTAGEM AUTOMÁTICAS DAS PLAQUETAS NAS TROMBOCITOPENIAS GRAVES[3]
Interferências da análise de impedância	
Fragmentação de células da leucemia mieloide aguda	
Fragmentos citoplasmáticos das células de linfoma	
Microcitose (anemia microcítica)	
Agregados de proteínas e lipidemia grave	
Crioglobulinemia tipo I	
Esquizócitos, fragmentócitos e fragmentos dos leucócitos	

coagulograma (TP, TTPa e INR) tornou-se uma solicitação rotineira, principalmente em pré-operatório, contudo não há evidências na literatura que determinem a pré-realização desses exames no sentido de garantir que um procedimento invasivo será mais seguro. Muitos estudos, ao contrário, mostraram que procedimentos invasivos são seguros em pacientes com tempo aumentado dos testes globais.[51-55] A Tabela 29.4 descreve alguns procedimentos. A história do paciente é particularmente importante ao se interpretarem os testes globais da coagulação. Pequenos aumentos da INR não predizem sangramentos entre diversos procedimentos realizados em radiologia e terapia intensiva. Uma INR entre 1,3 e 1,6 é aceitável para a colocação de pressão intracraniana, uma INR até 2,2 é segura para a biópsia hepática percutânea; e INR até 4 é segura para extração dentária. Estudos demonstraram que a paracentese realizada com cateter de 8F com agulha de 18-gauge em pacientes com INR até 8,7 foi segura. Fisher *et al.* descreveram que não houve complicações com a punção venosa central utilizando-se cateteres de 7-12F numa população de 137 hepatopatas com coagulopatia e INR acima de 5.[56] Petersen *et al.*[57] estudaram as complicações da punção de jugular interna em 516 pacientes no cenário antes da cirurgia cardíaca. Desses, em 252 (49%) o cateter central foi colocado enquanto estavam plenamente anticoagulados pela heparina. Foi encontrado um total de 22 hematomas, sendo que 13 eram pertencentes ao grupo dos pacientes anticoagulados e nove ao grupo de não anticoagulados. Esse estudo não encontrou evidências significativas que justifiquem concluir que as complicações hemorrágicas ocorrem mais frequentemente em pacientes anticoagulados.

TABELA 29.4 PARÂMETROS INTERVENCIONISTAS REVISADOS[4]

Intervenção	INR	Plaquetas
Punção com agulha ≤ 20G	Qualquer	Qualquer
Paracentese	≤ 3	≥ 25.000
Toracocentese	≤ 2	≥ 25.000

Não há, portanto, evidências de que as alterações de testes como PT, TTPa e INR ou a contagem das plaquetas são capazes de predizer sangramentos, em especial os decorrentes de procedimentos invasivos. A trombocitopenia grave é, por si só, um fraco preditor de sangramento, mas pode se tornar um risco quando associada aos procedimentos invasivos ou operatórios. Por outro lado, os sangramentos resultantes das punções venosas profundas estão muito mais relacionados com imperícia do operador do que com coagulopatias.[58] Esses testes foram desenvolvidos no passado para observar os pacientes com distúrbios hemostáticos, por isso nunca foram preditores de sangramentos. As melhores decisões médicas jamais deveriam se basear exclusivamente em exames isolados, e sim buscar respaldo em três pilares:[35,51]

- No contexto clínico dentro de possibilidades plausíveis.
- No indivíduo, respeitando suas preferências e valores.
- Nas melhores evidências disponíveis.

A tromboelastometria (roTEM®) e a tromboelastografia (TEG®)

A tromboelastometria (roTEM®) e a tromboelastografia (TEG®) são testes viscoelásticos globais que medem o desenvolvimento do coágulo em resposta à produção de trombina e integram a estruturação do fibrinogênio e a ativação das plaquetas. Esse exame forma traçados digitalizados obtidos da ação oscilatória mecânica de um copo (TEG) ou de pino (roTEM) – copo-pino – preenchidos por uma alíquota de 300 μL (roTEM) ou 360 μL (TEG) de sangue total. O sangue no copo aos poucos vai se transformando de semilíquido em semissólido e é espelhado nos traçados, que revelam as características da velocidade (cinética da formação do coágulo) e da intensidade da formação do coágulo *ex vivo* (a estruturação do coágulo ideal depende da produção de trombina). A Figura 29.4 descreve esses fenômenos físico-químicos, os quais são divididos em quatro fases:

- Atividade dos fatores de coagulação.
- Função das plaquetas na cinética de formação das fibrinas.

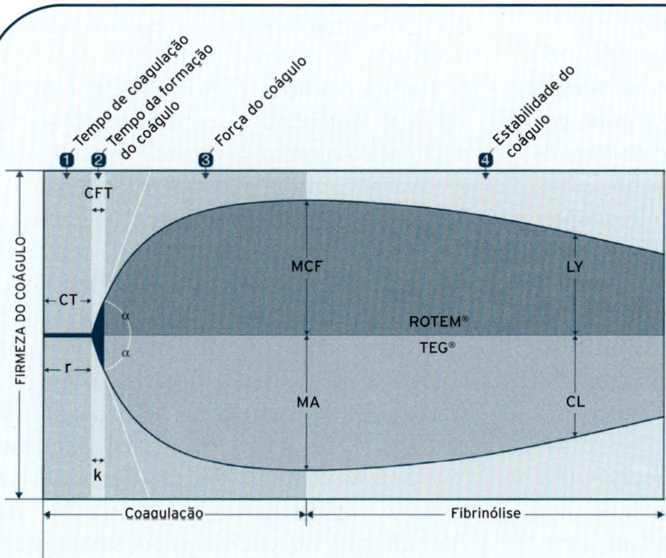

Parâmetro	Influência primária
1	Atividade dos fatores da coagulação: Drogas anticoagulantes (heparina) Fibrinogênio e plaquetas
2	Função plaquetária (interage com a fibrina) Fibrinogênio
3	Plaquetas, Fibrinogênio e FXIII
4	Atividade fibrinolítica endógena Hiperfibrinólise

Figura 29.4: Traçado da tromboelastometria/tromboelastografia. Os parâmetros mais usados estão descritos na figura acima, em cada tipo de exame.

- Estruturação do coágulo e sua solidez (interação das plaquetas, fibrinogênio e fator XIII).
- Atividade da fibrinólise endógena e hiperfibrinólise.

O coagulograma (TTPa, PT e INR) é utilizado para monitorizar efeitos de fármacos, como heparinas e anticoagulantes orais, porém informa somente sobre o tempo de coagulação (fase 1 do roTEM/TEG) ao surgirem as primeiras fibrinas, frutos da ativação da tromboplastina (FT/VIIa/Xa). A qualidade do coágulo formado (fases 2, 3 e 4) foge do propósito do coagulograma. As plaquetas são excluídas da análise desses testes globais, que descrevem *parte do processo da coagulação.* Infelizmente, dentro de sua simplicidade e praticidade, o coagulograma não contempla o modelo celular moderno da coagulação, bem como a análise dinâmica das propriedades viscoelásticas relativas a estruturação do coágulo, velocidade de formação e suscetibilidade à fibrinólise endógena (Figura 29.4). Estudos recentes têm exaltado a importância não só da função plaquetária, mas também dos leucócitos, monócitos e endotélio durante a coagulação e a fibrinólise.[59,60] A tromboelastometria tem a vantagem de descrever de modo dinâmico, e em tempo real, como o fibrinogênio (proteína da coagulação mais abundante entre os demais fatores), em conjunto com as plaquetas (um adulto tem cerca de 15 a 20 mL de plaquetas no total de sangue circulante), interage dentro de um tempo padrão. Os parâmetros da tromboelastometria com base em reagentes foram bem estudados e validados.[61] As características da estruturação do coágulo, em termos de solidez, tempo de formação e suscetibilidade ao excesso de fibrinólise, são rapidamente reveladas. A tromboelastometria auxilia o clínico na individualização do problema e na identificação da fase anormal da coagulação. Dessa forma, orienta o médico a uma prescrição mais adequada e menos empírica de hemocomponentes ou hemoderivados,[62] de um modo custo-efetivo[63-65] e monitorado em tempo real.[1,35,66,67] A tromboelastometria é aplicada em cirurgias de transplantes hepáticos desde 1985[68] em cirurgias complexas, entre outros cenários, por ser capaz de *identificar precocemente* diversas coagulopatias,[69] sangramentos em pacientes de risco em momento pré-operatório,[70] hiperfibrinólise,[71,72] sepse grave,[73,74] hipercoagulabilidade em trombose venosa profunda,[75] efeitos da administração de coloides e agentes hemostáticos,[76,77] além de apresentar potencial para a avaliação da disfunção plaquetária[78] em virtude dos avanços no desenvolvimento de novos reagentes. A tromboelastometria pode ser um instrumento de diagnóstico e monitorização da CIVD.[73]

Coagulação intravascular disseminada

A CIVD é definida como uma síndrome clínica adquirida caracterizada pela ativação dos mecanismos da coagulação e induzida por diferentes fatores desencadeantes, levando à formação e à deposição de fibrina intravascular.[79] Na maioria dos casos de CIVD, o sistema fibrinolítico está amplamente inativado, o que contribui para a deposição de fibrina em diferentes órgãos, porém, em algumas situações (p. ex., na leucemia promielocítica aguda), a fibrinólise pode estar acelerada, contribuindo, assim, para quadros de sangramento grave. A deposição de fibrina intravascular, principalmente na microcirculação, acarreta obstrução e disfunção dos vasos com consequente lesão isquêmica de diversos tecidos e órgãos, contribuindo para a falência de múltiplos órgãos. O consumo dos fatores de coagulação, anticoagulantes naturais (TFPI, ATIII, PC, PF4) e plaquetas, resultante da contínua ativação da coagulação, favorece o aparecimento de hemorragias e microtromboses caracterizadas por sangramento difuso, podendo ser essa uma das primeiras manifestações clínicas. É fundamental ressaltar que a CIVD é invariavelmente secundária a uma doença de base e quase sempre associada a resposta inflamatória sistêmica cuja severidade depende do tipo de mecanismo desencadeante; portanto a identificação e o tratamento da condição predisponente são fundamentais para a resolução da síndrome. Esse distúrbio da coagulação habitualmente resulta do esgotamento das reservas fisiológicas do sistema hematológico. A visão atual é mais direcionada à sua prevenção do que ao seu tratamento.

A maioria dos casos de CIVD está associada a infecções, neoplasias malignas, leucemia aguda promielocítica, doenças hepáticas, complicações obstétricas, doenças do colágeno, politraumatismos, cirurgias complexas, reações transfusionais hemolíticas, vasculites e picadas por animais peçonhentos.[80] Mais recentemente, com a pandemia de Covid-19, casos mais graves, em ambiente de terapia intensiva, desenvolveram coagulopatias com CIVD.

A ativação sistêmica da coagulação promove não somente a deposição de fibrina e trombose, mas também o consumo e a consequente depleção dos fatores da coagulação e plaquetas, o que, frequentemente, resulta em manifestações hemorrágicas.

No conjunto, esses mecanismos fisiopatológicos explicam a ocorrência simultânea de trombose e sangramento na CIVD.[81]

Apesar de as manifestações hemorrágicas serem frequentemente observadas ao exame clínico, é a trombose na microcirculação que mais contribui para a disfunção de múltiplos órgãos e a mortalidade associadas à CIVD.

Alguns serviços utilizam um sistema de pontuação (*DIC score*)[82] proposto pelo Subcomitê Científico de CIVD da Sociedade Internacional de Trombose e Hemostasia (ISTH) para auxiliar no diagnóstico e acompanhamento dos quadros de CIVD (Figura 29.5). Esse sistema de pontuação facilita o diagnóstico da CIVD com manifestações denominadas ocultas ou abertas ou floridas (*non-overt ou overt*).[83]

Conclusão e considerações finais

A medicina intensiva sempre foi indissociável das monitorizações. Frente aos distúrbios dos sangramentos e tromboses não deveria ser diferente. As bases do conhe-

Como identificar o paciente com coagulopatia de consumo?

Sistema de pontuação proposto pelo ISTH*[5]

Coagulopatia associada a doença de base? **SIM** Continue — **NÃO** Pare

DIC SCORE

Critério	Pontos
Contagem de plaquetas (> 100 – 0: < 100 – 1: < 50 – 2)	
Marcados de fibrinólise (PDF / D-Dímero) (Normal = 0, Moderada = 2, Elevada = 3)	
Prolongamento do TP (< 3 s = 0,3-6 s = 1, > 6 s = 2)	
Fibrinogênio (> 100 mg/dL = 0, < 100 mg/dL = 1)	
Calcule o total da pontuação	

Se o total da pontuação for:
≥ 5: compatível com CIVD* evidente; repetir o sistema de pontuação diariamente
< 5: sugestivo (não afirmativo) para CIVD não evidente: repetir em 1-2 dias
CIVD evidente com sistema hemostático descompensado

* Subcomitê Científico em Coagulação Intravascular Disseminada (CIVD) da Sociedade Internacional em Trombose e Hemostasia (ISTH) – Julho/2001

Figura 29.5: Sistema de pontuação para acompanhamento evolutivo de CIVD proposto por Taylor *et al.*[5] no encontro do ISTH em Paris em 2001.

cimento em hemostasiologia não poderia estar inseparável de qualquer monitorização discutida neste capítulo. Em que pese o valor dos protocolos, há circunstâncias em que as evidências científicas ainda são abstrusas nesse campo, pois não há uniformidade nas definições, diagnósticos, terapias ou testes ideais. A maioria das decisões médicas e recursos terapêuticos não deveria somente se basear em testes laboratoriais, tantas vezes plenos de limitações e desperdícios. Tratar sem lesar sempre será o maior desafio, porém uma parte dele depende no entendimento contextual, do conhecimento e da prudência na forma de utilizar os recursos. A cada dia a compreensão da fenomenologia em hemostasia, trombose e transfusão ganha enormes avanços. O conhecimento do sistema da coagulação do sangue cresceu tremendamente nos últimos 60 anos.[84] Em 1954 adotou-se uma nomenclatura harmônica daquilo que se denomina hoje fatores da coagulação, e o numeral romano foi uniformizado e adotado entre 1955 e 1963. Cabe ressaltar que a maior parte desses avanços aconteceu devido aos *casos clínicos* ou a opiniões de especialistas, que hoje "não ganham muito na hierarquia das melhores evidências científicas" e são colocados nas últimas páginas de tantos periódicos médicos. Foram eles, entretanto, os casos de pacientes-índices dos anos 1950, como *Stephen Christmas, Audrey Prower, Rufus Stuart, John Hageman, Família Fletcher, Allen Fitzgerald*, entre tantos outros, aliados ao pioneirismo, à inteligência, à criatividade e à profunda capacidade investigatória de cientistas da envergadura de Irving Wright (1901-1997), Rosemary Biggs (1922-2001), MacFarlane (1907-1987), Paul Owren (1905-1990) e muitos outros, que edificou-se a era de ouro da coagulação, depois da Segunda Grande Guerra.[85] A história nos ensina aquilo que hoje talvez já tenhamos esquecido: nossa capacidade de enxergar além de simples algoritmos, metas, ou diretrizes com base em sistemas preenchidos por processos mutáveis, que naturalmente são importantes, desde que seu efeito hipnótico e insensato não predomine ou se limite a ele. O ato médico baseia-se em confiança em prol do indivíduo, dos valores humanos, da criatividade e da paixão pelo progresso da Medicina.

Agradecimentos

Ao Dr. Felipe Saddy, por suas valiosas sugestões, ensinamentos e apoio fraternal. Á Dra. Érica Távora Leite, que nos ensina em cada caso novo de sangramento. À toda equipe de terapia intensiva do Hospital Pró--cardíaco, por estimular e valorizar nosso trabalho no estudo da coagulação por meio da tromboelastometria por tantos anos.

Referências bibliográficas

1. Schochl H, et al. Goal-directed coagulation management of major trauma patients using thromboelastometry (ROTEM)-guided administration of fibrinogen concentrate and prothrombin complex concentrate. Crit Care. 2010; 14(2): R55.
2. Spahn DR, Ganter MT. Towards early individual goal-directed coagulation management in trauma patients. Br J Anaesth. 2010; 105(2): 103-5.
3. Macfarlane RG. An Enzyme Cascade in the Blood Clotting Mechanism, and Its Function as a Biochemical Amplifier. Nature. 1964; 202: 498-9.
4. Hoffman M, Monroe 3rd DM. A cell-based model of hemostasis. Thromb Haemost. 2001; 85(6): 958-65.
5. Davie EW, Ratnoff OD. Waterfall Sequence for Intrinsic Blood Clotting. Science, 1964; 145: 1310-2.
6. Aird WC. Spatial and temporal dynamics of the endothelium. J Thromb Haemost. 2005; 3(7): 1392-406.
7. Davie EW, Fujikawa K, Kisiel W. The coagulation cascade: initiation, maintenance, and regulation. Biochemistry. 1991; 30(43): 10363-70.
8. Davie EW. Biochemical and molecular aspects of the coagulation cascade. Thromb Haemost. 1995; 74(1): 1-6.
9. Mann KG, et al. Surface-dependent reactions of the vitamin K-dependent enzyme complexes. Blood. 1990; 76(1): 1-16.
10. Monroe DM, Hoffman M. What does it take to make the perfect clot? Arterioscler Thromb Vasc Biol. 2006; 26(1): 41-8.
11. Broze Jr GJ. Tissue factor pathway inhibitor and the current concept of blood coagulation. Blood Coagul Fibrinolysis. 1995; 6(Suppl 1): S7-13.
12. O'Connell KA, et al. Thromboembolic adverse events after use of recombinant human coagulation factor VIIa. JAMA. 2006; 295(3): 293-8.
13. Butenas S, et al. Tissue factor activity in whole blood. Blood. 2005; 105(7): 2764-70.

14. Day SM, et al. Macrovascular thrombosis is driven by tissue factor derived primarily from the blood vessel wall. Blood. 2005; 105(1): 192-8.
15. So AK, et al. Arthritis is linked to local and systemic activation of coagulation and fibrinolysis pathways. J Thromb Haemost. 2003; 1(12): 2510-5.
16. Harenberg J. New anticoagulants in atrial fibrillation. Semin Thromb Hemost. 2009; 35(6): 574-85.
17. Budnitz DS. et al. National surveillance of emergency department visits for outpatient adverse drug events. JAMA. 2006; 296(15): 1858-66.
18. Melnikova I. The anticoagulants market. Nat Rev Drug Discov. 2009; 8(5): 353-4.
19. Douketis JD. Perioperative anticoagulation management in patients who are receiving oral anticoagulant therapy: a practical guide for clinicians. Thromb Res. 2002; 108(1): 3-13.
20. Tavel ME, Stein PD. Management of anticoagulants in a patient requiring major surgery. Chest. 1998; 114(6): 1756-8.
21. Douketis JD, et al. The perioperative management of antithrombotic therapy: American College of Chest Physicians Evidence-Based Clinical Practice Guidelines (8th edition). Chest. 2008; 133(6 Suppl): 299S-339S.
22. Mannucci PM, Levi M. Prevention and treatment of major blood loss. N Engl J Med. 2007; 356(22): 2301-11.
23. Manco-Johnson MJ, et al. Pharmacokinetics and safety of fibrinogen concentrate. J Thromb Haemost. 2009; 7(12): 2064-9.
24. Costa-Filho R. Transfusão de hemácias em terapia intensiva: controvérsias entre evidências. Rev Bras Ter Intensiva. 2009; 21(3): 315-323.
25. Hendrickson JE, Hillyer CD. Noninfectious serious hazards of transfusion. Anesth Analg. 2009; 108(3): 759-69.
26. Sihler KC, Napolitano LM. Massive transfusion: new insights. Chest. 2009; 136(6): 1654-67.
27. Heudebert GR, Morin DP, Aizenberg DJ et al. Perspectives on health care reform. Ann Intern Med. 2009; 150(7): 498.
28. Darling H. Health care reform: perspectives from large employers. Health Aff (Millwood). 2010; 29(6): 1220-4.
29. Koreth R, et al. Measurement of bleeding severity: a critical review. Transfusion. 2004; 44(4): 605-17.
30. Nevo S, et al. Acute bleeding after bone marrow transplantation (BMT) - incidence and effect on survival. A quantitative analysis in 1,402 patients. Blood. 1998; 91(4): 1469-77.
31. Brown RB, et al. Prospective study of clinical bleeding in intensive care unit patients. Crit Care Med. 1988; 16(12): 1171-6.
32. Vincent JL, et al. Anemia and blood transfusion in critically ill patients. JAMA. 2002; 288(12): 1499-507.
33. Corwin HL, et al. The CRIT Study: Anemia and blood transfusion in the critically ill -current clinical practice in the United States. Crit Care Med. 2004; 32(1): 39-52.
34. Goodnough LT, et al. Transfusion medicine. First of two parts - blood transfusion. N Engl J Med. 1999; 340(6): 438-47.
35. Costa-Filho R. Monitoring the coagulation. Controversies in Intensive Care Medicine, 2008;287-310. 3: p. 24.
36. Arnold DM, et al. Bleeding during critical illness: a prospective cohort study using a new measurement tool. Clin Invest Med. 2007; 30(2): E93-102.
37. Cotton BA, et al. Damage control hematology: the impact of a trauma exsanguination protocol on survival and blood product utilization. J Trauma. 2008; 64(5): 1177-82; discussion 1182-3.
38. Boldt J, et al. Does the type of volume therapy influence endothelial-related coagulation in the critically ill? Br J Anaesth. 1995; 75(6): 740-6.
39. Barak M, et al. Fluid administration during abdominal surgery influences on coagulation in the postoperative period. Curr Surg. 2004; 61(5): 459-62.
40. Cotton BA, et al. The cellular, metabolic, and systemic consequences of aggressive fluid resuscitation strategies. Shock. 2006; 26(2): 115-21.
41. Innerhofer P, et al. In vivo effect of haemodilution with saline on coagulation. Br J Anaesth. 2002; 89(6): 934.
42. Ng KF, Lam CC, Chan LC. In vivo effect of haemodilution with saline on coagulation: a randomized controlled trial. Br J Anaesth. 2002; 88(4): 475-80.
43. Akca S, et al. Time course of platelet counts in critically ill patients. Crit Care Med. 2002; 30(4): 753-6.
44. Rice TW, Wheeler AP. Coagulopathy in critically ill patients: part 1: platelet disorders. Chest. 2009; 136(6): 1622-30.
45. Crowther MA, et al. Thrombocytopenia in medical-surgical critically ill patients: prevalence, incidence, and risk factors. J Crit Care. 2005; 20(4): 348-53.
46. Briggs C, Harrison P, Machin SJ. Continuing developments with the automated platelet count. Int J Lab Hematol. 2007; 29(2): 77-91.
47. Kunz D. Possibilities, and limitations of automated platelet counting procedures in the thrombocytopenic range. Semin Thromb Hemost. 2001; 27(3): 229-35.
48. Briggs CHP, Machin SW. Platelet Counting. In: Michelson AD. Platelets. 2nd ed. Massachusetts: Elsevier/Academic Press, 2007. p. 475-483.
49. Koh T, et al. Discrepancy of platelet numbers between automated blood cell analysis and manual counting in the patients with thrombocytopenia. Rinsho Byori. 1996; 44(9): 889-94.
50. Kitchens CS. To bleed or not to bleed? Is that the question for the PTT? J Thromb Haemost. 2005; 3(12): 2607-11.

51. O'Connor SD, et al. Coagulation concepts update. AJR Am J Roentgenol. 2009; 193(6): 1656-64.
52. McGill DB, et al. A 21-year experience with major hemorrhage after percutaneous liver biopsy. Gastroenterology. 1990; 99(5): 1396-400.
53. McVay PA, Toy PT. Lack of increased bleeding after liver biopsy in patients with mild hemostatic abnormalities. Am J Clin Pathol. 1990; 94(6): 747-53.
54. McVay PA, Toy PT. Lack of increased bleeding after paracentesis and thoracentesis in patients with mild coagulation abnormalities. Transfusion. 1991; 31(2): 164-71.
55. Kozak EA, Brath LK. Do "screening" coagulation tests predict bleeding in patients undergoing fiberoptic bronchoscopy with biopsy? Chest. 1994; 106(3): 703-5.
56. Fisher NC, Mutimer DJ. Central venous cannulation in patients with liver disease and coagulopathy - a prospective audit. Intensive Care Med. 1999; 25(5): 481-5.
57. Petersen GA. Does systemic anticoagulation increase the risk of internal jugular vein cannulation? Anesthesiology. 1991; 75(6): 1124.
58. Mumtaz H, et al. Central venous catheter placement in patients with disorders of hemostasis. Am J Surg. 2000; 180(6): 503-5; discussion 506.
59. McEver RP. Adhesive interactions of leukocytes, platelets, and the vessel wall during hemostasis and inflammation. Thromb Haemost. 2001; 86(3): 746-56.
60. Moir E, et al. Polymorphonuclear leucocytes have two opposing roles in fibrinolysis. Thromb Haemost. 2002; 87(6): 1006-10.
61. Lang T, et al. Multi-centre investigation on reference ranges for ROTEM thromboelastometry. Blood Coagul Fibrinolysis. 2005; 16(4): 301-10.
62. Rahe-Meyer N, et al. Bleeding management with fibrinogen concentrate targeting a high-normal plasma fibrinogen level: a pilot study. Br J Anaesth. 2009; 102(6): 785-92.
63. Shore-Lesserson L, et al. Thromboelastography-guided transfusion algorithm reduces transfusions in complex cardiac surgery. Anesth Analg. 1999; 88(2): 312-9.
64. Sorensen B, Ingerslev J .Thromboelastography and recombinant factor VIIa-hemophilia and beyond. Semin Hematol. 2004; 41(Suppl 1): 140-4.
65. Sorensen ER, Lorme TB, Heath D. Thromboelastography: a means to transfusion reduction. Nurs Manage. 2005; 36(5): 27-33; quiz 33-4.
66. Diprose P, et al. Reducing allogeneic transfusion in cardiac surgery: a randomized double-blind placebo-controlled trial of antifibrinolytic therapies used in addition to intra-operative cell salvage. Br J Anaesth. 2005; 94(3): 271-8.
67. Tempe DK. Reducing allogeneic transfusion in cardiac surgery. Br J Anaesth. 2005; 95(2): 277-8.
68. Kang YG, et al. Intraoperative changes in blood coagulation and thrombelastographic monitoring in liver transplantation. Anesth Analg. 1985; 64(9): 888-96.
69. Rugeri L, et al. Diagnosis of early coagulation abnormalities in trauma patients by rotation thrombelastography. J Thromb Haemost. 2007; 5(2): 289-95.
70. Pivalizza EG. Perioperative use of the Thrombelastograph in patients with inherited bleeding disorders. J Clin Anesth. 2003; 15(5): 366-70.
71. Spiel AO, et al. Validation of rotation thrombelastography in a model of systemic activation of fibrinolysis and coagulation in humans. J Thromb Haemost. 2006; 4(2): 411-6.
72. Schochl H, et al. Hyperfibrinolysis after major trauma: differential diagnosis of lysis patterns and prognostic value of thrombelastometry. J Trauma. 2009; 67(1): 125-31.
73. Sivula M, et al. Thromboelastometry in patients with severe sepsis and disseminated intravascular coagulation. Blood Coagul Fibrinolysis. 2009; 20(6): 419-26.
74. Daudel F, et al. Thromboelastometry for the assessment of coagulation abnormalitles in early and established adult sepsis: a prospective cohort study. Crit Care. 2009; 13(2): R42.
75. Spiezia L, et al. Whole blood coagulation assessment using rotation thrombelastogram thromboelastometry in patients with acute deep vein thrombosis. Blood Coagul Fibrinolysis. 2008; 19(5): 355-60.
76. Ansari T, Riad W. The effect of haemodilution with 6% hydroxyethyl starch (130/0.4) on haemostasis in pregnancy: an in-vitro assessment using thromboelastometry. Eur J Anaesthesiol. 2010; 27(3): 304-5.
77. Luddington RJ. Thrombelastography/thromboelastometry. Clin Lab Haematol. 2005; 27(2): 81-90.
78. Swallow RA, et al. Thromboelastography: potential bedside tool to assess the effects of antiplatelet therapy? Platelets. 2006; 17(6): 385-92.
79. Levi M, Ten Cate H. Disseminated intravascular coagulation. N Engl J Med. 1999; 341(8): 586-92.
80. Esmon CT, et al. Inflammation, sepsis, and coagulation. Haematologica. 1999; 84(3): 254-9.
81. ten Cate H, Timmerman JJ, Levi M. The pathophysiology of disseminated intravascular coagulation. Thromb Haemost. 1999; 82(2): 713-7.
82. Taylor Jr. FB, et al. Towards definition, clinical and laboratory criteria, and a scoring system for disseminated intravascular coagulation. Thromb Haemost. 2001; 86(5): 1327-30.
83. Levi M. Disseminated intravascular coagulation. Crit Care Med. 2007; 35(9): 2191-5.
84. Giangrande PL. Six characters in search of an author: the history of the nomenclature of coagulation factors. Br J Haematol. 2003; 121(5): 703-12.
85. Monroe DM, Hoffman M, Roberts HR. Fathers of modern coagulation. Thromb Haemost. 2007; 98(1): 3-5.

30

O Paciente Neurológico Criticamente Enfermo: Tratar sem Lesar

Cássia Righy

Introdução

Em 2019, o acidente vascular encefálico (AVE) manteve-se como a segunda principal causa de mortalidade e a terceira principal causa combinada de morte e incapacidade em escala global. Além disso, sua carga, expressa pelo número absoluto de casos, apresentou um aumento substancial no período de 1990 a 2019, sendo que a maior proporção do ônus global relacionado ao AVE (86% [95% UI 85,9-86,9] das mortes e 89% [88,9-89,3] dos anos de vida ajustados por incapacidade [AVAIs]) recai sobre países de baixa renda e renda média baixa.

Durante as últimas três décadas, observou-se um aumento considerável no número total de AVAIs relacionados ao AVE, que passaram de 91,5 milhões em 1990 para 125 milhões em 2019, um acréscimo de 33,5 milhões. Essa tendência apresentou divergências entre os países de alta renda do Banco Mundial e aqueles de baixa renda a renda média alta, sendo que o primeiro grupo registrou uma diminuição relativamente modesta, enquanto os últimos testemunharam aumentos significativos.

O substancial aumento na carga global de AVE não pode ser unicamente atribuído ao crescimento populacional e ao envelhecimento da população, mas também está associado ao significativo aumento da exposição a diversos fatores de risco de grande relevância. Entre esses fatores destacam-se o elevado índice de massa corporal (IMC), a poluição ambiental por partículas suspensas, a elevada taxa de glicemia plasmática de jejum, a hipertensão arterial sistólica, o consumo de álcool, a falta de atividade física, a disfunção renal e as temperaturas elevadas.

A redução da mortalidade relativa do AVE nos países de alta renda se deve a um *continuum,* que envolve o desenvolvimento da prevenção primária e a melhora no tratamento precoce. A complexidade e a necessidade de avaliação e tratamento rápidos do AVE fizeram surgir a necessidade da criação das *stroke units* (SUs) (unidades de AVE) e popularização da trombólise venosa para pacientes que se apresentam com até 4,5 horas do início dos sintomas, mesmo fora de grandes centros hospitalares. Neste capítulo, discutiremos a implementação de protocolos de trombólise venosa e trombectomia, a importância da implementação das *stroke units,* bem como medidas que miniminizem os riscos associados ao tratamento do AVE, tais quais, prevenção da meningite nosocomial e de tromboembolismo pulmonar.

Trombólise

O primeiro relato de uma substância com atividade trombolítica foi descrito por Tillet e Garet em 1933.[1] Os autores isolaram diversas cepas de estreptococos e adicionaram as culturas ao trombo humano, observando o tempo que levava para o mesmo se dissolver. A substância foi batizada de fibrinolisina, sendo renomeada posteriormente como estreptoquinase.[2] Os estudos iniciais com trombólise foram iniciados na década de 1950, mas eram limitados por aspectos importantes, como a ausência de tomografia computadorizada. Entretanto, na década de 80, com o advento do rt-PA, novos ensaios experimentais foram realizados, evidenciando a janela terapêutica de 1,5 horas após o AVE como sendo segura e eficaz para o tratamento fibrinolítico.[3] Estudos fase I chegaram à dose de 0,9 mg/kg de alteplase como a de melhor relação risco-benefício para ser utilizada em humanos.[4,5]

Em 1995 foi publicado o estudo NINDS, que reiterou a eficácia da trombólise venosa em pacientes com AVE isquêmico agudo até 3 horas após o início dos sintomas.[6] O estudo NINDS demonstrou que, com o uso da alteplase, houve um aumento absoluto de 13% na proporção de pacientes sem incapacidade em três meses após o evento isquêmico, mesmo com um aumento significativo da taxa de hemorragia intracraniana sintomática (6,4% *vs.* 0,6%). Não houve alteração de mortalidade. Essa vantagem se mantinha mesmo ao se analisarem os subgrupos em relação à idade, gênero ou localização do AVE,[7] sendo os únicos fatores independentes de sangramento o tamanho do AVE e o mau controle pressórico.[8] Análises subsequentes mostraram que o benefício se mantinha em até um ano de acompanhamento.[9] Quando se avaliam os resultados por meio da escala de Rankin (0-6), o número necessário para tratar foi estimado em 3, e para lesar, em 32.[10] Em 1996, esses resultados impressionantes levaram a Food and Drug Administration (FDA) a aprovar o rt-PA para o tratamento do AVE isquêmico com até três horas do início dos sintomas.

A análise conjunta dos dados dos grandes ensaios clínicos publicados sobre o rt-PA (ECASS-1 e 2, ATLANTIS e NINDS) mostrou que, apesar da janela terapêutica de três horas, os pacientes mostravam melhores resultados quanto mais precocemente fosse iniciado o tratamento. A razão de chances para bom prognóstico em três meses diminuía à medida que o intervalo entre o início dos sintomas e o início do tratamento aumentava, sendo de 2,8 para 0-90 minutos, 1,6 para 91-180 minutos, 1,4 para 181-270 minutos, e 1,2 para 271-360 minutos favorecendo o grupo do rt-PA.[11] Essa análise mostrou que o tratamento entre 3-4,5 horas ainda poderia ser favorável, hipótese que foi formalmente testada e confirmada no ECASS-3.[12] A confirmação da extensão da janela terapêutica pelo ECASS-3 e pelo SITS[13] levou a recomendação do uso da alteplase para o tratamento do AVE isquêmico agudo até 4,5 horas após o início dos sintomas pela American Stroke Association[14] e pela European Stroke Organization[15]. Uma recente metanálise reuniu dados individuais dos ensaios clínicos EXTEND, ECASS4-EXTEND e EPITHET, e sugere que estender a janela de tratamento para a trombólise com tPA até nove horas após o início dos sintomas pode ser aceitável quando exames de imagem indicarem a presença de tecido hipoperfundido, porém viável para resgate.

Em 2015, uma série de ensaios clínicos (Mr Clean, Escape, Swift Prime, Revascat e Extend IA) estabeleceu a superioridade da trombectomia endovascular em relação ao tratamento clínico para acidentes vasculares encefálicos por oclusão de grandes vasos na circulação anterior. A trombectomia endovascular demonstrou um efeito de tratamento significativo, com um número necessário para tratar variando de três a 10. Esses ensaios clínicos selecionaram os pacientes com base na localização da oclusão (oclusão proximal anterior: carótida interna ou artéria cerebral média), considerando o tempo desde o início do AVE (janela inicial: até 6-12 horas) e na carga de infarto aceitável (escores iniciais de TC do Programa de Acidente Vascular Encefálico de Alberta [ASPECTS] ≥ 6 ou volume de infarto < 50 mL).

Em 2017, os ensaios DAWN e DEFUSE-3 obtiveram sucesso ao estender a janela de tempo para até 24 horas em pacientes adequadamente selecionados. Essas descobertas foram incorporadas às diretrizes sociais e nacionais para trombectomia, que agora oferecem uma recomendação de classe 1A para um subconjunto específico de pacientes bem selecionados.

Desde a publicação de ensaios clínicos randomizados cruciais em 2015, a trombectomia endovascular tornou-se parte do padrão de cuidados em casos selecionados de AVE causado por oclusões de grandes vasos até 6 horas após o início dos sintomas, no entanto a associação entre a reperfusão endovascular e a melhora do resultado funcional não depende estritamente do tempo. Em vez de janelas de tempo rígidas, os candidatos devem ser selecionados com base em informações vasculares e fisiológicas. Essa abordagem coloca os dados de imagem no centro das decisões de tratamento. Essa mudança na abordagem levou as diretrizes da American Heart Association (AHA)/American Stroke Association de 2018 a alterar o paradigma da conduta do AVE, passando de "tempo é cérebro" para "imagem é cérebro".

Concluindo, os avanços no tratamento com base em imagem do AVE fornecem informações cruciais sobre a oclusão dos vasos, núcleo do infarto, penumbra isquêmica e grau de colaterais. Essas informações são inestimáveis para identificar pacientes que provavelmente se beneficiarão das terapias de reperfusão e excluir aqueles que têm pouca probabilidade de se beneficiar ou correm risco de efeitos adversos. A abordagem das terapias de reperfusão continua a evoluir, e a imagem está desempenhando um papel cada vez maior no diagnóstico e nas decisões de tratamento, como demonstrado em ensaios clínicos recentes com janela de tempo estendida.

A despeito de todo um corpo de evidência favorável à trombólise venosa, sua implementação é complexa e errática em várias partes do mundo. A AHA propõe, como métrica fundamental de qualidade, que pelo menos 50% dos pacientes com AVE isquêmico sejam submetidos a uma tomografia computadorizada (TC) de crânio até 20 minutos depois da chegada à emergência, trombolisados em até 60 minutos após a chegada ao hospital e, recentemente, tem proposto que ao menos 50% dos pacientes sejam trombolisados em tempo inferior a 60 minutos.[16] Sabe-se que até 25% dos pacientes nos países ocidentais são elegíveis para trombólise, entretanto, apenas cerca de 5-7% são tratados eficazmente.[17] Em um estudo observacional realizado no Reino Unido, até 37% dos pacientes chegaram ao hospital em até 3 horas após o início dos sintomas.[18] Em 2004, Kwan *et al.* analisaram 54 estudos com um total de 39.030 pacientes para identificar os principais obstáculos à administração de trombólise venosa.[19] Os autores classificaram os obstáculos em duas categorias:

- **Pré-hospitalar**
  - O paciente ou a família não reconheceram os sintomas do AVE, ou não procuraram atendimento imediato.
  - O paciente ou a família não chamaram a ambulância.
  - *Staff* da ambulância não avaliou o paciente com AVE como uma emergência.
  - O clínico do paciente foi contactado inicialmente, ao invés do departamento de emergência.
- **Hospitalar**
  - O departamento de emergência não avaliou o paciente com AVE como uma emergência.
  - Atraso na realização de neuroimagem.

- Processo intra-hospitalar ineficiente para tratamento do AVE.
- Dificuldade na obtenção de consentimento informado.
- Incerteza do médico em administrar rt-PA.

Diversos estudos avaliaram programas de melhoria desenvolvidos para aumentar a proporção de trombólise venosa no AVE isquêmico agudo. Esses estudos podem ser subdivididos em três categorias:

- Programas educacionais combinados para o público leigo, paramédicos e *staff* médico: Alberts *et al.* estudaram um programa educacional para os clínicos gerais e médicos do departamento de emergência. Após a implementação desse programa, a proporção de pacientes com AVE isquêmico que chegaram antes de 24 horas aumentou de 37% para 86%.[20] Outro estudo que avaliou a eficácia de um treinamento para os paramédicos e médicos do departamento de emergência mostrou que a implementação do treinamento reduziu o atraso do início dos sintomas para a chegada ao hospital (5,2 para 3,3 horas) e do diagnóstico para o início da terapia (2,6 para 1,6 horas). Além disso, a proporção de pacientes que receberam rt-PA aumentou de 2% para 11%.[21]
- Programas de treinamento para paramédicos desenhados para aumentar a acurácia do diagnóstico e aumentar a velocidade de transferência para o hospital: Harbison *et al.* avaliaram um programa de treinamento para paramédicos e observaram que, após o treinamento, as equipes passarm a diagnosticar corretamente AVE ou ataque isquêmico transitório (AIT) em 83% dos casos, e o atraso médio do início dos sintomas até a chegada no hospital foi de 1,2 horas.[22] Em outro estudo, que avaliou o uso de helicópteros na transferência de pacientes para o hospital, 71% dos pacientes chegaram em até 3 horas do início dos sintomas e 21% receberam rt-PA.[23]
- Reorganização do sistema hospitalar: Gomez *et al.* implementaram um protocolo de AVE que alertava, por meio de um *pager*, todos os componentes da equipe de AVE e, com isso, reduziu de 101 para 46 minutos o tempo entre a chegada ao hospital e a primeira avaliação médica.[24] Outro estudo avaliou um programa de qualidade que conseguiu reduzir o atraso da chegada ao hospital para a primeira avaliação médica (45 para 10 minutos), da chegada ao hospital para a realização de tomografia computadorizada (117 para 46 minutos) e da chegada ao hospital até a avaliação pelo neurologista (76 para 46 minutos).[25] Com base nesses estudos, podemos concluir que a educação continuada e o treinamento dos *staffs* médico e paramédico são fundamentais para o reconhecimento precoce e o encaminhamento ágil do paciente com AVE agudo.

Organização de *Stroke Units*

O desenvolvimento de locais específicos para o tratamento de pacientes com AVE agudo (*stroke units* [SU]) provocou um grande impacto no prognóstico desses pacientes. Entretanto, em relação aos avanços conquistados nos últimos anos, esse progresso não se traduziu em implementação eficaz de SU ao redor do mundo. Alguns estudos avaliaram o percentual de pacientes portadores de AVE que são tratados em SU. Em países escandinavos, o percentual de pacientes chega até 60-70%, enquanto esse número reduz para 30-36% na Alemanha e no Reino Unido, chegando a valores tão baixos quanto < 10% na França e Itália.[26] Na Austrália, apenas 19% dos hospitais públicos possuem SU[27] e, nos EUA, dados da Carolina do Norte sugerem que apenas 45% dos pacientes com AVE agudo têm acesso a uma SU.[28]

A ideia das SUs começou nos anos 1970. Inicialmente, as SU eram desenhadas como unidades de terapia intensiva que recebiam os pacientes mais graves, excluindo aqueles com déficits neurológicos leves ou ataque isquêmico transitório. Esse modelo não se traduziu em redução da mortalidade, mas em diminuição do número de complicações.[29,30] Já nos anos 1980, o conceito das SU evoluiu para um modelo de atendimento não fundamentado em CTI, com atenção especial na fase aguda e reabilitação deste paciente para a vida cotidiana.[31,32] Esse modelo, quando comparado ao atendimento em enfermarias não especializadas, reduziu a mortalidade precoce (em quatro meses) em 28% e a mortalidade, em um ano, em 21%. A razão de chances (RC) para morte foi estimada em 0,86 (IC: 0,71-0,94), para morte ou institucionalização foi de 0,8 (IC: 0,71-0,9) e para morte ou dependência de 0,78 (IC: 0,68-0,89).[33] Isso significa que o número necessário para tratar (NNT) é de 33 para prevenir uma morte e de 20 para prevenir um paciente de não retornar para casa ou de não voltar à independência. Apenas para comparação, o NNT da aspirina no paciente com AVE isquêmico é de 77 para prevenir uma morte ou dependência e de 143 para prevenir uma recorrência do AVE isquêmico.[34]. Em 1999, Hankey e Warlow publicaram um estudo que levava em consideração não apenas o NNT de cada terapia específica, mas também a possibilidade de aplicação desses tratamentos em larga escala. Os autores concluíram que, embora a trombólise fosse o tratamento com melhor NNT (16 para trombólise, 18 para SU e 83 para aspirina), a SU poderia ser utilizada em maior número de casos (estimado em 83% para SU, 40% para uso de aspirina nas primeiras 48 horas e 10% para trombólise venosa nas primeiras três horas), o que torna a implementação de SU a terapêutica com maior impacto na redução de morte e dependência nos pacientes com AVE isquêmico agudo.

Um dos benefícios mais consistentes das SUs está na redução da mortalidade precoce (de cinco dias até seis semanas), sendo as causas de óbitos mais comuns nessa fase: pneumonia, recorrência do AVE ou embolia pulmonar. Nos óbitos até cinco dias, provavelmente a mortalidade está relacionada à gravidade da apresentação inicial, e não a um tratamento específico.[35] Em 1997, uma metanálise da Cochrane sugeriu que os benefícios das SUs estão relacionados à redução de complicações secundárias relacionadas à hospitalização do paciente – a maioria das mortes evitadas pelas SUs correspondia às semanas 1-4 seguintes ao AVE.[36] Uma revisão sistemática publicada no ano de 2007, que analisou 31 ensaios clínicos com 6.936 pacientes, mostrou que a internação em SUs reduziu a mortalidade dos pacientes, especialmente os óbitos relacionados à imobilidade (0,59 IC: 0,41-0,86).[37] Além disso, a admissão nas SUs estava associada a aumento do uso de oxigênio (2,39 IC: 1,39-4,66), medidas para prevenção de aspiração (2,32 IC: 1,36-4,36) e uso de paracetamol (2,8 IC: 1,14-4,83), além de a uma redução não significativa na incidência de cateterização urinária. Internação nas SUs também estava associada à redução da progressão/recorrência do AVE (0,66 IC: 0,46-0,95), infecções respiratórias (0,6 IC: 0,42- 0,87), outras infecções (0,56 IC: 0,4-0,84) e úlceras de pressão (0,44 IC: 0,22- 0,85). Metanálise em rede mais recente publicada pela Cochrane mostrou que, após aproximadamente 12 meses de um AVE, indivíduos que receberam cuidados organizados em SUs apresentaram resultados mais promissores em comparação àqueles que não tiveram acesso a esse tipo de cuidado (evidências de qualidade moderada). Esses cuidados especializados se mostraram efetivos em diversos aspectos, contribuindo para aumentar a taxa de sobrevida (com dois indivíduos adicionais sobrevivendo para cada 100 pessoas que receberam os cuidados na unidade de AVE) e possibilitando que mais pacientes retornassem ao ambiente familiar (com um acréscimo de seis pacientes para cada 100 que receberam cuidados na unidade de AVE). Além disso, os pacientes tratados em unidades de AVE apresentaram maior probabilidade de alcançar independência nas atividades diárias (com seis pacientes adicionais para cada 100 que receberam cuidados na unidade de AVE).

É importante ressaltar que esses benefícios foram observados tanto em homens como em mulheres, em pacientes mais jovens e mais idosos, e em pessoas com diferentes tipos de AVE e gravidades distintas. Ou seja, independentemente das características individuais do paciente ou das circunstâncias do AVE, os cuidados em unidades de AVE mostraram-se vantajosos e impactantes.

Os resultados evidenciam a importância de se contar com unidades de AVE bem estruturadas e com equipes de profissionais treinados, capazes de oferecer cuidados especializados e abrangentes. Essas unidades proporcionam um ambiente propício para a reabilitação e recuperação dos pacientes, contribuindo para sua independência funcional e qualidade de vida em longo prazo. Dessa forma, torna-se claro que um dos aspectos fundamentais das SUs é o tratamento especializado durante a fase aguda, com ênfase no cuidado de uma forma geral, com controle estrito da pressão, glicemia, temperatura, saturação de oxigênio e prevenção de complicações, principalmente as ligadas à imobilidade. Esses benefícios se mantêm fora do contexto dos ensaios clínicos, em SUs de comunidade.[38]

Prevenção de meningite nosocomial

A meningite bacteriana nosocomial é secundária, geralmente, a procedimentos invasivos (inserção de cateter de derivação ventricular externa [DVE] ou *shunt* intracraniano, craniotomia, entre outros), a traumatismo crânio-encefálico complicado ou, mais raramente, a bacteremia.

A meningite secundária à craniotomia ocorre em cerca de 0,8-1,5% dos pacientes,[39,40] com um terço dos casos acontecendo na primeira semana após a craniotomia, um terço na segunda semana e um terço após a segunda semana. O risco de meningite pode ser reduzida com a implementação de técnicas cirúrgicas que reduzam a chance de desenvolvimento de fístula liquórica. Outros fatores de risco são infecção concomitante do sítio de incisão e duração da cirurgia por mais de quatro horas. Na Tabela 30.1 estão listadas técnicas cirúrgicas específicas que podem reduzir a chance de infecção relacionada à craniotomia.

A taxa de infecção relacionada à colocação de DVE é de, aproximadamente, 8%.[42] O risco de infecção está relacionado ao aumento da duração da drenagem; entretanto, existe controvérsia sobre a troca rotineira de cateteres de DVE. Outros fatores de risco são coleta rotineira de LCR, saída de LCR pelo sítio de inserção do cateter, bloqueio do dreno e hemorragia intraventricular.[43]

Vários estudos já demonstraram que a aderência a um protocolo estrito de limpeza do sítio de inserção da DVE, minimização de coleta de líquor pelo device e tunelização dos cateteres reduz a incidência de meningite nosocomial.[44,45] Dasic *et al.* mostraram uma redução da incidência de ventriculite de 27% para 12% ($p < 0,005$) após a aplicação do protocolo. Williams *et al.* mostraram que a redução da coleta de líquor para vigilância de um para cada três dias reduziu a incidência de ventriculite de 17% para 11%, e de ventriculite provada de 10% para 3%. Dessa forma, torna-se claro que a aplicação de um protocolo estandardizado para implantação de DVE e a minimização da manipulação do *device* podem reduzir a incidência desta complicação tão temida. A Neurocritical Care Society recomenda a utilização de um *bundle* que inclua inserção com técnica asséptica, limite a manipulação do sistema fechado e padronize os curativos e o desmame da DVE.

Além disso, *guidelines* relativamente recentes publicados pela Neurocritical Care Society sugerem a administração de uma dose de antibiótico antes da inserção do cateter de DVE para profilaxia cirúrgica, e a utilização de cateteres impregnados de antibióticos são medidas provavelmente eficazes para a redução de ventriculite associada a dispositivos.

TABELA 30.1	TÉCNICAS CIRÚRGICAS PARA REDUÇÃO DA MENINGITE APÓS CRANIOTOMIA[41]
Uso de dupla camada de luvas quando do manuseio de *devices* implantáveis	
Lavar o cabelo, remover sujidade ou *debris* e cobrir feridas abertas com pano limpo	
Cortar o cabelo, mas não raspar	
Usar clorexidine ou um composto a base de iodo para o preparo da pele	
Isolar o sítio cirúrgico com fitas adesivas e filme adesivo transparente para prevenir que *hardware* implantável fique em contato com pele exposta	
Manter campo estéril com técnicas assépticas cuidadosas	
Administrar antibiótico profilático para alcançar concentrações teciduais adequadas antes da incisão	
Durante a cirurgia	
Minimizar perda sanguínea e trauma tecidual; evitar hipotermia, a menos que seja deliberadamente induzida	
Remover tecido grosseiramente contaminado e desvitalizado e pequenos fragmentos ósseos	
Irrigar o campo operatório com solução fisiológica estéril aquecida	
Fazer homeostase cuidadosa para prevenir hematoma de ferida pós-operatório	
Posicionar o cateter de DVE cuidadosamente, de modo que: haja um fluxo contínuo de líquor, assegurar que o orifício de saída esteja seguro de tal forma que não haja liquorreia ao redor do cateter de DVE, assegurar que o cateter esteja tunelizado distante do sítio de inserção e preso à pele de forma que não haja deslocamento e esteja conectado de forma segura a um sistema de drenagem, coletar alíquotas de LCR sob condições estéreis	
Fechar a pele cuidadosamente, de forma a prevenir fístula liquórica, mas com manutenção de boa perfusão tecidual; evitar passar devices diretamente abaixo da incisão	
Após a cirurgia	
Utilizar drenos percutâneos para coletar hemorragia pós-operatória, assegurar que os cateteres estejam tunelizados de forma a nao haver *leaks* e não possam ser desposicionados	
Aplicar um curativo de proteção sempre que necessário, particularmente, para prevenir o paciente de abrir a ferida inadvertidamente	
Evitar colocar pressão na ferida no período pós-operatório; tomar medidas para evitar úlceras de pressão em outras áreas	

Profilaxia de trombose venosa profunda/embolia pulmonar

O tromboembolismo pulmonar (TEP) compreende 10% das mortes por AVE isquêmico e essa complicação pode ser detectada em até 1% dos pacientes que tiveram um AVE.[46] Estudos da era pré-anticoagulantes mostraram incidência de até 80% de trombose venosa profunda em pacientes com AVE.[47] TVP clinicamente relevante é relatada em cerca de 1-5% dos pacientes.[48] Em um estudo que analisou uma grande coorte de pacientes com AVE de 1979 até 2003, 0,74% de 14.109.000 pacientes com AVE isquêmico e 1,37% de 1.606.000 pacientes com AVH hemorrágico foram diagnosticados com TVP.[49] Um dos motivos dessa diferença na incidência de TVP entre os pacientes com AVE isquêmico e hemorrágico provavelmente é devida aos critérios mais estritos de início de anticoagulação profilática no AVE hemorrágico.

Com relação aos pacientes com AVE isquêmico, uma metanálise com 2.615 pacientes mostrou que o uso de meias elásticas não estava associado a menor risco de TVP (RR: 0,88 IC: 0,72-1,08) ou morte (RR: 1,13 IC: 0,87-1,47).[50] Após a publicação dessa metanálise, foi publicado o CLOTS-2, que comparou meia elástica até o joelho à meia elástica até a coxa, monstrando que, em ambos os casos, não havia redução da incidência de TVP. Além disso, nos pacientes que utilizaram meia elástica até o joelho, houve uma tendência ao aumento de risco de TVP.[51]Com relação à compressão pneumática intermitente, uma metanálise com dois trials englobando 177 pacientes mostrou que o uso de compressão intermitente dentro da primeira semana após o AVE estava associado à redução não significativa do risco de AVE (RR: 0,45 IC: 0,19-1,1). Em pacientes com AVE hemorrágico existe uma tendência à redução da ocorrência de TVP assintomática, quando comparada a meia elástica (RR: 0,29 IC: 0,08-1).

Uma metanálise publicada em 2008 mostrou que a administração de heparina de baixo peso estava associada a uma maior redução de TVP em pacientes com AVE isquêmico quando comparada à heparina não fracionada.[52] Além dessa metanálise, o estudo PREVAIL randomizou pacientes para receber enoxaparina (40 mg 1x/dia) ou heparina não fracionada (5.000 UI 2x/dia).[53] Esse estudo mostrou a redução da chance de TVP e TEP em 7,9% (IC: 4,2-11,6), sendo que uma hemorragia extracraniana maior foi observada em 1% dos casos em ambos os grupos. Uma metanálise relativamente recente, incluindo quatro estudos (apenas dois randomizados) e 1.000 pacientes com AVE hemorrágico, encontrou uma redução significativa de TEP no grupo que fez uso de anticoagulantes profiláticos (1,7% *vs.* 2,9%; RR: 0,37 IC: 0,17-0,8), uma redução não significativa de TVP (4,2% *vs.* 3,3% RR: 0,77 IC: 0,44-1,34), um aumento não significativo de sangramento intra e extracraniano (8% *vs.* 4% RR: 1,42 IC: 0,57-3,53) e uma redução não significativa na mortalidade (16,1% *vs.* 20,9%; RR: 0,76 IC: 0,57-1,03).[54] Como resultado, a American Heart Association recomenda o uso de anticoagulantes em pacientes imobilizados para profilaxia de TVP (classe I; nível de evidência A).[55]

A evidência para profilaxia para TVP em pacientes com AVE hemorrágico é menos robusta. Além da tendência já relatada anteriormente de redução da TVP em pacientes que utilizaram compressão pneumática de membros inferiores, dois pequenos estudos randomizados não encontraram redução da incidência de TVP, nem aumento do sangramento com o uso de heparina de baixo peso molecular.[56,57] Com a escassez da evidência, a AHA recomenda o início de heparina de baixo peso molecular ou heparina não fracionada uma vez documentada a cessação do sangramento. A Neurocritical Care Society recomenda a utilização da profilaxia farmacológica com heparina não fracionada ou heparina de baixo peso molecular desde que o hematoma esteja estável e não haja evidência de coagulopatia ativa. Essa medida deve se dar dentro das primeiras 48 horas de internação hospitalar.

Conclusão

Diversos fatores organizacionais são importantes para se otimizar o tratamento dos pacientes com AVE. A implementação de protocolos de trombólise venosa em tempo hábil, a internação de pacientes em *stroke units* e a adesão a protocolos de prevenção de meningite nosocomial e trombose venosa profunda são importantes para alcançarmos melhores resultados e minimizarmos a incidência de complicações facilmente preveníveis. Apesar da recomendação, poucos centros no mundo seguem essas orientações. Todos os esforços organizacionais devem ser feitos para melhorar os desfechos dos pacientes neurológicos agudos e reduzir a sua taxa de complicações.

Referências bibliográficas

1. Tillett WS, Garner RL. The fibrinolytic activity of hemolytic streptococci. J Exp Med. 1933; 58: 485-502.
2. Christensen LR, Macleod CM. A proteolytic enzyme of serum: characterization, activation, and reaction with inhibitors. J Gen Physiol. 1945; 28: 559-583.
3. Zivin JA, Fisher M, DeGirolami U, et al. Tissue plasminogen activator reduces neurological damage after cerebral embolism. Science. 1985; 230: 1289-92.
4. von Kummer R, Hacke W. Safety and efficacy of intravenous tissue plasminogen activator and heparin in acute middle cerebral artery stroke. Stroke. 1992; 23: 646-52.
5. del Zoppo GJ, Poeck K, Pessin MS, et al. Recombinant tissue plasminogen activator in acute thrombotic and embolic stroke. Ann Neurol. 1992; 32: 78-86.
6. Tissue plasminogen activator for acute ischemic stroke. The National Institute of Neurological Disorders and Stroke rt-PA Stroke Study Group. N ENgl J Med. 1995; 333: 1581-7.
7. The NINDS t-PA Stroke Study Group. Generalized efficacy of t-PA for acute stroke: Subgroup analysis of the NINDS t-PA Stroke Trial. Stroke. 1997; 28: 2119-25.
8. The NINDS t-PA Stroke Study Group. Intracerebral hemorrhage after intravenous t-PA therapy for ischemic stroke. Stroke. 1997; 28: 2109-18.
9. Kwiatkowski TG, Libman RB, Franke M, et al. Effects of tissue plasminogen activator for acute ischemic stroke at one year. National Institute of Neurological Disorders and Stroke Recombinant Tissue Plasminogen Activator Stroke Study Group. N Engl J Med. 1999; 340: 1781-7.
10. Saver JL. Number needed to treat estimates incorporating effects over the entire range of clinical outcomes: novel derivation method and application to thrombolytic therapy for acute stroke. Arch Neurol. 2004; 61: 1066-70.
11. Hacke W, Donnan G, Fleschi C, et al. Association of outcome with early stroke treatment: pooled analysis of ATLANTIS, ECASS, and NINDS rt-PA stroke trials. Lancet. 2004; 363(9411): 768-74.
12. Hacke W, Kaste M, Bluhmki E, et al. Thrombolysis with alteplase 3 to 4.5 hours after acute ischemic stroke. N Engl J Med. 2008; 359: 1317-29.
13. Wahlgren N, Ahmed N, Dávalos A, et al. Thrombolysis with alteplase 3-4.5h after acute ischemic stroke (SITS-ISTR): an observational study. Lancet 2008; 372: 1303-9.
14. del Zoppo GJ, Saver JL, Jauch EC, et al. Expansion of the time window for treatment of acute ischemic stroke with intravenous tissue plasminogen activator: a science advisory from the American Heart Association American Stroke Association. Stroke. 2009; 40: 2945-8.
15. European Stroke Organization (ESO). Karolinska Stroke Update 2008. Final draft per 2008118, ESO GC Statement on revised guidelines for intravenous thrombolysis.
16. Leifer D, Bravata DM, Connors JJ 3rd, et al. On behalf of the American Heart Association Special Writing Group of the Stroke Council, Atherosclerotic Peripheral Vascular Disease Working Group, Council on Cardiovascular Surgery and Anesthesia, and Council on Cardiovascular Nursing. Metrics for measuring quality of care in comprehensive stroke centers; detailed follow-up to Brain Attack Coalition comprehensive stroke centers recommendations: a statement for healthcare professionals from the American Heart Association/American Stroke Association. Stroke. 2011; 42: 849-877.
17. Katzan IL, Hammer MD, Hixson ED, et al. Utilization of intravenous tissue plasminogen activator for acute ischemic stroke. Arch Neurol. 2004; 61:346-50.
18. Harraf F, Sharma AK, Brown MM, et al. A multicentre observational study of presentation

and early assessment of acute stroke. Br Med J. 2002; 325: 17-20.
19. Kwan J, Hand P, Sandercock P. A systematic review of barriers to delivery of thrombolysis for acute stroke. Age Ageing. 2004; 33: 116-21.
20. Alberts MJ, Perry A, Dawson DV, et al. Effects of public and professional education on reducing the delay on presentation and referral of stroke patients. Stroke. 1992; 23: 352-6.
21. Behrens S, Daffertshofer M, Interthal C, et al. Improvement in stroke quality management by an educational programme. Cerebrovasc Dis. 2002; 13: 262-6.
22. Harbison J, Massey A, Barnett L, et al. Rapid ambulance protocol for acute stroke. Lancet. 1999; 353: 1935.
23. Siliman SL, Quinn B, Huggett V, et al. Use of a field-to-stroke center helicopter transport program to extend thrombolytic therapy to rural residents. Stroke. 2003; 34: 729-33.
24. Gomez CR, Malkoff MD, Sauer CM, et al. Code stroke. An attempt to shorten inhospital therapeutic delays. Stroke. 1994; 25: 1920-3.
25. Englander RN, Morich DH, Minniti MM. Accelating the evaluation of acute stroke patients in a community hospital. Neurology. 1998; 50: A114.
26. Rudd AG, Matchar DB. Health policy and outcome research in stroke. Stroke. 2004; 35: 397-400.
27. Cadilhac DA, Lalor EE, Pearce DC, et al. Access to stroke care units in Australian public hospitals: facts and temporal progress. Int Med J. 2006; 36: 700-4.
28. Goldstein LB, Hey LA, Laney R. North Carolina stroke prevention and treatment facilities survey. Statewide availability of programs and services. Stroke. 2000; 31: 1756-62.
29. Kennedy FB, Pozen TJ, Gabelman EH, et al. Stroke intensive care - an appraisal. Am Heart J. 1970; 80: 188-96.
30. Drake Jr WE, Hamilton MJ, Carlsson M, et al. Acute stroke management and patient outcome: teh value of neurovascular care units (NCU). Stroke. 1973; 4: 933-45.
31. Strand T, Asplund K, Eriksson S, et al. A non-intensive stroke unit reduces functional disability and the need for long-term hospitalization. Stroke. 1985; 16: 29-34.
32. Indredavik B, Bakke F, Solberg R, et al. Benefit of a stroke unit: a randomized controlled trial. Stroke. 1991; 22: 1026-31.
33. Stroke Unit Trialist'Collaboration: Organised inpatient (stroke unit) care for stroke. Cochrane Database Syst Rev. 2002: CD000197.
34. Hankey GJ, Warlow CP. Treatment and secondary prevention of stroke: evidence, costs, and effects on individuals and populations. Lancet. 1999; 354(9188): 1457-63.
35. Jorgensen HS, Nakayama H, Raaschou HO, et al. The effect of a stroke unit: reductions in mortality, discharge rate to a nursing home, lenght of hospital stay, and cost. A community-based study. Stroke. 1995; 26: 1178-82.
36. Stroke Unit Trialists' Collaboration. How do stroke units improve patients outcomes? A collaborative review of the randomised trials. Stroke. 1997; 28: 2139-44.
37. Govan L, Langhorne P, Weir CJ. Does the prevention of complications explain the survival benefit of organized inpatient (stroke unit) care? Further analysis of a systematic review. Stroke. 2007; 38: 2536-40.
38. Seenan P, Long M, Langhorne P. Stroke units in their natural habitat: systematic review of observational studies. Stroke. 2007 Jun; 38 (6): 1886-92.
39. Korinek AM, Baugnon T, Goldmard JL, et al. Risk factors for adult nosocomial meningits after craniotomy: role of antibiotic prophylaxis. Neurosurgery. 2006; 59: 126-33.
40. McClelland S III, Hall WA. Postoperative central nervous system infection: incidence and associated factors in 2111 neurosurgical procedures. Clin Infect Dis. 2007; 45: 55-9.
41. van de Beek D, Drake JM, Tunkel AR. Nosocomial bacterial meningitis. N Engl J Med. 2010; 362: 146-54.
42. Lozier AP, Sciacca RR, Romagnoli MF, et al. Ventriculostomy-related infections: a critical review of the literature. Neurosurgery. 2008; 62: 688-700.
43. Wong GK, Poon WS, Wai S, et al. Failure of regular external ventricular drain exchange to reduce cerebrospinal fluid infection: result of a randomized controlled trial. J Neurol Neurosurg Psychiatry. 2002; 73: 759-61.
44. Dasic D, Hanna SJ, Bojanic S, et al. External ventricular drain infection: the effect of a strict protocol on infection rates and a review of the literature. Br J Neurosurg. 2006 Oct; 20(5): 296-300.
45. Williams TA, Leslie GD, Dobb GJ, et al. Decrease in proven ventriculitis by reducing the frequency of cerebrospinal fluid sampling from extraventricular drains. J Neurosurg. 2011 Nov; 115 (5): 1040-6.
46. Wijdicks EF, Scott JP. Pulmonary embolism associated with acute stroke. Mayo Clin Proc. 1997; 72: 297-300.
47. André C, Freitas GR, Fukujima MM. Prevention of deep venous thrombosis and pulmonary embolism following stroke: a systematic review of published articles. Eur J Neurol. 2007; 14: 21-32.

48. Vergouwen MD, Roos YB, Kamphuisen PW. Venous thromboembolism prophylaxis and treatment in patients with acute stroke and traumatic brain injury. Curr Opin Crit Care. 2008; 14: 149-55.
49. Skaf E, Stein PD, Beemath A, et al. Venous thromboembolism in patients with ischemic and hemorrhagic stroke. Am J Cardiol. 2005; 96: 1731-3.
50. Naccarato M, Chiodo Grandi F, Dennis M, et al. Physical methods for preventing deep brain thrombosis in stroke. Cochrane Database Syst Rev. 2010: CD001922.
51. CLOTS (clots in Legs Or sTockings after Stroke). Trial Collaboration Thigh-lenght versus below-knee stockings for deep venous thrombosis prophylaxis after stroke: a randomized trial. Ann Intern Med. 2010; 153: 553-62.
52. Sandercock PA, Counsell C, Tseng MC. Low-molecular-weight heparins or heparinoids versus standard unfractioned heparin for acute ischemic stroke. Cochrane Database Syst Rev. 2008: CD000119.
53. Sherman DG, Albers GW, Bladin C, et al. The efficacy and safety of enoxaparin versus unfractioned heparin for the prevention of venous thromboembolism after acute ischemic stroke (PREVAIL Study): an open-label randomised comparison. Lancet. 2007; 369: 1347-55.
54. Paciaroni M, Agnelli G, Venti M, et al. Efficacy and safety of anticoagulants in the prevention of venous thromboembolism in patients with acute cerebral hemorrhage: a meta-analysis of controlled studies. J Thromb Haemost. 2011 May; 9(5): 893-8.
55. Jauch EC, Saver JL, Adams Jr HP, et al. on behalf of the American Heart Association Stroke Council, Council on Cardiovascular Nursing, Council on Peripheral Vascular Disease, and Council on Clinical Cardiology. Guidelines for the early management of patients with acute ischemic stroke: a guideline for healthcare professionals from the American Heart Association/American Stroke Association. Stroke. 2013; 44:870-947.
56. Boeer A, Voth E, Henze T, et al. Early heparin therapy in patients with spontaneous intracerebral hemorrhage. J Neurol Neurosurg Psychiatry. 1991; 54: 466-7.
57. Dickmann U, Voth E, Schicha H, et al. Heparin therapy, deep-vein thrombosis and pulmonary embolism after intracerebral hemorrhage. Klin Wochenschr. 1988; 66: 1182-3.

31

Mobilização Precoce em Pacientes Críticos: Tratar sem Lesar

Cristiano Gomes da Silva

Mobilização precoce

Definição

A mobilização precoce reúne cuidados da equipe multidisciplinar e tem o fisioterapeuta como referência para o tipo e intensidade das condutas adotadas. Podemos definir a mobilização em relação ao tempo do início das condutas × permanência na unidade de terapia intensiva (UTI), e ainda considerar o uso de ventilação mecânica invasiva (VMI). Pacientes que estejam por menos de 72 horas em UTI clínica ou cirúrgica em ventilação espontânea ou que necessitem de 48 horas ou mais de VMI, quando recebem mobilização passiva, ativa, posicionamento no leito ou progressões de postura, estão recebendo mobilização precoce.

Fraqueza muscular adquirida na UTI

A fraqueza muscular adquirida na UTI (FAUTI) tem grande impacto no retorno às atividades de vida diária, sendo buscadas, por profissionais da saúde e pesquisadores, formas seguras para reduzir esse estado induzido pelo longo período de internação e pela restrição ao leito. Entre os efeitos da restrição e da imobilização que se buscam amenizar podemos citar: redução de massa muscular, atelectasias, lesões à integridade da pele e desmineralização óssea, além de declínio da capacidade pulmonar e alterações cardiovasculares em função do descondicionamento físico.

Os pacientes em ventilação mecânica invasiva, em especial, apresentam complicações maiores por conta da imobilidade. Após sete dias de ventilação mecânica, 25% a 35% desses pacientes exibem alterações estruturais que se manifestam clinicamente de forma evidente, sendo que aqueles mais graves, e que permanecem mais tempo internados acabam desenvolvendo mais complicações motoras, além de FAUTI e mais tempo de VM.

Sendo assim, mobilizar o paciente crítico, principalmente os grupos citados anteriormente, tem sido a meta de toda equipe multiprofissional, mas a mobilização deve ocorrer de forma segura e sobre isso falaremos a seguir.

Início, progressão e interrupção

A adoção de um protocolo estruturado e de conhecimento de toda equipe faz diferença no resultado e qualidade das mobilizações. Cada hospital tem uma realidade tanto na complexidade de pacientes quanto no nível profissional. Independente da instituição em que trabalha, tome como referência algum documento existente para a criação desse protocolo, assim você minimiza os riscos envolvidos na mobilização do paciente crítico.

Atualmente temos como importante referência o Consenso Europeu, que estabelece critérios de segurança para a mobilização ativa de pacientes críticos.

Nesse consenso, 23 profissionais experientes (17 fisioterapeutas, cinco médicos intensivistas e um profissional de enfermagem) criaram uma classificação em três níveis (livres, atenção e restrito) para recomendar a mobilização dos pacientes no leito e fora dele, levando em conta critérios clínicos (respiratórios, cardiovasculares e neurológicos) e cirúrgicos, bem como algumas outras considerações.

Katter Stiller, em um estudo publicado em 2007, utilizou um fluxograma bastante interessante e prático para o dia a dia, com o objetivo de nos orientar na prática clínica. Com base neste estudo devemos considerar se existe reserva cardiovascular, reserva respiratória (um dos poucos estudos a considerar a relação P/F > 300) e outras condições favoráveis. O mais interessante neste trabalho é que ele considera variáveis laboratoriais e algumas outras considerações (hemoglobina > 7g/dL, plaquetas > 20.000 g/dL, leucócitos 4.300 e 10.800 cél/mm^3, temperatura < 38°C) como critério para realizar uma mobilização segura.

Esses critérios precisam ser estabelecidos para dar maior segurança na mobilização dos pacientes críticos aos profissionais que estão direta e indiretamente envolvidos, aos pacientes e a instituição. Servem como uma padronização de critérios clínicos e cirúrgicos, facilitando a realização do programa de mobilização, já que deixa de ser dependente de avaliação individual e *expertise* profissional.

A seguir, na Tabela 31.1, citamos os principais parâmetros e condições clínicas relatados em uma revisão sistemática por Conceição *et al.*

Barreiras

Apesar de a mobilização precoce ser útil e demonstrar benefícios fisiológicos e funcionais importantes, pode de fato ser um procedimento complexo que demande esforço intensivo e tempo para sua realização. Existem barreiras relacionadas a este procedimento que tornam a mobilização ainda mais desafiadora. As barreiras à mobilização precoce são diversas (Tabela 31.2) e podem ser categorizadas em:

- **Barreiras culturais:** presença de tubo orotraqueal (ventilação mecânica), sedação e presença de acesso venoso.
- **Barreiras de comunicação:** falha na identificação e contato das pessoas apropriadas, falta de prestação de contas.
- **Recursos insuficientes:** ausência de recursos humanos, falta de recursos tecnológicos e de treinamento, maior esforço e sobrecarga.

No estudo publicado por Fontela *et al.*, que objetivou verificar o conhecimento dos profissionais (equipe multiprofissional), bem como as atitudes clínicas e barreiras para mobilização por meio da aplicação de questionário enviado por e-mail, verificou-se que as principais barreiras foram: falta de equipamento, tempo em que o paciente permanece em procedimentos, segurança do paciente, *delirium*, excesso de sedação, disponibilidade do fisioterapeuta, necessidade de extrapolar a carga horária, excesso de estresse no trabalho, fadiga e lesão ocupacional.

A ventilação mecânica por si, pela presença da via aérea e maior complexidade é uma barreira importante para a mobilização. Diversos estudos demonstram que a frequência da mobilização nesses pacientes é bastante baixa. Barney *et al.* verificaram que cerca de 95% dos pacientes não foram mobilizados nas primeiras 72 horas de VM. Leditschke *et al.* demonstraram que as

TABELA 31.1	PRINCIPAIS PARÂMETROS E CONDIÇÕES CLÍNICAS PARA REVISÃO SISTEMÁTICA	
Critérios	**Variáveis**	**Parâmetros**
CRITÉRIOS CARDIOVASCULARES	FC	> 40 bpm e < 130 bpm
	PAS	> 90 mmHg e < 180 a 200 mmHg
	PAD	Não cita
	PAM	> 60 mmHg a < 180 a 110 mmHg
	Aminas	Sem aumento nas últimas 2 horas
	Estabilidade hemodinâmica	-
	Sem arritmia	-
	Sem cateter femoral	-
CRITÉRIOS RESPIRA-TÓRIOS	FR	> 40 irpm e < 40 irpm
	SpO_2	> 88% e > 90%
	Parâmetros ventilatórios	FiO_2 < 60¨
	Parâmetros ventilatórios	PEEP < 10 cmH_2O
CRITÉRIOS NEUROLÓGICOS	Pressão intracraniana	Não elevada
	Nível de consciência	Ausência de coma
	Nível de consciência	Ausência de agitação
	Nível de consciência	Atendendo a comandos
	Nível de consciência	Abre os olhos e responde aos estímulos
	Nível de consciência	Responde aos estímulos verbais
CRITÉRIOS ORTOPÉ-DICOS	Sem fratura instável	-
	Sem instabilidade óssea	-
	Nenhuma contraindicação ortopédica	-
OUTROS CRITÉRIOS	Sem uso de bloqueador muscular	-
	Sem abdômen aberto (peritoniostomia)	-
	Não está sob cuidado paliativo	-
	Ausência de trombose venosa profunda	-
	Sem hemodiálise contínua	-
	Temperatura corporal	< 38,5ºC
	Sem sangramento gastrointestinal ativo	-
	Sem sangramento ativo	-

Fonte: adaptada de Conceição *et al.*, 2017.

TABELA 31.2	PRINCIPAIS BARREIRAS À MOBILIZAÇÃO DESCRITAS NA LITERATURA	
Nível de consciência	Agitação	Tubo orotraqueal
Instabilidade respiratória	Fraqueza muscular	Uso de inotrópicos
Instabilidade cardiovascular	Ventilação mecânica	Falta de recursos humanos
Sedação excessiva	Acesso venoso	Falta de recursos tecnológicos
Segurança do paciente	Cateter femoral	Falta de dados econômicos

mobilizações ocorrem somente em 56% dos pacientes ventilados artificialmente. Outro autor relata uma taxa de mobilização de apenas 4% de pacientes ventilados.

A barreira mais citada nos estudos é a prática de sedação profunda e excessiva. Essa conduta impacta em maior tempo de ventilação mecânica, maior restrição ao leito e maior incidência de fraqueza muscular adquirida. Esses dados demonstram a importância de práticas e protocolos como suspensão de sedação diária, conforme recomendado pelo *Bundle* ABCDEF.

Outras barreiras são a mobilização de pacientes com acesso venoso profundo no sítio femoral e o uso de medicações vasoativas. A presença de acesso venoso não é uma contraindicação à mobilização, como muitos profissionais acreditam, contudo requer atenção à fixação para evitar a perda do dispositivo.

Protocolos para mobilização precoce

Construção

Quando um protocolo é elaborado e implementado, ele tem por objetivo padronizar, melhorar e nivelar a assistência, nortear as condutas e minimizar as diferenças que dependem de avaliações subjetivas e individuais.

No processo de criação de um protocolo devemos considerar as etapas descritas a seguir.

- Checar as evidências disponíveis – somente com as evidências poderemos observar qual documento tem o perfil mais similar à instituição que buscar a criação. Devemos considerar a complexidade de pacientes e os critérios adotados para iniciar e interromper a mobilização.
- Observar as características dos pacientes (perfil) e ambiente envolvidos – como mencionado anteriormente, uma unidade neurointensiva, por exempo, deve buscar estudos e protocolos que falem sobre dispositivos específicos, como derivação ventricular externa (DVE) e outros drenos.
- Criar critérios para participação multiprofissional (gerais e/ou específico) – este ponto é fator determinante para o sucesso do protocolo e deve receber muita atenção pelo responsável da elaboração. Os profissionais devem participar da construção; nessa fase todos os envolvidos devem receber algum formulário para informar o nível de conhecimento sobre mobilização, experiência e até mesmo externalizar opiniões, para que o documento reflita o nível de maturidade do momento da criação, mas não se deve propor atividades que possam gerar frustração ou riscos aos pacientes.
- Criar critérios para interrupção – todos deverão ser definidos entre protocolos e equipe multiprofissional. Não é errado criar referência para mobilização pelo nível de pessoas envolvidas e a partir de revisões; as atualizações deverão evoluir com o documento.

- Escolher os métodos para avaliação da mobilidade e funcionalidade – outras escalas podem e devem ser envolvidas no protocolo, facilitando e padronizando o nível de mobilidade que o paciente se encontra. São importantes para manter o tratamento em nível parecido em dias e plantões diferentes.
- Criar indicadores de resultados – somente pela mensuração de indicadores as equipes terão conhecimento dos resultados, e o gestor desse processo pode acompanhar os resultados e propor melhorias. O indicador mostra a curva de maturidade da equipe e evolução do nível de mobilização também.

Time de mobilização

O time de mobilização deve ser composto de, no mínimo, um médico, um enfermeiro e um fisioterapeuta, para que as necessidades básicas voltadas à mobilização possam ser garantidas. A presença do time tem como pontos positivos uma avaliação mais horizontal dos casos, além da manutenção no nível de mobilização. Ajustes nos dispositivos e medicações durante a mobilização são facilitados pela presença do time. Outro ponto que se destaca é que os profissionais que fazem parte do time têm mais experiência na mobilização do paciente crítico, tornando o processo mais seguro e com menores eventos adversos associados.

O time tem papel educador dentro da equipe multiprofissional, promovendo o conhecimento relacionado à mobilização precoce e envolvendo todos nas mobilizações.

Mensuração por meio de indicadores

O uso de indicadores para avaliar resultados em diferentes áreas na saúde tem sido um aliado na melhoria de processos. A mobilização precoce precisa de indicadores que mostrem não só a quantidade de pacientes mobilizados, mas também a qualidade da mobilização e, em sua análise crítica, devemos descrever os incidentes ocorridos durante a mobilização e planos de ação criados como tratativa. Dessa forma, podemos reduzir o risco de dano ao paciente ao mínimo aceitável associado ao cuidado de saúde.

Somente o processo de melhoria contínua, o uso de tecnologias, a disseminação da cultura de segurança na unidade de saúde e a garantia das boas práticas podem minimizar o risco em um processo tão complexo quanto a mobilização do paciente crítico.

Veja na Tabela 31.3 os indicadores que avaliam a mobilização precoce.

Um indicador que avalia quantidade é muito importante pela visão geral da mobilização, mas tem pontos de atenção na impossibilidade de avaliar a qualidade da assistência prestada e em sua frequência. Já um indicador que avalia a função consegue mostrar o declínio durante a internação, por isso, sugerimos que o paciente seja avaliado durante a internação, e não somente na alta, para que medidas possam ser adotadas a fim de direcionar o melhor plano terapêutico.

Sendo assim, a adoção de dois ou mais indicadores parece ser a maneira mais segura de mensurar a mobilização e suas variáveis.

Tratativas para eventos

Mesmo com protocolos bem definidos e processos alinhados, devemos analisar com cuidado a busca de zero eventos relacionados à mobilização precoce. Quando mobilizamos pacientes críticos, o risco de intercorrências é alto. Devemos então fazer uma gestão do risco e adotar medidas que possam minimizar as intercorrências e que na sua existência se tenha um ambiente de segurança psicológica para que os envolvidos possam notificar e as tratativas não passem pela busca aos culpados.

À medida que a cultura de segurança ganha espaço, se observa que essas intercorrências fazem parte da mobilização e apresentam uma baixa proporção. Em alguns estudos mencionamos menos de 1%. Além disso, passamos a observar que esses eventos são, na maioria das vezes, de baixa gravidade e não geram necessidade de mais tempo de internação, exames ou procedimentos extras ao paciente.

TABELA 31.3	INDICADORES QUE AVALIAM A MOBILIZAÇÃO PRECOCE
Nome de indicador	**Taxa de mobilização precoce em UTI**
Objetivo estratégico	Mensurar a taxa de pacientes que preencheram critérios para mobilização precoce e foram mobilizados
Justificativa	Manter o nível de mobilização precoce de acordo com protocolo institucional, diminuindo a restrição ao leito nesse grupo de pacientes
Fórmula	(Número de mobilizações realizadas/número de pacientes que preencheram critérios) ✣ 100
Unidade de medida	Porcentagem (%)
Fonte de dados	Relatório do sistema, painel ou ficha específica
Meta	Definir por *benchmarking*, literatura ou série histórica

Buscando a causa raiz

A busca pela causa raiz é uma análise retrospectiva do evento, possibilitando que riscos ou pontos fracos em processos possam ser identificados e que, a partir disso, sejam criadas ações corretivas. Como a análise toma como referência entrevistas e busca de prontuários, existem pontos de fragilidade relacionados às classificações inadequadas e dados incompletos nas evoluções. Sendo assim, para que ocorra a análise da causa raiz, o evento precisa ser notificado e evoluído em prontuário, e o núcleo de segurança do paciente no hospital deve eleger uma equipe multiprofissional para essa investigação. Além do conhecimento da metodologia de análise de causa raiz, a equipe deve ter experiência clínica e experiência na análise de acidentes.

A análise (Figura 31.1) utiliza como referência dois pontos críticos: a possibilidade do erro humano e erros por meio de um sistema mal elaborado.

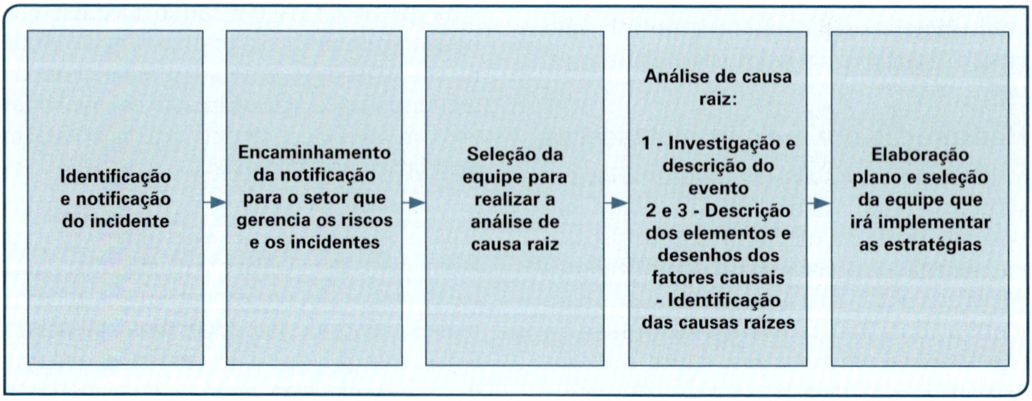

Figura 31.1: Análise da causa raiz.
Fonte: Anvisa, 2017.

Recursos tecnológicos

Os recursos tecnológicos na mobilização precoce acompanham a evolução da saúde de uma forma geral. De vários tipos e preços, quando alinhados aos protocolos de mobilização, proporcionam um alto nível de mobilidade e mais segurança ao paciente.

O uso do recurso não tem o objetivo de substituir a avaliação, a classificação ou a tomada de decisão dos profissionais envolvidos, e sim, em muitas situações, elevar a mobilização e promover segurança.

Recursos que auxiliam pacientes com fraqueza extrema e grandes obesos garantem o início precoce da mobilização e a tornam mais objetiva, em alguns casos quantificando a força muscular periférica e sua simetria. As Figuras 31.2, 31.3 e 31.4 mostram alguns desses recursos.

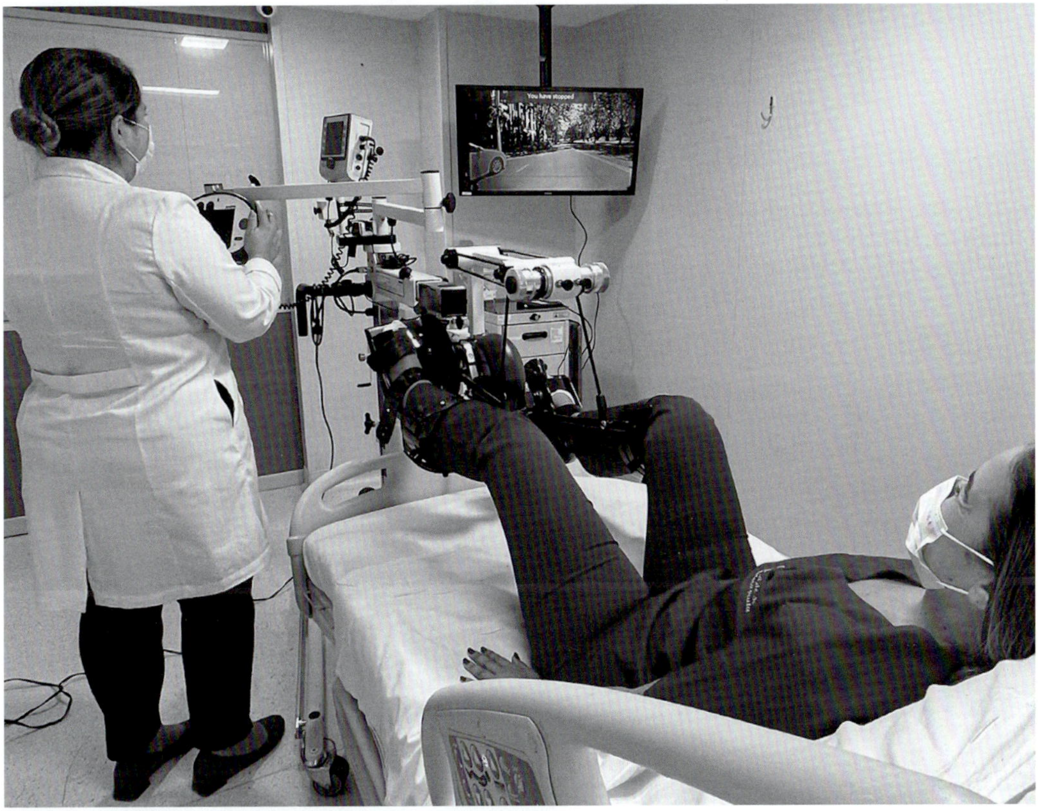

Figura 31.2: Motomed realizado em membros inferiores.
Fonte: Hospital São Lucas (reproduzida com permissão).

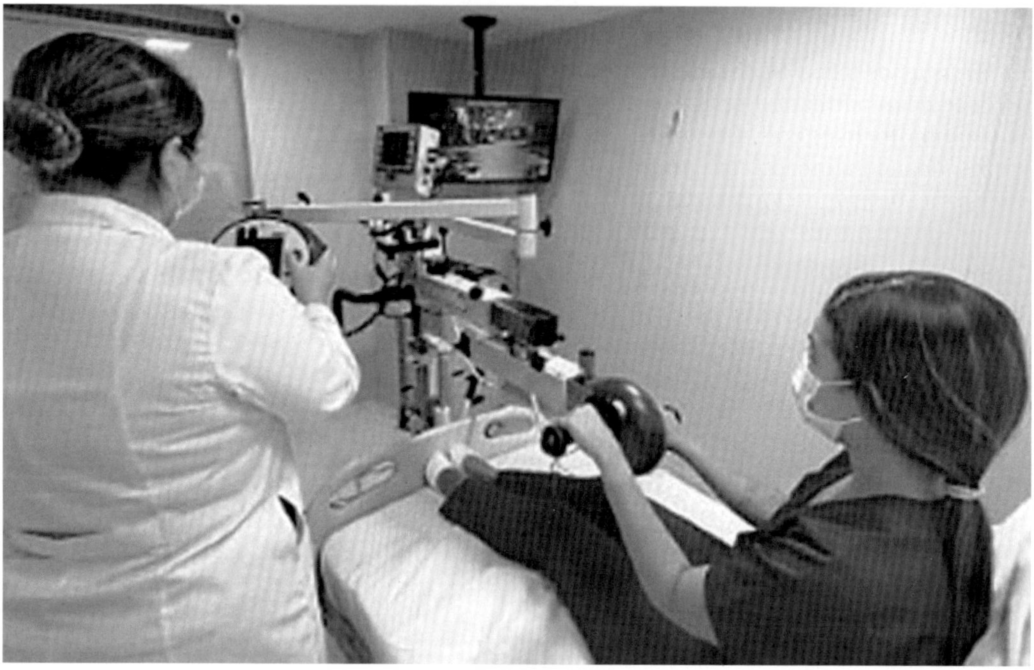

Figura 31.3: Motomed realizado em membros superiores.
Fonte: Hospital São Lucas (reproduzida com permissão).

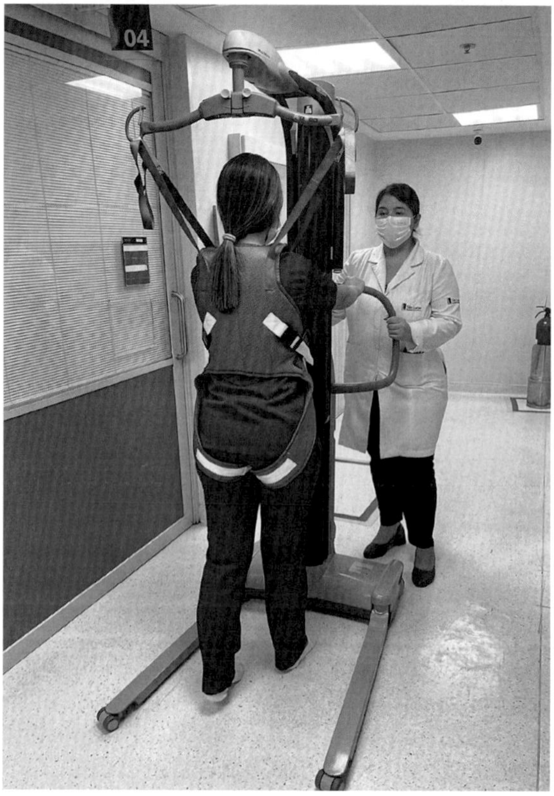

Figura 31.4: Deambulação com Maximove.
Fonte: Hospital São Lucas (reproduzida com permissão).

Bibliografia consultada

- Adle J, Malone D. Early Mobilization in the Intensie Care Unit: A Systematic Review. Cardiopulm Phys Ther J. 2012; 23(1): 5-13.
- Ali NA, O'brien JM, Hoffmann SP, et al. Acquired Weakness, Handgrip Strength, and Mortality in Criticallly Ill Patients.Am Respir Crit. Care Med. 2007; 178: 261-268.
- Barber EA, Evarard BT, Holland AE, et al. Barries and facilitators to early mobilisation in intensive care: a qualitative study. Austr Crit Care. 2015 Nov; 28(4): 177-82.
- Barney S, Harrold M, Webb S, et al. Intensive care unit mobility practices in Australia and New Zealand: a point prevalence study. Criti Care Resusc. 2013: 15(4): 260-5.
- Bolton CF, Gilbert JJ, Hahn AF, et al. Polyneuropathy in critically ill patients. J Neurol Neurosurg Psychiatry. 1984 Nov; 47(11): 1223-31.
- Brasil. Agência Nacional de Vigilância Sanitária. Gestão de Riscos e Investigação de Eventos Adversos Relacionados à Assistência à Saúde. Brasília: Anvisa, 2017.
- Brasil. Ministério da Saúde. Documento de referência para o Programa Nacional de Segurança do Paciente/Ministério da Saúde; Fundação Oswaldo Cruz; Agência Nacional de Vigilância Sanitária. Brasília: Ministério da Saúde, 2014.
- Brock C, Vince V, Green M, et al. Defining new barriers to mobilisation in a highly active intensive care unit - have we found the ceiling? An observational study. Heart Lung. 2018 Jul-Aug; 47(4): 380-385.
- Capell EL, Tipping CJ, Hodgson CL. Barriers to implementing expert safety recommendation for early mobilization in intensive care unit during mechanical ventilation: A prospective observational study. Aust Crit Care. 2019 May; 32(3): 185-190.
- Ciesla N, Dinglas V, Fan E, et al. Manual muscle testing: A method of measuring extremity muscle strength applied to critically III patients. J Vis Exp. 2011 Apr 12; (50): 2632.
- Conceição TMA, Gonzáles AI, Figueiredo FCXS, et al. Safety criteria to start early mobilization in intensive care units. Systematic review. Rev Bras Ter Int. 2017; 29(4)509-519.
- De Jonghe B, Sharsha T, Lefaucheur JP, et al. Paresis Acquired in the Intensive Care Unit: A Prospective Multicenter Study. JAMA. 2002; 288(22): 2859-2867.
- Deem S. Intensive-Care-Unit-Acquired Muscle Weakness. Respiratory Care. 2006; 51(9):1042-1053.
- Fontela PC, Forgiarini LA, Friedman G. Atitudes clínicas e barreiras percebidas para a mobilização precoce de pacientes graves em unidades de terapia intensiva adulto. Rev Bras Ter Intensiva. 2018; 30(2): 187-194.
- Hermans G, Mechelen HV, Clerckx B, et al. Acute Outcomes and 1-Year Mortality of Intensive Care Unit-acquired Weakness A Cohort Study and Propensity-matched Analysis. Am J Respir Crit Care Med. 2014 Aug 15; 190(4): 410-420.
- Hermans G. Interobserver Agreement of Medical Research Council Sum-Score and Handgrip Strength in The Intensive Care Unit. Muscle Nerve. 2012; 45: 18-25.
- Hodgson CL, Stiller K, Needham DM, et al. Expert consensus and recommendation on safety criteria for active mobilization of mechanically ventilated critically ill adults. Critical Care. 2014; 18: 658.
- Hogdson CL, Berney S, Harrold M, et al. Clinical Review: Early patient mobilization in the ICU. Critical Care. 2013; 17: 207.
- Hough CL, Lieu BK, Caldwell ES. Manual muscle stregth testing of critically ill patinets: feasibility and interobserver agreement. Critical Care. 2011; 15(1): R43.
- Leditschke IA, Green M, Irvine J, et al. What Are the Barriers to Mobilizing Intensive Care Patients? Cardio Phys Ther J. 2012 Mar; 23(1): 26-9.
- Lipshutz AKM, Gropper MA. Acquired Neuromuscular Weakness and Early Mobilization in the Intensive Care Unit. Anesthesiology. 2013; 118: 202-15.
- MacFarlane IA, Rosenthal FD. Severe Myopathy Sfter Status Asthmaticus. The Lancet. 1977 Sep 17; 2(8038): 615.
- Mansukhani KA, Doshi BH. Interpretation of electroneuromyographic studies in diseases of neuromuscular junction and myopathies. Neurol India. 2008 Jul-Sep; 56(3): 339-47.
- Marra A, Ely EW, Pandharipande PP, et al. Bundle ABCDEF in Critical Care. Crit Care Clin. 2017 April; 33(2): 225-243.
- Parry SM, Denehy L, Beach LJ, et al. Functional outcomes in ICU - what should we be using? - an observational study. Criti Care. 2015 Mar 29; 19(1): 127.
- Perme Intensive Care Unit Mobility Score e ICU Mobility Scale: tradução e adaptação cultural para a língua portuguesa falada no Brasil. J Bras Pneumol. 2016; 42(6): 429-434.
- Shamim VKM, Khilhani P. Intensive care unit acquired weakness in children: Critical illness polyneuropathy and myopathy. Indian J Crit Care Med. 2014 Feb; 18(2): 95-101.
- Stille K, Safety Issues That Should Be Considered When Mobilizing Critically Ill Patients. Critical Care Clinics. 2007; 23: 35-53.

- Team Study Invastigators. Early mobilization and recovery in mechanically ventilated patients in the ICU: a bi-national, multi-centre, prospective cohort study. Critical Care. 2015; 19: 81.
- Thrush A, Rozek M, Dekerlegand JL. The Clinical Utility of the Functional Status Score for the Intensive Care Unit (FSS-ICU) at a Long-Term Acute Care Hospital: A Prospective Cohort Study. Phys Ther. 2012 Dec; 92(12): 1536-45.
- Tipping CJ, Bailey MJ, Bellomo R, et al. The ICU Mobility Scale Has Construct and Predictive Vality and Is Responsive A multicenter Observational Study. Ann Am Thorac Soc. 2016 Jun; 13(6): 887-93.
- Truong AD, Fan E, Brower RG, et al. Bench--to-bedside review: Mobilizing patients in the intensive care unit – from pathophysiology to clinical trials. Critical Care. 2009; 13: 216.
- Winkelman C. Bed Rest in Health and Critical Illness A Body Systems Approach. Advanced Critical Care. 2009; 20(3): 254-265
- Winkelman C. Inactivity and Inflammation in the Critically Ill Patient. Critical Care Clinicals. 2007; 23: 21-34.
- Wischmeyer PE, San-Millan I. Winning the war against ICU-acquired weakness: new innovations in nutrition and exercise physiology. Crit Care. 2015; 19(Suppl 3): S6.
- Wolfe KS, Patel BK, MacKenzie EL, et al. Impact of Vasoactive Medications on ICU-Acquired Weakness in Mechanically Ventilated Patients. Chest. 2018 Oct; 154(4): 781-787.

32

Valor em Medicina Intensiva: o Que Representa Isso na Perspectiva da Bioética Clínica?

João Andrade Sales

Introdução

Em torno de 25% de todas as mortes nos EUA ocorrem nas unidades de terapia intensiva (UTI) e, nestes casos, decisões sobre limitação terapêutica ou suspensão de terapias invasivas precisaram ser tomadas.[1] No Brasil, essas situações estão cada vez mais presentes nas UTIs.[2,3] Nas UTIs estadunidenses, e em todo o mundo, temos um cenário singular no objeto deste tópico: chega-se a relatos de autonomia comprometida em até 95% dos pacientes internados, seja pela própria doença e/ou pelo tratamento necessário (sedativos e outras medicações que podem comprometer a consciência e capacidade de julgamento).[1,4] O quanto percebemos e sabemos lidar com os problemas éticos envolvidos? O quanto questões da Bioética Clínica podem impactar, em valor, a medicina intensiva?

A avassaladora incursão técnica na medicina do século XX e as crescentes novidades do século XXI, como, por exemplo, o avanço da inteligência artificial, da robótica e da engenharia genética, não parecem suficientes para uma abordagem da assistência em sua plenitude. A massificação dos atendimentos em saúde, os nosocômios, numa verdadeira esteira de produção – internação-múltiplos exames-diagnóstico-tratamento-alta (ou óbito) –, numa intensificação do tecnicismo sem uma reflexão proporcional de valores (aqui, numa referência a ética) produz um estresse moral. Esse modelo burocratizado e metrificado em planilhas de gestão de resultados tem ocasionado uma perda de significado da assistência, com consequente aumento da frustração dos profissionais da saúde, e insatisfação dos pacientes não assistidos em sua integralidade. O sistema também insatisfeito com a elevação dos custos e, neste paralelo, com essa assimetria na percepção de valor, sofrem questionamentos em sua sustentabilidade econômica e moral. Nossa gestão das UTIs utilizando planilhas, protocolos e indicadores bem monitorados está sendo suficiente? Numa perspectiva contemporânea, em que a complexidade é crescente, afirmamos que não. Há dados que mostram que as planilhas gerenciais não têm como ver com as lentes antigas, mas são essenciais, pois vivemos num mundo onde o pensamento exige uma percepção sistêmica cada vez mais ampla, haja vista a sustentabilidade de sistemas complexos como a do planeta Terra, nossa sobrevivência individual e coletiva, do meio ambiente e de todos os seres. Morin nos alerta nesse sentido: "As ameaças mais graves em que incorre a humanidade estão ligadas ao progresso cego e incontrolado do conhecimento".[5] O autor complementa exemplificando o uso de armas termonucleares, desregramento ecológico, entre outros. Temos a impressão que vivenciamos o mesmo na medicina intensiva. Progressos extraordinários, sim. Mas, em nosso ecossistema das UTIs, não estaríamos incorrendo no mesmo risco? A Bioética demanda essa ampliação de percepção sem a promessa de uma verdade absoluta, e veremos mais adiante, em sua definição, a concepção e a inserção.

Ainda nessa introdução, lembro-me de inúmeros casos, sendo um deles o da Sra. X, com 85 anos, que sempre afirmou nunca desejar padecer numa UTI. Faleceu após múltiplos procedimentos distanásicos, um prolongamento do sofrimento, não desejado obviamente, amparado num modelo de salvar vidas, manter corpos vivos. Ora, no caso da Sra. X, não estava clara a percepção de desejos prévios e não havia uma diretiva antecipada de vontade formalizada. Ora, ainda é bastante infrequente tal documento no Brasil. Um familiar próximo afirmou nunca ter havido uma comunicação clara sobre benefícios e malefícios, sobre partilhar com os familiares essas questões tão importantes.[6] Evidencia-se, assim, que nos faltam, muitas vezes, uma comunicação efetiva, sensibilidade, coerência e razoabilidade. O objeto distanásico em que se tornou esta paciente parece refletir uma certa naturalização do sofrimento; ou sua percepção em uma dimensão "que seria menos grave" ou "não tão grave quanto aparenta", como se um *dripping* de um sedativo-analgésico fosse suficiente para atenuar ou suprimir aquele martírio; como se o componente biológico fosse o único neste calvário, dissociado de percepções existenciais, emocionais, espirituais, enfim, muitos outros valores.

É evidente aqui a sobrevivência das instituições públicas e privadas do sistema de saúde como um todo, pois parecem crescer nas UTIs essas abordagens pouco refletidas. Pacientes sob esmerada abordagem técnica, avaliação ventilatória, perfusional, inflamatória seguindo protocolos, *checklists* e com avanços técnicos que proporcionam o salvamento de muitas vidas espera-se estarem aptas a retornar para uma vida produtiva. De fato, a preocupação com o uso racional de recursos é crescente e aparece na campanha Choosing Wisely no Brasil, sendo uma iniciativa da Associação de Medicina Intensiva Brasileira (AMIB),[7,8] que lançou um documento com cinco recomendações, onde destacamos para o objeto deste capítulo a quinta recomendação, que trata da limitação de suporte avançado em pacientes sem possibilidade de recuperação. A recomendação é importantíssima e coloca em discussão não somente uma avaliação técnica acurada, mas o desafio da legitimação da autonomia, da decisão compartilhada, do reconhecimento dos valores envolvidos biográficos, culturais, espirituais, existenciais. Levantamos, então, o imenso desafio bioético, além da autonomia, da beneficência, da não maleficência, da justiça. Todos estes princípios estão permeados por imprescindíveis reflexões sobre qualidade de vida e nossa capacitação para ir além do conhecimento puramente técnico, este por si só insuficiente para lidar com questões tão profundas quanto a vida que vale a pena ser vivida e sua interface cotidiana com decisões de não reanimação cardiopulmonar (DNR), as questões de limitação terapêutica e não introdução de procedimentos invasivos em UTI.

A preocupação com a crescente distanásia, obstinação terapêutica e tratamentos fúteis faz crescer o movimento bioético no Brasil, assim como a medicina paliativa. A área de estudos dos cuidados paliativos (CPs) envolve a bioética em muitas decisões, incluindo as de final de vida, não raro tomadas nas UTIs. Ambas possuem uma interface de colaboração que tem ajudado a lidar com os inúmeros dilemas que se apresentam na terminalidade e nos últimos dias ou semanas de vida: internar ou não numa unidade intensiva; limitar a terapêutica ou suspender medidas invasivas; instalar uma via alimentar acessória (sonda nasogástrica ou gastrostomia) ou não; a indicação de sedação paliativa, entre muitas outras questões. No novo Código de Ética Médica (CEM),[9] no capítulo I, inciso XXII, há um posicionamento neste ponto: "Nas situações clínicas irreversíveis e terminais, o médico evitará a realização de procedimentos diagnósticos e terapêuticos desnecessários e propiciará aos pacientes sob sua atenção todos os cuidados paliativos apropriados". Nesse sentido, também citaremos a Resolução nº 2.156/2016 do Conselho Federal de Medicina (CFM) quanto a critérios de admissão nas UTIs,[10] estabelecendo cinco níveis, entre os quais o último nível expõe: "Prioridade 5: Pacientes com doença em fase de terminalidade, ou moribundos, sem possibilidade de recuperação. Em geral, esses pacientes não são apropriados para admissão na UTI (exceto se forem potenciais doadores de órgãos). No entanto, seu ingresso pode ser justificado em caráter excepcional, considerando as peculiaridades do caso e condicionado ao critério do médico intensivista". É fundamental o papel do intensivista, mas o risco de uma autonomia paternalista existe, sem levar em consideração o protagonista da própria vida ou seu responsável legal.

Nossa preocupação como bioeticistas é a insuficiência da ética deontológica, dos deveres e das normas. Não é suficiente colocar avisos com normas éticas ou distribuir exemplares do CEM. A educação continuada se faz necessária, a percepção além da técnica, os valores culturais, as origens do adoecimento individual e coletivo. Precisamos ampliar as reflexões sobre os limites e as possibilidades das novas tecnologias, independente do recurso utilizado, o que, de fato, seria de maior interesse para aquele paciente em sua singularidade. Podemos afirmar que todos os atores envolvidos (pacientes, responsáveis legais, profissionais de saúde e gestores) têm muito a ganhar numa proposta racional, técnica, mas também contemplada pela prudência e deliberação moral de nossas ações. Desde Hipócrates (460 a.C.), em seu juramento, a ética médica vem buscando atualizar-se e buscar o que seria melhor para o enfermo. Um trecho do referido juramento coloca: "Aplicarei os regimes para bem do doente segundo o meu poder e entendimento, nunca para causar dano ou mal a alguém (...)". Embora fique evidente uma autonomia paternalista, é importante notar os princípios da beneficência e não maleficência. O que diria o referido médico grego numa visita a uma UTI do século XXI?

Surgimento da bioética

E, como veremos, o surgimento da bioética na década de 1970 vem das reflexões do estadunidense de Van Ressenler Potter e da fundação do Kennedy Institute of Ethics, por André Hellegers, está vinculada a Georgetown University, na cidade de Washington nos Estados Unidos. Potter cria a metáfora da ponte, esta que faria a interface das ciências da natureza e as humanidades. É preciso refletir sobre um desenvolvimento sustentável e indissociável da sustentabilidade biológica moral do homem, de todos os seres. Aqui já poderemos definir a bioética como o estudo e reflexão sistemáticos das dimensões morais das ciências da vida e dos cuidados em saúde, utilizando-se de argumentos morais para validar determinadas práticas humanas que afetam a qualidade de vida dos humanos e de todos os seres vivos. Este campo do conhecimento, a bioética, surge da necessidade de refletir sobre os aspectos morais relacionados ao avanço científico, o comportamento humano e o impacto nas sociedades. O grande avanço nas pesquisas, a experimentação em humanos, as guerras geopolíticas, os conflitos de raça e o escárnio com a população de vulneráveis (idosos, deficientes físicos, portadores de distúrbio psiquiátrico),[11] confrontaram o saber científico com o que Van Rensselaer Potter denominou de sabedoria moral. A obra *Bioética – Uma Ponte para o Futuro* (Potter, 1971) é um marco na genealogia deste campo.

O neologismo *bioethics* surge então em 1970 na junção dos termos gregos *bíos* ("vida") e *ethos* ("morada", "caráter", "costumes", "moralidade").[12] Desde as décadas de 1950 e 1960, este autor já ponderava a conciliação do avanço da ciência com outros saberes, em especial com a compreensão de valores, o impacto social e ecológico, e a ética, criando uma ponte entre o saber científico e as humanidades. A ponte simboliza esse imprescindível caminho interdisciplinar, uma demanda dos dilemas morais relacionados ao avanço tecnológico e das pesquisas biomédicas, além de movimentos sociais organizados, como o movimento negro, o feminismo e a defesa dos povos originários. A bioética abre um campo de reflexão concernente aos valores que permeiam estes caminhos referidos, formando um elo com todos os seres do planeta. Esse campo interdisciplinar vem tensionar as reflexões para a legitimação dos atos que podem afetar todas as relações e a vida como um todo. Estamos já posicionando a relação entre fatos, deveres e valores.[13] Nossas ações têm consequências, tanto no plano individual como coletivo. Pensemos na contemporaneidade: como ratificar, dentro de um sistema de valores reconhecido, o que estará no melhor interesse individual e coletivo? Poderemos pensar num caminho utilitarista de reconhecer as melhores ações, como aquelas que irão permitir a realização para o maior número possível de indivíduos, como a busca por um melhor bem-estar, melhores caminhos e consequências possíveis. A vacinação em massa durante uma pandemia é um bom exemplo do pensamento coletivo, dos limites da liberdade individual e do bem-estar e sobrevivência biológica e moral de uma sociedade.

Lembremos ainda de outro caso de grandes repercussão e importância para a bioética. Vincent Lambert, enfermeiro francês, foi vítima, aos 33 anos, de um acidente motociclístico em 2008 que o deixou em estado vegetativo permanente e tetraplégico.[14] O caso suscitou questões éticas complexas. Na França, é autorizado o não uso de tratamentos desproporcionais. Suspender a hidratação e a dieta enteral entrariam nessa proposição da lei? Qual o limite entre o ético e o legal? Após anos de debate quanto a essa última questão, foi legalmente decidida, a pedido da esposa e dos irmãos do paciente, a suspensão das medidas de suporte e Lambert faleceu em 11 de julho de 2019. Este capítulo não se propõe a resolver o imbróglio entre os princípios da qualidade e da sacralidade da vida (o valor da vida estaria ligado a uma transcendência, Deus, por exemplo, para algumas crenças, e deve ser legitimada, valorada e jamais violada. A interrupção de procedimentos mantenedores da vida causaria uma quebra nessa percepção do sagrado). Neste último ponto, o Papa Francisco lamentou a morte de Lambert e questionou nossa civilização:[15] "que civilização estamos construindo que elimina pessoas cujas vidas consideramos que não sejam mais dignas de serem vividas?". E ele concluiu: "toda vida tem valor, sempre". Os casos midiáticos fazem o mundo refletir coletivamente sobre o sofrimento. Em seguida, somos desviados para o cotidiano da vida, naquela ilusão da imortalidade, onde jamais seríamos atingidos por tal destino. De fato, a vulnerabilidade humana potencializada no adoecimento nos desafia a engendrarmos uma abordagem que possibilite uma percepção ampliada do todo. Se fôssemos integrantes do Comitê de Bioética local, como ponderaríamos essas questões? Na percepção de quem e de que valores? Como conjugar princípios tão importantes como o da qualidade e da sacralidade da vida com aspectos legais, culturais? Vamos citar adiante algumas ferramentas da bioética que podem contribuir para esse caminho, mas lembrando da laicidade deste campo, do respeito à pluralidade de valores, de sua interdisciplinaridade e das narrativas que darão cores às reflexões bioéticas. Veremos, também, algumas ferramentas do campo bioético. Por ora, o caso Seattle.

Comitê de vida e de morte

O que motiva os estudiosos citados na gênese da Bioética foram os avanços pouco refletidos da ciência, os escândalos em pesquisas médicas, a incorporação de novas tecnologias e critérios de elegibilidade, entre muitas outras questões. Um exemplo esclarecedor foi o caso da introdução dos primeiros aparelhos de diálise renal em Seattle, Washington. Não havia disponibilidade desse novo recurso para todos, e quais critérios seriam utilizados para elegibilidade para a diálise? Na ocasião foi criado o denominado "Life and Death Committee", composto de membros da comunidade local que teriam que decidir tal elegibilidade. A denominação do comitê já faz alusão às consequências das decisões tomadas.[16] O princípio básico de que todos precisam ser salvos ou o princípio que considera a vida como o bem maior mostraram-se insuficientes para resolver a questão. Estariam elegíveis os mais jovens, pela possibilidade de terem uma vida produtiva pela frente? Ou os mais graves? Ou os que pudessem pagar pelo procedimento? Sobre alguns critérios do referido comitê, o criador do método dialítico citado questiona o uso de critérios sociais: "Devemos permitir a hemodiálise apenas em pacientes casados, que vão à igreja, têm filhos, têm emprego, bom salário e colaborem com ações comunitárias?".[17]

Certamente podemos lembrar do episódio recente da pandemia de Covid-19, em que as emergências lotaram, as UTIs não tiveram como fazer face à imensa demanda por vagas. Quais critérios utilizar para a definição de vagas: ordem de chegada? Os mais graves? Os mais jovens primeiro? Por que os mais idosos seriam preteridos, depois de anos de doação e trabalho para a sociedade? Vemos numa reflexão ampliada que argumentos puramente técnicos serão insuficientes. Chegar a um consenso significa chegar a uma solução o mais razoável possível. Não está no escopo deste capítulo o aprofundamento de decisões éticas em situações de catástrofes, mas trazer as provocações e situar questões éticas que envolvem decisões difíceis.

Comitês de bioética

Desde a década de 1970, a demanda por comitês de bioética hospitalares é crescente. Lembremos o Caso Karen Ann Quinlan. Em 1975, Karen, uma jovem de 21 anos, permaneceu em estado vegetativo persistente após uma parada cardiorrespiratória. Mantida sob ventilação mecânica e alimentação por sonda enteral, o caso foi parar na Justiça para autorização de interrupção das medidas de suporte. Ocorreu uma demanda judicial para que o Comitê de Bioética local opinasse. Como não havia tal comitê, foi necessário criá-lo. Interrompido o suporte ventilatório artificial após decisão judicial, Karen ainda viveu por nove anos com a dieta enteral mantida. Não é objeto deste capítulo aprofundar-se nessa questão, mas a pergunta para reflexão é importante e sensível: "viveu" mais nove anos? De que vida estamos falando? Qual vida vale a pena ser vivida? Na percepção de quem, de que princípios? Como os leitores percebem a situação e como gostariam que agissem se estivessem em situação semelhante? Podemos afirmar que essas reflexões são essenciais e fazem parte das demandas educativas de um comitê de bioética ativo. Não há uma resposta única se considerarmos a pluralidade de valores e percepções. Encontrar um caminho de maior razoabilidade, maior prudência, apoiado legalmente, pode ser amparado por tais comitês; construindo uma cultura institucional de ampliação de percepções. Entendemos que é um percurso que poderá atenuar o estresse moral, a insatisfação com o sistema de saúde, a judicialização crescente, o adoecimento dos profissionais e das instituições.

A propósito da existência desses comitês, o CFM elaborou a recomendação nº 8/2015:[18] "Recomenda a criação, o funcionamento e a participação dos médicos nos Comitês de Bioética". E quanto à constituição de comitês de bioética nos hospitais: "Comitê de Bioética é um colegiado multiprofissional de natureza autônoma, consultiva e educativa que atua em hospitais e instituições assistenciais de saúde, com o objetivo de auxiliar na reflexão e na solução de questões relacionadas à moral e à bioética que surgem na atenção aos pacientes" (Figura 32.1). A referida entidade assim se posiciona em relação às funções do comitê de bioética:

- Dispor sobre e subsidiar decisões sobre questões de ordem moral.
- Sugerir a criação e a alteração de normas ou de documentos institucionais em assuntos que envolvam questões bioéticas.
- Promover ações educativas em Bioética.

E reforça que **não são funções** dos comitês de bioética:

- Impor decisões.
- Assumir a responsabilidade do consulente.
- Emitir juízos de valor sobre práticas profissionais.
- Exercer controle sobre práticas profissionais.
- Realizar perícias.

A recomendação está em consonância com a percepção do aumento da complexidade nos hospitais, da judicialização, da imperiosidade de agregar um grupo com *expertise* na área e utilizando ferramentas

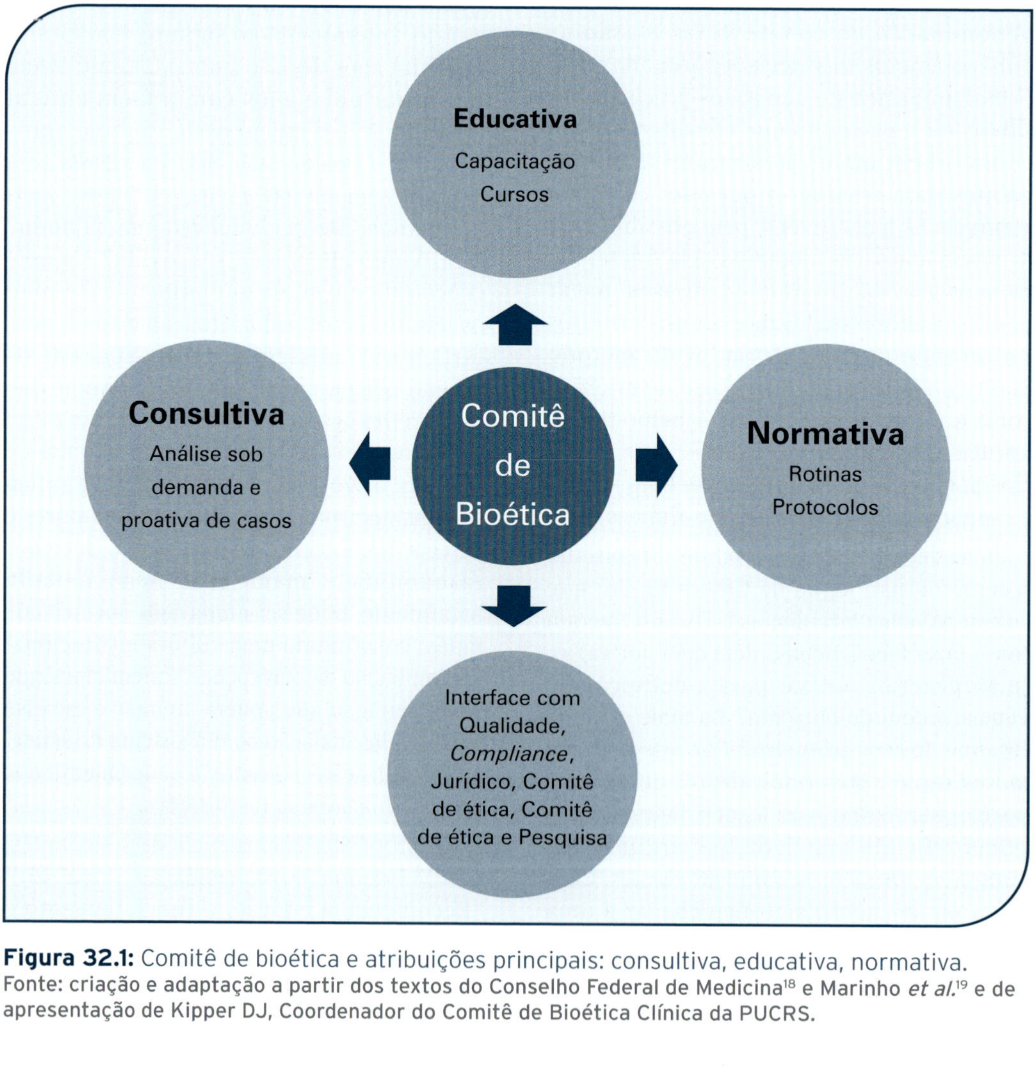

Figura 32.1: Comitê de bioética e atribuições principais: consultiva, educativa, normativa.
Fonte: criação e adaptação a partir dos textos do Conselho Federal de Medicina[18] e Marinho *et al.*[19] e de apresentação de Kipper DJ, Coordenador do Comitê de Bioética Clínica da PUCRS.

da bioética, seja o principialismo, com seus princípios norteadores (autonomia, beneficência, não maleficência e justiça), seja pela inclusão de outras correntes, como a ética das virtudes, o utilitarismo e o casuísmo. Faremos uma referência sucinta a algumas dessas correntes adiante.

O Principialismo

O principialismo se iniciou com a publicação de *Princípios da Ética Biomédica*, dos estadunidenses Tom Beauchamp e James Childress, em 1979.[20] A proposta é de uma ética aplicada aos problemas médico-assistenciais, e os princípios que ajudam a apontar um caminho para a estruturação do pensamento moral. Estes autores consideram como norteadores: o respeito a autonomia, a beneficência, a não maleficência e a justiça.

Do ponto de vista etimológico, a palavra autonomia deriva do grego *autos* [próprio] e *nomos* [regra, governo ou lei]. Podemos nos referir a uma capacidade de agir conforme suas escolhas e desejos.[20] Se voltarmos o olhar para os pacientes internados com uma doença ameaçadora da vida, podemos inferir um risco real na potencialização da autonomia e, como vimos na abertura do capítulo, estará comprometida na maioria dos pacientes nas UTIs.

Como assegurar, então, que seu plano de vida será respeitado? Temos uma complexa questão ética imposta. E, como já vimos, não raro, caberá a terceiros a decisão mais acertada. Não é simples fazer prevalecer os princípios da beneficência e da não maleficência. A limitação terapêutica é eticamente e legalmente aceita. O pressuposto do respeito a autonomia e agir visando ao melhor interesse para o paciente são pilares importantes que reforçam a afirmação anterior. Respeitar a recusa de uma cirurgia, de um procedimento invasivo, de uma reanimação cardiopulmonar pode estar legitimado dentro dos valores do paciente, do respeito à sua autonomia, sendo bastante coerente e proporcional dentro de um cenário singular. Deve-se estabelecer uma comunicação clara com a família, os responsáveis legais, a equipe multiprofissional e documentar no prontuário médico. Quando não é mais possível um tratamento curativo, a vida pode e deve continuar sendo significada e com o acolhimento da sociedade.

O empoderamento com as chamadas Diretivas Antecipadas de Vontade, já previstas pelo CFM, pode evitar essas violações de valores e atuar sempre no melhor interesse do paciente. Assim está na Resolução nº 1.995/2012:[21] Art. 1º "Definir diretivas antecipadas de vontade como o conjunto de desejos, prévia e expressamente manifestados pelo paciente, sobre cuidados e tratamentos que quer, ou não, receber no momento em que estiver incapacitado de expressar, livre e autonomamente, sua vontade. Art. 2º Nas decisões sobre cuidados e tratamentos de pacientes que se encontram incapazes de comunicar-se, ou de expressar de maneira livre e independente suas vontades, o médico levará em consideração suas diretivas antecipadas de vontade".

Em relação ao princípio da não maleficência, remonta a tradição deontológica hipocrática *primum non nocere* (acima de tudo, não cause danos). Nem sempre os limites entre beneficência e não maleficência ficam evidentes.[20] O que poderia ser melhor para um paciente em morte iminente, em um quadro irreversível na UTI: manter os aparelhos de suporte artificial é beneficente ou maleficente? Ao assegurarmos analgesia adequada, a presença da família e higiene adequada do corpo, seguramente estaremos afirmando a dignidade da vida, valorando a biografia. Entendemos que a dificuldade anterior de distinguir em, alguns casos, o dano do não dano, se amplifica cada vez mais nas tecnológicas UTIs hodiernas. Uma indagação inicial pode nos ajudar muito: as medidas instituídas estão proporcionais ao benefício esperado para um determinado quadro?

O princípio da justiça traz à tona o problema da contraposição entre os interesses individuais e os da sociedade. Em situação de limitação de recursos, quem deveria ter prioridade em determinado tratamento? Quando surgiram as primeiras máquinas de hemodiálise não havia disponibilidade para todos os portadores de insuficiência renal grave. Sendo assim, como selecionar os pacientes da forma mais justa? E a relação com os demais princípios? Visaria a encontrar soluções para os conflitos da vida coletiva? Em uma sociedade com sérias assimetrias, a bioética brasileira encontra nesse princípio um campo amplo de discussão na justiça distributiva.

Ética das Virtudes

Quando refletimos a bioética e tratamos de qualificar nossas ações, ressaltamos a importância do agente moral. A qualificação moral, podemos nos referir como uma virtude, um atributo positivo do agente referido. O agir de forma beneficente extrapola o cumprimento de normas, é uma inclinação natural do indivíduo. Para Aristóteles, a virtude é essencialmente adquirida pela repetição de atos moderados. A virtude é o resultado do costume de agir prudencialmente.[22]

Observamos que não será suficiente um conjunto de princípios éticos. Qualquer dissociação do profissional de saúde reflexivo, ponderado, aumenta o risco de escolhas inadequadas, ameaças a autonomia; riscos no uso não refletido da biotecnociência. Se desenvolvemos essa vocação para virtudes morais, tenderemos a fazer boas escolhas. Podemos nos referir à virtude moral da prudência (do grego *phronesis*), de grande importância para Aristóteles. A decisão mais acertada está relacionada à sabedoria prática da prudência.[13] Percebemos uma característica valorativa na ética das virtudes que contribuirá fortemente na deliberação médica. Subjugados a um sistema onde a técnica ganha importância excessiva, temos de nos adaptar a uma verdadeira cadeia de produção, pois a prudência é vital para seguirmos uma linha de cuidados que seja a mais coerente possível.[23,24]

Diego Gracia sintetiza bem a importância da reflexão aprofundada em cada caso para tomarmos o melhor curso de ações: "O estudo dos dilemas éticos do final da vida não tem por objetivo resolvê-los em definitivo, mas, antes de tudo, compreendê-los de forma adequada, entendendo os argumentos das distintas posturas, seu peso e suas limitações, de modo tal que possamos ter elementos suficientes para a realização de juízos ponderados e prudentes".[13] Assim, como já nos referimos, a bioética não se propõe a apresentar verdades absolutas, mas, por meio de reflexões, utilizando-se de ferramentas teóricas e experiência prática, propor o curso de ações mais razoável, prudente, em uma deliberação interdisciplinar. Gracia ainda complementa no mesmo texto: "O dever não se caracteriza apenas pela tendência inata ao ótimo, mas também pelo conhecimento da situação, pela análise minuciosa das circunstâncias do ato e pela ponderação sobre suas consequências."

IDEA – Modelo de tomada de decisão ética

Apresentaremos, para finalizar este texto, um modelo estruturado para as tomadas de decisão. O IDEA foi fundamentado no Community Ethics Toolkit, da University of Toronto Joint Centre for Bioethics.[25] Podemos fazer algumas críticas com o intuito de ajudar a estruturar as decisões em Bioética Clínica, incluso na complexidade das UTIs. Embora o modelo possa ser aplicado também nas decisões éticas institucionais, focaremos nas decisões clínicas. A deliberação é estruturada a partir de quatro passos: identificar os fatos; determinar os princípios éticos relevantes; explorar as opções; e agir. Devem ser levadas em consideração cinco condições nestas quatro etapas ou passos referidos: empoderamento (referimos neste capítulo a autonomia paternalista, onde há uma assimetria de poder, enviesando a melhor decisão para o paciente); a publicidade: as decisões e suas justificativas devem ser transparentes e acessíveis ao paciente e todos os envolvidos; relevância: as decisões devem ser com base em princípios, argumentos, evidências; revisões e recursos: oportunidades para rever decisões, para objeção de consciência, para resolução de conflitos; e conformidade: o processo de tomada de decisão deve ser revisto para assegurar que todas as condições foram satisfatoriamente cumpridas. Para cada etapa existem perguntas a serem respondidas e sinalizadas numa planilha. Para finalizar, o modelo coloca algumas questões provocativas: "Estamos confortáveis com a decisão tomada?"; "Se essa decisão e suas razões fossem publicadas no jornal de amanhã, seríamos capazes de justificar ou defender adequadamente a deliberação tomada?". Foge ao escopo deste capítulo esmiuçar esse modelo deliberativo. De qualquer forma, as duas perguntas suscitam fortes reflexões, incluindo se estamos de fato sendo eficazes em acompanhar eticamente as decisões técnicas que tomamos em nossas UTIs. E, sobretudo, se estamos confortáveis com o cenário atual.

Conclusão

É um grande desafio ético para profissionais da saúde e pacientes qualificar a vida nos ambientes nosocomiais cada vez mais sob alta tecnologia, afinal, a legitimação da autonomia é um dos pontos incontornáveis nessa reflexão, seja pela decisão compartilhada, seja pelo respeito aos desejos prévios. Agir no melhor interesse do paciente é um princípio fundamental. A bioética clínica pode agregar muito valor à medicina intensiva, permeando-a com fortes contribuições reflexivas, argumentativas, questões com grande repercussão na sustentabilidade moral e econômica dos ecossistemas das UTIs e do sistema de saúde como um todo.

Construir valor em medicina intensiva suscita a construção de um diálogo diário sobre as questões complexas que permeiam o cotidiano dos intensivistas, incluindo as questões éticas de modo a repensar nossos caminhos. Se os comitês de ética hospitalar têm uma função mais passiva, os de bioética ou de bioética clínica têm uma atribuição mais ampla, educativa, normativa, consultiva, com possibilidade de interface com setores importantes, como o jurídico, o de qualidade, o Comitê de Ética em Pesquisa, os gestores da instituição. Devem-se estimular o pensamento e as reflexões sobre o uso da biotecnociência, os seus benefícios, eventuais danos e as consequências do uso indiscriminado.[26,27] A obstinação terapêutica e a distanásia, realidades que não podem ser naturalizadas, deveriam induzir o sistema a profundas reflexões. É coerente discutir o custo e a efetividade em um modelo adoecido, enviesado, contabilizando em corpos objetificados? Já não são suficientes os protocolos, *checklists* e diretrizes que não incluam a percepção da moralidade do que fazemos. O estímulo ao que chamamos de "exercício bioético" nos *rounds* ou rondas multidisciplinares nas UTIs procurando identificar as questões éticas envolvidas e o percurso para a deliberação mais assertiva. Temos um dever moral e, usando de uma perspectiva Kantiana,[28] é essencial que nos ergamos acima de um ponto de vista pessoal; a ideia de ampliação de percepções que fizemos alusão no texto; de fazermos uso proporcional de recursos, agirmos com prudência, utilizando ferramentas da bioética é um exercício, um movimento tal qual Aristóteles se referia na aquisição das virtudes. A virtude é o resultado do costume de agir prudencialmente[22]. A reflexão surge em um momento de busca incessante da imortalidade, ou muito em breve teremos pacientes internados *ad eternum* nas UTIs. Nunca morrerão. Mas estarão de fato vivos, existindo? Onde queremos chegar?

Referências bibliográficas

1. Vincent JL, Moore FA, Belomo R, et al. Textbook of Critical Care. 8. ed. Massachusetts: Elsevier, 2023.
2. Moritz, RD. Sobre a Morte e o Morrer. RBTI. 2005; 17: 5.
3. Sales Júnior JAL, David CM, Souza PCSP. Sepse Brasil: Estudo Epidemiológico da Sepse em Unidades de Terapia Intensiva Brasileiras. RBTI. 2006; 18(1).
4. Truog RD, et al. Recommendations for end-of-life in intensive care unit: A consensus statement by the American College of Critical Care Medicine. Crit Care Med. 2008 Mar; 36(3): 953-63.
5. Morin E. Introdução ao Pensamento Complexo. 5. ed. Porto Alegre: Editora Sulina, 2015.
6. Monteiro MC. A Morte e o Morrer em UTI. Curitiba: Ed. Appris. 2017.
7. Lobo SM, Mendes CL, Rezende E. Choosing Wisely para a medicina intensiva. Rev. Bras. Ter. Intensiva. 2020 Jan-Mar; 32(1): 11-13.
8. Choosing Wisely. Promoting conversations between providers and patients. Disponível em: http://www.choosingwisely.org/.
9. Conselho Federal de Medicina. Código de Ética Médica. Resolução nº 2.217/2018. Brasília: CFM, 2018.
10. Conselho Federal de Medicina. Resolução CFM nº 2.156/2016, de 28 de outubro de 2016. Estabelece os critérios de admissão e alta em unidade de terapia intensiva. Brasília: CFM, 2016.
11. Beecher HK. Ethics and Clinical Research. N Engl J Med. 1966; 274: 1354-1360.
12. Potter VR. Bioethics, Bridge to the future. 1. ed. New Jersey: Prentice-Hall, 1971.
13. Gracia D. Pensar a Bioética. Metas e Desafios. São Paulo: Edições Loyola. 2010.
14. Vincent Lambert. Documentário da BBC. 2019.
15. Sagrada Congregação para a Doutrina da Fé, Declaração sobre a Eutanásia. Vaticano.1980. Disponível em: http://www.vatican.va/roman_curia/congregations_
16. Rego S, Palacios M, Siqueira-Batista R. Bioética para Profissionais de Saúde. Rio de Janeiro: Ed. FIOCRUZ, 2009.
17. Childress JF. Who shall live when not all can live? In: Edwards RB, Graber GC. Bioethics. Chicago: Harcourt, 1988. p. 749.
18. Conselho Federal de Medicina. Resolução nº 8, de 12 de março de 2015. Recomenda a criação, o funcionamento e a participação dos médicos nos Comitês de Bioética. Brasília: CFM, 2015.
19. Marinho S, Costa A, Palacios M, et al. Implementação de comitês de bioética em hospitais universitários brasileiros: dificuldades e viabilidades. Rev. Bioét. 2014; 22(1): 105-15.
20. Beauchamp TL, Childress JF. Principles of Biomedical Ethics. 7. ed. Oxford: Oxford University Press, 2012.
21. Conselho Federal de Medicina. Resolução nº 1995, de 31 de agosto de 2012. Dispõe sobre as diretivas antecipadas de vontade dos pacientes. Brasília: CFM, 2012.
22. Abbagnano N. Dicionário de Filosofia. Rio de Janeiro: Ed. Martins Fontes, 2012.
23. Boff L. Saber Cuidar. Ética do Humano-Compaixão pela Terra. 8. ed. Petrópolis: Vozes, 2002.
24. Pastura PSVC, Land MGPL. A perspectiva da ética das virtudes para o processo de tomada de decisão médica. Rev. Bioét. 2016; 24(2): 243-9.
25. University of Toronto Joint Centre for Bioethics. Disponível em: http://www.jointcentreforbioethics.ca. Acesso em: 29 Jan 2023.
26. Schramm FR. A moralidade da biotecnociência. In: Schramm FR, Rego S, Braz M, et al. (orgs). Bioética, riscos e proteção. Rio de Janeiro: Ed. UFRJ/Ed. Fiocruz, 2005. p. 15-28.
27. Sales Jr JAL. Reflexões bioéticas sobre o morrer na vigência do paradigma biotecnocientífico nas UTIs. Tese [Doutorado]. – Instituto OswaldoCruz; 2017.
28. Singer P. Ética Prática. 3. ed. Rio de Janeiro: Martins Fontes, 2002. p. 335.

Índice Remissivo

D

E

F

G

H

I

J

K

L

M

N

O

P

Q

R

S